密歇根大学
上肢骨折外科学

The University of Michigan's
Upper Extremity Fracture Surgery

主　编　（美）凯文·C. 钟（Kevin C. Chung）

　　　　（美）杰弗里·N. 劳顿（Jeffrey N. Lawton）

主　译　栗鹏程　冯　光　刘　军　徐吉海　李　刚

副主译　赵建文　聂广辰　龙　承　兰荣玉　余志好　刘金海　刘林峰

北方联合出版传媒（集团）股份有限公司

辽宁科学技术出版社

·沈　阳·

This is translation of The University of Michigan's Upper Extremity Fracture Surgery

Author: Kevin C. Chung

ISBN: 9781975110437

Original English edition published by Wolters Kluwer.

© Wolters Kluwer Health, Inc. 2019

图书在版编目（CIP）数据

密歇根大学上肢骨折外科学 / （美）凯文·C. 钟（Kevin C. Chung），（美）杰弗里·N. 劳顿（Jeffrey N. Lawton）主编；栗鹏程等主译. — 沈阳：辽宁科学技术出版社，2021.9

ISBN 978-7-5591-1716-8

Ⅰ. ①密… Ⅱ. ①凯… ②杰… ③栗… Ⅲ. ①上肢骨—骨折—外科学 Ⅳ. ①R683.41

中国版本图书馆CIP数据核字（2020）第154913号

出版发行：辽宁科学技术出版社
　　　　　（地址：沈阳市和平区十一纬路25号　邮编：110003）
印 刷 者：辽宁新华印务有限公司
经 销 者：各地新华书店
幅面尺寸：210mm×285mm
印　　张：20.25
插　　页：4
字　　数：450千字
出版时间：2021年9月第1版
印刷时间：2021年9月第1次印刷
责任编辑：吴兰兰
封面设计：顾　娜
版式设计：袁　舒
责任校对：栗　勇

书　　号：ISBN 978-7-5591-1716-8
定　　价：268.00元

投稿热线：024-23284363
邮购热线：024-23284357
E-mail:2145249267@qq.com
http://www.lnkj.com.cn

主　译

栗鹏程　北京积水潭医院

冯　光　解放军总医院第四医学中心

刘　军　吉林大学第二医院

徐吉海　宁波市第六医院

李　刚　山西医科大学第二医院

副主译

赵建文　解放军总医院骨科学部

聂广辰　哈尔滨第五医院

龙　承　中南大学湘雅医院

兰荣玉　广州和平骨科医院

余志好　江西省上饶市人民医院

刘金海　青岛城阳古镇正骨医院

刘林峰　山东省立医院

译　者（按照姓氏笔画排序）

王　杨　北京积水潭医院

王　鹏　哈尔滨第五医院

王志新　北京积水潭医院

王晓伟　解放军总医院骨科学部

毛维晟　宁波市第六医院

叶永奇　山西省运城市中心医院

包先国　南京市溧水区人民医院

成　毅　山西省儿童医院

曲　圆　吉林大学第二医院

任广凯　吉林大学第二医院

向首阳　哈尔滨第五医院

刘　畅　北京积水潭医院

刘　洋　哈尔滨第五医院

刘　路　北京积水潭医院

刘林海　宁波第六医院

刘雨微　深圳市第二人民医院

刘培佳　天津医院

江吉勇　广州和平骨科医院

李　一　宁波市第六医院

李佳铭　哈尔滨第五医院

杨　森　山西省长治市第二人民医院

吴　卓　解放军总医院骨科学部

张宏刚　甘肃省玉门市第一人民医院

陈传杰　承德市中心医院

陈俊武　浙江省宁海县第一医院

陈逍塽　上海交通大学医学院附属第九人民医院

金　海　哈尔滨第五医院

周　龙　宁波市第六医院

周　猛　山东省滕州市中心人民医院

周天翼　哈尔滨第五医院

郝旭光　哈尔滨第五医院

袁辉宗　宁波市第六医院

贾　奇　太原市第一人民医院

徐洪杰　青岛城阳古镇正骨医院

高增阳　顺德和平外科医院

桑庆华　北京大学第三医院延庆医院

韩　力　解放军总医院骨科学部

韩利军　山西医科大学第二医院

覃　杰　广西中医药大学附属瑞康医院

喻　田　广州和平骨科医院

樊志强　江西省人民医院

薛　岩　哈尔滨第五医院

魏　镇　浙江省宁海县第一医院

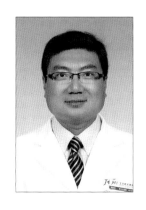

栗鹏程

　　国家公派留学归国人员，擅长臂丛神经和周围神经损伤和肿瘤、手先天畸形、手指再造、骨关节损伤、类风湿关节炎、肢体肿瘤重建、骨髓炎。

　　北京积水潭医院手外科，副主任医师，中华医学会显微外科学分会青年委员，中国康复医学会修复重建外科专委会青年委员，SICOT 中国部显微外科学会委员，吴阶平基金会肢体修复重建专委会委员，中国抗癌协会肿瘤整形专委会委员，北京医学会显微外科分会委员，中国医师协会美容与整形医师分会手整形专业委员会委员，中国医师协会显微外科学分会肢体畸形修复专委会委员。

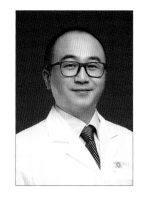

冯　光

　　解放军总医院第四医学中心烧伤整形学部，创面修复中心副主任，从事创面修复外科临床工作 20 多年，诊疗各类急慢性皮肤软组织损伤万余例，多次参加国家、军队重大突发事件救治任务。作为解放军总医院南楼慢性伤口会诊专家，承担首长保健任务。

　　擅长各种急慢性皮肤软组织损伤的系统诊疗，在外伤后皮肤软组织缺损、压力性损伤（压疮、褥疮）、糖尿病足病、外科术后难愈性伤口、感染性窦道等皮肤外科疾病的治疗上形成特色。

　　国家卫生健康委能力建设和继续教育创面修复科专家委员会委员；中华慢病学院副院长，伤口分院院长等。曾荣获解放军总医院医疗成果二等奖，荣立个人三等功，总院优秀共产党员称号，北京市科技进步一等奖等。

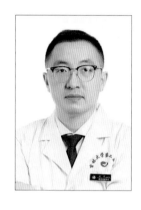

刘 军

吉林大学第二医院手外科，教研室主任，副主任医师，副教授，硕士研究生导师。

先后从事手外科、骨科、显微整形外科、修复重建外科、烧伤外科。2010 年受德国政府奖学金资助赴德国柏林创伤医院"烧伤及整形外科中心"访学。擅长利用显微外科技术治疗全身皮肤软组织损伤、四肢神经及血管损伤，尤其对于慢性创面的治疗及修复理解全面。

中华医学会中华慢病学院创口分院副院长，中国医师协会骨科医师分会横向骨搬移糖尿病足专委会委员，中国医师协会显微外科医师分会慢创修复专委会委员，中国康复医学会修复重建外科专委会慢性伤口修复学组副主委等。获得吉林省自然科学学术成果奖二等奖、三等奖各 1 项。

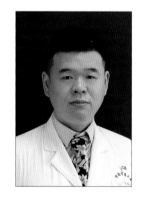

徐吉海

宁波市第六医院手外科，副主任医师。从事手外科工作 18 年，曾分别在北京积水潭医院和北京大学第三医院进修学习手外科和关节镜技术。多次受邀在世界整形外科年会、亚太手外科年会、亚太显微外科年会、香港手外科年会专题发言。

擅长上肢骨与关节损伤、疾病的诊治，小儿肢体先天畸形的矫正，断指、断肢的再植及晚期功能重建，四肢软组织和骨缺损的修复重建。

中华慢病学院伤口分院常委，中华医学会手外科分会第九届青年委员会委员，中国医师协会显微外科分会四肢骨缺损专业委员会委员，中国康复医学会修复重建外科专业委员会慢性伤口修复学组委员，中国中医药研究促进会骨伤科分会骨显微修复重建专委会常务委员。

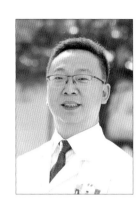

李　刚

　　山西医科大学第二医院骨科显微手外科，副主任医师，医学硕士、在读博士，师从山西名医梁炳生教授、吕智教授。从事骨科及显微手外科专业 20 年。

　　中华医学会显微外科分会青年委员，中华医学会手外科学分会华北学组委员，中华医学会手外科学分会华北学组青年委员会副主任委员，山西省医学会手外科学分会委员，山西省医学会显微外科分会常委兼秘书长，山西省医师协会手外科医师分会常委兼总干事，山西省医师协会显微外科医师分会常委，山西省医师协会手外科医师分会青年委员会主任委员，山西省医师协会手外科医师分会再植、再造与功能重建学组主任委员。

致谢

致我们在密歇根大学的同事们，
我们为你们的成就和对人类的贡献
感到骄傲。

KCC

JNL

JL

MF

序

密歇根大学是美国历史最悠久的研究型大学和密歇根州最早的高等学府。它位于美丽的五大湖畔底特律市的卫星城镇安娜堡，小镇一直有"学术重镇"的美誉，拥有博士学位人数占比位居全美第一，也被称为全美"最聪明的地方"，人杰地灵、山清水秀。密歇根大学拥有一级成人创伤中心和一级儿科创伤中心，手外科和整形外科在美国乃至整个北美地区拥有举足轻重的学术地位。

The University of Michigan's Upper Extremity Fracture Surgery 主编 Kevin C. Chung 和 Jeffrey N. Lawton 是美国密歇根大学手外科和整形外科的教授和主任。他们和手外科中心的骨科同仁，紧密结合具体临床病例，对上肢骨折的经皮穿针复位内固定、外固定架技术、切开复位钢板内固定等主要手术治疗方法进行了深入浅出的讨论。本书风格简洁，细致呈现了典型病例、最前沿的手术技巧和更贴近临床的治疗体会。每个章节均围绕临床实际病例展开，介绍上肢骨折的诊断和各种手术治疗方法，有文献的回顾，也有独到见解的诊治经验。

栗鹏程教授、冯光教授、刘军教授、徐吉海教授和李刚教授都是国内手外科专业朝气蓬勃、挥斥方遒的新生代代表，他们高瞻远瞩、高屋建瓴地发现了这本书，并邀请国内手外科、显微外科的一些青年才俊共同翻译，才有了今天大家手捧的中文版《密歇根大学上肢骨折外科学》。中文版秉承简约的风格、精练的语言，使读者能快速又准确地获得想要知道的信息，字里行间都渗透着译者的殚精竭虑、呕心沥血、用心良苦。

我已经做了 25 年的创伤骨科医生，通过阅读这本书，有些知识豁然开朗，有些地方茅塞顿开，也对一些点睛之处有所憬悟。这本书作为经典之作的一个特点就是易读性和可读性，新入职的手外科医生、创伤骨科医生和显微外科医生，可以通过阅读本书快速获得相关的知识点和考试内容，对于经验丰富的手外科医生也有所裨益和提醒，他山之石，可以攻玉。

张建政

解放军总医院骨科学部

2021 年 8 月

前言

我们密歇根大学非常荣幸能够为各位呈现这本指导如何处理骨折的教科书，从手和上肢的诊疗经验中总结治疗原则。密歇根医学综合手部中心力求将整形外科和骨科手术的经验结合在一个统一的教育理念中，在不考虑专业界限的情况下，对住院医师和研究员进行手外科处理的系统性培训。我们的手外科医生除了是出色的显微外科医生外，他们还掌握着骨骼处理方面的专业知识。本书是不同专业之间协作精神的完美体现，分享了每位作者对上肢处理的见解，展示了他们处理上肢骨折的丰富经验。

我们非常荣幸受邀来编写这本特殊的教科书。所有编者都是自豪的"密歇根人"，他们都坚持"领导者和优秀者"的座右铭，都有为世界做贡献的理想。希望本书能成为您在处理手、腕、前臂、肘和肩部骨折的指导用书。

Kevin C. Chung, MD, MS
Jeffrey N. Lawton, MD
Michigan Medicine
Ann Arbor, Michigan

Neil K. Bakshi, MD
Resident Physician
Department of Orthopaedic Surgery
University of Michigan
Ann Arbor, Michigan

Laura Blum, MD
Orthopaedic Surgery Resident
Department of Orthopaedic Surgery
University of Michigan
Ann Arbor, Michigan

Michelle S. Caird, MD
Interim Chair
Larry S. Matthews, MD Collegiate
Professor of Orthopaedic Surgery
Michigan Medicine
Ann Arbor, Michigan

James E. Carpenter, MD
Professor
Department of Orthopaedic Surgery
University of Michigan
Ann Arbor, Michigan

Kevin C. Chung, MD, MS
Charles B. G. de Nancrede Professor of Surgery
Chief of Hand Surgery
Professor, Plastic Surgery and Orthopedic Surgery
Assistant Dean for Faculty Affairs
Associate Director of Global REACH
Michigan Medicine
Ann Arbor, Michigan

George A. Cibulas II, PharmD, MD
Resident Surgeon
Department of Orthopaedic Surgery
Michigan Medicine
Ann Arbor, Michigan

Max E. Davis, MD
Resident
Department of Orthopaedic Surgery
University of Michigan
Ann Arbor, Michigan

Elissa S. Davis, MD
Hand Fellow
Comprehensive Hand Center
Michigan Medicine
Ann Arbor, Michigan

Kate Elzinga, MD, FRCSC
Clinical Lecturer
Section of Plastic Surgery
University of Calgary
Calgary, Alberta, Canada

Michael T. Freehill, MD, FAOA
Associate Professor of Orthopaedic Surgery
Sports Medicine and Shoulder Surgery
Team Physician, Michigan Athletics
University of Michigan
Ann Arbor, Michigan

Albert V. George, MD
Resident
Department of Orthopaedic Surgery
Henry Ford Hospital
Detroit, Michigan

Benjamin K. Gundlach, MD
Resident Physician
Department of Orthopaedic Surgery
University of Michigan
Ann Arbor, Michigan

Steven C. Haase, MD
Associate Professor
Plastic Surgery and Orthopedic Surgery
Program Director
University of Michigan Hand Fellowship
Michigan Medicine
Ann Arbor, Michigan

Mark E. Hake, MD
Associate Professor
Department of Orthopaedic Surgery
University of Michigan
Ann Arbor, Michigan

Rajbir Singh Hundal, MD
House Officer IV
Department of Orthopaedic Surgery
University of Michigan
Ann Arbor, Michigan

Abhishek Julka, MD
Assistant Professor
Department of Orthopedic Surgery
Division of Hand and Upper Extremity Surgery
Ohio State University Wexner Medical Center
Columbus, Ohio

Brian P. Kelley, MD
Instructor Dell Seton Medical Center at the University of Texas
Institute of Reconstructive Plastics Surgery
Austin, Texas

Elizabeth A. King, MD
Department of Orthopaedic Surgery
Henry Ford Health System
Detroit, Michigan

Jacob M. Kirsch, MD
Orthopedic Surgery Resident
Department of Orthopedics
University of Michigan
Ann Arbor, Michigan

Jeffrey N. Lawton, MD
Chief Elbow, Hand and Microsurgery
Professor of Orthopaedic and Plastic Surgery
Department of Orthopaedic Surgery
Michigan Medicine
Ann Arbor, Michigan

Simon Lee, MD, MPH
House Officer
Department of Orthopaedic Surgery
University of Michigan
Ann Arbor, Michigan

John R. Lien, MD
Assistant Professor
Division of Hand, Elbow, and Microsurgery
Department of Orthopaedic Surgery
Michigan Medicine
Ann Arbor, Michigan

Bruce S. Miller, MD
Associate Professor
Department of Orthopaedic Surgery
University of Michigan
Ann Arbor, Michigan

Mark S. Morris, MD
Department of Orthopaedic Surgery
Henry Ford Allegiance Health
Jackson, Michigan

Kagan Ozer, MD
Professor of Orthopedic Surgery
Adjunct Professor of Plastic Surgery
University of Michigan
Ann Arbor, Michigan

Aaron M. Perdue, MD
Assistant Professor
Department of Orthopaedic Surgery
University of Michigan
Ann Arbor, Michigan

Xuan Qiu, MD, PhD
Assistant Professor
Department of Orthopaedic Surgery
Donald and Barbara Zucker School of Medicine at Hofstra/Northwell
Hempstead, New York

Paymon Rahgozar, MD
Assistant Professor
Department of Surgery, Division of Plastic and Reconstructive Surgery
University of California San Francisco
San Francisco, California

Phillip R. Ross, MD
Hand Surgery Fellow
Division of Plastic Surgery
Department of Surgery
University of Michigan
Ann Arbor, Michigan

Nathaniel E. Schaffer, MD, PhD
House Officer
Department of Orthopaedic Surgery
University of Michigan
Ann Arbor, Michigan

Manuel F. Schubert, MD, MS
Resident
Department of Orthopaedic Surgery
University of Michigan
Ann Arbor, Michigan

Natalie V. Singer, MD
Resident Surgeon
Department of Orthopaedic Surgery
University of Michigan
Ann Arbor, Michigan

Timothy J. Skalak, MD
Resident Surgeon
Department of Orthopaedic Surgery
William Beaumont Hospital
Royal Oak, Michigan

Sravya P. Vajapey, MD, MBA
Orthopaedic Resident
Department of Orthopaedic Surgery
The Ohio State University
Columbus, Ohio

Jennifer F. Waljee, MD, MPH
Associate Professor of Plastic Surgery and Orthopaedic Surgery
Michigan Medicine Plastic Surgery
Ann Arbor, Michigan

Jack W. Weick, MD
Resident Physician
Department of Orthopaedic Surgery
University of Michigan
Ann Arbor, Michigan

Michael A. Yee, MD
Resident Surgeon
Department of Orthopaedic Surgery
University of Michigan
Ann Arbor, Michigan

目录

第一部分　手和腕骨折

第一章　骨折愈合的原则 …………………………………………………………… 2

第二章　骨折固定的生物力学原则 ……………………………………………… 5

第三章　软组织重建 ……………………………………………………………… 13

第四章　掌骨骨折 ………………………………………………………………… 25

第五章　掌骨关节内骨折 ………………………………………………………… 34

第六章　指骨骨干骨折 …………………………………………………………… 43

第七章　指骨关节内骨折 ………………………………………………………… 54

第八章　舟状骨骨折 ……………………………………………………………… 66

第九章　月骨周围损伤 …………………………………………………………… 77

第十章　拇指骨折 ………………………………………………………………… 85

第二部分　肘关节和前臂骨折

第十一章　桡骨远端骨折 ………………………………………………………… 98

第十二章　尺桡骨远端骨折 ……………………………………………………… 114

第十三章　前臂骨折 ……………………………………………………………… 122

第十四章　桡骨近端骨折 ………………………………………………………… 131

第十五章　尺骨近端骨折 ………………………………………………………… 138

第十六章　肘关节恐怖三联征 …………………………………………………… 151

第十七章　肱骨远端孤立性关节骨折 …………………………………………… 159

第十八章　肱骨远端骨折 ………………………………………………………… 169

第十九章　肱骨干骨折 …………………………………………………………… 183

第二十章 A　小儿前臂骨折 ……………………………………………………… 190

第二十章 B　小儿肘部骨折 ……………………………………………………… 203

第三部分　肩部骨折

第二十一章　肱骨近端骨折：切开复位内固定 …………………………………………… 222

第二十二章　肱骨近端骨折：半关节置换术、反肩关节置换术和关节成形术 ……… 237

第二十三章　大结节骨折 …………………………………………………………………… 252

第二十四章　肩胛骨骨折 …………………………………………………………………… 259

第二十五章　肩胛盂骨折 …………………………………………………………………… 273

第二十六章　锁骨骨折 ……………………………………………………………………… 288

第二十七章　肩锁关节 / 胸锁关节骨折和脱位 ………………………………………… 296

第一部分

手和腕骨折

JOHN R. LIEN, MD

第一章　骨折愈合的原则

第二章　骨折固定的生物力学原则

第三章　软组织重建

第四章　掌骨骨折

第五章　掌骨关节内骨折

第六章　指骨骨干骨折

第七章　指骨关节内骨折

第八章　舟状骨骨折

第九章　月骨周围损伤

第十章　拇指骨折

骨折愈合的原则

Steven C, HAASE, MD, FACS

解剖学

骨细胞类型

- 4 种骨细胞共同协作维持骨的正常代谢：
  - 骨原细胞：未分化，位于骨外膜 / 内膜内，处于静止状态。
  - 骨细胞：最常见的细胞，位于骨基质的陷窝内，依靠骨小管内的胞质突互相沟通。
  - 成骨细胞：产生骨的细胞，位于骨的表面。
  - 破骨细胞：吸收骨的细胞，为多核细胞。位于骨内膜、外膜表面，直接对骨基质进行吸收。

骨结构

- 骨单位：板层骨的基本结构；骨板纵向排列构成数层同心圆柱包绕哈弗斯管，其内有血管、淋巴及神经走行（**图 1.1**）。
- 骨基质：
  - 有机基质：以Ⅰ型胶原蛋白为主，含有少量其他物质（如骨特异蛋白聚糖、骨钙蛋白、骨连接蛋白、骨细胞原蛋白）。
  - 无机基质：主要成分是钙和磷。
    - 人体中 99% 的钙、80% 的磷。
- 骨外膜：
  - 覆盖于骨骼非关节的表面上。
  - 一共 2 层：
    - 外侧纤维层：主要由胶原蛋白构成，起支持作用，与关节囊相连续。
    - 内侧形成层：骨祖细胞的来源，负责骨骼的生长。
  - 血供：

- 长骨有 3 种血供来源。
  - 滋养动脉：通过滋养孔进入骨干。
  - 穿入骨骺和干骺端的动脉。
  - 骨膜血管。
- 短状骨（腕骨）依靠滋养动脉以及韧带附着处的穿支供血，其血供较为脆弱。

骨骼分类

- 依据大体外观
  - 皮质骨：更致密，为承重提供稳定性，能承受弯折以及扭转力。最常见于长骨的骨干。
  - 松质骨：较为疏松，由顺应骨骼应力线的骨小梁构成，可吸收冲击力。
- 依据微观结构
  - 编织骨：未成熟骨，由主要成分为成纤维细胞构成的不规则的胶原蛋白束构成。可见于如下情况：
    - 软骨内骨化（胚胎骨骼，仅可见于 1 岁以内婴儿）。
    - 正在愈合的骨痂。
    - 病理性状态（成骨性肿瘤）。
  - 板层骨：正常成人骨骼的基本结构，其中胶原纤维和骨细胞有序排列。由于板层骨矿化程度更高且更均匀，其比编织骨更坚固。

骨愈合

- 骨骼愈合有其特殊性，可以达到完全愈合（没有瘢痕）。
- 一期愈合与二期愈合。

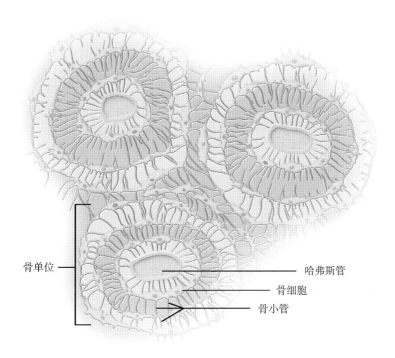

骨单位

哈弗斯管

骨细胞

骨小管

图 1.1　骨单位图解，骨单位是骨的最基本的结构单位

一期愈合（"骨直接愈合"）

- 当骨折解剖复位且被压紧时可出现一期愈合，常见于坚强内固定。
- 微观上来看，骨直接愈合区域内仍存在小的缝隙。
  - 缝隙愈合：小的缝隙（≤ 200μm）可由成熟的板层骨快速充填；而较大的缝隙由编织骨填充，且速度较慢。一旦编织骨填满间隙，即开始接触愈合。
  - 接触愈合：基本（多个细胞）塑形单位（成骨细胞＋破骨细胞）形成切锥样结构横穿骨折区域，将骨骼重塑为成熟骨结构。

二期愈合

- 最常见的愈合类型。
- 骨折部位相对稳定，如石膏固定或外固定时发生二期愈合。
- 由 4 个时期组成（**图 1.2**）
  - 血肿期：由髓腔、骨膜以及软组织损伤出血导致骨折处血肿形成。骨折端处的骨细胞死亡并被破骨细胞吸收。
  - 炎症期：细胞迁移至血肿的纤维网结构中，

并转化为肉芽组织。
  - 修复期：随着肉芽组织成熟，这些组织可减少骨折部位的张力。当张力 > 10% 时，软骨（软骨痂）开始形成；当张力 < 1% 时，软骨开始被编织骨（硬骨痂）逐渐替代。
  - 塑形期：编织骨转化为板层骨，髓腔开始重建，骨骼形状开始恢复，这一时期可能需要持续 7 年。儿童的重塑功能十分强大，随时间推移甚至能纠正成角畸形，但是无法纠正旋转畸形。

延迟愈合

- 影响愈合的一般因素：
  - 年龄：成人骨折愈合速度慢于儿童。
  - 营养。
  - 药物：尤其是皮质醇以及非甾体类抗炎药（NASIDs）。
  - 骨的病理状态：病理性骨折愈合较慢。
- 影响愈合的局部因素：
  - 稳定性：骨折过度活动可导致张力增加，延缓愈合。
  - 骨断端分离。

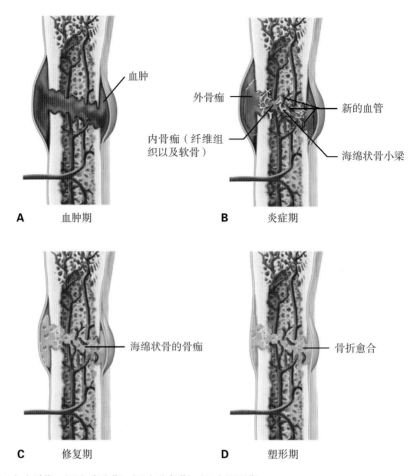

图 1.2　二期愈合的阶段：（A）血肿期。（B）炎症期。（C）修复期。（D）塑形期

- 血供受损，其中包括缺血性坏死。
- 骨折类型：横行骨折与螺旋形骨折相比，接触面更小，愈合更慢。
- 感染。
- 生化环境：尼古丁可增加愈合所需时间以及不愈合的风险；吸烟也可影响软组织的供氧及愈合。
- 辐射：可增加不愈合的风险。

参考文献

[1] Davis KM, Griffn KS, Chu TG, et al. Muscle-bone interactions during fracture healing. J Musculoskelet Neuronal Interact. 2015;15(1):1-9.

[2] Ghiasi MS, Chen J, Vaziri A, Rodriguez EK, Nazarian A. Bone fracture healing in mechanobiological modeling: a review of principles and methods. Bone Rep. 2017;6:87-100.

[3] Glatt V, Evans CH, Tetsworth K. A concert between biology and biomechanics: the influence of the mechanical environment on bone healing. Front Physiol.2016;7:678.

[4] Schell H, Duda GN, Peters A, Tsitsilonis S, Johnson KA, Schmidt-Bleek K. The haematoma and its role in bone healing. J Exp Orthop. 2017;4(1):5.

第二章

骨折固定的生物力学原则

KAGAN OZER, MD

直到 19 世纪前叶，人们仍旧使用保守治疗处理骨折以及脱位。手术的主要问题是疼痛以及术后可能危及生命的感染。因此，绝大多数的开放骨折以及战争损伤都以截肢告终。1846 年开始给予乙醚作为吸入式麻醉，1865 年开始对开放性骨折使用抗感染的碳酸，以及 1895 年 X 线片的问世为现代骨折治疗搭好了舞台。在 1886 年到 1921 年之间，人们使用了如固定板、外固定架、髓内钉等各种各样的材料进行骨折固定。最初，内固定板材料为镀镍钢板，银、铝、钒钢和铜。由于这些材料本身的金属特性以及腐蚀性，发生问题的概率很高。而这一问题之后随着不锈钢的应用得以解决。

在 20 世纪初，有 3 名杰出的外科医生对这一领域做出了巨大贡献。1905 年，来自伦敦的 William Arbuthnot Lane 出版了《骨折的手术治疗》一书。他推广了自己设计的内固定板以及骨折手术时的"无接触"技术，这个方法使得术后感染率变得很低。之后，比利时医生 Albin Lambotte 使用更加复杂的方法进行骨折固定。其中包括内固定板、外固定器、环扎钢丝以及螺钉。他在 1907 年出版了自己的书并且首次提出了"接骨术"这一名词。Lambotte 使用 X 线照相技术帮助诊断。他的成就在当时极具超前性，但是由于语言问题，他的理念并没有受到广泛关注。最终，Ernest William Hey Grooves 在 1916 年出版了《骨折治疗的现代理念》一书，书中首次描述经大转子植入股骨髓内钉操作。他还研究了骨移植物的应用、交锁螺钉，甚至设计了象牙材质的髋关节置换假体。

第一次世界大战后，骨折的手术治疗开始在世界范围内受到重视。然而，由于之前的骨折治疗的先驱们纷纷离世，外科医生对骨折内固定的细微差别理解不足，这导致了一系列灾难性的后果。公众对于骨折手术的认识很快转向另一方，这使得直到 20 世纪 50 年代，这几十年内，外科医生更倾向于使用保守治疗处理骨折。

Robert Dannis 最先提出骨折处的骨痂形成是病理性的，并且可通过坚强固定来规避。他推荐使用坚强固定，骨折块间轴向加压促进骨愈合。在 20 世纪 50 年代，Danis 的学生 Maurice Muller 与其他瑞士外科医生共同成立了 AO（Arbeitsgemeinschaft für Osteosynthesefragen）组织，来研究骨骼愈合，尤其是机械因素在骨折愈合中的作用。AO 组织认为理想的骨折治疗应该包括解剖复位、坚强内固定、无创技术以及早期主动活动。这些原则也成了现代骨折治疗的基础。

骨折愈合的生物力学

骨折愈合有两个基本因素：生物因素以及生物力学因素。骨折愈合的生物因素将在后面部分讲到。基于骨折部位的稳定性，骨折可分为 3 类：

1. 不使用手术维持稳定。
2. 手术维持相对稳定。
3. 手术维持绝对稳定。

而如何在这些治疗方法中做出正确的选择一般依赖于骨折自身的特点。不使用手术维持稳定的骨折可以选择使用支具、石膏或者牵引进行治疗或是不进行这些治疗。相对稳定的骨折可以使用髓内钉或是桥接板进行治疗。这两种方法都可在骨折4个互相重叠的愈合阶段（炎症、软骨痂形成、硬骨痂形成、重塑）后通过骨痂形成达到二期愈合。基于骨折机制以及局部情况，愈合的前三期可能需要数周到数月的时间，有时也可导致骨不连。只有在骨折块间相对运动充分减少到特定阈值以下后才可生成硬骨痂。在软骨痂形成期，局部组织的张力以及组织内的静水压比骨块间活动更加重要。只有在骨折块之间的相对形变小于新生骨的相对形变时，才可出现骨桥。骨折愈合的最后阶段——重塑期可持续数月至数年。在粉碎性骨折中，由于局部有多个骨折平面，这可导致骨折块间协同活动，减少各个骨折块间的相对活动，从而使其更能耐受骨折块间的相对活动。骨折块之间的相对距离也很重要。如果骨折块之间的间隙过大，则无法启动成骨。使用髓内钉治疗骨折时，这一问题通过使患者肢体承受轴向负荷得以解决。这一过程，即所谓的稀释增效法，目的在于减少骨折块间的间隙以及促进骨折愈合。最后，骨痂愈合与血供之间直接相关。骨折后立刻出现血流减少，之后血流量在2周内逐渐增高达到峰值。血供主要来自周围软组织，而手术操作（外固定架以及卫星内固定板）应保持周围组织完整性，从而将对血供的影响降到最低。

进行绝对稳定固定可减少骨折处的张力。在绝对稳定固定时，骨折处出现血肿吸收、哈弗氏管重塑，以及骨单位之间的接合。这导致X线片上只有很少或是无骨痂形成的直接愈合。这一方法在创伤导致的骨折处皮质骨血供明显减少时是尤其优选的。在这些病例中，骨折愈合以及血运重建需要更多时间，因此需要更加稳定的固定来保证长时间的修复。拉力螺钉以及加压板是最常用于骨折处骨折块间以及轴向加压的内固定物。在坚强内固定中，骨折间隙的逐渐消失以及骨小梁穿过骨折线提示骨折正常愈合，而骨折间隙增加提示骨不连。

固定技术

螺钉

AO系统内有两种基础螺钉：皮质骨螺钉以及松质骨螺钉。与皮质骨螺钉相比，松质骨螺钉外径更大，螺纹更深，螺距更大（**图2.1**）。松质骨螺钉经常用于干骺端以及骨端处的固定，而皮质骨螺钉常用于骨干的固定。螺钉产生两个方向的

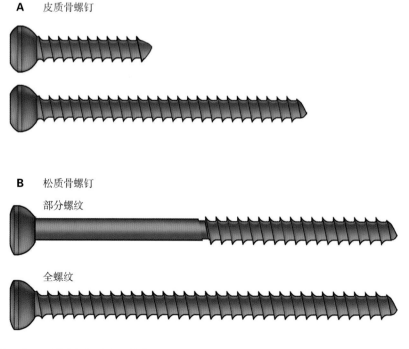

A 皮质骨螺钉

B 松质骨螺钉
部分螺纹

全螺纹

图2.1 两种螺钉类型的比较以及描述螺钉种类的基本术语

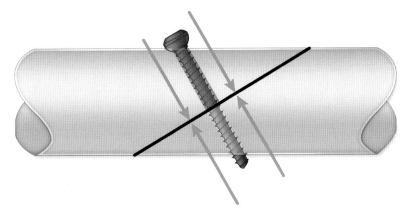

图 2.2 拉力螺钉技术：在这一案例中，使用 2.0mm 螺钉固定掌骨干长斜行骨折。钻头应保持与骨折平面垂直，这一点对于获得最大稳定性十分重要。近端皮质使用 2.0mm 钻头钻孔，这样钻孔直径大于螺钉主干的中心直径，而小于螺帽直径。远端皮质使用 1.5mm 钻头钻孔，使钻孔直径与螺钉直径相同

力，其中一个是在拧紧的时候于螺纹周围生成的扭力，另一个是沿螺钉轴线作用的轴向压力。全螺纹的皮质骨螺钉可以将两块分离的骨块压到一起（图 2.2）。这一用途常见于骨干斜行或螺旋形骨折。螺钉拧入近端皮质后可产生加压作用。这种加压作用只能作用于相对较小的范围，而无法控制骨折周围的整体的扭转力量。轴向拉力、弯折力或是二者共同作用可导致螺钉失效。一般来说，螺钉不应拧至最紧。拧紧的最佳程度应不超过最大限度的 2/3，这样能留有额外的功能性负荷来防止失效。

传统接骨板

长骨接骨板能承受并且转移作用于骨的负荷，维持骨的力线，稳定骨折区，从而促进骨的愈合。传统接骨板通过保持骨折的绝对稳定来使骨愈合，因此 X 线片上只有很少或是看不到骨痂表现。传统接骨板的机械稳定性依赖于接骨板与骨之间的摩擦力。摩擦力是由螺钉把持双层骨皮质后出现的压力产生的。而压力则是直接产生于螺钉的拧紧力矩。使用传统接骨板时，最薄弱的部分是螺钉与骨的接触面。螺钉拧紧时，该区域还经受额外的剪切张力。越靠近接骨板外侧的螺钉承受的负荷越大，因此更容易松动或是脱落而失效。

接骨板固定的稳定性可通过将骨折端加压来加强。方法包括螺钉骨块间加压（如上述）以及使用接骨板。一般是通过接骨板弯曲和/或使用特制的加压孔来达到接骨板加压的效果。接骨板弯曲可使远端皮质加压。肢体的轴向负荷倾向于挤压减小近端皮质处的缝隙。在上肢骨折中，由于骨折愈合前肢体不能够负重，该方法的效果并不好。另一个加压的方法，即使用订制的加压孔则在临床上更为常见。在这一方法中，加压孔将螺钉的扭力转变为接骨板与骨之间的剪切力。随着螺钉帽沿滑动孔下降，螺钉下降的动作转变为对骨折位置的加压作用，从而增加骨折的稳定性（图 2.3）。有这种螺孔的接骨板被称为加压板或动力加压板（DCPs）。

DCPs 有不同的型号。对于上肢的长骨骨折，我们一般使用 3.5mm 接骨板和 3.5mm 的皮质螺钉。配套的有两种导向钻（图 2.4）。同心或中立导向钻钻孔位置偏离中心仅 0.1mm，这样钻入螺钉对骨折端没有或只有很小的加压作用。离心或加压钻钻孔位置偏离中心 1mm，可以随着螺钉拧紧加压骨折端。一般使用 2.5mm 钻头为 3.5mm 皮质骨螺钉钻孔。

在骨折复位之后，第一个螺钉使用中性模式钻入。之后在相对的位置各钻入 2 枚加压螺钉。注意第二枚螺钉（第一枚加压螺钉）在第三枚螺钉钻入接骨板之前不能拧紧（图 2.5）。

在 AO 建立了骨折内固定的现代理念后，大多数的研究专注于重建骨折处的绝对稳定。然而，之后人们意识到绝对稳定也有其不足。传统接骨板固定骨干骨折需要进行充分暴露，这使得骨膜被广泛剥离，骨的血供也因此受累。同样的，接

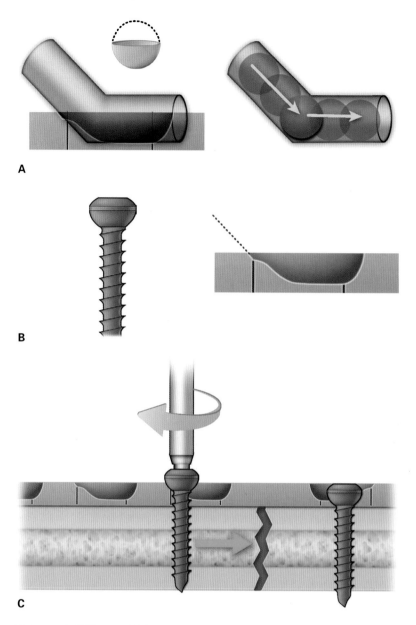

图 2.3（A）动力加压板（DCPs）的螺孔可以描述为两个相关联的圆柱体。（B）就像圆球滑进管道一样，螺帽滑进倾斜的圆柱内。（C）随着螺钉拧紧，螺钉通过本身的主体与骨相固定，同时接骨板在骨干上滑动来为骨折位点加压

骨板与骨的接触面加压会干扰接触面的血液循环，有时可引起骨坏死或骨质疏松。这导致了有限接触动力加压板（LC-DCPs，**图 2.6**）的出现。这一设计的优点已经由临床实践得以验证。不论采用何种设计，传统接骨板绝对稳定的固定方式导致较强的应力遮挡，从而使得骨的强度下降，这可以从移除接骨板后的再骨折中得到证实。

锁定接骨板

对于一种更加符合生理固定方法的需求导致

了锁定板技术的出现，这一技术也被称为内 - 外固定技术。在这一新技术中，螺钉帽直接拧入并与接骨板相锁定（**图 2.7**）。接骨板 - 螺钉结构组成了一种角度固定的装置，可以提供轴向和成角稳定性，除了横杆与骨之间的距离明显更小外，这一方法与外固定架技术十分类似。因此，没有必要使接骨板对骨加压。接骨板与骨之间存在很小的间隙，这使得骨膜血供得以保留。与传统接骨板不同，负荷被平均地分布在接骨板上，这使得内固定装置周围能承受弯折应力的范围更大。

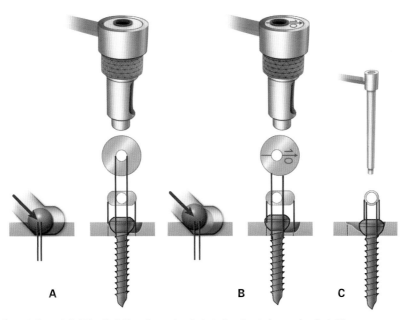

图2.4 螺钉在孔内的位置决定了这枚螺钉的功能。位置:(A)中立位。(B)加压。(C)支撑

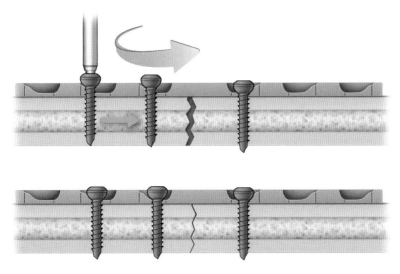

图2.5 第一枚螺钉(骨折的右侧)放在中立位。之后的2枚螺钉使用偏心模式钻入,从而能达到使用接骨板将骨折块间加压固定的作用。在第三枚螺钉拧紧前,第二枚螺钉不应拧紧,这样接骨板才能在骨上滑动,进而达到加压的目的

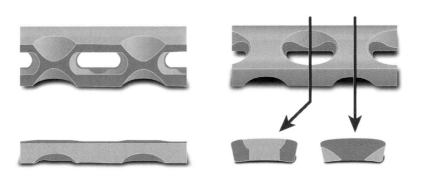

图2.6 在有限接触动力加压板(LC-DCPs)的螺孔底面之间存在如图所示的镂空边缘

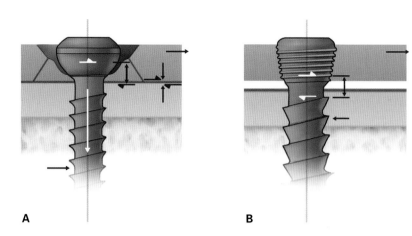

A   **B**

图2.7 （A）传统接骨板的稳定性依赖于接骨板与骨之间的摩擦力。这就导致了左图所示的，接骨板依靠螺钉与骨紧紧相压，二者之间无空隙。（B）而由锁定板的螺钉所产生的轴向力相对极小。螺帽与接骨板相锁定，且多为单皮质固定。这一固定系统相比接骨板更接近外固定架

锁定钢板治疗失败的主要形式一般是螺帽下方的疲劳失效或是锁定表面松脱开始的。

支撑板

当位于干骺端或是骨骺区的剪切骨折形变无法用单一的拉力螺钉解决时，可以使用支撑板技术。用于支撑该类骨折的接骨板一般由锁定孔、传统螺孔或是能与接骨板系统配合使用的金属丝组合而成，这些设备共同构成特异性骨块固定系统。

桥接板

若为了尽可能少地暴露软组织或是绕过粉碎十分严重的区域，可以在不暴露骨折区的同时使用接骨板固定骨折两端的主要骨块。在上肢手术中，桥接板往往用于治疗桡骨远端的粉碎性骨折、桡腕关节以及月骨周围脱位。桥接板往往导致间接复位。这种接骨板由锁定以及标准螺孔组成。

张力带

管状骨的载荷应变图显示每次骨承受轴向负荷时都会产生两种不同的力——压力和张力。压力侧的骨向内凹陷，张力侧的骨向外凸出。张力带就是利用张力设备（一般为在骨的凸侧捆绑的金属丝），将张力转化为压力。张力带在需要早期主动活动的关节周围骨折以及近端指间关节融合的治疗中十分有用。若在活动时肌肉会将骨折

处的骨块互相拉离，张力带可抵消形变力且可在活动中维持骨折处的加压作用，这一方法可用于鹰嘴骨折（**图2.8**）。同样，肱骨大结节撕脱骨折中，张力带可提供非常好的稳定作用。

该张力系统需用于骨的张力侧，骨折应为横行骨折或是短斜行的简单骨折，骨量应足以承受

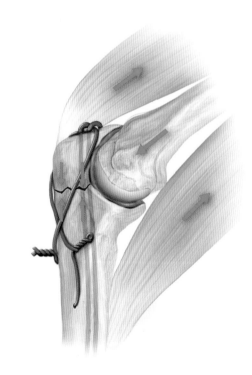

图2.8 如图所示为张力带固定鹰嘴骨折。使用2.0mm钻头钻孔，16号或18号张力带缆穿过其中。需注意在骨折复位后，应在肘关节完全伸直位同时将两端拧紧

早期活动时的压力，在张力作用下固定应足够牢固。这一方法失效的最常见原因是金属丝断裂。

髓内固定

在上肢中，螺钉、针、克氏针都能通过髓内固定技术使掌骨及指骨达到骨折愈合。髓内固定能在对掌骨、指骨造成最小的软组织创伤、更小的皮肤切口以及更小的肌腱激惹风险的情况下达到对骨折位点的充分固定。髓内针固定依靠三点弯曲原则获得稳定性，因此由于是间接愈合，所以平片上一般能看到轻到中度的骨痂形成。这一方法一般用于如掌骨骨折这种旋转力不大的位置。其他髓内固定方法还包括最近报道的无头空心加压螺钉。该方法是通过在骨折位点的螺钉帽与髓腔峡部之间的良好加压所利用的拉力钉原则维持稳定。除了需要注意的螺钉从关节内穿出的问题，该方法具有十分优秀的中期预后。

外固定

自从 19 世纪开始，就已经出现了不切开骨折位点，使用外固定装置恢复骨的结构这一概念。使用外固定架治疗骨折有许多优点。放置外固定架不需要暴露骨折位点，从而保留骨折周围的血供，以达到理想的愈合。极小的切口暴露也保证了对软组织尽可能小的干扰，从而降低了感染的风险。对于开放骨折以及骨折合并感染的病例来说是理想的治疗手段。操作也很简单。不需手术即可调整外固定架的强度。该方法的主要缺点包括针道感染和外固定架影响日常生活。外固定架有许多不同的制式：单边架、双边架、环形架以及复合架。无论哪种外固定架，主要都由固定针、横杆、固定环以及夹钳构成。

外固定架的刚度决定了骨折位点的稳定性。如前所述，固定程度过强或过弱都会影响骨折愈合。从生物力学角度来说，固定架的固定程度取决于以下几点（图 2.9）：

1. 固定针距骨折位点的距离（距离越近，越稳定）。

2. 固定针之间的距离（距离越远，越稳定）。

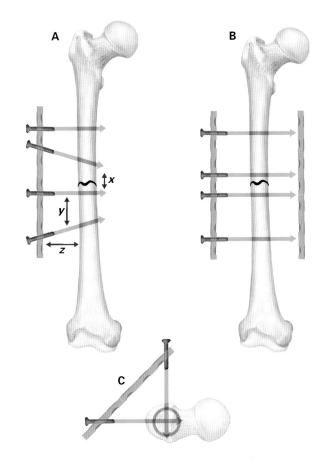

图 2.9 （A）为了能让结构更加牢固，术者应将尽可能靠近骨折位点放置固定针（x），横杆尽可能靠近骨面（z）。（B）增加一个横向杆。（C）另一个固定平面可进一步增加骨折端的稳定性

3. 横杆与骨之间的距离（距离越近，越稳定）。

4. 横杆的数量（数量越多，越稳定）。

5. 固定平面的数量（固定平面越多，越稳定）。

大多数上肢骨折可以通过静力型或是动力型外固定系统维持稳定。静力型外固定架适用于不需活动的部位如骨干的开放性骨折。经关节的损伤，如近端指间关节骨折脱位，需要早期活动来达到满意的预后，宜用动力型外固定架进行治疗。骨折再移位以及针道感染是外固定架治疗失效的最常见的两种原因。

参考文献

[1] Desault PJ. A treatise on fractures, luxations and other aVections of the bones. In: Bichat X, ed. Fry and Kammerer. Leatitia court, Philadelphia; 1805.

[2] DieVenbach JF. Neue sichere Heilmethode des falschen Gelenkes oder der Pseudoarthrose mittels Durchbohrung der Knochen und Einschlagen von Zappfen. Casper's Wochenschriftt Gesam Heilk. 1846:46-48, 727-734, 745- 752, 761-765.

[3] Hansmann H. Eine neue Methode der Fixierung der Fragmente bei complicierten Fracturen. Verh Dtsch Ges Chir. 1886;15:134-137.

[4] Bartoníbek J. History of fractures of the proximal femur. Contribution of the Dublin Surgical School of the Wrst half of 19th century. J Bone Joint Surg B. 2002;84:795-797.

[5] Lambotte A. L' intervention opératoire dans les fractures récentes et anciennes envisagées particuliérement du point de vue de l'ostéosynthèse. Brussels: Lambertin; 1907.

[6] Lane WA. The Operative Treatment of Fractures. London: Medical publishing Co; 1905.

[7] Hey Groves EW. On Modern Methods of Treating Fractures. New York: Wood and Co; 1916.

[8] Hey Groves EW. Ununited fractures with special reference to gunshot injuries and the use of bone grafting. Br J Surg. 1918;6:203-247.

[9] Hey Groves EW. Some contributions to reconstructive surgery of the hip. Br J Surg. 1927;14:486-517.

[10] Muller ME, Allgower M, Willenegger H. Technique of Internal Fixation of Fractures. Berlin, Heidelberg, New York: Springer-Verlag; 1965.

[11] Bluemlin H, Cordey J, Schneider U. Langzeitmessung der Axialkraft von Knochenschrauben in vivo. Med Orthop Tech. 1977;97(1):17-19.

[12] Claes LE, Heigele CA. Magnitudes of local stress and strain along bony surfaces predict the course and type of fracture healing. J Biomech. 1999;32(3):255-266.

[13] Kenwright J, Goodship AE. Controlled mechanical stimulation in the treatment of tibial fractures. Clin Orthop Relat Res. 1989;(241):36-47.

[14] Rahn BA, Gallinaro P, Baltensperger A, Perren SM. Primary bone healing. An experimental study in the rabbit. J Bone Joint Surg Am. 1971;53(4):783-786.

[15] Perren SM, Russenberger M, Steinemann S, Müller ME, Allgöwer M. A dynamic compression plate. Acta Orthop Scand Suppl. 1969;125:31-41.

[16] Jain R, Podworny N, Hupel TM, Weinberg J, Schemitsch EH. Influence of plate design on cortical bone perfusion and fracture healing in canine segmental tibial fractures. J Orthop Trauma. 1999;13:178-186.

[17] Gardner MJ, Helfet DL, Lorich DG. Has locked plating completely replaced conventional plating?. Am J Orthop (Belle Mead NJ). 2004;33:439-446.

[18] Larson AN, Rizzo M. Locking plate technology and its applications in upper extremity fracture care. Hand Clin. 2007;23(2):269-278.

[19] Lozano-Calderón SA, Doornberg J, Ring D. Fractures of the dorsal articular margin of the distal part of the radius with dorsal radiocarpal subluxation. J Bone Joint Surg Am. 2006;88(7):1486-1493.

[20] Dodds SD, Cornelissen S, Jossan S, Wolfe SW. A biomechanical comparison of fragment-specifc fxation and augmented external fxation for intraarticular distal radius fractures. J Hand Surg Am. 2002;27(6):953-964.

[21] Hanel DP, Lu TS, Weil WM. Bridge plating of distal radius fractures: the Harborview method. Clin Orthop Relat Res. 2006;445:91-99.

[22] Moed BR, Ede DE, Brown TD. Fractures of the olecranon: an in vitro study of elbow joint stresses after tension-band wire fxation versus proximal fracture fragment excision. J Trauma. 2002;53(6):1088-1093.

[23] Capo JT, Melamed E, Shamian B, et al. Biomechanical evaluation of 5 fxation devices for proximal interphalangeal joint arthrodesis. J Hand Surg Am.. 2014;39(10):1971-1977.

[24] Lord RE. Intramedullary fxation of metacarpal fractures. J Am Med Assoc. 1957;164:1746-1749.

[25] Gonzalez MH, Igram CM, Hall RF. Flexible intramedullary nailing for metacarpal fractures. J Hand Surg. 1995;20A:382-387.

[26] Foucher G. "Bouquet" osteosynthesis in metacarpal neck fractures: a series of 66 patients. J Hand Surg. 1995;20A:S86-S89.

[27] Ozer K, Gillani S, Williams A, Peterson S, Morgan S. Comparison of intramedullary nailing versus plate-screw fxation of metacarpal fractures. J Hand Surg. 2008;33A:1724-1731.

[28] del Piñal F, Moraleda E, Rúas JS, de Piero GH, Cerezal L. Minimally invasive fxation of fractures of the phalanges and metacarpals with intramedullarycannulated headless compression screws. J Hand Surg Am. 2015;40(4):692-700.

[29] Mooney V, Claudi B. How stable should external fxation be? In: Uhthoff HK, ed. Current Concepts of External Fixation of Fractures. Berlin, Heidelberg, New York: Springer-Verlag; 1982:21-26.

[30] Danis R. Théorie et pratique de l'ostéosynthèse. Paris, France: Masson & Cie; 1949. 31. Thompson JE. Anatomical methods of approach in operations on the long bones of the extremities. Ann Surg. 1918;68:309-329.

第三章

软组织重建

ELISSA S. DAVIS, MD

软组织重建的原则

对软组织袖的重要性的认识可追溯至古希腊罗马时期。公元前 440 年，希腊医生 Hippocrates 在他的论著中撰写了一篇"论溃疡"的文章，其中讨论了软组织损伤的概念。当写到治疗感染创面的重要性时，他写道："当躯体被武器严重损伤时，伤口会发生感染。对此，若要减轻炎症反应，那些被碾压或切割并早晚会化脓坏死的组织应去除，来使新鲜组织长入，这点是必要的。"这一概念一直沿用至今。许多使用金属盐来促进伤口愈合的早期治疗理念也可追溯至远古时代。在古希腊神话中，特洛伊战争中忒勒修斯被阿克琉斯的剑所伤后，8 年内伤口都没有愈合。根据神话中所述，忒勒修斯依据特尔斐的神谕，取得了阿克琉斯磨剑所落下的碎屑来治疗伤口。此外，希波克拉底认识到软组织在骨折治疗中的重要性，在"论骨折"中，他写道："人们应当认识到，若将骨周围的软组织……完全剥离，骨折不会愈合。"

Hippocrates 描述了软组织在骨折愈合中的重要作用，以及没有软组织的附着，骨会失去活力，而骨折不会愈合。

伤口愈合问题、感染以及骨不连现在仍是骨科医生需要面临的问题，为了减少这些问题，对软组织重建原则以及软组织袖的清醒认识至关重要。

解剖学以及分型

骨的血供

对骨的血供基础知识的认识对于理解骨折以及

软组织袖的重要性是必要的。长骨一般接受心脏泵血的 5%~10%，长骨的血供主要来自骨膜、滋养血管以及干骺系统（**图 3.1**）。骨膜系统提供骨外侧 1/3 的血供，是依靠 Volkman 动脉以及哈弗氏系统相连接的低压系统。滋养动脉系统自躯体的主要动脉分出，属于高压系统，滋养动脉穿入骨皮质，之后分出升支及降支，提供骨内侧 2/3 的血液。干骺系统包含关节周围的动脉。当骨折发生时，骨折后阶段立刻启动，其特点为骨膜系统遭到破坏，血供下降，随后几小时至几天内血运逐渐增加，在 2 周左右达到峰值。骨的血运在骨折后 3~5 个月恢复至正常。

骨折愈合

骨折愈合是一个需要将骨恢复至受伤前状态的复杂过程，很多人都对此过程进行过研究以及描述。干细胞是骨内膜和骨外膜形成的主要来源，因此对于这一进程十分重要。骨折是一期愈合或是二期愈合主要取决于局部机械张力。如果机械张力＜ 2%，则发生一期愈合，在这一过程中，绝对稳定的骨内通过哈弗氏系统重塑形成膜内愈合。另一方面，当张力为 2%~10% 时，则发生二期愈合，其间涉及周围软组织以及骨膜的反应。非坚强固定、外固定架固定、髓内针以及桥接板固定可出现软骨内愈合。需要注意的是，这两种愈合过程并不是非此即彼，而是可发生于同一骨折内，这取决于固定装置的稳定性。

骨折愈合包括 3 个阶段：炎症期、修复期、重塑期。在最初的炎症期，因骨折以及骨膜系统破坏所致的出血最终形成血肿，进而导致造血干细胞、生长因子以及细胞因子的局部聚集。在这

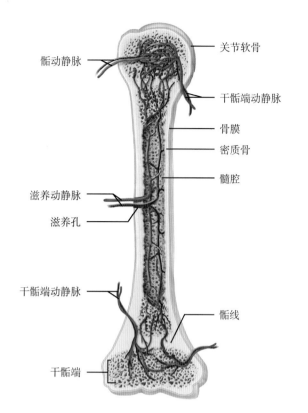

骺动静脉

关节软骨

干骺端动静脉

骨膜

密质骨

髓腔

滋养动静脉

滋养孔

干骺端动静脉

骺线

干骺端

图 3.1　长骨的血供

一阶段中，成纤维细胞以及间叶细胞移至骨折位点，骨折端周围开始有肉芽组织生长。

在修复期，在 2 周内生成主要由纤维软骨构成的初始骨痂。如稳定性等的内部机械环境驱使软骨细胞及成骨细胞分化。软骨内骨化将软骨痂转变为编织骨。

重塑期在修复期即开始发生，其间将新生成的编织骨转变为板状骨，这一过程遵循 Wolfe 法则——机械应力决定骨的重塑。

骨的愈合需要局部化学环境、机械环境以及主体生物环境之间保持平衡。任何一种失衡都可导致不愈合以及潜在的灾难性后果。许多患者相关因素可以影响骨的愈合，其中包括 NSAIDs 药物的使用、吸烟、糖尿病、年龄、二膦酸盐的使用、特立帕肽的使用，以及刺激骨的设备。有研究表明骨折后立刻服用 NSAIDs 药物可增加骨折不愈合的风险，一项研究报告了服用 NSAIDs 药物的患者出现胫骨骨折延迟愈合。尼古丁被发现能减慢硬骨痂的形成，并且可增加胫骨骨折不愈合的风险。糖尿病被发现可增加骨折不愈合的风险，延长骨

折愈合的时间，因此糖尿病患者应严格控制血糖。此外，年龄越大，骨折愈合越慢，这可能与老年人 BMP-2 表达下降以及 COX-2 下降有关。使用二膦酸盐通过破骨细胞抑制膜内成骨的骨隧道和软骨内成骨的重塑而减慢骨折的愈合。在一些研究中，特立帕肽的使用可促进骨折愈合。最后，电刺激或是超声刺激都可促进已经发生的不愈合骨的愈合。在一项单一中心的研究中，研究者发现大多数的肢体骨折不愈合的因素与患者本身无关：其中包括不适宜的复位或机械稳定性（**图 3.2**）。

如**图 3.3**所示皮肤的 3 个组成部分为表皮、真皮以及皮下组织。

皮肤的血供

上皮组织包括鳞状细胞、基底细胞以及黑色素细胞，一般有 4~5 层厚，缺乏血管结构。真皮容纳血管、淋巴管、毛囊、汗腺、成纤维细胞、神经和皮脂腺，并由胶原蛋白结合在一起。肢体的皮肤血供由流经肢体的动脉发出的分支提供。沿肌肉长轴走行的纵向动脉向皮肤发出穿支动脉，穿支小动脉从皮下组织进入真皮，并发出分支到真皮下丛和表皮下丛。如**图 3.4**及下文所示，皮肤的血管丛分为 6 层：

1. 筋膜下丛。
2. 筋膜上丛。
3. 皮下丛。
4. 真皮下丛。
5. 真皮丛。
6. 表皮下丛。

对皮肤血运的基础知识的理解不仅有助于判断组织成活能力，也能避免完全剥离骨的血运。对血运的深刻理解对于判断重建可能性也是重要的。举例来说，了解血供区域、知名血管供血区域的三维结构，就能明确如果主要的动静脉供区无法利用时，皮瓣的边界以及可用的肌肉组织，同时也能知道哪些是通过选择相邻区域的肌肉来利用的皮肤。

伤口愈合的生物学特点

与骨折愈合相似，皮肤伤口愈合也是一个动

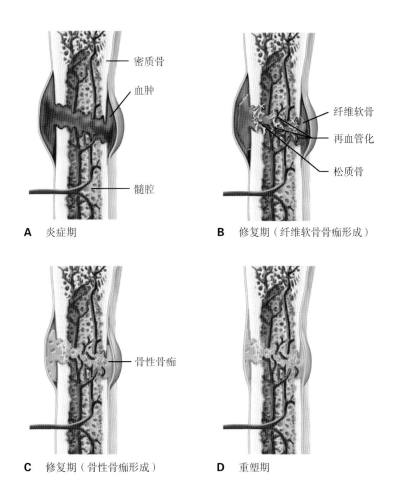

A 炎症期

B 修复期（纤维软骨骨痂形成）

C 修复期（骨性骨痂形成）

D 重塑期

图 3.2 骨折愈合的阶段

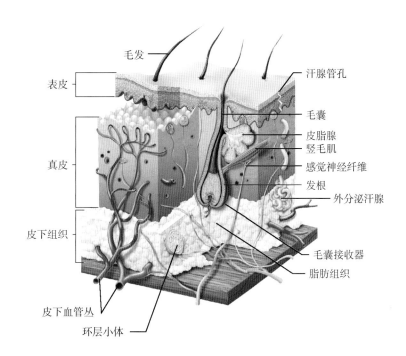

图 3.3 皮肤的解剖

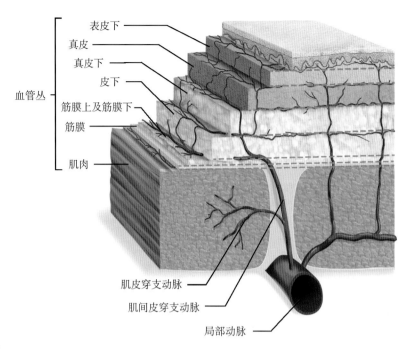

血管丛 {
- 表皮下
- 真皮
- 真皮下
- 皮下
- 筋膜上及筋膜下
- 筋膜
- 肌肉

肌皮穿支动脉
肌间皮穿支动脉
局部动脉

图 3.4 皮肤的血管丛

态的有规律的过程，其中涉及机械因素以及体液因素。在出现伤口后立刻启动，并且可持续数年。按照既往的研究，一般来说，伤口愈合可分为几个连续的时期及临床关键点：

- 止血期/炎症期——启动凝血瀑布，中性粒细胞在 24h 内到达损伤位点并达到峰值水平。
- 增生期——第 4~21 天；重建血管网，胶原蛋白合成，表皮细胞再生。
- 重塑期——第 21 天至 1 年；Ⅲ型胶原蛋白被 Ⅰ型胶原蛋白所替换。

　　伤口愈合的初始阶段主要是止血以及在伤口内形成暂时基质。在此期间启动凝血瀑布，形成的血凝块中含有细胞因子、生长因子以及形成暂时基质所需的原料，暂时基质也为白细胞、成纤维细胞、角质细胞、内皮细胞的迁移提供支架。血小板以及白细胞释放不同的细胞因子以及生长因子，负责各自的功能：启动炎症反应进程（如 IL-1α、IL-1β、IL-6、TNF-α）、胶原蛋白合成（如 FGF-2）、成纤维细胞转化为肌成纤维细胞（如 TNF-β）以及开始新生血管的长入（如 VEGF α）。

　　早期的炎症反应的特点是中性粒细胞的募集，而后期阶段的特点是单核细胞的募集，之后单核细胞转变为巨噬细胞。中性粒细胞协助降解坏死组织以及杀死细菌。巨噬细胞协助宿主免疫，移除凋亡细胞，提供抗体以及产生大量的生长因子（如 TGF-β、TGF-α、FGF、PDGF 以及 VEGF）这种对损伤的炎症反应对于提供能让细胞及组织活动的细胞因子、生长因子以及对于后续修复机制所必需的物质十分重要（**图 3.5**）。

　　伤后第 4~21 天为增生期，其间肉芽组织伴随神经血管长入逐渐形成。伤口边缘的角化细胞以及毛囊的上皮干细胞开始再上皮化进程（**图 3.6**）。增生期的最后一个阶段主要是由成纤维细胞构成的急性肉芽组织形成，成纤维细胞可生成胶原蛋白以及细胞外基质成分（如纤连蛋白及蛋白聚糖）。

　　在重塑期，增殖期生成的Ⅲ型胶原蛋白被Ⅰ型胶原蛋白所替代。伤口血流下降，代谢活动减缓，并在这一阶段逐渐停止（**图 3.7**）。

软组织损伤的分型

　　最通用且知名的软组织分型包括 Tscherne、AO 及 Gustilo-Anderson。Tscherne 分型最早于 1982 年被提出，可用于开放性及闭合性骨折。该分型主要依赖描述、损伤机制和骨折严重程度进行分型。

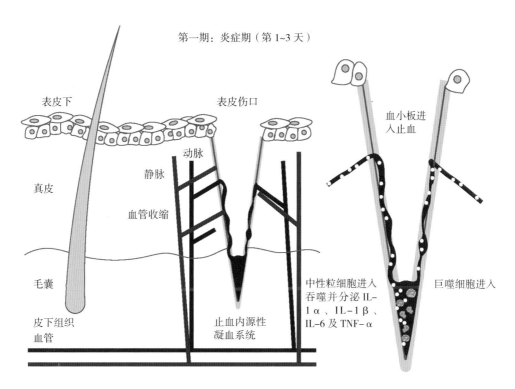

图 3.5 伤口愈合的炎症期

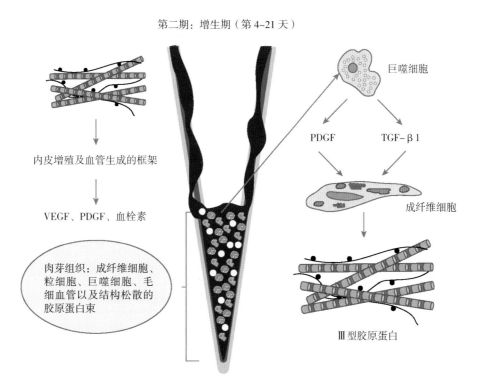

图 3.6 伤口愈合的增生期

第三期：重塑期（第 21 天至 1 年）

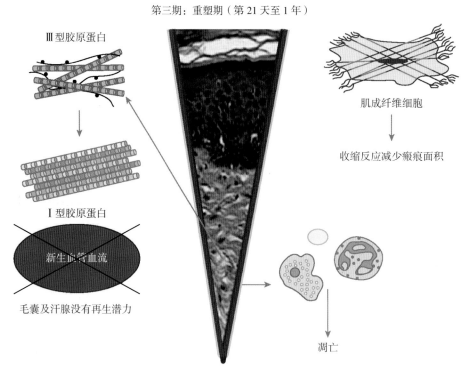

Ⅲ型胶原蛋白

肌成纤维细胞

收缩反应减少瘢痕面积

Ⅰ型胶原蛋白

新生血管血流

毛囊及汗腺没有再生潜力

凋亡

图 3.7　伤口愈合的重塑期

既往研究表明 Tscherne 分型一致性比率为 85%，稳定性比率为 65%。之后 AO 将该分型系统扩展改良，用于对比描述开放性和闭合性损伤以及将全部的软组织覆盖、肌肉 / 肌腱、神经血管损伤分型纳入其中。从实际操作来说，这个分型过于复杂且并不常用。Gustilo–Anderson 分型是对于开放性骨折分型最简单且常用的分型，并且该分型也考虑到了软组织覆盖、血管损伤以及皮肤缺损大小的问题。**表 3.1** 所示即为各分型系统。

患者初期处理

急性骨与软组织损伤患者的初期处理应遵行骨科创伤协会开放骨折委员会于 2012 年制定的标准进行。一旦患者病情稳定，应从以下 5 个主要方面进行评估：

● 皮肤——标明损伤类型、损伤程度、软组织重建可能性、重建的时机。
● 肌肉——确定肌肉坏死程度、功能情况、肌腱 – 肌肉结构情况。
● 动脉——确定血管损伤情况以及远端是否存在

缺血、缺血时间、动脉压指数是否 < 0.9，以及肢体远端搏动是否存在。
● 伤口污染情况——标明污染物是在表面或是混杂入组织内，以及可能影响预后的环境污染物。
● 骨缺损——标明损伤的大小，确定是否需要移植及移植方法。

对于严重损伤肢体，决定保肢或是截肢是十分困难的，很多研究者试图依据数个指标判断何时保肢、何时截肢。为此，目前已有相应的数个评分指标，举例来说，有下肢损伤严重程度评分（lower extremity Injury Severity Score, ISS）、残肢综合征指数（the Mangled Extremity Syndrome Index, MESI）、保肢预估指数（the Predictive Salvage Index, PSI）、残肢严重程度评分（the Mangled Extremity Severity Score, MESS）、神经损伤、缺血、软组织损伤、骨损伤、休克、年龄（Nerve Injury、Ischemia、Soft–Tissue Injury、Skeletal Injury、Shock、Age，NISSSA）等。一个理想的肢体损伤严重程度评分敏感性和特异度应该为 100%，其中特异度尤为重要，因为特异度低可能会导致对本可保肢的病例做出截肢的处理。目前为止还没有任何评分

表 3.1
软组织损伤分型系统

Tscherne 分型	并发症	
	软组织开放伤	闭合骨折
0		0 级：单纯骨折或间接创伤导致的无或很少的软组织损伤
I	1 级：皮肤被骨折撕裂。皮肤本身无或只有很小的顿挫伤	1 级：皮下钝挫伤或皮肤捻挫伤
II	2 级：皮肤撕裂且周围皮肤或软组织钝挫伤，中度污染	2 级：捻挫伤，伤口严重污染，伴间接创伤导致的皮肤肌肉钝挫伤
III	3 级：大范围的软组织损伤，伴主要神经血管损伤	3 级：大范围的皮肤钝挫伤伴皮下组织撕脱或肌肉挫伤
IV	4 级：不全或完全离断伴所有重要解剖结构连续性中断	

Gustilo-Anderson 开放骨折分型	
Gustilo-Anderson 分型	定义
I	开放骨折，伤口清洁，伤口长度 < 1cm
II	开放骨折，伤口长度 1~10cm，无严重软组织损伤、皮瓣及撕脱
III A	开放骨折，不论伤口大小，尽管存在广泛的软组织撕裂伤，皮瓣或是高能量创伤（枪击伤或农具伤），仍有足够的软组织覆盖骨折
III B	开放骨折，大面积软组织缺损、骨膜剥脱以及骨损伤。一般伴有大面积污染。一般需要后续的软组织覆盖手术（如游离或转移皮瓣）
III C	开放骨折伴有需要修复的血管损伤，不论软组织损伤程度

AO 软组织分型：闭合皮肤损伤（IC）	
AO 分型	定义
IC1	无皮肤损伤
IC2	皮肤无撕裂伤，但是有钝挫伤
IC3	环周脱套伤
IC4	大范围的闭合脱套伤
IC5	钝挫伤导致坏死

AO 软组织分型：开放皮肤损伤（IO）	
AO 分型	定义
IO1	皮肤由内向外破损
IO2	皮肤由外部原因损伤，范围 < 5cm，边缘不齐
IO3	皮肤由外部原因损伤，范围 > 5cm，边缘失活
IO4	一定面积的全厚组织钝挫伤、碾压伤、大面积开放性脱套伤及皮肤缺损
IO5	大面积脱套伤

标准能满足这些要求，是截肢还是保肢最终还是取决于医生与患者及家属的协商。

在患者生命体征稳定后，可以考虑软组织保留、保存及重建治疗的方案。

病史 / 体格检查

一旦患者病情稳定后，就可以进行骨科专科评估，其中既有骨损伤，也包括软组织损伤。软组织的初期治疗主要是灌洗及清创。清创应按顺序进行，处理皮肤及皮下组织。清创的目的在于去除所有游离及污染的组织。应去除坏死肌肉、脂肪、皮肤、筋膜以及所有核心区域中失活的组织。核心区域中所有失活的组织，不管是否会影响功能，都应去除。存活可疑的肌肉组织在初次清创时可以保留，但是不符合 4 "C" 存活原则

（伸缩性、一致性、颜色、血运）的肌肉应去除。这一点在处理高能量损伤患者时尤其重要，损伤区域的软组织损伤一般比初次探查时所见范围要大。因此，一名患者可能需要反复多次清创来去除所有坏死及失活组织。

软组织灌洗同样十分重要，它可以减少后续感染的风险，进而减少不愈合和 / 或伤口慢性感染的风险。多项研究对灌洗高压及盐水添加剂灌洗开放骨折的伤口进行研究。已经研究过的灌洗液添加剂包括碘伏、过氧化氢溶液、杆菌肽、皂液、橄榄皂、氯己定和抗生素。在已发表的数个随机对照试验结果中，都表明常规盐水灌洗仍是治疗的标准方法，添加剂仅有很少的改善或无区别。此外，局部伤口内使用粉末状的抗生素与全身抗生素输注相比，除了脊柱手术的 Meta 分析外，并没有优势。一项回顾性实验评估了伤口内使用万古霉素与静脉注射头孢唑林之间的差异——结果表明在深部软组织感染率方面二者无明显差异。是否使用高压脉冲灌洗以及其对骨折愈合的影响目前仍存在争议。数个研究表明使用高压设备会造成组织及骨的额外损伤，而其他研究表明使用高压脉冲灌洗与球形注射器灌洗相比，在骨的形成率及新生骨方面无区别。

重建的注意事项及重建阶梯

在初次评估、灌洗及清除所有失活组织后，应该列出需要改善的外观及功能问题的清单。这个清单内应包括软组织、骨、神经、血管需要解决的问题。重建方案应参考这一清单，然后依据图 3.8 所示的重建阶梯选择相应的最简单的方法。重建阶梯的每一级都需要对相应的手术选择的适应证及不足有足够的理解，比如当肌腱外露且无足够的腱周组织或者骨外露时，不可使用皮肤移植。需要注意的是问题列表是在软组织及骨组织的计划及治疗中完成的。列表中已解决的问题应予以移除，新出现的临床问题应根据需要加入列表中。其中重要的一点是，需要将随时间推移而需要进行的额外的手术（如二期骨、神经移植、肌腱松解、挛缩松解等）都标记在其中。

当需要使用肌皮瓣进行重建时，应仔细评估存活的肌肉长度、相应的支配血管情况。既往研究报道了 13 个病例中每个皮瓣的肌皮血管边界、轮廓形状、感觉以及功能丢失情况。自首次报道以后，也有其他数种皮瓣被陆续报道，但是皮瓣重建手术的时机仍存在争议。King 和 Ozer 报道了他们对于游离皮瓣覆盖上肢创面的经验，推荐早

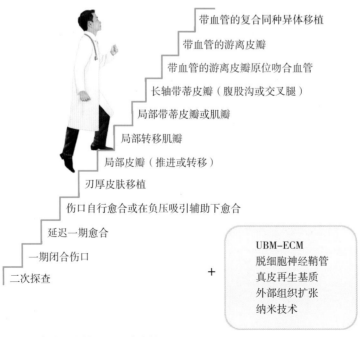

带血管的复合同种异体移植

带血管的游离皮瓣

带血管的游离皮瓣原位吻合血管

长轴带蒂皮瓣（腹股沟或交叉腿）

局部带蒂皮瓣或肌瓣

局部转移肌瓣

局部皮瓣（推进或转移）

刃厚皮肤移植

伤口自行愈合或在负压吸引辅助下愈合

延迟一期愈合

一期闭合伤口

二次探查

+

> **UBM–ECM**
> 脱细胞神经鞘管
> 真皮再生基质
> 外部组织扩张
> 纳米技术

图 3.8　重建阶梯。UBM–ECM：膀胱尿路基质 – 细胞外基质

期清创后早期皮瓣覆盖创面可使患者早期活动，这样可避免患手长时间制动导致的关节僵硬和肌腱粘连，防止功能严重受损。一例对于上肢游离皮瓣重建的系统性综述描述了与皮瓣重建时机相关的并发症发生率。其中囊括了 15 篇文献的结论，而数据表明并发症发生率无明显差异。尽管如此，早期重建手术与较短的住院时间以及较低的治疗费用相关。

最近对于使用非细胞的真皮基质的研究建议将这一治疗手段加入重建阶梯中。Bhavsar 等对无法使用皮瓣重建的病例使用细薄的非细胞真皮基质，结果显示在 26 个手指中，有 19 个能够产生持久的带血管的软组织覆盖，同时畸形发生率极小。Taras 等使用无细胞真皮再生模板对骨、关节、肌腱外露，且 / 或无法使用旋转皮瓣、主要皮瓣及次要皮瓣覆盖固定装置的患者进行队列研究。结果显示在 21 个或 20 个手指中，出现无细胞基质再生模板代替皮肤长入的情况为 100%。在 2012 年的系统综述中，囊括了 13 篇文献的 432 名患者的 441 处伤口结果支持使用无细胞真皮基质治疗存在骨、肌腱和 / 或肌肉外露的慢性、急性损伤。

下面几个病例是密西根大学手外科中心提供的软组织重建标准使用的例子。

病例 1

男性，36 岁，右利手。碾压伤后导致右中指远节截指。初次评估结果提示无其他伴随损伤，该患者问题列表包括脉搏不可触及以及骨外露。初次清创灌洗显示未见大面积污染（图 3.9）。手术除了切口及引流外，还拔除了甲板以及局部组

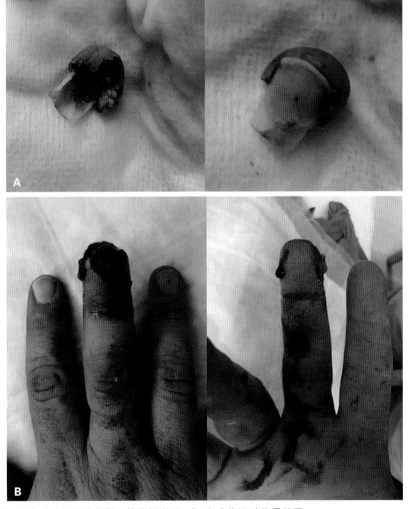

图 3.9 指尖离断：受伤当时。（A）远端离断，伴甲板附着。（B）中指远端指骨外露

织推进皮瓣（"V–Y"皮瓣）以期待获得最好的长期功能以及骨的覆盖，这些操作遵循的是解决列表中问题所需的重建阶梯的第一层。在推进皮瓣过程中，皮瓣血运良好未见瘀血，软组织无张力，皮缘毛细血管反应良好。

　　图 3.10 和图 3.11 展示了"V–Y"皮瓣重建手术及术后 2 周随访的照片，结果显示术后功能满意。

病例 2

　　男性，36 岁，右上肢碾压脱套伤后 10 天至手外科中心就诊。行清创及桡神经、正中神经、尺神经探查，结果显示神经连续性存在。尽管如此，患者上肢后侧皮肤损伤严重，被彻底清除。如图 3.13 所示，在清除及灌洗所有失活组织后，患者存在鹰嘴骨外露（上覆骨膜）。问题列表包括鹰嘴骨外露以及全厚皮肤缺损。如图 3.12~ 图 3.14

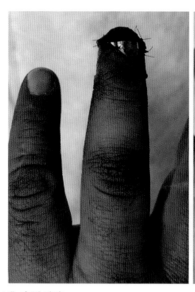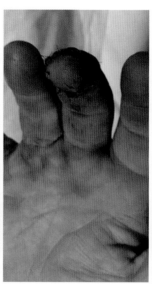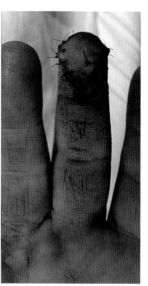

图 3.10　"V–Y"皮瓣重建

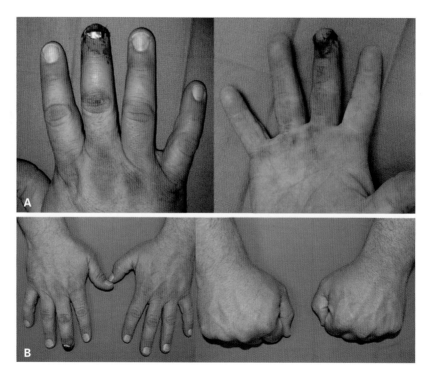

图 3.11　术后随访。（A）术后 1 周。（B）术后 2 周

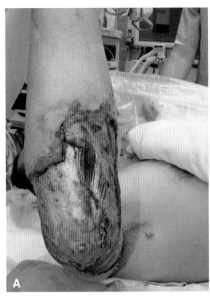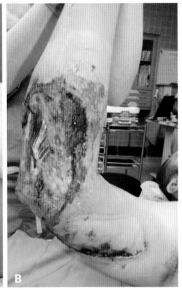

图 3.12　术前，鹰嘴外露，伴 / 不伴骨膜

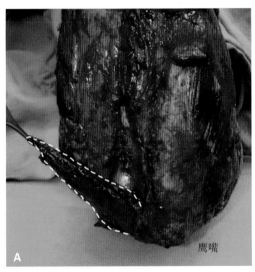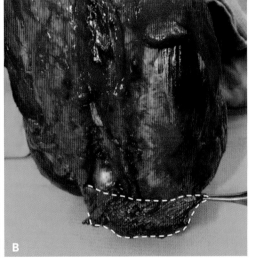

鹰嘴

图 3.13　（A，B）肘肌移位

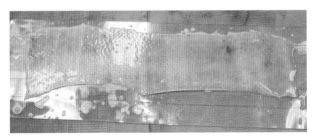

图 3.14　双侧大腿前方断层皮片移植。图中所示为使用胶水及医用钉皮器移植

所示，再次使用重建阶梯原则，使用肘肌皮瓣覆盖鹰嘴，同时切取大张断层皮片移植，辅助使用负压吸引装置关闭伤口。使用肘肌皮瓣后出现了新的缺损，而这一点也加入问题清单中。最后，

这一点通过掀起尺侧腕伸肌筋膜覆盖缺损得以解决。患者住院时间 2 周，术后功能康复满意。

并发症

　　软组织重建需要小心注意每一个细节并且做好充分的准备。当原定计划无法实施或是出现问题时应准备好替代方案。由于感染与软组织重建关系密切，因此预防感染应放在首位。正如之前所述，伤口初次清创及灌洗是预防后续感染的最重要步骤，而后续出现感染可能对重建造成灾难性影响，患者日后的功能也会大打折扣。重建时

皮缘的张力是伤口开裂感染的危险因素。皮瓣应保留一定活动度，尤其对于伤口术后经常出现的水肿而言，这一点十分重要。应尽量避免或减少水肿的产生，包括尽可能限制静脉内液体的输入以及早期活动。长期制动，尤其对于上肢来说，可能导致诸多如僵硬、功能丢失、瘢痕生成以及静脉栓塞风险增加等术后并发症。当要进行皮瓣重建时，应避免对移植皮肤造成剪切力，并确保皮瓣足够覆盖缺损范围。因为皮瓣重建手术的目的就是要有足够大的皮瓣覆盖创面。

参考文献

[1] http://classics.mit.edu/Hippocrates/ulcers.1.1.html.
[2] http://jmlevinemd.com/2010/04/22/wound-haling-products-fromancient-to-modern-mythology/.
[3] http://classics.mit.edu/Hippocrates/fracture.33.33.html.
[4] McKibbin B. The biology of fracture healing in long bones. J Bone Joint Surg Br. 1978;60-B:150-162.
[5] Cottrell JA, Turner JC, Arinzeh TL, O'Connor JP. The biology of bone and ligament healing. Foot Ankle Clin. 2016;21:739-761.
[6] Sathyendra V, Darowish M. Basic science of bone healing. Hand Clin. 2013;29:473-481.
[7] Niikura T, Lee SY, Sakai Y, Nishida K, Kuroda R, Kurosaka M. Causative factors of fracture nonunion: the proportions of mechanical, biological, patientdependent, and patient-independent factors. J Orthop Sci. 2014;19:120-124.
[8] Reinke JM, Sorg H. Wound repair and regeneration. Eur Surg Res. 2012;49:35-43.
[9] Singer AJ, Clark RA. Cutaneous wound healing. N Engl J Med. 1999;341:738-746.
[10] Tscherne H, Oestern HJ. A new classifcation of soft-tissue damage in open and closed fractures (author's transl). Unfallheilkunde. 1982;85:111-115.
[11] Ibrahim DA, Swenson A, Sassoon A, Fernando ND. Classifcations in brief: the Tscherne classifcation of soft tissue injury. Clin Orthop Relat Res. 2017;475:560-564.
[12] Gustilo RB, Anderson JT. JSBS classics. Prevention of infection in the treatment of one thousand and twenty-fve open fractures of long bones. Retrospective and prospective analyses. J Bone Joint Surg Am. 2002;84-A:682.
[13] Gustilo RB. Interobserver agreement in the classifcation of open fractures of the tibia. The results of a survey of two hundred and forty-fve orthopaedic surgeons. J Bone Joint Surg Am. 1995;77:1291-1292.
[14] Gustilo RB, Mendoza RM, Williams DN. Problems in the management of type III (severe) open fractures: a new classifcation of type III open fractures. J Trauma. 1984;24:742-746.
[15] Ruedi T, Buckley RE, Moran CG. AO Principles of Fracture Managment. Thieme; 2007:96.
[16] Agel J, Evans AR, Marsh JL, et al. The OTA open fracture classifcation: a study of reliability and agreement. J Orthop Trauma. 2013;27:379-384; discussion 84-85.
[17] Sinclair S, Kubiak EN. Principles of mangled extremity management. In: Toretta P, Court-Brown C, Heckman JD, et al, eds. Rockwood, Green and Wilkins Fractures in Adults and Children. Philadelphia: Wolters Kluwer Health Adis; 2014:429-448.
[18] Penn-Barwell JG, Murray CK, Wenke JC. Comparison of the antimicrobial effect of chlorhexidine and saline for irrigating a contaminated open fracture model. J Orthop Trauma. 2012;26:728-732.
[19] Anglen JO. Comparison of soap and antibiotic solutions for irrigation of lower-limb open fracture wounds. A prospective, randomized study. J Bone Joint Surg Am. 2005;87:1415-1422.
[20] Crowley DJ, Kanakaris NK, Giannoudis PV. Irrigation of the wounds in open fractures. J Bone Joint Surg Br. 2007;89:580-585.
[21] Fleischman AN, Austin MS. Local intra-wound administration of powdered antibiotics in orthopaedic surgery. J Bone Jt Infect. 2017;2:23-28.
[22] Tiemann AH, Hofmann GO. Wound irrigation within the surgical treatment of osteomyelitis. GMS Interdiscip Plast Reconstr Surg DGPW. 2012;1:Doc08.
[23] Mundy LR, Gage MJ, Yoon RS, Liporace FA. Comparing the speed of irrigation between pulsatile lavage versus gravity irrigation: an Ex-vivo experimental investigation. Patient Saf Surg. 2017;11:7.
[24] Haimi S, Wahlman M, Mannila M, Virtanen V, Hirn M. Pulse-lavage washing is an effective method for defatting of morselized allograft bone in the operating theater. Acta Orthop. 2008;79:94-97.
[25] Caprise PA Jr, Miclau T, Dahners LE, Dirschl DR. High-pressure pulsatile lavage irrigation of contaminated fractures: effects on fracture healing. J Orthop Res. 2002;20:1205-1209.
[26] Cross WW III, Swiontkowski MF. Treatment principles in the management of open fractures. Indian J Orthop. 2008;42:377-386.
[27] Bhandari M, Schemitsch EH, Adili A, Lachowski RJ, Shaughnessy SG. High and low pressure pulsatile lavage of contaminated tibial fractures: an in vitro study of bacterial adherence and bone damage. J Orthop Trauma. 1999;13:526-533.
[28] Khan NR, Thompson CJ, DeCuypere M, et al. A meta-analysis of spinal surgical site infection and vancomycin powder. J Neurosurg Spine. 2014;21:974-983.
[29] Xiong L, Pan Q, Jin G, Xu Y, Hirche C. Topical intrawound application of vancomycin powder in addition to intravenous administration of antibiotics: a meta-analysis on the deep infection after spinal surgeries. Orthop Traumatol Surg Res. 2014;100:785-789.
[30] Bakhsheshian J, Dahdaleh NS, Lam SK, Savage JW, Smith ZA. The use of vancomycin powder in modern spine surgery: systematic review and metaanalysis of the clinical evidence. World Neurosurg. 2015;83:816-823.
[31] Singh K, Bauer JM, LaChaud GY, Bible JE, Mir HR. Surgical site infection in high-energy peri-articular tibia fractures with intra-wound vancomycin powder: a retrospective pilot study. J Orthop Traumatol. 2015;16:287-291.
[32] Simman R. Wound closure and the reconstructive ladder in plastic surgery. J Am Col Certif Wound Spec. 2009;1:6-11.
[33] McCraw JB, Dibbell DG, Carraway JH. Clinical defnition of independent myocutaneous vascular territories. Plast Reconstr Surg. 1977;60:341-352.
[34] King EA, Ozer K. Free skin flap coverage of the upper extremity. Hand Clin 2014;30:201-209, vi.
[35] Harrison BL, Lakhiani C, Lee MR, Saint-Cyr M. Timing of traumatic upper extremity free flap reconstruction: a systematic review and progress report. Plast Reconstr Surg. 2013;132:591-596.
[36] Bhavsar D, Tenenhaus M. The use of acellular dermal matrix for coverage of exposed joint and extensor mechanism in thermally injured patients with few options. Eplasty. 2008;8:e33.
[37] Taras JS, Sapienza A, Roach JB, Taras JP. Acellular dermal regeneration template for soft tissue reconstruction of the digits. J Hand Surg Am. 2010;35:415-421.
[38] Iorio ML, Shuck J, Attinger CE. Wound healing in the upper and lower extremities: a systematic review on the use of acellular dermal matrices. Plast Reconstr Surg. 2012;130:232S-241S.

第四章

掌骨骨折

NATALIE V.SINGER，MD，JOHN R.LIEN，MD

定义

- 不涉及关节的掌骨基底部、掌骨干及掌骨颈骨折。

解剖学

- 掌骨
  - 手部管状骨，近端与腕关节相连，远端与掌指关节相连。
  - 掌骨干：掌心面凹，背面宽而平。
  - 掌骨颈：手部最常见的骨折部位，掌骨干移行至掌骨头的部位。
  - 活动范围：
    - 第二、第三掌骨对于腕部是相对固定的。
    - 第五掌骨是手掌部关节活动度最大的移动骨。
  - 掌骨上重要的软组织附着物：
    - 掌骨间韧带。
    - 骨间肌。
      骨间背侧肌和骨间掌侧肌：起于腕间，并向远端止于近节指骨底。
    - 尺侧伸腕肌止于第五掌骨的基底部。
    - 桡侧腕长伸肌止于第二掌骨基底部。
    - 桡侧腕短伸肌止于第三掌骨基底部。

手术入路

- 经皮或背侧小切口的钢针或髓内钉固定。
- 切开复位钢板和螺钉内固定术需采取开放的背侧入路。
  - 靠近第三和第四掌骨时，应注意保护尺神经的背侧感觉分支。
  - 掌骨骨折术中直视下应尽量保留伸肌腱副腱。
  - 切开骨间肌膜及骨膜，是显露骨折端及钢板定位的必要条件。
  - 使用垂直纵向切口，避免在伸肌腱上方切开。仔细解剖，避免损伤背侧静脉和感觉神经。将伸肌腱和周围软组织轻柔牵开，以暴露掌骨背侧面。可能需要有限的骨膜下剥离骨间背肌，同时避免损伤掌骨底部组织。显露掌骨的骨折部位或底部，以便选择固定方式。如果可能的话，无论何时进行小的肌膜切开或骨膜下剥离之后，尽量在内植物上修复肌膜或骨膜，以避免肌腱的激惹。

治疗原则

- 如果可能的话，尽量保持骨折足够的稳定，以便开始早期功能锻炼。
- 尽可能恢复掌骨的长度、旋转和角度。

发病机制

- 总的来说，这是一种常见的手部骨折，在各种人口统计资料中可见：
  - 参加体育活动的儿童和青年。
  - 劳动者工伤。
  - 用拳头击打的年轻成年男性（第五掌骨颈"拳击骨折"）。
  - 老年人摔倒或与机动车相撞有关。

病史 / 体格检查

- 重要病史询问项目：身体机能、惯用手、职业、功能状态、康复期望（外观、重返运动等）。
- 重要检查结果：皮肤完整性、角度和旋转畸形（要做到这一点，请患者握拳并将其与健侧比较）、神经血管检查和局部性压痛。

诊断依据

- 手部 3 个位置的 X 线片。对于腕掌关节半脱位或脱位的影像学评估具有重要意义。

诊断

- 与任何骨折一样，局限性压痛和急性骨折的 X 线片证据证实了掌骨骨折的诊断。
  - 然后可以进一步根据骨折类型、位置、畸形程度、骨折愈合或骨丢失程度来确定骨折的特征。
  - 当你制订治疗计划时，考虑以上这些因素和病史是很重要的。

非手术治疗

- 当与患者讨论治疗方案时，可以注意到大多数手部骨折可以非手术治疗。
  - 优点：降低治疗费用，无手术风险。
  - 风险：骨折愈合不良可能导致掌骨头在手掌突出（可导致 MCP 关节处屈伸性过伸痛或假爪）或截骨畸形，妨碍握力。

复位手法

- 如果在急诊科、诊所或手术室进行闭合性复位操作［闭合性复位经皮钢针固定（CRPP）］，可以尝试 Jahss 操作。这可以简单地概括为 MCP 和近端指间关节同时弯曲至 90°（手指向手掌弯曲），然后通过屈曲的近端指骨施加向上的（背侧方向的）压力，同时在骨折处施加向下的（手掌方向的）压力。

固定位置

- 在掌指关节 90°的屈曲和指间关节（IP）的背伸

位，MCP 关节在固有的正位上进行大约 4 周的石膏固定治疗。值得注意的是，已经有一些研究表明，MCP 在伸展位中产生的结果没有差异，包括运动范围和握力，并且更容易应用。
- 也有文献支持当第五掌骨颈骨折角度 < 70°时，固定后即可活动。

可接受的程度

- 掌骨颈：第五掌骨角度 50° ~60°，第四掌骨角度 30° ~40°，第一、第二掌骨角度 15°。
- 掌骨干：第五掌骨 30°，第四掌骨 20°，第二、三掌骨任意角度。
- 短缩 2~5mm。

手术适应证

- 绝对适应证包括开放性骨折、具有明显软组织或骨缺损的骨折、多发掌骨骨折（经掌间韧带骨折固有稳定性丧失）。
- 相对适应证包括骨折的成角角度超过可接受的程度（上述），旋转畸形。重要的是与患者讨论其对治疗结果的期望，以确定适当的治疗。

手术治疗

围术期计划

- 目标是充分稳定掌骨，以开始早期功能锻炼。
- X 线片（正位、侧位、斜位）显示骨折的位置和程度，并将有助于确定最佳的手术入路和固定方法。

固定方法的选择

- 影响因素：包括骨折位置、骨折类型、软组织损伤、功能需求、外科医生偏好等。总的来说，没有一种最佳的治疗方法，对内植物的选择因外科医生和患者而异。下面是我们所使用的骨折类型和植入物的简要概述：
  - 掌骨颈：CRPP 或逆行髓内无头加压螺钉。
  - 长斜（长度丢失）行：拉力螺钉 ± 钢板固定。

○横行或短斜（长度稳定）行：髓内钉（IMN）或无头加压螺钉与钢板固定。

○多发性骨折、明显粉碎：钢板固定或髓内钉IMN固定，必要时植骨。

定位

●患者仰卧位，患侧上肢放在手术台上。

●在手术中使用迷你X线透视机，以确保复位满意和植入物的放置正确。

方法

闭合复位经皮内固定术

●器械：

○克氏针。

○大持针器。

○弗雷泽吸盘。

○克氏针剪。

○迷你透视机。

○小尖头骨复位钳。

○电钻。

●这通常是一种快速的技术，只需要很少的解剖理论，并且应用广泛。然而，针道感染是值得关注的。钢针可以放置在各种形状上。这些包括：

○顺行：第五掌骨的"花束式接骨术"

○第五掌骨更大的髓腔是先决条件。

○在第五掌骨底部尺侧近端干骺端穿孔。驱动3根钝的、预弯曲的1.143mm克氏针沿髓腔向远端至骨折部位。闭合复位，同时保持位置，通过导针穿过骨折部位进入掌骨头。

○逆行或纵行

○交叉：在伸肌腱两侧的掌指关节外侧窝插入克氏针。将这些导针穿过髓腔，穿过骨折部位。

○纵向：对准髓道插入一根克氏针，穿过掌背中央位置。

○横行（**图4.1**）：

○多根克氏针插入，近端和远端骨折碎片固定到邻近掌骨。

切开复位内固定术

●器械：

○克氏针和导针驱动器/电钻。

○手动螺丝和钢板的选择。

○迷你透视机。

○小尖骨复位钳。

拉力螺钉固定（**图4.2**）

●螺旋形或长斜行骨折。

●对掌骨进行背侧入路；如果接近两个相邻的掌骨进行固定，则在掌骨之间进行纵向切开皮肤。

●将伸肌腱牵向一边，保持副腱完整，根据需要切开腱腱联合，以便暴露骨折端。

●将覆盖掌骨的骨间肌筋膜分开，切开掌骨背侧骨膜。

●适当地剥离骨膜，以暴露骨折和钢板放置。骨折部位清除血块、纤维组织或异物。

●开放性骨折必须彻底清创，防止骨髓炎。

●通过轴向牵引和直接操作来复位。

●可用骨复位钳固定。克氏针临时固定。

●根据患者体格及骨折碎片的大小使用2.0mm或2.4mm螺钉。

●用与螺钉外径相同直径的钻头在近皮质处钻出一个滑动孔（如2.0mm的螺钉，用2.0mm的钻头钻出一个滑动孔）。用这个钻头只钻近皮层。

●用与螺钉芯径相同的钻头钻远皮质（如为2.0mm螺钉，远皮层采用1.5mm钻头）。

●钻头的顺序可以根据外科医生的喜好来决定。要做到这一点，用较小的钻头钻两个皮层，然后用较大的钻头过度钻近皮层。

●测量螺丝长度，插入螺丝。当螺钉的螺纹与远皮质接触，螺钉的头部与近皮质接触时，骨折部位会受到挤压。当断裂部位出现压缩现象时，不要过紧螺钉。

●理想情况下，拧入3枚或多枚拉力螺钉以获得

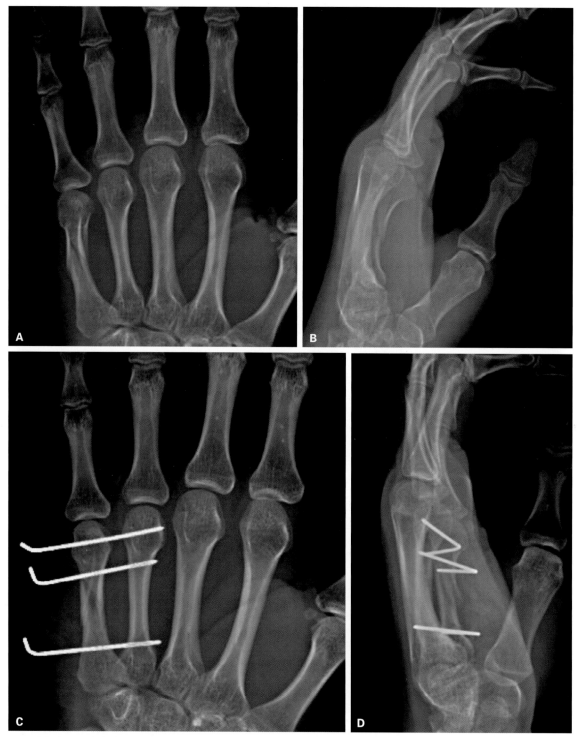

图 4.1 闭合复位和经皮穿克氏针的横向固定。（A）术前 X 线片。（B）第五掌骨颈和掌骨粉碎性长斜行的外侧骨折。在 X 线片上应注意到掌骨头 / 颈 / 干等高线旋转失调的变化，这在体格检查中得到了证实。（C）术后 X 线片。（D）在闭合复位后，由 3 根经皮克氏针从尺侧向桡侧穿过第五掌骨和邻近第四掌骨的所有 4 个骨皮质进行固定

稳定性。较小的骨折碎片可能只允许拧入 2 枚螺钉。单靠 1 枚螺钉就会使骨头围绕螺钉旋转，因此是不够的。在这种情况下，应用中桥接钢板来考虑骨折部位的旋转力。

钢板固定（图 4.3）
- 可用于各种类型。
  - 中桥接钢板补充拉力螺钉固定。
  - 横行骨折应用加压钢板。

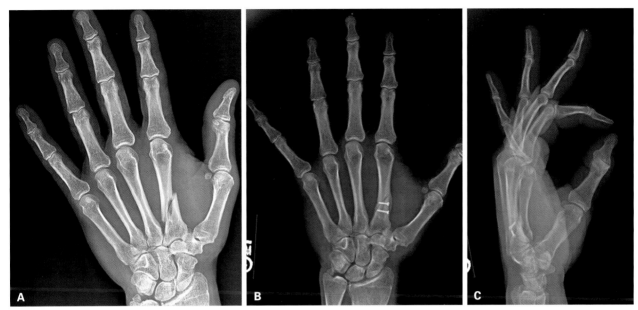

图 4.2 采用拉力螺钉固定的开放复位和内固定。（A）术前第二掌骨长斜行 / 螺旋形骨折，长度至少为宽度的 2 倍。（B）术后 PA 和（C）手外侧 X 线片，两个小碎片在拉力螺钉固定复位和跨越骨折部位的加压

　　○ 粉碎性骨折采用桥接钢板。

● 掌骨背侧入路。

● 使用适当的方法复位后临时固定（拉力螺钉、克氏针、尖头复位夹）。

● 将钢板固定在骨折线两侧的单个螺钉上，进行临时固定，然后检查复位情况。如果复位满意，再钻和拧入剩余的螺丝，以稳定骨折。

● 可采用偏心螺钉置入，在长度稳定的横行骨折上获得一定的加压。在掌骨弓处放置少许角度预弯的钢板，以贴敷掌骨弓，并可增加额外的曲度，以防止在加压时出现掌侧骨折间隙。

● 尽量保证 6 枚皮质螺钉（3 枚双皮质螺钉）固定骨折近端和 6 枚皮质螺钉固定骨折远端，以达到最佳固定效果。解剖学研究发现，如果使用锁定钢板，在骨折两端，4 枚皮质螺钉的固定在骨折的生物力学上是等效和足够的。

● 锁定螺钉技术可用于固定仅近端或远端短部分的近关节骨折。

● 用透视、直视和被动手腕运动（张力效应）评估复位和旋转畸形。

逆行无头髓内加压螺钉（图 4.4）

● 器械：

　　○ 电钻。

　　○ 选用无头套式加压螺钉系统（2.4~3.0mm 或 2.5~3.0mm，视厂商而定）。

　　○ 迷你透视机。

● 我们发现这项技术适用于长度稳定的掌骨颈或掌骨干骨折。

● 将 MCP 接头弯曲到 90°。标记相应的空心钉导针的插入点（在背侧 1/3 掌骨头处用透视确认预期的导针位置），并在该点做一个 1cm 的横向或纵向切口。

● 做 5mm 的切口将伸肌腱和下方的囊膜纵行分开，并使用皮肤拉钩牵开关节囊。

● 将专用的适当大小的导针以髓内方式穿过掌背掌骨头，并将其推进到骨折部位的水平。透视确认导针位置。

● 通过矫正骨折部位的屈曲畸形进行复位。

● 将导针穿过骨折部位，将尖端靠近髓腔峡部。

● 测量适当的螺钉长度。我们使用的是带柄无头螺钉，螺钉远端螺纹与髓腔近端的连接是很重要的。

● 根据厂商的不同，在安装螺钉之前可能需要也可能不需要空心钻。如果需要钻孔，我们建议手工钻孔。

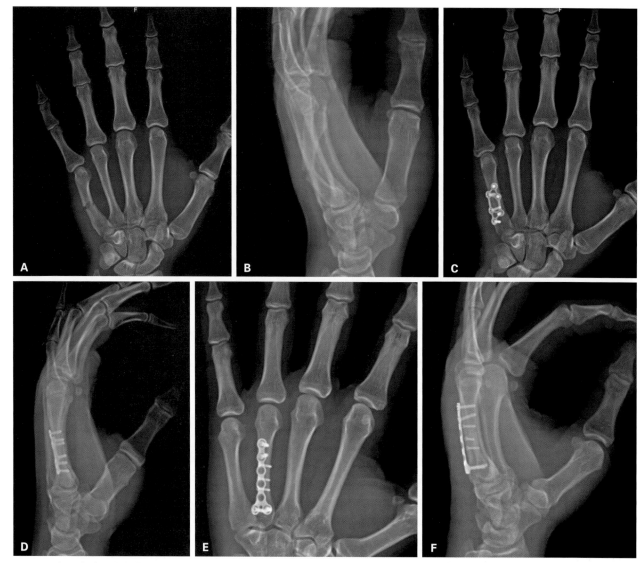

图 4.3 切开复位和钢板螺钉内固定。（A）术前 X 线片。（B）第五掌骨横向背侧成角骨折的侧位。（C）术后 X 线片。（D）外侧用 3 枚双皮质螺钉固定在近端和 3 个远端骨折部位。（E）PA 和（F）术后图像的侧面，显示钢板与拉力螺钉固定相结合使用，以提供额外的生物力学强度和旋转稳定性

- 钻和 / 或放置螺丝，注意确保适当的反沉。
- 修复伸肌腱，闭合皮肤。

髓内钉（图 4.5）

- 器械：
  - 电钻。
  - 髓内钉设备的选择。
  - 迷你透视机。

- 适用于长度稳定的骨折类型。
  - 掌骨基底部背侧的小切口。使用骨锥进入髓腔。将钉子穿入近端和远端骨折处。如果在透视引导下不能进入远端碎片，可在骨折部位做小的背侧切口，直接目视通过。
  - Ozer 等比较了髓内钉和钢板螺钉治疗掌骨骨折的疗效，发现两者在功能预后和骨折愈合方面没有差异。

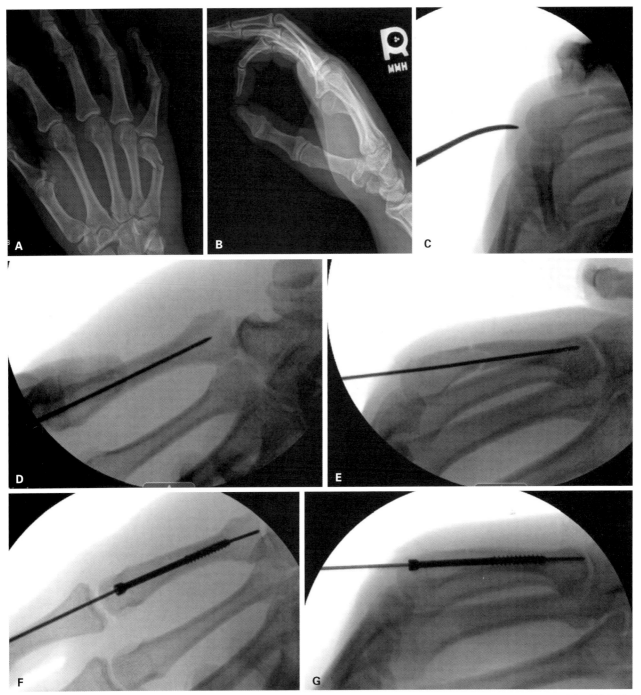

图 4.4 通过无头的髓内加压螺钉进行有限的切开复位和内固定。(A)正位片和(B)第五掌骨颈 / 干的术前横行骨折、背侧成角骨折的侧位片。(C)闭合性 Jahss 复位手法术中透视图像。(D)术中透视正位片和(E)导针线横向穿过骨折侧位片。(F)术中透视正位片和(G)侧位片显示空心无头加压螺钉通过导针，螺纹完全穿过骨折部位

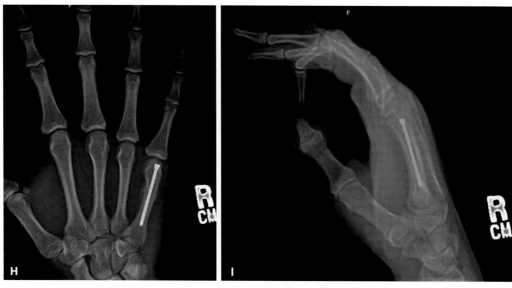

图 4.4（续）（H）术后正位片和（I）最终螺钉植入的侧位片，显示良好的骨折复位和加压

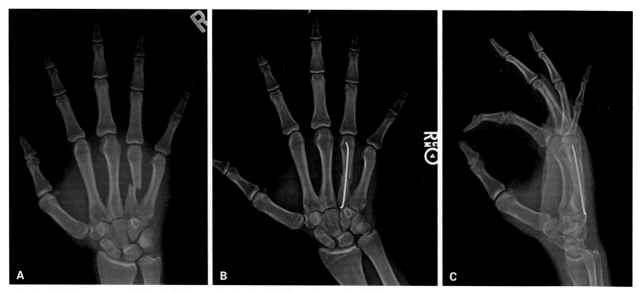

图 4.5　髓内钉（IMN）有限切开复位内固定。（A）术前第四掌骨短斜行骨折。（B）术后 X 线片。（C）髓内钉植入后侧位片。在这种情况下，骨折在 IMN 通过前需复位，但如果必要的话，可以在骨折上做小切口，以帮助复位

要点

✳骨折临床稳定性通常在影像学"骨性愈合"之前。

陷阱

✘在讨论治疗方案时，患者的期望是最重要的。讨论不充分会导致患者满意度差。外观、复工、劳动类型都是重要的讨论内容，可以帮助患者和医生确定最终的治疗目标。

术后管理

● 与非手术治疗相比，手术治疗的好处之一是可以使患者早期恢复主动运动。

　○ 我们通常在术后制动不超过 1 周，然后配合定制成型的矫形夹板进行保护，开始轻柔的手部活动与康复锻炼。

○ 克氏针不像钢板或螺钉那么稳定，所以锻炼必须个性化，并由手功能康复师指导。只要骨折固定稳定，并且患者配合，受伤的部位可以被动活动，主要取决于克氏针的位置（例如，在跨关节的固定处不能运动，但可以自由活动别处的关节）。

并发症

● 关节僵硬是掌骨骨折最常见的并发症，无论是非手术治疗还是手术治疗。
● 手术并发症是具体的固定方法所特有的，包括异物反应、感染、固定失效和畸形愈合。

参考文献

[1] Meals C, Meals R. Hand fractures: a review of current treatment strategies.J Hand Surg Am. 2013;38(5):1021-1031. doi:10.1016/j.jhsa.2013.02.017.

[2] Jahss S. Fractures of the metacarpals: a new method of reduction and immobi- lization. JB JS. 1938;20:178-186.

[3] Hofmeister EP, Kim J, Shin AY. Comparison of 2 methods of immobilization of fifth metacarpal neck fractures: a prospective randomized study. J Hand Surg Am. 2008;33(8):1362-1368. doi:10.1016/j.jhsa.2008.04.010.

[4] Muller MGS, Poolman RW, van Hoogstraten MJ, Steller EP. Immediate mobi- lization gives good results in boxer's fractures with volar angulation up to 70 degrees: a prospective randomized trial comparing immediate mobilization with cast immobilization. Arch Orthop Trauma Surg. 2003;123(10):534-537. doi:10.1007/s00402-003-0580-2.

[5] Day CS. Fractures of the metacarpals and phalanges. In: Wolfe SW, Hotchkiss RN, Pederson WC, Kozin SH, eds. Green's Operative Hand Surgery. 7th ed. Philadelphia, PA: Elsevier; 2017.

[6] Barr C, Behn AW, Yao J. Plating of metacarpal fractures with locked or non- locked screws, a biomechanical study: how many cortices are really neces- sary? Hand. 2013;8(4):454-459. doi:10.1007/s11552-013-9544-3.

[7] Del Pinal F, Moraleda E, Ruas JS, de Piero GH, Cerezal L. Minimally invasive fixation of fractures of the phalanges and metacarpals with intramedullary cannulated headless compression screws. J Hand Surg Am. 2015;40(4):692-700.

[8] Ruchelsman DE, Puri S, Feinberg-Zadek N, Leibman MI, Belsky MR. Clinical outcomes of limited-open retrograde intramedullary headless screw fixation of metacarpal fractures. J Hand Surg Am. 2014;39(12):2390-2395. doi:10.1016/j.jhsa.2014.08.016.

[9] Ozer K, Gillani S, Williams A, Peterson SL, Morgan S. Comparison of intramedullary nailing versus plate-screw fixation of extra-articular meta- carpal fractures. J Hand Surg Am. 2008;33(10):1724-1731. doi:10.1016/j.jhsa.2008.07.011.

[10] Kollitz KM, Hammert WC, Vedder NB, Huang JI. Metacarpal frac- tures: treatment and complications. Hand. 2014;9(1):16-23. doi:10.1007/s11552-013-9562-1.

第五章

掌骨关节内骨折

JENNI FER F.WALJEE, MD, MPH

定义

- 关节内骨折累及第二、第三、第四和第五掌骨的掌骨头或基底部。
- 骨折可能是孤立的，也可能涉及多个掌骨，并延伸到腕骨。

解剖学

- 掌骨是手的近端长骨，支撑着手掌的结构。掌骨由一个管状轴组成，在底部移行成四边形，与腕骨相连形成关节。掌骨颈部狭窄弯曲，掌骨头圆形，末端止于近端指骨的基部。虽然第四和第五关节允许轻微的屈曲和伸展，但第二和第三关节是固定的，形成了手的固定单位。
- 掌指关节（MCP）为多轴的椭圆关节，可进行掌屈 – 背伸、内收 – 外展和回旋运动。掌筋膜附着在MCP关节的掌侧，以防止过度伸展，掌筋膜之间由掌深横韧带相连，以防止短缩并提供稳定性。最后，固有侧副韧带从掌背部横向定位到近端指骨基底部的掌侧，为MCP关节屈曲提供稳定性。
- 掌骨的基底部与腕骨相连，腕掌关节（CMC）由背侧、掌侧CMC韧带和骨间韧带组成。第四和第五掌骨基底具有更大的移动性，并且更易发生骨折。掌骨基底部也易为腕伸肌腱嵌塞。例如，第五腕掌关节表面尺侧是一斜面，腕尺伸肌腱易嵌插入第五掌骨的基底部，并且它的牵拉力往往带动断裂骨碎片的移位。桡侧腕长伸肌沿第二掌骨基底插入，桡侧腕短伸肌沿第三掌骨基底插入。
- 尺神经的运动分支沿着第四、第五掌骨基底和

钩骨的掌侧方向走行，应该对在这个位置损伤的患者进行伤情评估。

手术入路

掌骨头骨折

- 对于关节面损伤< 25%且关节连续性良好的损伤患者，可以考虑非手术治疗。对于明显的关节面翻转（移位≥ 1mm）的患者，可进行手术固定。
- 在MCP关节背侧做一弧形切口，通过牵开伸肌腱、近端矢状带和伸肌装置进入关节。最好在尺侧矢状带上，以防止伸肌腱尺侧半脱位。如果桡侧矢状带被破坏，可将伸肌腱反向牵引到两侧，并纵向切开关节囊进入关节。注意不要损伤侧副韧带。

掌骨骨折

- 掌骨骨折主要采用手术干预治疗。这些骨折往往是不稳定的，考虑到腕伸肌腱对第二、第三和第五掌骨的附着，可能会向近端牵拉骨折碎片。此外，这些损伤经常发生在多个掌骨，并经常与CMC关节的骨折脱位有关。

  在受累的掌骨上做纵向切口，以接近掌骨的基底部。如果涉及腕关节伸肌，要小心保护腕关节的嵌入，切开骨膜以显露骨折和远排腕骨。

治疗原则

掌骨头骨折

  粉碎的程度将决定手术的方法，因为较小的碎

片可能不适合螺钉固定。在高度粉碎性骨折或受污染的挤压损伤中，外固定支架可以考虑应用，关节成形术可以作为后期的补救措施。

掌骨基底部骨折

- 这些损伤可能与头状骨及腕部骨折有关。CT扫描有助于确定骨折的解剖结构和识别伴随的损伤。
- 尺神经的运动支位于钩骨的近端，在固定时应注意保护该结构。

发病机制

掌骨头骨折

- 掌骨头骨折约占所有手部骨折的40%，尽管关节内骨折相对不常见。
- 掌骨头骨折主要发生在15~24岁的青年人（35%），男性（76%）更常见，往往是由于意外跌倒、与运动有关的伤害、与工作有关的伤害以及与物体或个人的直接撞击造成的。
- 第二掌骨与远端腕关节的附着更稳定，是最易受伤害的部位。

掌骨基底部骨折

- 掌骨基底部骨折最常发生在第五掌骨，较少发生在第二或第三掌骨。
- 损伤可能是由于手腕弯曲或沿掌部纵向定向力的下沉，导致CMC关节的破坏而发生的。

病史/体格检查

掌骨头骨折

- 了解损伤机制，并检查手与邻近手指相比是否有旋转畸形或角度畸形或短缩。
- 检查皮肤软组织完整性以确保没有开放性骨折或关节囊损伤的证据。

掌骨基底部骨折

- 了解损伤机制，并检查手与邻近手指相比是否有旋转畸形或成角畸形或短缩。

- 检查腕部以确定腕骨压痛并评估更多的近端损伤。

诊断方法研究

掌骨头骨折

- X线片（正位、侧位、斜位）。
- CT扫描有助于进一步确定骨折的移位程度。

掌骨基底部骨折

- X线片（正位、侧位、斜位）可能显示损伤，特别注意检查CMC关节脱位的图像。
- CT扫描可以对骨折进行额外的解剖特征分析，并评估其他的腕关节损伤。

非手术治疗

掌骨头骨折

- 粉碎性小、对齐性良好（关节下移＜1mm）且掌骨头位移小的骨折，可采用非手术治疗。
- 手用夹板或石膏固定，保持MCP关节在70°的屈曲和指间关节的伸展。手部受伤后固定4~6周，并进行一系列的X线检查以确保骨折没有进一步移位。

掌骨基底部骨折

- 考虑到其固有的不稳定性，大多数骨折需要手术固定。
- 对于稳定性较好但移位较小的骨折，在损伤后4~6周内，用夹板或石膏固定，MCP关节屈曲70°，指间关节伸展。连续拍射X线片是为了确保骨折没有进一步移位或骨折碎片半脱位。

手术治疗

术前计划

掌骨头骨折

- 手术的目的是为了恢复掌骨头关节的连续性和骨折碎片的稳定性，使其在可能的情况下有足够的稳定性进行早期运动。

- 术前 CT 扫描有助于分析骨折的解剖结构和固定计划。

掌骨基底部骨折

- 掌骨基底部骨折最常见于第五掌骨，由于腕尺伸肌的牵拉，其本身并不稳定。对于单纯的第五掌骨基底部骨折，闭合复位和经皮穿针固定

通常足以达到关节一致性和骨性愈合。

- 掌骨基底部骨折也可能与 CMC 关节脱位及相关腕骨骨折有关。对于多发性骨折和与腕骨骨折相关的骨折，首选切开复位固定。

体位

- 患者取仰卧位。手臂伸于臂板上，肘部上方放置止血带。

手术技术

掌骨头骨折的切开复位固定

器械

- 克氏针。
- 大持针器。
- 金属吸引头。
- 钢丝剪。
- 迷你透视机。
- 小点式复位钳。
- 电钻。
- 牙镐。
- 小型 Hohmann 拉钩。
- 植入物：
  ○ 1.2mm、1.5mm 和 1.7mm 直径螺钉。
  ○ 1.5mm 或 2.0mm 空心无头加压螺钉。

第一步：

- 在止血带的控制下，沿手掌骨头背侧弧形或"S"形切口进入（图 5.1）。在伸肌腱表面切开并牵开皮肤，沿矢状带切口进入关节。或者纵向切开伸肌腱及关节囊，以暴露掌骨头。在这个切口近端切开骨膜，以充分暴露骨折断端（图 5.2）。

第二步：

- 弯曲 MCP 关节，以暴露掌骨头。骨折碎片通常是凹陷的，使用牙镐将凹陷的骨折碎片轻轻翘起以达到复位（图 5.3）。注意不要破坏附着在

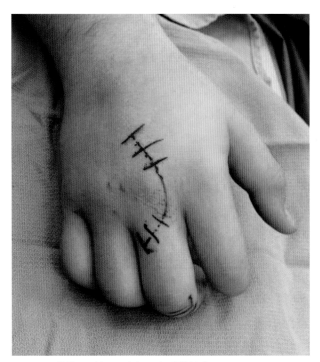

图 5.1 掌背弧形切口手术入路到掌骨头

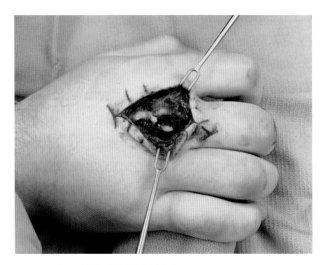

图 5.2 切开伸肌腱暴露骨折碎片

掌骨头上的副韧带和软组织，使碎片游离。
- 重新复位骨折碎片，尽可能对齐关节表面，没有明显的台阶（**图 5.4**）。可根据需要采取局部植骨（如桡骨远端、尺骨近端）。
- 使用透视和直接暴露来确保关节的修复。

第三步：
- 可用克氏针或无头加压螺钉固定，克氏针固定

有助于固定较小的碎片。然而，克氏针固定不允许术后早期功能锻炼，并且作为内固定保持在适当的位置，直到骨性愈合为止。此外，克氏针可能会脱落，并可能受到针道感染。
- 对于具有较大骨碎片的骨折，可以使用直径为1.2mm、1.5mm 和 1.7mm 的螺钉固定。在骨折愈合期间，螺钉固定提供跨越骨碎片的压力和一个更坚强的内固定，以保持骨碎片在位。然而，掌骨头骨折所遇到的骨折碎片往往很小，而且容易骨折。
- 如果可能，将螺钉顺行放置，以避免破坏关节表面。使用精细的骨钳固定骨折碎片的位置，皮质按顺行方式钻孔，小心避开软骨表面。如果需要逆行螺钉固定，可将关节面埋头以最大限度减少螺钉头的突出。或者，对于足够大的骨折碎片，可以逆行放置空心无头加压螺钉。临时克氏针固定可将骨折碎片固定到位，钻孔后可在骨折碎片上放置 2.5mm 或 3.0mm 无头加压螺钉。对于较小的碎片，可以使用 1.5mm 的无头加压螺钉（**图 5.5** 和 **图 5.6**）。在透视下确认复位和固定（**图 5.7** 和 **图 5.8**）。
- 检查确认复位及旋转是否对齐。

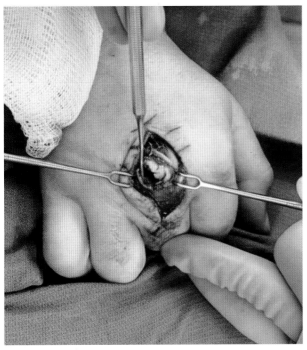

图 5.3　用牙镉复位骨折碎片

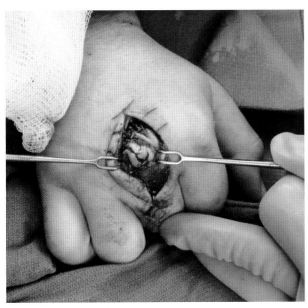

图 5.4　骨折碎片对齐

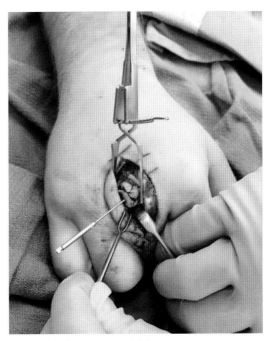

图 5.5　钻头用于稳定碎片，以准备螺钉固定

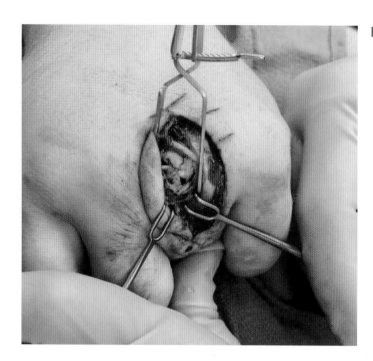

图 5.6　放置螺钉，注意反沉和避免突出到关节面

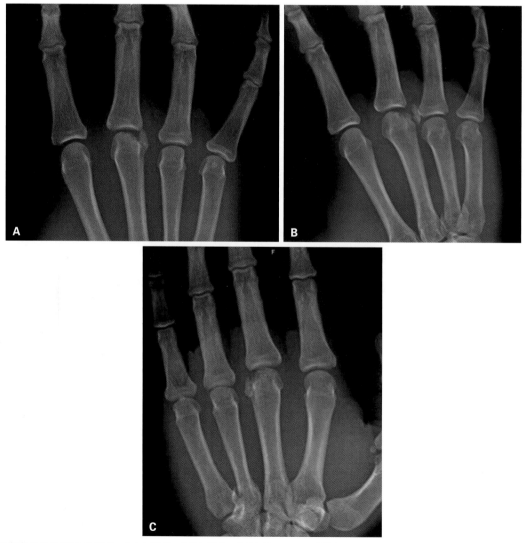

图 5.7　移位掌骨头骨折的 X 线片。（A）正位。（B）斜位。（C）Brewerton 视图

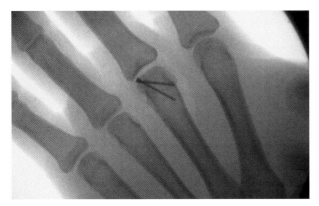

图 5.8 掌骨头骨折的关节内螺钉植入

掌骨基底部骨折闭合复位固定

器械

- 细尖骨钳。
- 克氏针。

体位

- 患者仰卧在手术台上。手臂伸于臂板上，肘部上方放置止血带。

复位和植入术

第一步：

- 在纵向牵引下，对第五掌骨基底部施加压力使与腕尺伸肌相连的碎块回到掌骨基底。

第二步：

- 可选择多种固定方式，在透视下进行穿针固定，将骨折复位后，一根克氏针穿过骨折碎片，从第五掌骨的底部进入第四掌骨。另一根克氏针可从第五掌骨的骨干上穿入第四掌骨，以进一步保持稳定固定。针也可以通过骨折线放置到与钩骨相连的关节处（**图 5.9～图 5.11**）。

第三步：

- 在透视下确认骨折复位，并检查以确保没有旋转畸形或短缩。

掌骨基底部骨折的切开复位固定

器械

- 牙镐。

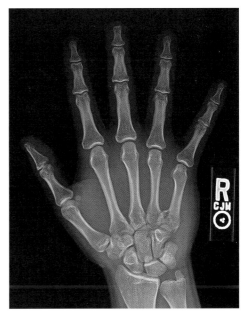

图 5.9 粉碎性掌骨基底部骨折

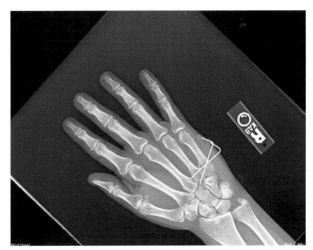

图 5.10 掌骨粉碎性基底部骨折的闭合复位和经皮穿针

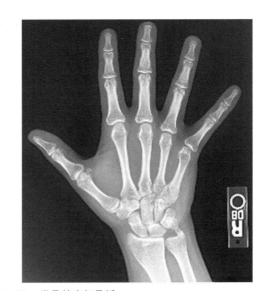

图 5.11 掌骨基底部骨折

- 电钻。
- 小型 Hohmann 拉钩。
- 细尖骨钳。
- 克氏针。
- 植入物：
  - 2.0mm 或 2.4mm 钢板。

体位

- 患者仰卧在手术台上。手臂伸于臂板上，肘部上方放置止血带。

手术方法

- 在止血带控制下，在掌骨的基底部背侧做一垂直切口。在伸肌腱表面切开并牵引皮肤保护背侧皮肤神经感觉支。切开骨膜，以暴露掌骨基底、CMC 关节和骨折部位。

复位和植入术

- 可选择多种固定方式，并在透视下进行穿针固定。将骨折复位，一根克氏针针穿过骨折碎片，从第五掌骨的底部进入第四掌骨。第二根克氏针可以从第五掌骨的轴上穿入第四掌骨，以进一步保持骨折稳定。针也可以逆行穿过骨折，

进入掌骨关节与钩骨（见图 5.10 和图 5.13）。

- 对于多个骨折脱位和开放复位用克氏针固定是首选，相关的腕骨骨折采用钢板和螺钉固定治疗（图 5.12 和图 5.13）。如果可能的话，将克氏针固定到相邻的、未受伤的掌骨中，以提供纵向稳定性，并进入腕关节内以防止旋转。
- 在近皮处剪断克氏针，套上针套保护，并在手部尺侧放置夹板固定。克氏针通常放置 6 周，可适当活动 MCP 关节和指间关节。
- 对于第五掌骨基底部粉碎性骨折，如果有足够大小的骨碎片，可选择钢板固定。暴露骨折碎片，用牙镜轻轻复位。根据骨折的解剖选择一个 2.0mm Y 形、T 形或 L 形的钢板，确保至少 3 枚螺钉放置在掌骨干与骨折之间。板用锁定螺钉在近端固定在最大的骨折碎片上，然后固定在骨干上。在透视下确认复位和钢板放置，螺钉放置。可从桡骨远端或尺骨近端获取骨质行骨移植。
- 对于高度粉碎性损伤，且不足以沿掌骨基底部进行钢板固定时，可以使用桥接钢板或外固定架来跨越腕间轴和腕关节。可以使用 2.0mm 或更大的钢板，同时保持沿掌骨的纵向牵引力。当骨愈合 3~4 个月完成时，将钢板取出。同样，一个外固定支架可以沿着第四或第五腕关节和

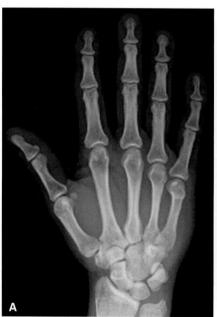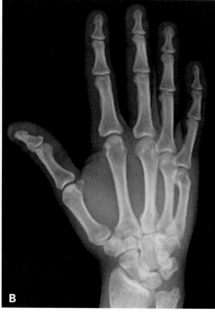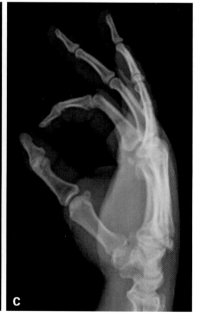

图 5.12 （A~C）第四和第五掌骨基底部脱位合并钩骨骨折（正位、斜位、侧位 X 线片）

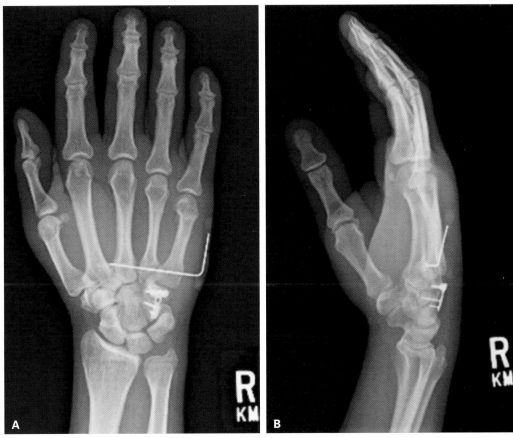

图 5.13 （A，B）骨折切开复位内固定术。第四和第五掌骨基底部脱位合并钩骨骨折

头状骨或腕关节的轴放置，使用 1.5mm 钻头和 2.0mm 针。较小的骨折碎片可以另用克氏针固定以保持骨折的复位。

- 检查确认复位及旋转对齐。

术后管理

掌骨头骨折

- 采用 4-0 Ethibond 缝线修复关节囊和伸肌腱。皮肤用可吸收缝线逐层缝合。
- 将手用夹板固定在固有的正位，MCP 关节弯曲 70° 和指间关节伸直。6 周后可拆除夹板。
- 对于用稳定的螺钉固定的患者，早期可在 MCP 关节和指间关节轻度被动和主动活动。
- 对于用克氏针固定的患者，应避免在 MCP 关节运动，直到克氏针在 4~6 周被取出。如果 MCP 关节受到保护，则可允许指间关节的轻微运动。

结果

- 大多数患者会恢复活动范围和力量，但关节僵硬是常见的并发症。
- 关节损伤往往随着时间的推移而重塑，可能并不会出现关节不协调。
- 对于关节症状不协调、骨折不愈合或掌骨头缺血性坏死的患者，可进行关节置换或关节融合术。

并发症

- 关节僵硬。
- 关节不协调。

- 掌骨头缺血坏死。
- 螺钉和钢板进入关节腔。
- 针部感染。
- 关节坏死和关节炎。

推荐阅读

[1]　Mcelfresh EC, Dobyns JH. Intra-articular metacarpal head fractures. J Hand Surg Am. 1983;8(4):383–393.This large series of over 100 metacarpal head fractures describes the epidemiology of fracture patterns and advocates for the operative management of displaced fractures to optimize outcomes.

[2]　Nishimura R, Wright L, Seitz WHJr. Augmented external fixation of ulnar car- pometacarpal joint fracture dislocations. Tech Hand Up Extrem Surg. 2018. doi:10.1097/BTH.0000000000000223.This retrospective study examines the outcomes of external fixation among 10 patients with ulnar-sided carpomet- acarpal fracture-dislocations. The authors describe fracture healing in all patients with total active motion matching the contralateral, uninjured hand and maintenance of articular congruity.

[3]　Tan JS, Foo AT, Chew WC, Teoh LC. Articularly placed interfragmentary screw fixation of difficult condylar fractures of the hand. J Hand Surg Am. 2011;36(4):604-609.The authors examine the outcomes of seven patients who underwent fixation of metacarpal head fractures with 1.5 mm or 2.0 mm screws with approximately 16-month follow-up. This series illustrates the advantages of placing screws intra-articularly to avoid disruption of the collateral ligaments, which provides the majority of the blood supply to the fracture fragments.

指骨骨干骨折

MARK S. MORRIS, MD, JOHN R. LIEN, MD

定义

- 指近节、中节、末节指骨干关节外的骨折，这种骨折可能是孤立的，也可能涉及多个结构，包括肌腱、神经和血管。

解剖学

近节指骨骨折

- 骨间肌止于近端指骨的基部，作用是将指骨近端骨折块向掌侧牵拉。
- 中央延续在中节指骨的基底部，将近节指骨的远端部分向背侧作用。
- 在大多数近端指骨骨折中，这些力共同作用于近节指骨造成掌侧成角畸形。

中节指骨骨折

- 指浅屈肌（FDS）肌腱止于中节指骨的近侧掌侧。
- 如上所述，伸肌装置的中央腱止于中节指骨基底的背侧。
- 在接近 FDS 止点的骨折中，FDS 将远端中指骨部分向掌侧牵拉，而中央腱将近端片段拉向背侧，导致背侧成角畸形。
- 在 FDS 止点远端的骨折中，FDS 将近端片段向掌侧牵拉，导致掌侧成角畸形。

末节指骨骨折

- 指深屈肌腱止于末节指骨掌侧基部。
- 末梢伸肌腱止于末节指骨的背侧基部。
- 骨折移位可能会破坏指甲基质，这被认为是开放性骨折，治疗上也作为开放性骨折对待。

手术策略

- 经皮穿刺。
- 切开复位的入路取决于骨折的位置。通常通过背侧、背外侧或侧正中切口显露指骨。
- 手术方法必须考虑伸肌装置的处理。
  - 掌指关节（MCP）的矢状带、中指骨底部的中央腱止点和终端肌腱应尽可能保护。
  - 中央腱和外侧束之间的间隙可以切开，在闭合时不需要修补（**图 6.1**）。为了进一步地显露近节指骨，可以切除侧束。
  - 伸肌腱可在近节指骨背侧纵向分开，切口在闭合时修复（**图 6.1**）。
  - 在侧方入路时可以切开横网状韧带，在闭合时不需要修补。
  - 在中节指骨水平，采用正中入路，侧腱束拉向背侧以暴露骨折（**图 6.2**）。
  - 正中入路对于拉力螺钉的插入是有用的，因为螺钉通常是在这个平面内插入的。

治疗原则

- 长时间制动会限制关节的活动度。指骨骨折如果固定时间超过 4 周，关节活动度降为正常人的 66%，而不超过 4 周，活动度为正常人的 80%。
- 闭合复位和经皮穿刺可最大限度地减少软组织损伤，但术后需要制动，并有发生针道感染的风险。

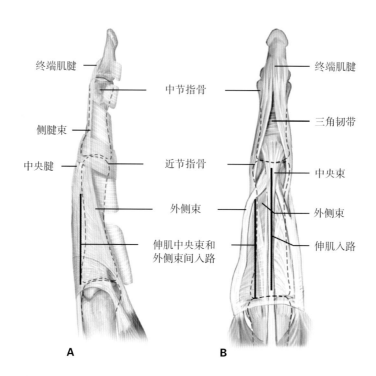

图 6.1　手指的外侧（A）和背侧（B）视图，显示近节指骨的方法

- 切开复位内固定需要更多的软组织剥离，但由于固定牢固，术后可早期进行功能锻炼。
- 稳定的骨折在治疗过程中可以采用并指紧贴固定。

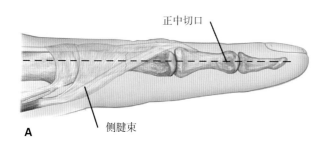

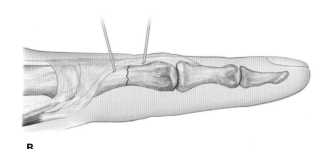

图 6.2　近中节指骨的侧正中入路（A）。外侧束向背侧牵拉，露出骨折部位（B）

发病机制

- 优势手在此类损伤占主导，大约为 65%。
- 指骨骨折在男性中更为常见（男女比例为 2.9∶1），尽管这一比例随年龄会有所改变。年轻男性较年轻女性更容易发生指骨骨折，但老年女性比老年男性更容易发生指骨骨折。
- 指骨骨折最常见于 10~15 岁年龄组，45 岁以上较少见。
- 在儿童患者中，运动是指骨骨折最常见的损伤原因（44%）。
- 29% 的指骨骨折是老年人在工作中发生的，而年轻人这一比例约为 15%。
- 交通事故伤是年轻人（23%）和退休老人（43%）发生指骨骨折的常见原因。
- 挤压 / 直接撞击是最常见的伤害机制。
- 小指是最常见的受伤手指，其次是拇指、无名指、中指和食指。
- 骨折类型可为横行、斜行（最常见）、螺旋形或粉碎性。螺旋形是由扭转暴力导致的，而横行骨折则是由直接打击或三点弯曲暴力引起的。

病史 / 体格检查

- 软组织损伤的严重程度与最终活动范围有密切关系，因此了解损伤机制是非常重要的。
- 通过触诊时疼痛区域判断损伤范围。
- 通过手指层叠试验，判断手指旋转或成角畸形。手指在屈曲时通常指向舟骨结节。
- 必须检查手指是否伴有开放性损伤。
- 远端指骨骨折必须检查有无甲床损伤。如果出现甲床损伤，就应该用开放性骨折的治疗方式来治疗。如果怀疑基质受到损伤，应移除甲盖，并修复甲床。
- 评估手指有无旋转和短缩畸形。

诊断研究

- X 线片（前后位、侧位、斜位）。
- 一般不需要高级的影像学检查确诊。

诊断

- 诊断可以通过病史、体格检查和 X 线检查进行。

非手术治疗

- 稳定骨折，特别是非移位骨折可以非手术治疗。
- 制动时维持在合适的位置（30°~40° 腕关节背伸，70° MCP 关节屈曲，近指间关节伸直）的固定可减少骨间的变形力。通过近端指间关节（PIP）关节的伸直，可以防止侧副韧带和掌板挛缩。
- 指骨骨折通常会在伤后 3~4 周内临床愈合，但 X 线片上可能会滞后（长达 5 个月）。

手术治疗

术前计划

- 手术的目的是重新调整和稳定骨折以便于开始早期运动。
- X 线片（前后位、侧位、斜位）有助于外科医生确定骨折的平面和性质，并有助于确定最佳的手术方式和固定方法（图 6.3）。

体位

- 患者取仰卧位，患肢放在手桌上。
- 使用微型透视仪器确保合适复位和固定。

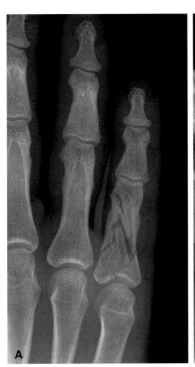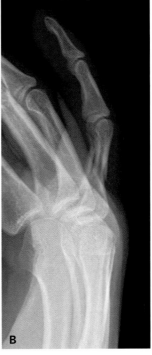

图 6.3　正位和侧位 X 线片显示近端指骨骨折和粉碎性骨折

手术技术

闭合复位经皮固定

器械

- 克氏针。
- 重型持针器。
- Fraser 吸盘。
- 克氏针剪。
- 微型透视机。
- 小尖头骨复位钳。
- 电钻。

步骤一

- 依据骨折情况，根据需要获得轴向牵引和操作。使用透视检查以确认复位。
- 通过应用轴向牵引和操作来调整骨皮质，减少掌侧成角畸形。屈曲掌指关节，以减少骨折断端的应力。根据需要，通过弯曲或扭转运动纠正任何角度或旋转畸形。
- 另外，斜行或螺旋形骨折可能需要对骨折块加压，这可以通过骨复位钳经皮完成。

步骤二

- 克氏针（直径 1.143mm）可用于成人大多数指骨骨折。
- 对于较小的碎片（特别是小手指）或儿童，可使用 0.889mm 的克氏针。
- 使用透视检查确定克氏针的理想穿入点和轨迹。
- 在开放性骨折中，可采用纵向针（横向或短斜骨折）顺行方式插入开放性伤口，从皮肤远端出来。然后，复位骨折并驱动克氏针逆行进入近端骨质。
- 延伸到关节内的骨折，首先钉住关节碎片以防止移位（**图 6.3** 和**图 6.4**）。
- 对于斜行或螺旋形骨折，应在骨折碎片上放置克氏针，以防其缩短、弯曲或旋转。这可能需要将钢针放置在多个平面中。

- 在近侧指骨的横断骨折中，MCP 关节屈曲 90°，克氏针通过掌骨头顺行插入近侧指骨，经关节固定。MCP 关节保持在屈曲位，而 PIP 关节是自由的。
- 根据骨折的位置和方向，克氏针在关节外可以横向、顺向（**图 6.4**）或逆向插入（**图 6.5**）。
- 在中节指骨骨折中，可通过远端指骨和远端指间关节逆行放置经关节的克氏针进入中节指骨（**图 6.6**）。要做到这一点，应将钢针直接插入

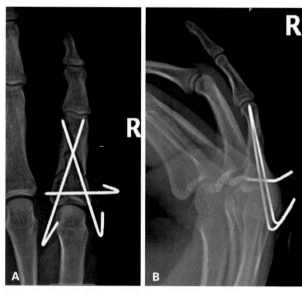

图 6.4　正位和侧位 X 线片在闭合复位和经皮穿针治疗，图 6.3 中的近端指骨骨折。针是顺向和横向放置的

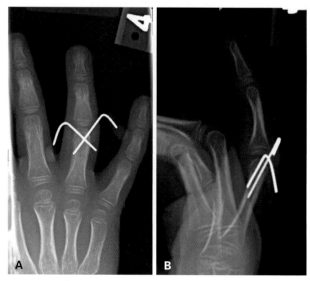

图 6.5　正位和侧位 X 线片在近端指骨骨折闭合复位和斜行交叉克氏针术后的应用

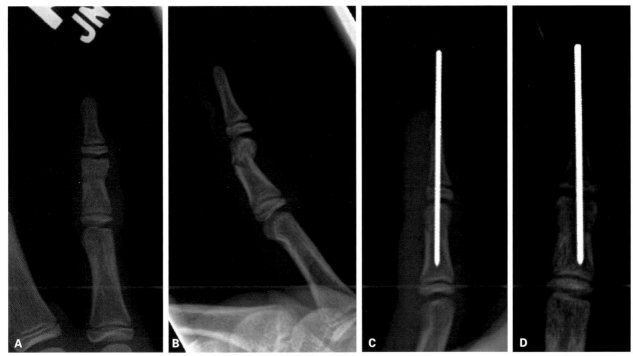

图 6.6　术前和术后正位和侧位片，显示通过远端指间关节（DIP）固定中节指骨骨折

甲床掌侧的指骨，以获得正确的轨迹。确保在第一次尝试时有正确的轨迹，后续尝试穿入钢针的难度更大，因为后续的钢针往往容易走与第一次钢针相同的路径而导致错误。

步骤三

● 用目测和透视仪检查对准情况。如果骨折是开放的，观察骨折部位，以确保骨折碎片已固定。

● 修剪和弯曲克氏针，保护帽用在克氏针的外露端。

● 使用保护夹板固定。

策略：切开复位内固定

手术器械

● 克氏针和电钻

● 手部钉板装置

● 微型透视机

● 小尖头骨复位钳

拉力螺钉固定

步骤一：

● 骨折通过背侧或侧正中切口显露。如果使用背

侧切口，则分开伸肌腱。（图 6.7）。如果使用侧正中切口（图 6.8A），（如果需要的话）可以做一个相反的切口来辅助复位（图 6.8B）。外侧束向背侧牵拉，神经血管束向掌侧牵拉（图 6.8C），露出骨折（图 6.8D）。

● 清理骨折处的血块、纤维组织和异物。

● 开放性骨折必须彻底清创，以防止骨髓炎。

● 轴向牵引和直接复位法减少骨折移位。

● 可以用骨复位钳将骨头复位和 / 或固定。克氏针可用于临时固定。

步骤二：

● 固定通常用 1.5mm 或 2.0mm 直径螺钉。对于较小的碎片，可能需要较小的螺钉（直径为 1.0~1.3mm），因为较大的螺钉会使碎片进一步断裂。

● 1.143mm 的克氏针对应 1.1mm 的钻头。此钢针可用于临时固定，然后在另一固定点固定，待骨折复位后，更换成 1.5mm 的螺钉。或者，钻头可以留在原位，暂时保持复位，直到放置其他螺钉后再移出（图 6.9）。

　○ 拉力螺钉用于有短缩的长斜行或螺旋形骨折（图 6.10 和图 6.11）。

　　○ 用同样的钻头钻近层皮质，保证直径一致

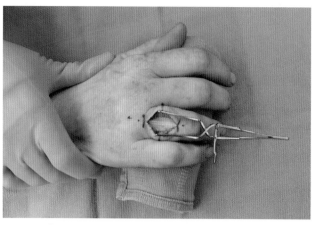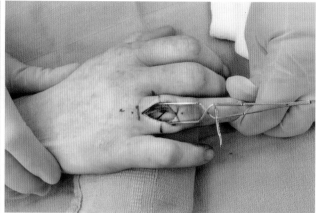

图 6.7　背侧入路分开伸肌腱显露近端指骨

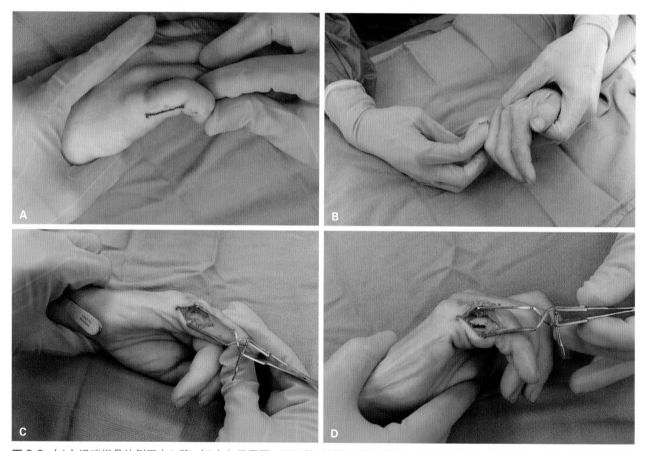

图 6.8　（A）近端指骨的侧正中入路。（B）如果需要，可以做对侧切口帮助复位。（C）外侧束向背侧牵拉，神经血管束掌侧牵拉。（D）暴露骨折

创建一个滑动孔（例如 1.3mm 的螺钉配 1.3mm 钻头创建滑动孔）。这个钻头只能钻近层皮质。

○ 用与螺钉芯径直径接近的钻头钻远层皮质（例如，对于 1.3mm 的螺钉，远层皮质使用 1.0mm 的钻头）。

○ 钻头的顺序可以根据外科医生偏好改变。

做到这一点，可以在钻两个皮质的时候用较小的钻头，然后用较大的钻头钻近层的骨皮质。

○ 测量螺钉长度并插入螺钉。当螺钉的螺纹与远侧皮质接触，螺钉的头部与近侧皮质接触时，骨折部位会加压。

○ 理想情况下，植入 3 枚或更多的拉力螺钉

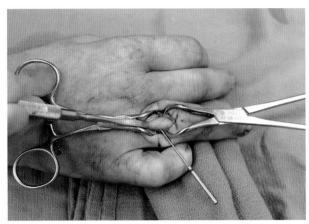

图 6.9　钻头可当作克氏针暂时留在原位，以帮助保持复位

来维持稳定性。较小的骨折碎片可能只允许使用 2 枚螺钉。单用 1 枚螺钉会使骨头围绕螺钉旋转，因此是不够的。在这种情况下，应使用钢板来防止旋转。

接骨板固定

- 接骨板以桥接、张力带或中和方式放置。加压钢板是不适于指骨的，因为体积小。
- 根据骨折形态、位置和大小选择合适的接骨板（**图 6.12**）。
- 对于短斜行骨折，我们建议先用拉力螺钉固定，然后用钢板固定，以中和骨折处的旋转力。
- 用 1 枚螺钉将钢板固定在骨折线两侧的骨头上，

进行临时固定，然后检查对位对线情况，如果满意，则根据需要钻孔并插入其余螺钉，以稳定骨折（**图 6.13**）。

- 通过透视、直接观察和被动运动评估复位和旋转畸形。如果患者清醒且没有运动障碍，可以进行主动运动测试。
- 尽可能关闭钢板和螺钉上的骨膜，以减少对肌腱的刺激。
- 如图所示修复伸肌结构。
- 在皮肤闭合前，将止血带放气并止血。
- 皮肤用不可吸收线缝合。
- 用夹板固定在手内在肌阳性位。

技术：髓内无头加压螺钉切开复位内固定

特殊的器械

- 无头压缩螺钉系统（2.4~2.5mm）。
- 微型透视机。
- 小尖头骨复位钳。
- 电钻。

对于简单的横行骨折形态，我们更倾向于使用无头髓内加压螺钉固定，尽管髓内螺钉的应用被认为是更复杂的模式。

髓管峡部将确定无头加压螺钉的最大直径。我们通常使用 2.4mm 或 2.5mm 螺钉治疗指骨骨折。

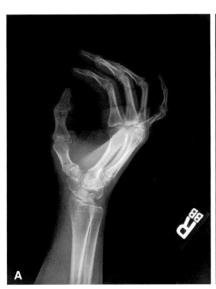
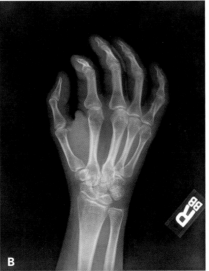
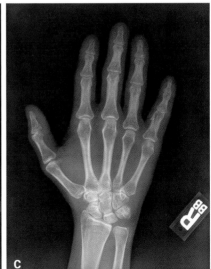

图 6.10　侧位（A）、斜位（B）和正位（C）X 线片显示小指近端指骨螺旋形骨折

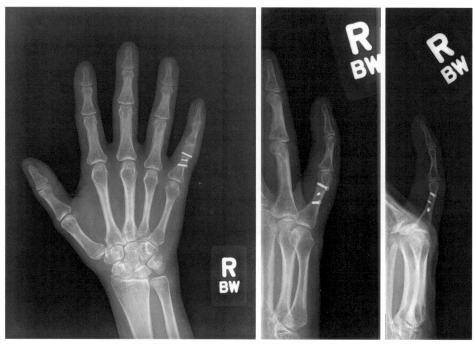

图 6.11　图 6.10 中近节指骨骨折切开复位螺钉固定术后的影像学表现

逆行固定

- 将近侧指间关节屈曲至 90°。标记克氏针的插入点（用微型透视机确认近节指骨头部的钢针插入的位置），并切开 5mm 横向或纵向皮肤切口。
- 通过近端指骨头将合适大小的导针置入髓内，并将其穿入至骨折部位。
- 轴向牵引和屈曲复位骨折。
  - 将导针穿过断裂部位。

- 纵向分开中央腱 5mm，并测量以确定合适的螺钉长度。
- 由于螺钉生产厂家的不同，在放置之前，可能需要或不需要空心钻。如果需要钻孔，我们建议手动钻孔。
- 使用皮钩牵拉肌腱，以便插入和 / 或钻孔。
- 钻孔和 / 或放置螺钉，注意确保螺钉头埋入。（**图 6.14**）

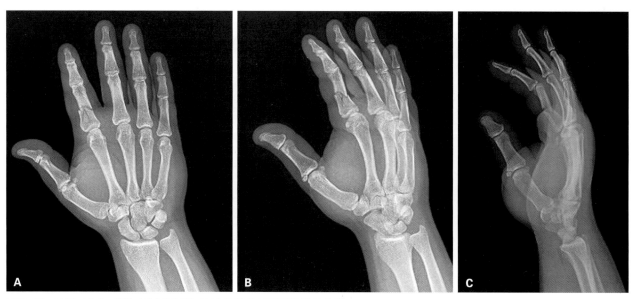

图 6.12　正位（A）、斜位（B）和侧位（C）X 线片显示近节指骨骨折

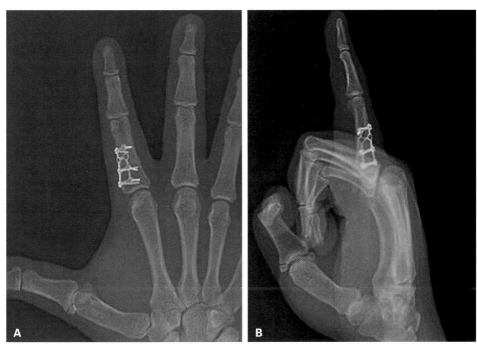

图6.13　图6.12近端指骨骨折钢板螺钉内固定治疗，术后正位（A）和侧位（B）X线片

● 修复中央腱，闭合皮肤。

顺行固定

● 屈曲掌指关节至60°。

● 在微型透视机的辅助下，将适当尺寸的导针通过顺行方式（关节内技术）通过掌指关节背侧插入近节指骨基部的关节表面。近节指骨的基部从掌侧向后推开，以便能够将导针插入基底

的中心。

● 在将钢针穿过骨折部位打入远侧软骨下之前，进行手动复位。

● 或者导针可以通过掌骨头，通过掌指关节插入，并进入近端指骨（经关节技术）。

● 另一种选择是双顺行髓内钉植入术。如果外科医生选择这种方法，则第二根钢针从近节指骨的桡骨或尺侧基部斜行插入，从而与第一根钢

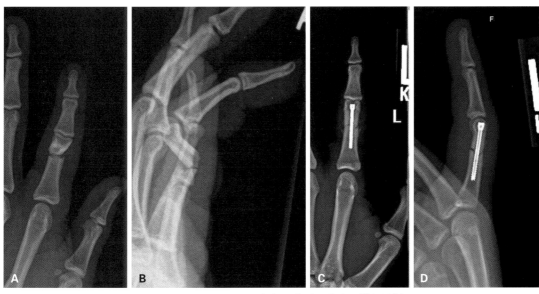

图6.14　术前（A，B）和术后（C，D）X线片显示逆行髓内螺钉固定的近节指骨横行骨折

针形成三角形结构。这可以提高粉碎性骨折的稳定性。

- 做一个 5mm 的小切口，以插入钢针。
- 根据您使用的螺钉，在放置螺钉之前可能需要或不需要空心钻。
- 螺钉的大小可以借助微型透视机下将螺钉固定在指骨上来确定，以确保在将螺钉植入骨骼之

前，螺钉不会太长。

- 无头螺钉通过导针拧入近端指骨。螺钉向前推进，直到螺钉头深埋入近指骨基底软骨。如果插入第二枚螺钉，则可以在放置第二枚螺钉之前拆下第一根导针。
- 第二枚螺钉的方向比较斜，通常比第一枚螺钉短。它与第一枚螺钉以相同的空心方式放置。

要点

- ＊ 当克氏针以锐角插入时，可能会从皮质滑脱。如果发生这种情况，请先以钝角打入钢针。一旦钢针钻入皮质，根据需要调整到需要的角度，使其正确地穿过骨折。进行此调整时，应使电钻保持全速旋转。
- ＊ 克氏针的针尾尽可能靠近皮质骨，以防止克氏针移动。弯曲克氏针的外露端，以防止克氏针向内移动。
- ＊ 将近节指骨的基部从掌侧向后推开，以便于将经关节的克氏针放置在基部的中心。
- ＊ 髓内螺钉不需要像钢板有多的软组织剥离，同时比克氏针更稳定。
- ＊ 在复杂的骨折类型中，带螺钉的钢板有助于从多平面稳定。

陷阱

- ✕ 不要在会导致皮肤刺激或损伤肌腱的地方插入克氏针，这会阻碍早期运动。
- ✕ 植入髓内钉需要在关节面造成缺损。尽管这种缺陷很小，但在临床上有未知且长期影响。
- ✕ 即使早期活动锻炼，背侧板和伸肌腱之间的粘连也是常见的。
- ✕ 从背侧到掌侧植入的螺钉不能伸出掌皮质以外。在这个位置突出的螺钉尖端会刺激屈肌腱。
- ✕ 指骨皮质可能非常薄。应小心使用螺钉头的埋头槽。

术后管理

- 皮肤用不可吸收缝线缝合。
- 以手为基础的夹板放置在安全位。
- 患者在术后 1 周内应返回诊所开始手部的治疗。
- 手术敷料和夹板移除后，患者用一个定制的合适的矫形器来保护针头和防止意外创伤。治疗和针头护理的时候矫形器可以移除。
- 立即开始没有手术的手指的运动以防止僵硬。
- 克氏针没有钢板或螺钉那么稳定，所以练习必

须是个性化的，并由手治疗师指导。只要骨折固定稳定，患者顺从，受伤的手指就可以用钢针固定，这取决于插入钢针的情况（例如，克氏针经关节固定不能运动，但是不经关节固定的可以自由活动）。

- 术后 3~4 周取针。X 线片显示将滞后于临床愈合，因此在钢针移除的时候不能以此为指导。此时应该有足够的早期骨愈合来稳定骨折。由于儿童愈合快，可以考虑早期拔针。
- 取针后，支具继续使用 3~4 周。

结果

- 可靠且固定良好的患者可在 1 周内开始早期主动活动，以改善肌腱滑动和手指水肿。
- 根据骨折的稳定性和愈合情况，克氏针可以在术后 2~4 周取出。骨折愈合是临床进行评估的，因为放射图像将显著落后于指骨骨折的愈合。
- 长时间固定（＞4 周）会导致僵硬，应尽量避免。
- 大多数患者会恢复接近正常的运动和力量。

并发症

- 强度。
- 影响伸指功能。
- 骨不连。
- 接骨板突出影响。
- 针孔感染。
- 感染。
- 肌腱断裂。

推荐阅读

[1] Borbas P, Dreu M, Poggetti A, Calcagni M, Giesen T. Treatment of proximal phalangeal fractures with an antegrade intramedullary screw: a cadaver study. J Hand Surg Eur. 2016;41E(7):683- 687.

[2] Faruqui S, Stern PJ, Kiefhaber TR. Percutaneous pinning of fractures in the proximal third of the proximal phalanx: complications and outcomes. J Hand Surg Am. 2012;37:1342-1348.

[3] Giesen T, Gazzola R, Poggetti A, Giovanoli P, Calcagni M. Intramedullary headless screw fixation for fractures of the proximal and middle phalanges in the digits of the hand: a review of 31 consecutive fractures. J Hand Surg Eur.2016;41E(7):688- 694.

[4] Page SM, Stern PJ. Complications and range of motion following plate fix-ation of metacarpal and phalangeal fractures. J Hand Surg Am. 1998;23(5):827- 832.

[5] Robinson L, Gaspar M, Strohl A, et al. Dorsal versus lateral plate fixation of finger proximal phalangeal fractures: a retrospective study. Arch Ortho Trauma Surg. 2017;137:567- 572.

参考文献

[1] Strickland JW, Steichen JB, Kleinman WB, et al. Phalangeal fractures: factors influencing digital performance. Orthop Rev. 1982;11:39- 50.

[2] Stanton JS, Dias JJ, Burke FD: Fractures of the tubular bones of the hand. J Hand Surg Eur. 2007;32:626- 636.

[3] Duncan RW, Freeland AE, Jabaley ME, et al. Open hand fractures: an analysis of the recovery of active motion and of complications. J Hand Surg Am.1993;18:387- 394.

[4] Smith FL, Rider DL: A study of the healing of one hundred consecutive phalangeal fractures. J Bone Jt Surg Am. 1935;17:91- 109.

[5] Del Pinal F, Moraleda E, Ruas JS, de Piero GH, Cerezal L. Minimally invasive fixation of fractures of the phalanges and metacarpals with intramedullary cannulated headless compression screw.

第七章

指骨关节内骨折

ELIZABETH A. KING, MD

定义

- 指骨骨折累及掌指关节（MCP）、近端指间关节（PIP）或远端指间关节（DIP）。
- 这些棘手的损伤包括背侧 PIP 骨折脱位、掌侧 PIP 骨折脱位、近中节指骨髁骨折（单髁和双髁）、近节指骨基底部撕脱骨折和骨性槌状骨折。

解剖学

- PIP 关节是一个铰链关节，其稳定性取决于骨关节的匹配以及软组织的限制：掌板、侧副韧带和伸肌装置。
- 近节指骨髁的血液供应由指动脉的分支提供，该分支与副韧带相连。切记要避免剥离指骨髁的小骨折碎片，因为有缺血性坏死的风险。
- 指伸肌装置：中央止于中节指骨基部，两条外侧束连接形成末节伸肌腱，终腱止于末节指骨基部。
- 背侧 PIP 脱位包括掌板和至少一侧侧副韧带的损伤。
- 掌侧 PIP 脱位包括中央腱和至少一侧侧副韧带损伤。

手术入路

- 背侧入路：适用于治疗指关节内近节指骨骨折、中节指骨基底背侧／中央肌腱撕脱骨折和近节指骨髁冠状面骨折。
  - 在背侧弧形皮肤切口。
  - 逐层分离皮肤及皮下组织。

- 伸肌装置的处理：
  - 沿着正中纵向分开。
  - 中央腱和外侧束之间的入路（对单髁骨折有用）。
  - Chamay 入路：将中央腱向远端 "V" 形切开（图 7.1）。
- 显露骨折部位，注意保护副韧带的血液供应。
- 近端指间关节掌侧入路：治疗掌板撕脱骨折、

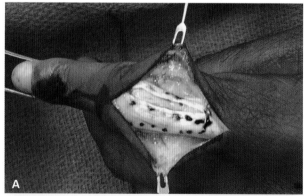
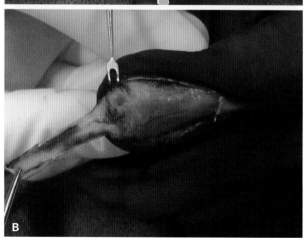

图 7.1 （A，B）Chamay 入路显露近端指间关节（PIP），远端伸肌装置中采用 "V" 形瓣

掌侧骨折脱位、中节指骨基底部掌侧骨折。

○ 在近侧指横纹的布鲁纳型掌侧切口。

○ 轻柔牵开指神经血管束。

○ 切开并显露 C1、A3、C3 滑车，标记好断端留待后期修补。注意避免损伤 A2 和 A4 滑车以防止后期"弓弦"效应。

○ 轻轻牵开屈肌腱，露出掌板，保留动脉交通支。

○ 掌板常有骨折块附着，显露掌板同时可以显露，其余部分骨折可通过向近端牵拉掌板暴露。

○ "散弹枪"入路可暴露中节指骨底部的粉碎性骨折块；为此，可向远端分离侧副韧带并尽可能地伸直手指。

○ 修复掌板。

● 掌指关节背侧入路：适用于近节指骨关节内撕脱骨折。

○ 纵向弧形切口通过掌指关节。

○ 纵向分开伸肌腱露出关节囊。

○ 纵向切开关节囊暴露掌指关节、近节指骨基底。

重要治疗原则

● 避免对小的骨折碎片过多的剥离。

● 评估近侧指间关节的稳定性的作用；这取决于骨折块的大小、位置和韧带损伤的存在与否。

○ 背侧脱位：屈曲稳定。

○ 掌侧脱位：伸直稳定。

● 一般来说，固定应足够坚强，以便早期运动，以防止僵硬和挛缩。

发病机制

● 通常是与运动有关的损伤：如篮球、棒球和板球。

● 手指"卡伤"可被低估；如果在早期被认为是轻微扭伤，那么常常会导致骨折被延误诊断。

● 近节指骨髁骨折包含侧副韧带旋转的机制。

● 近节指骨基底部撕脱骨折是由冠状位上力的作用引起的。

病史／体格检查

● 有挤压史，局部表现为肿胀、疼痛的 PIP 关节

应做 X 线检查。

● 临床上，评估鹅颈、纽扣或锤状指畸形。

● 中央腱损伤的 Elson 试验：将 PIP 关节弯曲 90°，尝试中节指骨抗阻伸展。如果中央腱完好无损，则远侧指间关节是柔软的。如果中央腱受损，由于侧束／伸肌装置的作用，远侧指间关节将变得僵硬。

● 评估旋转畸形。一旦活动范围（ROM）受限，可以通过观察指甲来评估畸形。

诊断检查

● 在大多数情况下，X 线片足以做出诊断。

● 正确的侧位图对于评估关节的一致性是很重要的。

○ 锤状指可导致远指间关节掌侧半脱位。

● 不稳定的背侧 PIP 骨折脱位将显示"V"征，提示背侧半脱位（图 7.2）。

● Brwurton 位可以更好地看到掌指关节和近端指骨基底撕脱骨折（图 7.3）。

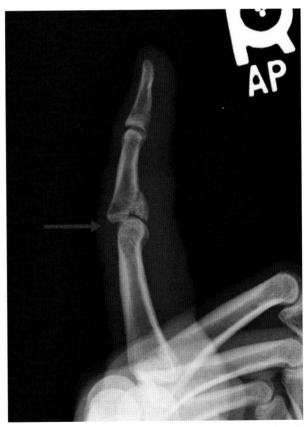

图 7.2　侧位片上的"V"征表现为 PIP 关节背侧半脱位，表明骨折类型不稳定

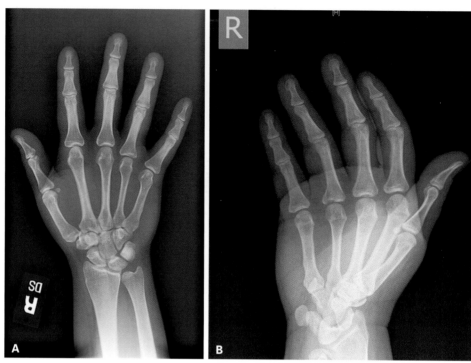

图 7.3 AP 视图（A）与 Brwurton 视图（B）：用 MCP 关节屈曲，MCP 关节和累及近侧指骨基部的骨折得到很好的可视化

诊断

- 关节内指骨骨折是根据 X 线片诊断的。
- 背侧 PIP 骨折脱位的 Kiefhaber 分类和 Stern 分类：
  - Ⅰ型：稳定型，累及关节面 < 30%，采用背向延长块夹板治疗。
  - Ⅱ型：部分稳定型，30%~50% 关节面，如果复位后还有不到 30°的屈曲活动，用背侧夹板或背侧阻挡钉治疗。
  - Ⅲ型：不稳定，关节面 > 50%，切开复位内固定（ORIF），采用掌侧钢板或关节置换术治疗。

非手术治疗

- 不适用于关节损伤，除非位移很小，骨折稳定而且没有关节半脱位。
- 任何不稳定类型的骨折均需选择手术治疗。
- 背侧 PIP 骨折脱位：
  - 稳定的损伤，< 40% 的关节面可用背伸阻滞夹板固定。
- 掌侧 PIP 骨折脱位：
  - 如果 < 40% 关节面稳定，夹板跨关节固定延长 6~8 周（允许中央腱愈合）。
- 对于锤状指来说，如果关节是正常的，没有掌

关节半脱位，那么可以非手术治疗。
  - 远指间关节伸直位夹板固定 6~8 周。
  - 关节面 > 50% 或 > 2mm 移位是手术固定的相对指征。
- 指骨髁状突骨折本质上是不稳定的，通常需要手术治疗。

手术治疗

术前计划

- 开始前，使用微型 C 臂机在透视下检查骨折，以确认骨折的性质并评估关节稳定性。
- 保证 AO 原则指导治疗关节内骨折：解剖复位，恢复稳定性，减少软组织损伤，早期活动。
- 准备如下工具：1.0mm/1.3mm 螺钉、24 号不锈钢丝、克氏针、手钉板系统选择。

手术体位

- 让患者仰卧于可透视的手术床上。
- 微型 C 臂机既可以放在患者的同侧，也可以平行放置于患者和手术室的桌子，可以作为手术台的延伸（**图 7.4**）。

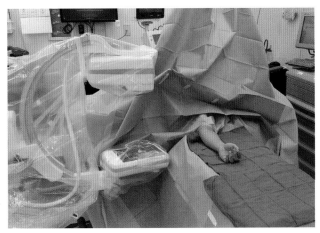

图 7.4　垂直微型 C 臂机的位置允许增强器作为手术台的延伸

手术方法

PIP 背侧骨折脱位

- 经皮克氏针阻挡固定术（**图 7.5A~D**）
  - 对没有明显关节嵌顿的掌侧唇部骨折有用。
  - 屈曲 PIP 关节，同时向中节指骨掌侧用力，以减少背部脱位。
  - 在透视下确认关节复位；如果有残余的背侧半脱位，则转换为切开复位内固定。
  - 逆行将 0.889~1.143mm 克氏针插入近节指骨的头部。
  - 机械性阻挡 PIP 伸直可预防关节背侧半脱位。
  - 允许屈曲位固定；60° 或更大的角度（30° ~ 95°）。
  - 术后 3~4 周去除植入物。

- 骨折复位钢板螺钉内固定
  - 关节显露同上述描述的一致；通常情况下，除非有一个较大的掌侧块且粉碎性很小，否则建议采用"射枪"入路，对 PIP 关节进行复位。
  - 确保 Grayson 韧带的松解，减少对神经血管束的损伤。
  - 从中节指骨的掌侧唇掀起掌板，近端保持连续。
  - 使用剥离子帮助复位小的骨折碎片，注意不要剥离软组织附着物。
  - 如果骨折复位后有明显的干骺端残余空隙，考虑使用同种异体骨移植。
  - 克氏针临时固定，如果骨折复位良好，为避免再次钻孔可以用相应的螺钉拧入。

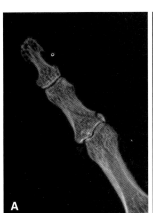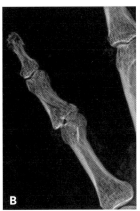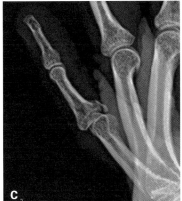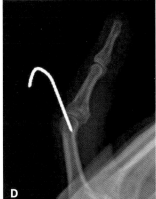

图 7.5　（A~D）背侧 PIP 骨折脱位的克氏针阻挡术

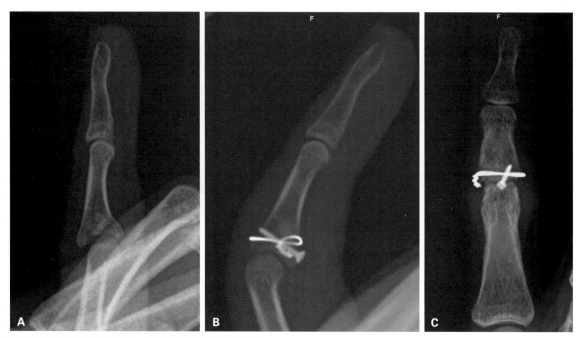

图 7.6 （A~C）环扎钢丝技术治疗中指骨基部粉碎性骨折

- ○ 在透视下确认临时复位。
- ○ 骨折固定方法取决于骨折类型和外科医生的选择；粉碎性骨折可根据需要使用钢板。
- ● 带环扎线的内固定（**图 7.6A~C**）。
  - ○ 适用于中指骨基部粉碎性骨折。
  - ○ Volar shotgun 入路如上所述暴露中节基底。
  - ○ 用剥离子复位小关节碎片。
  - ○ 拉开中央腱（不要分开）露出中间指骨的背唇，切开骨膜使钢丝紧贴在骨头上。
  - ○ 用 24g 不锈钢丝形成一个线圈，自上而下扭曲。
  - ○ 复位骨折后钢丝固定并轻轻拧紧。
- ● 半髁关节置换术（**图 7.7A~H**）。
  - ○ Volar Bruner 从指根切开至近侧指横纹；如上所述，显露近侧指间关节。
  - ○ 用摆锯整平中节指骨基部骨缺损表面，为自体骨移植准备。
  - ○ 测量中节指骨基部的缺损。
  - ○ 切取自体钩骨。
    - ○ 在第四、第五掌腕关节附近做一个 2cm 的横向切口。
    - ○ 在钩骨上标出移植物的尺寸。
    - ○ 用摆动锯进行手背侧切割。

- ○ 用咬骨钳在钩骨基部的横切面上做一个槽。
- ○ 从这个槽中，用弯曲的骨刀完成钩骨的切取。
- ○ 修剪移植物，使其恢复中节指骨基部的凹关节面。
- ○ 用 0.711mm 克氏针临时固定移植物，确保移植物放置在掌侧唇部。
- ○ 用 1.0mm 或 1.3mm 的螺钉固定克氏针移植骨的两侧。
- ○ 重新定位关节并评估稳定性和对位对线情况。
- ○ 修复掌板。
- ○ 在第一周内在夹板保护下开始活动。
- ○ 如果关节复位与固体移植物固定保持稳定，6 周后停止夹板固定。
- ● 动态骨牵引。
  - ○ 用于治疗中指骨基部粉碎性骨折或 Pilon 骨折（背侧或掌侧中节指骨基部骨折）。
  - ○ 动态指骨固定器允许早期运动。
  - ○ 外固定钉放置的标志：指背中 1/3 的连接处，避免神经血管损伤或肌腱卡压。
  - ○ 有几种"自制"动态外固定器的选择，使用克氏针和橡皮筋保持牵引力穿过 PIP 关节，同时允许早期运动。
    - ○ Suzuki 外架（**图 7.8**）。

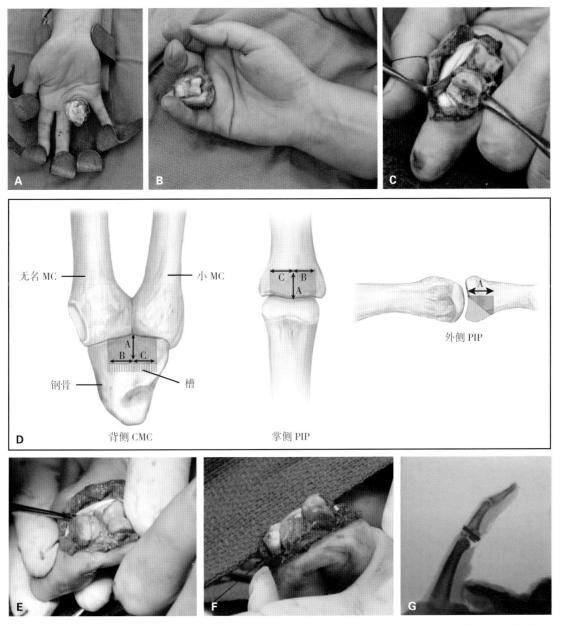

图 7.7 （A，B）Shotgun 显露 PIP。（C）准备骨折缺损区。（D）钩骨的切取：测量骨折缺损以确定移植物的近端至远端深度（A）、桡侧（B）和尺侧（C）宽度和前后高度。（E~G）移植骨必须修复中节指骨的掌侧唇

0.143mm 克氏针穿过近节指骨头旋转中心，两侧尾端从皮肤边缘约 1cm 处弯曲 90°。

第二根 0.143mm 的克氏针放在中节指骨远端髁突的中心。钢针末端弯成钩状，用于连接橡皮筋。

第一根克氏针的远端旋转折弯，并用于连接橡皮筋。

橡皮筋施加足够的张力以保持骨折的位置。

○ 保证第一根克氏针通过近端指骨头部的旋转中心是最重要的。

○ 4~6 周内移除克氏针。

● 桥接骨板

○ 显露：以背侧近指间关节为中心的弧形切口。

○ 不切开关节囊以减少缺血性坏死的风险。

○ 微创入路：在伸肌腱上做 1cm 的纵向切口，植入 2 枚近端螺钉，在三角韧带上切开 1cm，植入远端螺钉。

○ 可使用微创技术插入预弯的 1.5mm LC-DCP

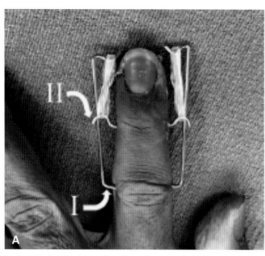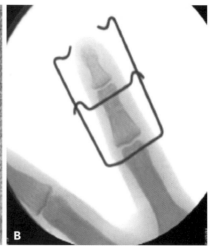

图7.8 （A，B）动态骨牵引。第一克氏针（Ⅰ）通过近端指骨头部的旋转中心放置。第二根克氏针（Ⅱ）穿过中节指骨。橡皮筋拉紧以保持骨折位置

钢板以稳定关节内骨折。

　　○ 食指预弯 30°~35°，中指预弯 35°~40°，无名指预弯 40°~45°，小指预弯 45°~50°。

　● 首先放置近端螺钉。在手指上施加牵引，在透视下确定关节面的牵张程度，然后在保持牵引的同时放置远端螺钉（**图 7.9A，B**）。

　● 建议移植骨支持关节面（桡骨远端或同种异体骨）。

　● 术后 3 天开始活动。

　● 术后 4~6 周，在局部麻醉下取出钢板，无止血带（WALANT）前提下，切除包膜和增生的韧带，开始积极的关节运动。

PIP 掌侧骨折脱位

● 掌侧 PIP 脱位是罕见的，通常是不容易复位和不稳定的。

　○ 这种损伤代表中央腱的损伤，如果不治疗，将导致纽扣畸形。

● 无骨折脱位需要切开复位时，可在 PIP 上做背侧弧形切口。指骨头显露于外侧束和中央腱

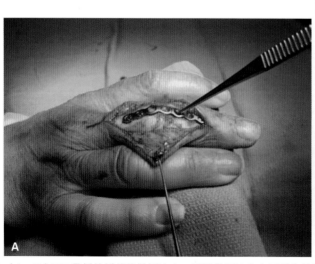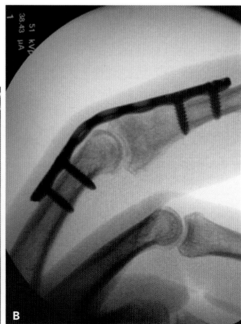

图7.9 （A，B）PIP 骨折的桥状接骨板治疗。采用微创技术应用预弯的桥接骨板

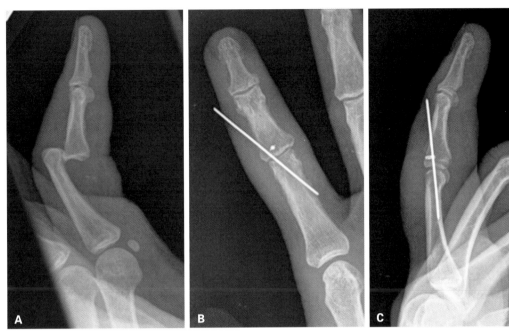

图 7.10 （A~C）掌侧 PIP 脱位需要修复中央腱

之间。

○ 重新固定侧束，复位关节，并使用缝合锚修复中央腱。

○ 伸直位固定 PIP 关节至少 4 周（图 7.10A~C）。

● 如果存在骨折碎片，可以用 0.711mm 的克氏针固定。

○ 对于较大的背侧碎片，可以用螺钉固定，并在背侧放上接骨板起支撑作用，以固定中央腱（图 7.11A~D）。这种稳定的固定允许早期活动关节。

近节和中节指骨髁骨折

● 闭合复位经皮穿针固定（CRPP）（图 7.12A~G）

○ 透视辅助下，复位骨折块。

○ 旋转控制需要 0.711mm 或 0.889mm 克氏针以及至少 2 枚螺钉。

○ 将第一根钢针垂直于骨折方向，第二根钢针稍微倾斜。

○ 双髁骨折需要桡侧和尺侧针固定。

● 拉力螺钉固定（图 7.13A，B）

○ 如果骨折碎片大到足以容纳拉力螺钉，则用 1.0mm 或 1.3mm 拉力螺钉固定骨折碎片。

○ 屈曲的 PIP 允许螺钉放置在侧副韧带的远端和背侧。

○ 用骨膜剥离子复位骨块。

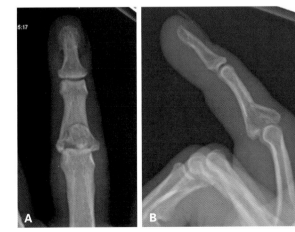
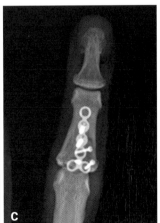
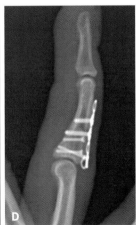

图 7.11 （A~D）背侧有大骨块的中节指骨基部骨折可用拉力螺钉固定，并辅以背侧支撑板

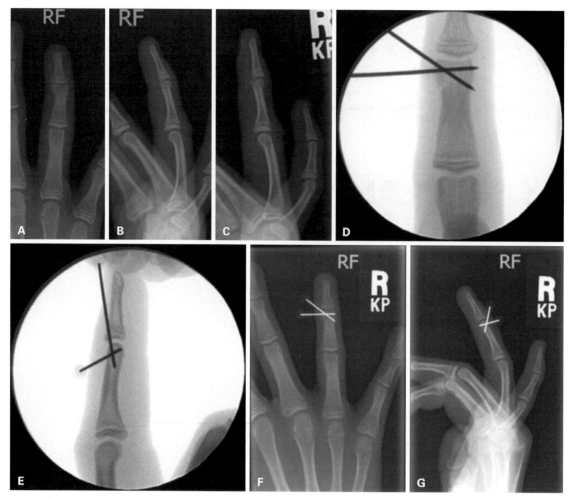

图 7.12　闭合复位经皮穿针（CRPP）治疗中节指骨髁状突骨折

- 小复位钳有助于临时复位，避免医源性神经血管束损伤。
- 骨折切开复位内固定（**图 7.14A~F**）
  - 双髁骨折可能需要髁板；首先复位髁部骨折块，然后固定在指骨干上。
  - 一些厂家制造了一种可调角度的锁定板，可用于这种骨折类型。

近端指骨基底撕脱骨折（图 7.15A~E）

- 经掌侧入路至 MCP。
- 以 A1 滑车为中心做布鲁纳切口。
- 松开 A1 滑车露出掌侧板。
- 纵向打开掌侧板暴露 MCP 和掌侧近节指骨基底。
- 大骨折块可用拉力螺钉固定。
- 如果骨折块很小，最好切除骨折块，用缝合锚

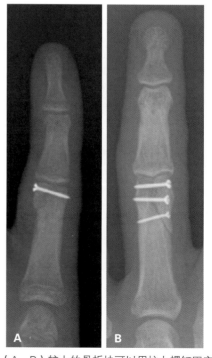

图 7.13　（A，B）较大的骨折块可以用拉力螺钉固定

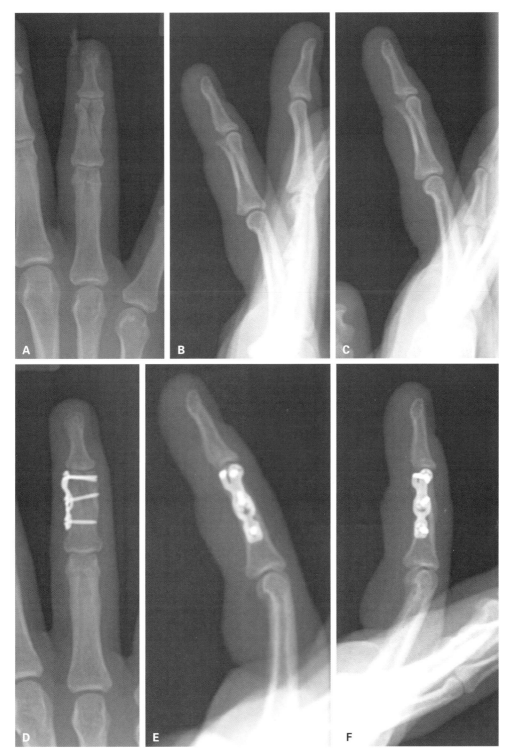

图 7.14 （A~F）双髁骨折的切开复位内固定

钉或钻穿骨隧道直接修复与骨相连的侧副韧带。

Mallet 骨折

- 如果远侧指间关节掌侧半脱位，骨锤骨折应予以修复。

- 相对适应证：> 50% 的关节面或 > 2mm 的位移。
- Ishiguro 阻挡针技术（**图 7.16A，B**）。
  - 弯曲远侧指间关节，向掌侧牵拉骨折块。
  - 将 1.143mm 的克氏针穿过骨块近端的肌腱，对准指骨头。

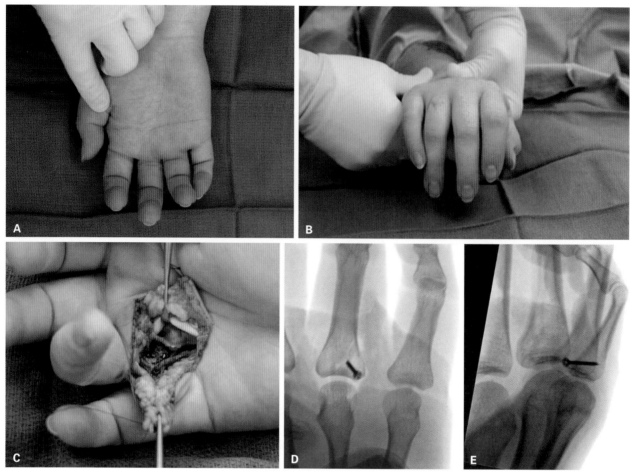

图 7.15 （A，B）近节指骨基底撕脱骨折。（C~E）使用掌侧 A1 滑车切开固定骨折

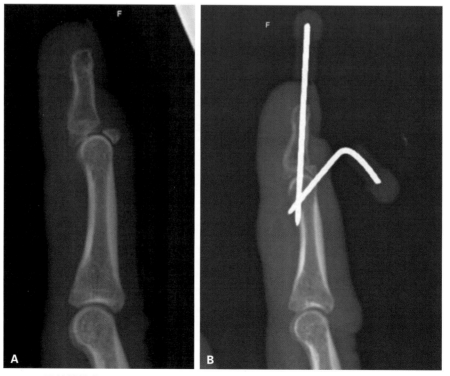

图 7.16 （A，B）Ishiguro 阻挡针技术

○ 在透视下确认针的位置后，将针插入指骨头部，穿入掌侧皮质。

○ 向远端牵拉指骨并背伸远侧指间关节。

○ 放置 1 根跨关节的克氏针，以稳定远侧指间关节。

● 4~5 周后拔出克氏针。

要点

* 在透视下检查骨折：有时有的骨折线在术前图像上看不到。
* 在透视下评估关节的稳定性。
* 借助剥离子或点对点夹钳的牵引有助于复位。
* 不能闭合复位的骨折应切开。

* 有几种可供选择的植入物（如螺钉、克氏针、缝合锚定器）。
* 向患者介绍术后用夹板固定手指，有手指僵硬的风险和治疗的需要。

陷阱

✗ 针位感染很常见，尤其是使用外部动态固定器。感染应该尽早用口服抗生素治疗，但如果症状没有减轻，那么就必须拔除克氏针。

✗ 注意不要通过剥离软组织附着物使小的骨折碎片游离。

✗ 同样，注意不要让克氏针或钻头多次通过；这将引起进一步粉碎，并将导致固定不良。

✗ 术中的透视至关重要，不接受关节面残留半脱位。

✗ 当遇到严重关节受伤的中节指骨掌侧基粉碎性骨折时，医生和患者要准备好进行半髁关节置换术。

术后管理

● 开始运动时间取决于骨折的稳定性和固定方法，但大多数患者应在 1 周内开始 AROM，休息时使用 PIP 伸直位夹板。

● 延迟运动超过几周会影响最终结果。

● 对于大多数骨折类型，术后 4 周取出克氏针；如果担心针道感染，则应尽早取出。

● 术后指导手部治疗 1~2 个月，恢复运动和力量。

结果

● 创伤后关节炎是一种潜在的长期并发症。

● 只要关节半脱位得到纠正并开始早期运动，不一定需要关节面的解剖复位，也可能得到一个好的临床结果。

并发症

● PIP 运动丧失是 PIP 骨折脱位最常见的远期并发症。

● 纽扣畸形可能是掌侧 PIP 脱位的并发症。

● 继发性鹅颈畸形可由远指间关节锤状指损伤所致。

● 针头部位感染很常见，如果口服抗生素没有效

果，则必须拔掉钢针。

● 固定失效——在术后早期密切关注，以确保关节复位得到维持。

推荐阅读

[1] Caggiano NM, Harper CM, Rozental TD. Management of proximal interphalangeal joint fracture dislocations. Hand Clinics. 2018;34(2):149-165.

[2] Calfee RP, Kiefhaber TR, Sommerkamp TG, Stern PJ. Hemi-hamate arthroplasty provides functional reconstruction of acute and chronic proximal interphalangeal fracture-dislocations. J Hand Surg Am. 2009;34(7):1232-1241.

[3] Chauhan A, Sikora-Klak J, Abrams R. Dynamic "homemade" digital external fixators for proximal interphalangeal joint injuries. J Hand Surg Am. 2018;43(9):875.e1-875.e12.

[4] Strickland JW, Steichen JB, Kleinman WB, Hastings H, Flynn N. Phalangeal fractures: factors influencing digital performance. Orthopedic Rev. 1982;XI(8):39-50.

[5] Yoon JO, Baek H, Kim JK. The outcomes of extension block pinning and nonsurgical management for mallet finger. J Hand Surg Am. 2017;42(5):387.e1-387.e7.

参考文献

[1] Kiefhaber TR, Stern PJ. Fracture dislocations of the proximal interphalangeal joint. J Hand Surg Am. 1998;23(3):368-380.

[2] Weiss AP. Cerclage fixation for fracture dislocation of the proximal interphalangeal joint. Clin Orthop Relat Res. 1996;(327):21-28.

[3] Ozer K. Temporary bridge plate fixation of pilon fractures of the proximal interphalangeal joint. J Hand Surg Am. 2019;44(6):524.e1-524.e6. doi:10.1016/j.jhsa.2018.11.018.

[4] Kuhn KM, Dao KD, Shin AY. Volar A1 pulley approach for fixation of avulsion fractures of the base of the proximal phalanx. J Hand Surg. 2001;26A(4):762-771.

[5] Ishiguro T, Itoh Y, Yabe Y, Hashizume N. Extension block with Kirschner wire for fracture dislocation of the distal interphalangeal joint. Tech Hand Up Extrem Surg. 1997;1(2):95-102.

第八章

舟状骨骨折

KATE ELZINGA, MD, FRCSC, KEVIN C. CHUNG, MD

定义

- 舟状骨骨折是最常见的腕骨骨折。最常见的损伤机制是手臂外展位时跌倒。
- 舟状骨骨折中隐匿性骨折发生率高达 25%，在首次 X 线检查中可能漏诊，因此需要予以注意。舟状骨骨折固定不良可以导致骨不连，并且最终发展成为腕关节炎。
- 由于移位的舟状骨骨折发生骨不连的风险较高，因此建议对其进行手术干预（骨折块移位超过 1mm 或侧位上骨折块成角超过 35°）。由于舟状骨逆行供血，舟状骨近端 1/3 骨折发生骨不连和缺血性坏死（AVN）风险高，因此这类骨折也应进行手术干预。存在不稳定骨折块（垂直或斜行）而无移位的骨折必须外固定后严密随访，或者手术治疗，确保维持解剖复位。
- 稳定的、无明显移位的舟状骨中段或远端 1/3 骨折通常可以石膏外固定治疗，4 周时进行 CT 扫描评估骨折愈合情况，依据愈合情况决定继续外固定或手术治疗。
- 手术内固定可以使患者早日恢复工作和运动。

解剖学

- 舟状骨桥接着腕关节近排及远排腕骨。
- 舟骨骨折后，与月骨连接的舟月韧带致使近端骨折块背伸，而远端骨折块由于其与大多角骨和小多角骨连接而发生前屈，导致驼背畸形。
- 舟状骨骨折分为近极骨折（近端）、腰部骨折（中部）和远极骨折（远端 1/3，远端舟状骨结节）。

- 超过 80% 的舟状骨表面被软骨覆盖。骨折愈合的首要条件是骨折解剖复位。舟状骨由于缺乏骨膜覆盖，因此形成骨痂较少。当骨折移位并试图愈合时，结果不理想。
- 舟状骨血供来源于桡动脉分支。切开复位时要予以保护。
  - 桡动脉背侧支从舟状骨背侧缘进入，并提供舟状骨 70%~80% 血供。它直接向舟状骨远极和中段供血，并通过骨内血液反流间接向近极供血。
  - 掌侧分支进入舟状骨结节并仅向远极供血，提供了舟状骨 20% 血供。
  - 舟状骨腰部骨折，尤其是近极骨折，由于近极骨块血供有限，可能出现 AVN。

手术方法

- 对于舟状骨远极骨折，掌侧入路视野较好并且可以最大限度地对远端骨折块进行操作。
- 对于近极骨折，当外科医生计划直视下检查和/或重建背侧舟月韧带时，建议选用背侧入路。
- 掌骨或背侧入路均可用于舟状骨腰部骨折。使用背侧入路通常更容易植入螺钉。大多角骨可能阻碍掌侧导针的插入；导针可能需要穿过或绕过大多角骨。可以去除大多角骨桡侧部分，以便于导针从中央插入，从而更精确地植入螺钉。
- 可借助关节镜进行经皮螺钉内固定。
- 大多数情况下，沿舟状骨中轴线植入 1 枚无头加压螺钉。在某种情况下也可植入 2 枚螺钉。对于非常小的近极骨折，若外科医生计划当骨折愈合后取出内固定，可使用带头螺钉。应用能提供加压而达到坚强内固定的钢板亦可。

◦ 最常用的是半螺纹或全螺纹的 3.0mm / 2.4mm 无头加压螺钉。

掌侧入路

● 在腕关节掌桡侧做一个 Wagner 切口，沿桡侧腕屈肌（FCR）肌腱纵向切开，然后经舟骨结节桡侧转向舟状骨 – 大多角骨关节（**图 8.1**）。

● 向两侧牵开皮肤软组织，保护桡侧软组织中的桡动脉（**图 8.2**）。桡动脉交叉分支可以分离。

● 纵向切开 FCR 腱鞘。向尺侧牵开 FCR 肌腱。

● 从桡骨远端掌侧缘向远端舟骨结节斜行切开掌侧腕关节囊（桡舟头韧带和长桡月韧带）。

● 剥离鱼际肌起始部分以暴露舟大多角骨关节。

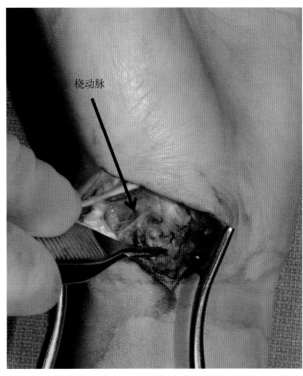

桡动脉

图 8.2 采用掌侧入路时，向桡侧牵开并保护桡动脉和伴随静脉

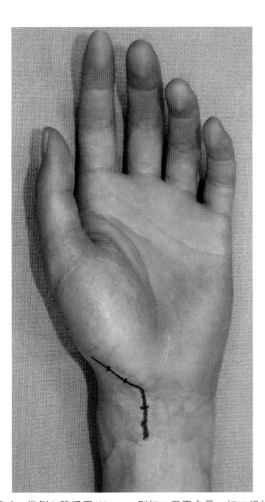

图 8.1 掌侧入路采用 Wagner 型切口显露舟骨。切口沿桡侧屈腕肌设计，然后转向舟状骨 – 大多角骨关节方向

沿着舟状骨 – 大多角骨韧带纤维走向线形切开进一步暴露舟状骨 – 大多角骨关节。

● 确诊舟状骨骨折（**图 8.3**）。

● 关闭切口：使用可吸收线修复掌侧腕关节囊。

背侧入路

● 在腕关节背侧 Lister 结节做纵向切口（**图 8.4**）。

● 向两侧牵开皮肤软组织，保护桡侧软组织中的桡神经背侧感觉分支。通常使用 Weitlanar 自锁式牵开器。

● 锐性切开第三伸肌间室上方远端的伸肌支持带。向桡侧牵开拇长伸肌（EPL）。继续在第二（桡侧屈腕长、短肌）和第四（指总伸肌和指伸肌）伸肌间室间分离。使肌腱保持在其鞘内，避开其他结构以防止粘连。

● 从桡骨远端桡侧缘向腕骨间背侧韧带纵向切开关节囊，显露舟状骨（**图 8.5**）。

● 闭合切口：使用可吸收缝线修复腕背侧关节囊。将 EPL 肌腱回置于第三伸肌间室，并缝合其上方伸肌支持带。

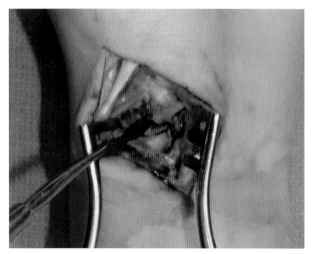

图 8.3　通过掌侧入路应用骨膜剥离器，明确舟状骨骨折

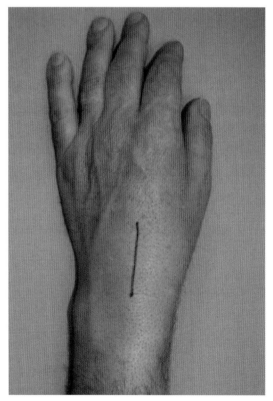

图 8.4　从背侧入路，沿腕关节桡背侧的 Lister 结节做纵向切口以显露舟状骨

重要原则

● 骨折不愈合可导致腕舟状骨进行性塌陷（SNAC）。可预见腕关节炎的发生。适宜的骨折治疗对于加速舟状骨愈合并最大限度地降低发病率很重要。

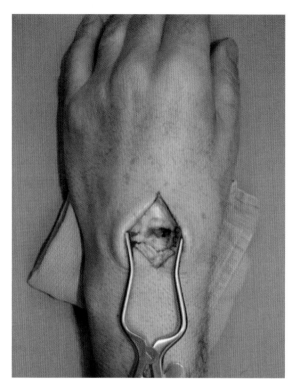

图 8.5　在第二和第四伸肌间室之间显露背侧腕关节囊，并纵向切开以暴露舟状骨

● 避免在手术固定过程中对舟状骨关节软骨造成医源性损伤，从而改善预后。

发病机制

● 舟状骨骨折占腕骨骨折的 60% 以上。80% 发生在舟状骨腰部，10%～20% 发生在近极，5% 累及远极。

● 由于舟状骨紧邻桡骨茎突，在上肢伸直时摔倒，腕关节过伸和桡偏，负荷作用在舟状骨上，进而导致舟状骨骨折。

● 高能量损伤机制，例如机动车事故、高坠、运动可能导致更严重的舟状骨粉碎性、分离骨折，以及合并伤，包括舟月韧带撕裂和经舟骨月骨周围脱位。这些相关的损伤最好通过背侧入路评估和治疗。

病史 / 体格检查

● 外伤导致的鼻烟窝或远端舟状骨结节压痛提示舟状骨骨折。

● 舟状骨骨折常被漏诊。必须详细追溯既往手腕外伤史。

- 必须结合患者的年龄、用手习惯、职业和娱乐情况做出正确的治疗决策。年轻的患者可倾向于手术治疗，以便早日恢复工作和运动。

诊断研究

- 评估舟状骨骨折首选 X 线检查。包括腕关节的前后位、斜位和侧位以及舟状骨位（腕部背伸 30° 和尺偏）。
- 损伤后约 2 周可通过复查 X 线重新评估隐匿性舟骨骨折，或立即行 MRI、CT 或骨扫描成像进行重新评估。

诊断

- 舟状骨骨折可以根据 Herbert、Fisher 分型进行分类和判断预后（**表 8.1**）。

非手术治疗

- 对于多数稳定的无移位舟状骨骨折，可以通过石膏固定治疗。
- 骨折部位越靠近端，愈合所需的固定时间越长。骨折愈合需要通过临床和放射学随访检查。当查体无压痛，并且在 CT 上观察到超过 50% 小梁桥接，可以拆除石膏。制作一个可拆卸的热塑性夹板固定保护，并在手治疗师的指导下进

行积极运动锻炼。

- 尽管长时间外固定，但近极骨折的骨不连率仍然很高，建议进行手术治疗。远极骨折通常采用石膏固定，而不是手术治疗，因为它们通常可以通过石膏固定快速愈合。对于中间 1/3 骨折，建议向患者介绍石膏外固定和手术治疗各自的风险和益处，因为两种治疗方式，骨折都能成功愈合。
- 最近的系统性回顾研究和 Meta 分析并未发现通过应用过肘关节石膏外固定可以减少骨折块之间活动，进而缩短愈合时间。短臂与过肘关节石膏固定的效果相同。
- 概括来说，远端骨折需要石膏固定 6 周，而腰部骨折需要 12 周。

手术治疗

围手术期准备

- 舟状骨加压螺钉在所有平面（前后位、侧位、斜位）上都位于舟骨的中心轴上。较长的螺钉和居中的螺钉可提供更大的强度和更好的稳定性，以促进骨折愈合。
- 在术前（最好是损伤前）的 X 线片上测量舟骨的长度可以帮助外科医生计划所需的螺钉长度。该长度需最终在术中得到确认，因为导针方向的不同可能导致最终测量结果不同。
  - 导针穿过骨折线后直至皮质下 2mm。第二根导针紧贴第一根导针放置。长度差值就是舟状骨的长度。该长度减去 4~6mm，螺钉不会穿透远端骨皮质，同时可以确保螺钉头埋在关节软骨下方 2mm 处，即埋头螺钉最佳长度的上限。

体位

- 患者取仰卧位。
- 手臂外展位放置于可透视的手术桌上。
- 可以将方巾卷起来方便体位放置：
  - 使用掌侧入路时背伸腕关节。
  - 使用背侧入路时屈曲腕关节。

表 8.1

Herbert 分型和 Fisher 分型

A 型：稳定的急性骨折

A1：结节骨折

A2：腰部不全骨折

B 型：不稳定的急性骨折

B1：远端斜行骨折

B2：完全或移位的腰部骨折

B3：近端骨折

B4：经舟骨月骨周围脱位

B5：粉碎性骨折

C 型：延迟愈合

D 型：骨不连

D1：纤维连接

D2：假关节形成

手术技巧

- 如果舟状骨骨折移位或属于亚急性，则需要牵开骨折断端（**图 8.6**）并进行清创。对于急性无移位的骨折应予维持对位对线。
- 使用两根 1.574mm 的克氏针作为操纵杆来复位骨折。一根克氏针固定近端骨折块，另一根固定远端骨折块。或者使用布巾钳复位骨折并予以断端加压（**图 8.7**）。
- 使用手钻或动力扩孔器沿导丝在舟状骨上钻孔，直至远端骨折的软骨下骨。

掌侧入路

- 腕关节背伸，一根导针从大多角骨桡侧或穿过大多角骨贯穿逆行骨折。
- 一根抗旋转的 1.143mm 克氏针维持骨折复位（**图 8.8**），植入时避开螺钉植入的位置。

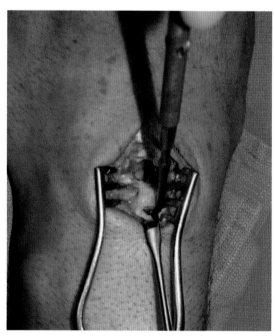

图 8.6 用骨膜剥离器分离舟状骨骨折端分离，以进行骨折端清创

- 沿导针钻孔。
- 经导针植入一枚无头加压空心螺钉（**图 8.9**）。
- 拧入螺钉，外科医生在临床和透视检查中评估压力是否足够。取出导针和克氏针。当使用半螺纹螺钉时，所有远端螺纹必须穿过骨折部位（**图 8.10**）。

背侧入路

- 屈曲腕关节以允许导针放置于舟状骨近极的中心。导针顺行植入穿过骨折线。保持腕关节屈曲或将导丝完全植入后从手掌侧穿出，通过透视检查评估其位置，确定其埋入近极软骨下方，以允许腕关节背伸。
- 将一根 1.143mm 的克氏针穿过骨折线抗旋（**图 8.11**）。
- 沿导针在舟状骨上钻孔（**图 8.12**）。
- 对于较小的近极骨折，在螺钉植入过程中，近极需埋头孔，以防止近极碎裂。
- 螺钉植入后，移除导针。使用小型透视器检查舟状骨骨折端加压情况、螺钉长度和腕骨排列（**图 8.13**）。

植骨

- 对于有骨缺损的骨折，可根据不同的入路，选择从桡骨远端掌侧还是背侧获取松质骨。髂骨、鹰嘴和胫骨结节外侧是非带血管蒂的骨移植供区。在植入螺钉前，将松质骨填入骨折部位。
- 带血管蒂骨移植供区包括 1，2 室间支持带上动脉，桡骨远端旋前方肌植入点（**图 8.14** 和**图 8.15**）以及股骨内侧髁瓣（**图 8.16** 和**图 8.17**）。这些皮质松质骨瓣常用于舟状骨不愈合伴近极 AVN 的病例。
- 如果需要重建近极软骨面，股骨内侧滑车瓣可提供关节软骨。

要点

* 测量的长度减去 4mm 即为螺钉的长度。如果骨折分离，应使用更短的螺钉，因为骨折断端会随着螺钉植入加压进而压缩。更长、更粗的螺钉可提供更牢固的固定，因为它们减小了骨折部位的应力并沿其长度分散了弯曲力。
* 男性舟状骨近端较女性更宽，长度比女性长 4mm。在女性患者应使用小而短的螺钉。

陷阱

✗ 避免剥离舟状骨的背侧脊，以防止损伤舟骨的血供。
✗ 使用背侧入路时，背伸腕关节可能会弯曲或折断导针。可以将导针继续插入，穿过手掌桡侧软组织，直到将其尾端埋入舟状骨的近端软骨下方，以便背伸手腕并进行透视。然后将其退回，以便钻孔和植入螺钉。

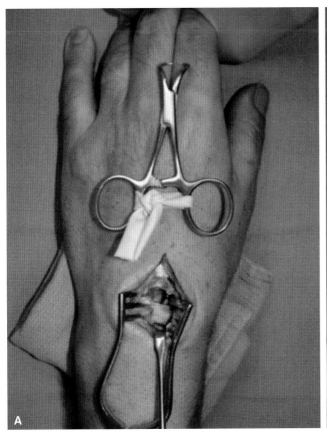
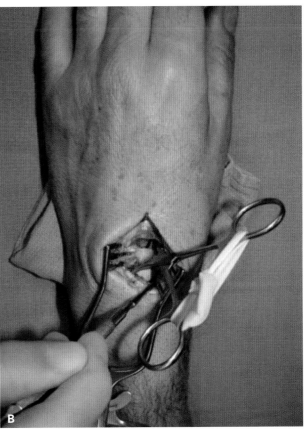

图 8.7（A，B）如图所示，使用布巾钳复位舟状骨骨折。用一条 12.7mm 的引流皮片穿过布巾钳孔打结以加压

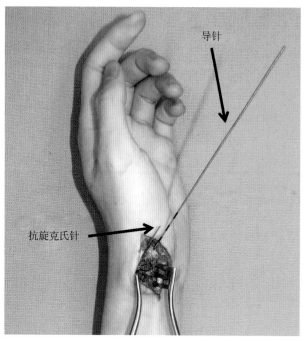

导针

抗旋克氏针

图 8.8　植入一根导针穿过骨折线，该导针位于大多角骨掌侧和桡侧。再经骨植入一根抗旋克氏针以提高稳定性

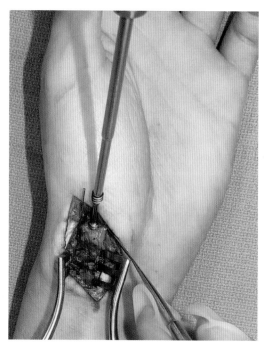

图 8.9　从远端向近端经骨折线植入一枚无头加压螺钉。抗旋转的克氏针位于螺钉桡侧

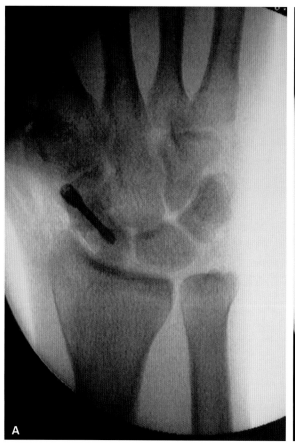

A

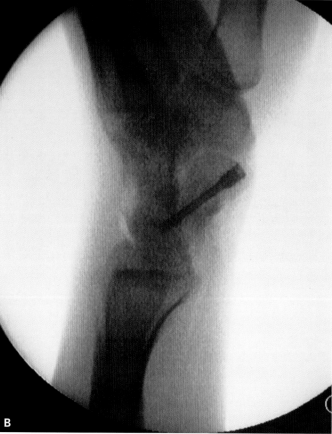

B

图 8.10　（A，B）螺钉完全埋在舟状骨中，螺钉远端螺纹完全穿过骨折线

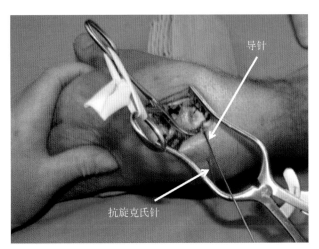

图 8.11 将一根导针和一根 1.143mm 抗旋克氏针穿过骨折线。导针置于舟状骨中央。抗旋克氏针远离导针，防止阻碍钻头和加压螺钉植入

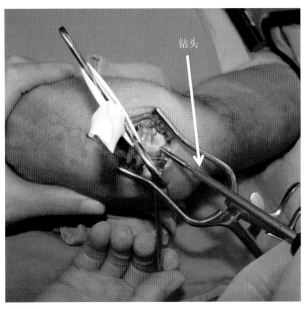

图 8.12 使用手动钻沿导针钻孔，直至骨折部位

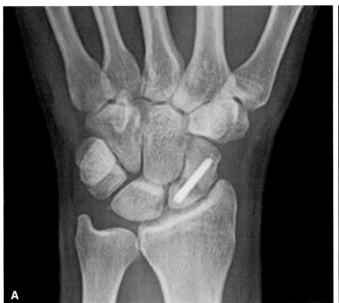

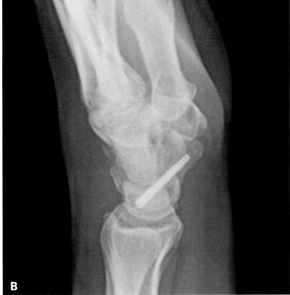

图 8.13 （A，B）建议将螺钉居中放置，以使骨折部位生物力学强度处于最佳状态

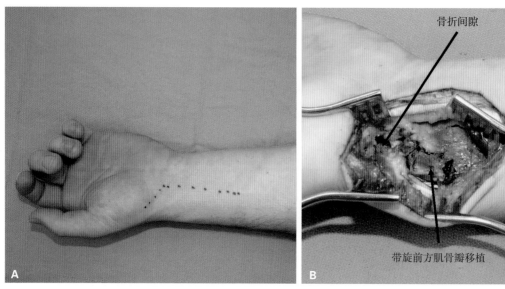

图 8.14 （A，B）治疗合并有缺血坏死的舟状骨骨不连时，需采用扩大入路暴露掌侧舟状骨，进而从桡骨远端掌侧取下带血管蒂旋前方肌骨瓣。该瓣以桡侧腕动脉为蒂，桡侧腕动脉来源于掌侧腕弓的桡侧。该弓位于旋前方肌稍远端

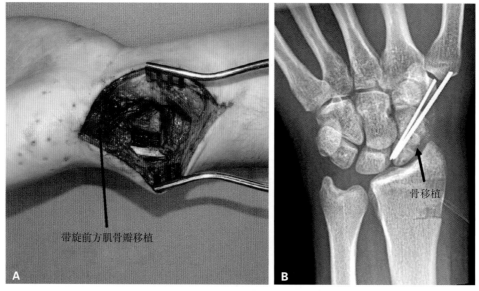

图 8.15 （A，B）将带旋前方肌骨瓣的骨块插入骨折部位，然后用螺钉或克氏针固定

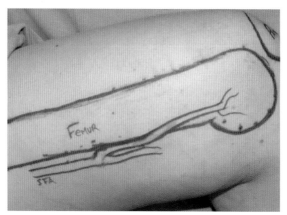

图 8.16　股骨内侧髁骨瓣取自股骨远端内侧，基于股浅动脉分支的膝降动脉

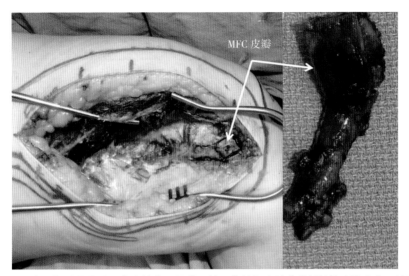

图 8.17　获取的股骨内侧髁皮质松质骨骨瓣及其血管蒂。最常见的是将其与腕关节掌侧的桡动脉吻合，以进行舟状骨血供重建

术后管理

- 舟状骨骨折螺钉内固定后是否需要外固定取决于患者的需求、骨和内固定的质量以及患者的愈合能力。
- 对于年轻、健康的患者，因为他们骨折断端可以得到加压并且没有骨质流失，因此可能不需要外固定。但是，考虑到骨不连的灾难性影响，我们更喜欢将患肢外固定至少 8 周，直到 X 线证实骨折愈合或通过 CT 扫描明确骨折愈合为止。这种更加保守的方法确保了舟状骨愈合。
- 对于存在合并症（糖尿病、吸烟、服用免疫抑制等），骨折固定不稳和骨丢失的患者，需要外固定，直到临床和影像学证实骨折愈合为止。
- 术后大约 6 周时，若骨折愈合存在疑问时，可用 CT 评估骨折的愈合情况。如果有 50% 骨桥形成，则通常可以取下外固定，患者可以恢复全部活动。

结果

- 报告的骨不连率差异很大。无移位的舟状骨骨折应用石膏外固定或螺钉内固定治疗后不愈合率高达 10%。保守治疗移位和近极骨折的骨不连率大大增加。曾有报道，近端 1/3 不同部位的

骨折骨不连率甚至超过 90%。

- 舟状骨骨不连的危险因素包括粉碎性骨折、骨折移位和驼背畸形。延迟愈合的危险因素包括硬化、粉碎、骨折移位以及近极骨折。
- 对于运动员，当 X 线片发现有 50% 骨小梁形成，临床上腕关节运动无痛范围与对侧相差 10° 以内，握力相差 10% 以内，就可以重返赛场。

并发症

- 舟状骨畸形愈合少见，骨不连更为常见，如果没有骨坏死，通常需要用非带血管蒂骨移植进行修复。存在 AVN 时行带血管蒂骨移植修复。

　　挽救性手术包括对于有症状的 3 期 SNAC 行近排腕骨切除，部分腕骨融合（最常用的是四角融合术）或舟状骨远极切除。对于 4 期 SNAC 合并疼痛的病例，可能需要进行腕关节置换术或全腕关节融合术。

推荐阅读

[1] This article reviews the treatment of scaphoid fractures, including those that present acutely and those that present late as nonunions. A treatment algorithm is included to guide management.9

[2] This meta-analysis of scaphoid waist fractures demonstrated that displaced fractures have a four-times greater risk of nonunion compared with undisplaced fractures when treated

nonoperatively. The authors concluded that there is a 17-times higher chance of nonunion when displaced fractures are treated with casting compared with surgery.1

[3] This meta-analysis reviewed proximal pole scaphoid fractures. There is a 34% chance of nonunion when treated nonoperatively.2

[4] This prospective study of nondisplaced scaphoid waist fractures demonstrated fracture healing at 7 weeks with screw fixation compared with that at 12 weeks with casting. Return to work was 7 weeks faster for patients treated operatively (8 vs 15 weeks for screw vs casting).3

[5] This article recommends screw fixation alone for scaphoid waist nonunions that are less than a year old, nondisplaced, stable, with no AVN or bone resorption in patients with no significant medical comorbidities. Bone grafting is not needed.10

参考文献

[1] Singh HP, Taub N, Dias JJ. Management of displaced fractures of the waist of the scaphoid: meta-analyses of comparative studies. Injury. 2012;43(6):933-939.

[2] Eastley N, Singh H, Dias JJ, Taub N. Union rates after proximal scaphoid fractures; meta-analyses and review of available evidence. J Hand Surg Eur Vol. 2013;38(8):888-897.

[3] Bond CD, Shin AY, McBride MT, Dao KD. Percutaneous screw fixation or cast immobilization for nondisplaced scaphoid fractures. J Bone Joint Surg Am. 2001;83-A(4):483-488.

[4] Slutsky DJ, Trevare J. Use of arthroscopy for the treatment of scaphoid fractures. Hand Clin. 2014;30(1):91-103.

[5] Herbert TJ, Fisher WE. Management of the fractured scaphoid using a new bone screw. J Bone Joint Surg Br. 1984;66(1):114-123.

[6] Alshryda S, Shah A, Odak S, Al-Shryda J, Ilango B, Murali SR. Acute fractures of the scaphoid bone: systematic review and meta-analysis. Surgeon. 2012;10(4):218-229.

[7] Grewal R, Suh N, Macdermid JC. Use of computed tomography to predict union and time to union in acute scaphoid fractures treated nonoperatively. J Hand Surg Am. 2013;38(5):872-877.

[8] Winston MJ, Weiland AJ. Scaphoid fractures in the athlete. Curr Rev Musculoskelet Med. 2017;10(1):38-44.

[9] Kawamura K, Chung KC. Treatment of scaphoid fractures and nonunions. J Hand Surg Am. 2008;33(6):988-997.

[10] Ernst SMC, Green DP, Saucedo JM. Screw fixation alone for scaphoid fracture nonunion. J Hand Surg Am. 2018;43(9):837-843.

第九章

月骨周围损伤

PHILLIP R. ROSS, MD, JOHN R. LIEN, MD

定义

- 月骨周围脱位和骨折脱位均有明确的腕部高能量创伤。
- 月骨周围脱位包括头状骨，以及与月骨及桡骨远端相关的其他腕骨向背侧或掌侧脱位（**图9.1**）。
- 月骨从掌侧离开月骨窝即月骨脱位，而剩下的腕骨则改变它们与桡骨远端的正常关系（**图9.2**）。
- "小弧损伤"单纯指韧带损伤。
- "大弧损伤"包括桡骨、舟状骨、头状骨或三角骨骨折（**图9.1**和**图9.2**）。

解剖学

- 桡腕背侧韧带（DRC）和背侧腕骨间韧带（DIC）对桡腕关节和腕骨间关节脱位有很强的限制作用。
- 舟月韧带（SLIL）和月三角韧带（LT）为近排腕骨间提供了牢固的连接。
- 月骨的血液供应通常是通过短桡月韧带来维持的。
- Poirie区是指掌侧囊内相对薄弱的区域，缺乏外源性韧带支持。它的边缘是弓状的桡舟头韧带和尺头韧带。

手术入路（图9.3）

腕掌侧入路

- 适用于月骨掌侧脱位的直接复位、腕管松解、关节囊的修复。
- 也可修复掌侧月三角韧带和移除骨软骨碎片。
- 浅层间隙位于大小鱼际肌之间；深层需拉开腕管内容物。

腕背侧入路

- 延长切口可以暴露所有腕骨，恢复腕骨排列。
- 修复背侧的舟月韧带及其他腕背侧韧带。
- 经桡侧腕短伸肌和指伸肌之间的间隙入路（第二间室和第四间室之间）。

重要原则

- 如果闭合复位后出现进行性感觉异常，或闭合复位失败，应立即切开复位并松解腕管。
- 开放性月骨周围脱位应急诊手术。
- 对于老年患者的慢性损伤（＞4周）应考虑进行挽救性手术（如近排腕骨切除）。

发病机制

- 通常由高能量创伤（机动车事故、高处坠落、竞技运动）造成。
- 腕部过伸、过度尺偏及腕骨施加轴向压力。
- Mayfield和他的同事描述了高能量通过腕骨的传导途径（**表9.1**），该途径是从桡侧经月骨向尺侧传导。
- 在小弧损伤中，桡侧的韧带和舟月韧带撕裂，然后月骨和头状骨脱位，最后月三角韧带断裂。
- 在大弧损伤中，力量传导经过骨结构而不是韧带，导致桡骨茎突、舟状骨、头状骨或月骨骨

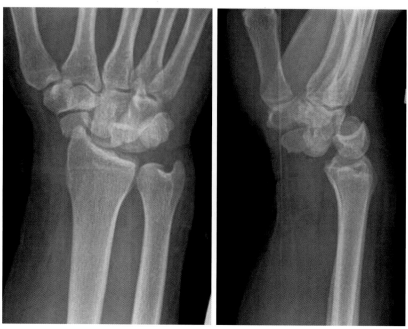

图 9.1 向背侧移位的经舟骨月骨周围脱位伴骨折（大弧损伤）的正侧位 X 线片

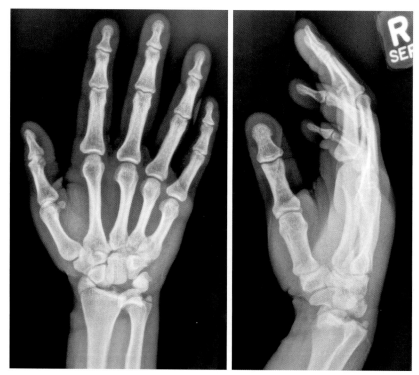

图 9.2 向掌侧移位的经尺骨茎突月骨周围脱位伴骨折（大弧损伤）的正侧位 X 线片

折或联合骨折。在这些病例中，舟月韧带和月三角韧带可能保持完整。

- 多个损伤结构的结合迫使月骨通过 Poirier 间隙向掌侧脱出（月骨脱位）或腕骨脱离月骨和桡骨（月骨周围脱位）。

病史/体格检查

- 剧烈疼痛和压痛，腕部肿胀和瘀血。
- 主动和被动腕关节活动范围减少（ROM）。
- 可能伴随正中神经分布区域的疼痛和感觉异常（急性腕管综合征）。

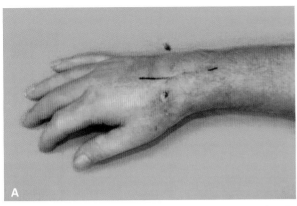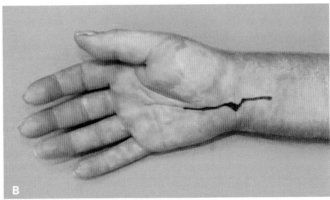

图 9.3 （A）背侧。（B）入路和掌侧。入路的切口设计。该病例结合陈旧性手术瘢痕设计脊侧切口

表 9.1	
Mayfield 分型	
分期	损伤
I	舟月韧带及桡骨背侧韧带撕裂
II	头月分离
III	月三角韧带破裂
IV	月骨脱位

LT，月三角韧带；RSC，桡舟头韧带；SLIT，舟月韧带

诊断性检查
- 腕部的正侧位以及斜位 X 线片。
- 腕部 CT 检查应在复位后进行。

诊断
- 正位片上可见 Gilula's 弧中断（**图 9.1**）。
- 桡骨轴线、月骨、头状骨和掌骨轴线在侧位片上显示应在同一直线。否则，应怀疑月骨周围损伤。
- X 线片也可显示桡骨茎突、舟状骨、头状骨近端或三角骨骨折，来提示大弧损伤。

非手术治疗
- 应紧急进行闭合复位。
- 悬牵引患肢。
- 随着牵引以及伸腕，月骨可以用掌侧至背侧的力量推入月骨窝内。

- 保持对月骨的挤压，腕部缓慢屈曲。
- 即使闭合复位成功，也建议手术内固定。
- 如果闭合复位后疼痛改善，则可根据患者意愿决定是否进行手术内固定。

手术治疗

术前准备

器械
- 2.268kg 重的无菌指套和悬吊绳（用于牵引）。
- 小型 Weitlaner-Gelpi 撑开器。
- 牙科刮匙。
- 剥离器。
- 小型 Hohmann 拉钩。
- 小号点式复位钳。
- 克氏针：1.143mm、1.575mm。
- 3-0 Ethibond 缝线（或者相似的不可吸收缝线）。
- 小号缝线锚钉。
- 空心无头加压螺钉（如若舟状骨、头状骨或桡骨茎突骨折）。

体位
- 仰卧位将患肢置于可透视的手术桌上。
- 通过无菌指套牵引（2.268~4.536kg）复位。

手术技巧

小弧损伤

● 即使没有延长掌侧入路至腕关节囊，也建议松解腕管。

复位月骨

● 如果月骨闭合复位未成功，可采用掌侧入路进行切开复位。
　○ 延长腕管切口，与环指桡侧缘保持一致，并延长至腕横纹处（**图 9.3**）。
　○ 注意保护正中神经掌皮支。
　○ 完全切开腕横韧带（**图 9.4A**）。
　○ 用 Weitlaner 撑开器牵开屈肌腱和正中神经。
　○ 月骨在腕管内显露后直视下复位（**图 9.4B**）。
　○ 清除所有软骨碎片。
　○ 如果可能的话，用 3-0 Ethibond 缝线直接修复月三角韧带。
　○ 用 3-0 Ethibond 缝线修复掌侧关节囊。

通过背侧入路暴露腕关节

● 纵向切口位于 Lister 结节上方，第三和第四伸肌间室之间。

● 在第三和第四伸肌间室之间切开伸肌支持带，松解拇长伸肌腱并向桡侧牵开（**图 9.5**）。
● 牵开第二和第四伸肌间室以暴露背侧关节囊。
● 关节囊切开可呈纵向以显露近排腕骨或与桡腕背侧韧带和背侧腕骨间韧带纤维束方向一致。
● 用 Weitlaner 牵开器将关节囊牵开。

清理关节，复位脱位的腕骨

● 再次检查骨结构并清除所有碎骨片。
● 如果有背侧镶嵌不稳畸形，则最大限度地屈曲腕关节，使月骨达到中立位，并用 1.575mm 的克氏针从背侧桡骨远端穿入月骨。
● 如果有掌侧镶嵌不稳（VISI）畸形，应尽量伸腕，将克氏针从桡骨远端背侧穿入月骨。
● 如有需要，可以利用克氏针插入月骨和舟状骨作为操纵杆辅助复位（**图 9.6**）。

用克氏针维持复位

● 月骨复位至适当位置后，从三角骨中部向月骨插入一枚直径 1.575mm 的克氏针。
● 之后复位舟月间隙。偶尔需要用点状复位钳加压舟月间隙。
● 然后用克氏针固定舟月和舟头关节。

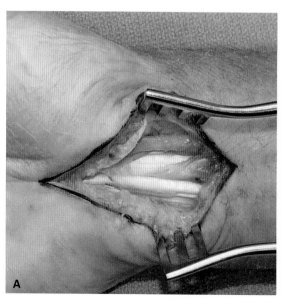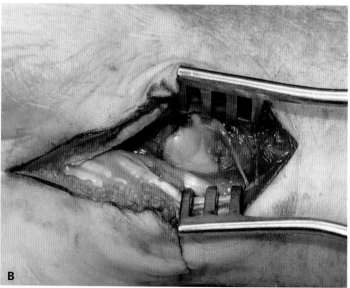

图 9.4　掌侧入路包括切开腕横韧带（A）并牵开腕管内容物，以暴露月骨脱位（B）

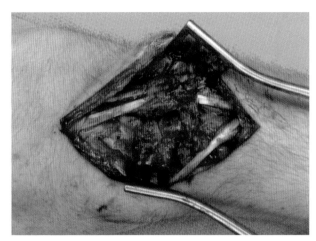

图9.5　腕关节背侧入路：牵开伸拇长肌腱后，在第二和第四伸肌间室中间显示腕背关节囊

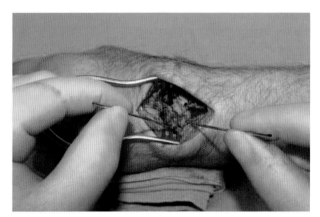

图9.6　伴发的舟骨骨折复位并用埋头加压螺钉固定后，将克氏针分别置入月骨及三角骨作为操纵杆辅助复位

- 固定舟月关节的克氏针应刚好从桡骨茎突远侧的舟状骨处进针，方向与前臂纵轴垂直。
- 固定舟头关节的克氏针进针点应刚好位于前面舟月关节克氏针的远端。
- 多个角度X线透视确认克氏针位置（图9.7）。
- 剪断并包埋克氏针预防钉道感染。
- 舟月骨间韧带及月三角韧带中央撕裂应用3-0爱惜邦缝线修复。
- 背侧关节囊用爱惜邦缝线关闭。
- 松止血带后确切止血。
- 4-0可吸收线缝合背侧皮肤，4-0尼龙线缝合掌侧切口。

大弧损伤

- 闭合复位月骨至月骨窝内或同小弧损伤中的开放掌侧入路。
- 即使不采用延长的掌侧入路至腕关节囊，仍建议行腕管松解。

经舟骨骨折-脱位

- 背侧入路显露舟状骨。
- 找到骨折部位并清除血肿。

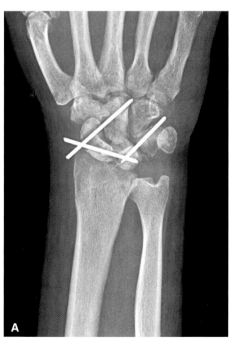 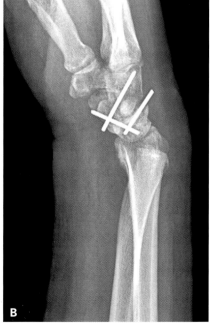

图9.7　典型月骨周围固定［正位（A）和侧位（B）X线片］包括舟月、月三角及舟头克氏针固定

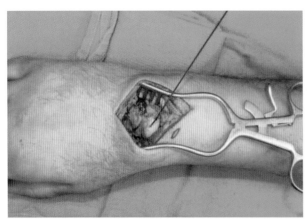

图 9.8 经背侧入路临时"K"形钢丝固定累及月骨周围大弧形脱位的舟状骨骨折

- 复位舟状骨骨折，用 1.143mm 克氏针临时固定（**图 9.8**）。
- 经近端尺侧角进针沿舟骨长轴插入埋头加压钉导针。
- 测量螺钉长度并延导针钻孔。
- 在透视下置入埋头加压螺钉以确保其完全位于骨内（**图 9.9** 和 **图 9.10**）。

经桡骨茎突骨折 – 脱位

- 腕背侧入路延长并向桡侧牵开显露第一背侧间室。
- 切开第一背侧间室，从第一和第二背侧间室肌腱间隙进入桡骨茎突。

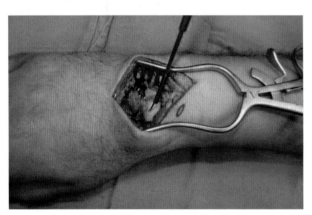

图 9.9 舟骨骨折置入埋头加压螺钉

- 复位骨折后用点对点牵引器维持复位。
- 直径 1.575mm 克氏针逆行临时固定。
- 根据骨折类型及粉碎程度选择埋头加压螺钉、克氏针或 2.4mm 钢板进行最终固定（**图 9.11**）。

经头状骨骨折 – 脱位

- 采用腕背侧入路显露头状骨。
- 骨折块太小无法固定时应予以摘除。
- 大的骨折块予以复位并用 1.143mm 克氏针固定。
- 自近端向远端植入埋头加压螺钉作为最终固定。

要点

- ✳ 牵引位片有助于鉴别容易混淆的损伤类型。
- ✳ 常常采用掌背侧联合入路。
- ✳ 血肿可致正中神经或掌皮支移位。掌侧入路时应注意保护这些结构。
- ✳ 短桡月韧带负责月骨血供，应予以保留。
  - ✳ 部分复位后如无法完全复位，可以插入第二套克氏针操纵杆。
- ✳ 月骨复位应至桡月角至 0° ~15°。
- ✳ 确认在插入克氏针之前舟月间隙已复位。
- ✳ 正常舟月角为 30° ~60°。
- ✳ 克氏针在舟骨的进针点可能需要在舟状骨折螺钉周围进行调整。
- ✳ 在植入舟骨螺钉导针时，将导针打到远端软骨下骨，在应用丝攻时应防止导针脱出，丝攻不要突破远端骨皮质。
- ✳ 测深长度减去 4mm 以保证螺钉完全位于骨质中。
- ✳ 对于极度不稳定的腕关节，外固定架可以增加额外的稳定性。
- ✳ 包埋的克氏针应在 8 周时去除。
- ✳ 与患者充分沟通非常重要。

陷阱

- ✗ 很多月骨周围损伤被误诊为腕关节扭伤或因多发伤而漏诊。复诊及仔细评估影像学资料非常重要。
- ✗ 掌侧关节囊可能嵌顿导致闭合复位困难。
- ✗ 外科医生常选择临时留置固定桡月的克氏针，但应谨防克氏针松动、软骨破坏或内固定断裂。

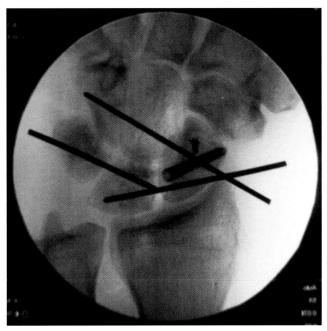

图 9.10　克氏针固定经舟骨月骨周围脱位型大弧损伤后前位 X 线片（见图 9.2），除舟月、月三角和舟头克氏针固定，舟骨骨折用埋头加压螺钉固定。注意锚钉用于修复背侧关节囊

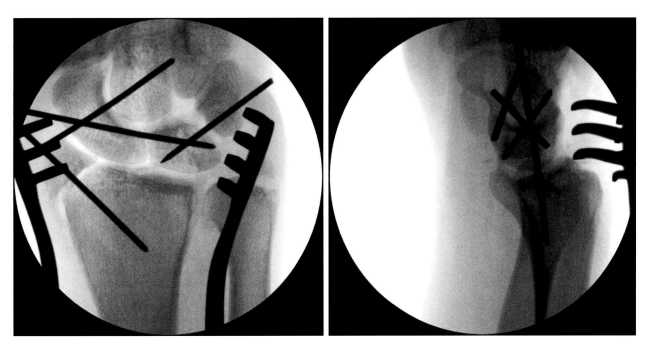

图 9.11　前后位和侧位 X 线片显示经桡骨茎突大弧月骨脱位的克氏针固定（图 9.2 所见）。除舟月、月三角和舟头克氏针固定，桡骨茎突骨折也用一枚克氏针固定

术后管理

- 在手术室采用肘下拇"人"字石膏固定。
- 即时手指活动。

- 10~14 天时去除石膏和敷料，拆除缝线。
- 之后拇"人"字石膏固定至术后 8~12 周。
- 8~12 周时取出克氏针（**图 9.12**）。
- 其后开始手部锻炼，从轻柔的关节活动开始，

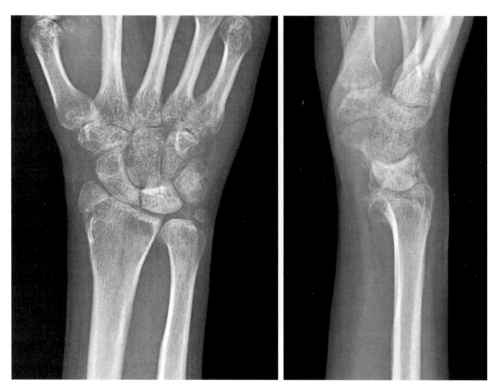

图 9.12　月骨周围切开复位克氏针内固定术后 3 个月 X 线片。术后 6 周拔除克氏针

强度逐步提高。

● 运动员恢复运动需 1 年时间。

结果

● 保守治疗同手术相比，保守治疗中 62.5% 效果差，手术治疗 61% 结果优良（Apergis）。

　○ 大部分腕关节活动明显降低，大部分发展为关节炎。

　○ 月骨复位不足与慢性腕关节不稳、持续性疼痛、舟月进行性塌陷及活动丧失相关。

● 22 例月骨周围脱位术后 1 年，大部分握力及活动度下降，明显腕骨塌陷，但 75% 能重返原职业（Hilderbrand）。

● 166 例月骨周围骨折 - 脱位中，56% 影像学有关节炎表现，但不一定伴随疼痛（Herzberg）。

● 在一组 13 年后病例的综述中，创伤性关节炎表现明显增多（Forli）。

并发症

● 如克氏针留置于皮外，易发生钉道感染。我们建议克氏针包埋。

● 腕关节僵硬较为常见，但并不一定对功能有明显影响。

推荐阅读

[1] Apergis E, Maris J, Theodoratos G, et al. Perilunate dislocations and fracture-dislocations. Closed and early open reduction compared in 28 cases. Acta Orthop Scand Suppl. 1997;275:55-59.

[2] Forli A, Courvoisier A, Wimsey S, et al. Perilunate dislocations and transscaphoid perilunate fracture-dislocations: a retrospective study with minimum ten-year follow-up. J Hand Surg Am. 2010;35:62-68.

[3] Herzberg G, Comtet JJ, Linscheid RL, et al. Perilunate dislocations and fracture-dislocations: a multi-center study. J Hand Surg Am. 1993;18:768-779.

[4] Hildebrand KA, Ross DC, Patterson SD, et al. Dorsal perilunate dislocations and fracture-dislocations: questionnaire, clinical, and radiographic evaluation. J Hand Surg Am. 2000;25:1069-1079.

[5] Krief E, Appy-Fedida B, et al. Results of perilunate dislocations and perilunate fracture dislocations with a minimum 15-year follow-up. J Hand Surg Am. 2015;40(11):2191-2197.

第十章

拇指骨折

PAYMON RAHGOZAR, MD

定义

- 不稳定的拇指骨折导致的疼痛、不稳定、无力以及捏、握力丧失可影响手部功能。
- 累及第一腕掌（CMC）关节的关节内骨折通常分为 Bennett 骨折或 Rolando 骨折。
- Bennett 骨折是第一腕掌关节的两部分关节内骨折（图 10.1A）。
  - 完整的前掌韧带将较小尺寸的尺掌侧骨块维持在解剖位置（图 10.2A）。掌骨的其余部分被拇长展肌、拇收肌、拇长伸肌牵拉而向背侧、近端和桡侧移位（图 10.3）。
- Rolando 骨折是最常见的三部分关节内骨折，骨折线呈 "T" 形或 "Y" 形。通常，一条关节外横行骨折线将骨干和骨骺分开。骨骺被第二条垂直的关节内骨折线分成 2 个骨块（图 10.1B）。
  - Rolando 骨折都有 2 个骨块，其中一块为掌尺侧骨块，与 Bennett 骨折相似；另一块则为桡背侧骨块。
  - 尽管典型的 Rolando 骨折是三部分骨折，但该名称也经常用于描述腕掌关节的粉碎性骨折。
- 拇指掌指关节（MCP）的尺侧副韧带从近节指骨撕脱，发生尺侧副韧带（UCL）撕脱性骨折，被称为滑雪指或守门员指。

解剖学

- 拇指对于抓握至关重要，占手部功能的 40%。拇指轴线位于腕掌关节，屈曲 80°，相对于其他掌骨处于旋前位。

- 腕掌关节由两块相互对合的鞍形关节面构成。这种结构可以允许多平面运动，包括外展、内收、屈曲、伸展、旋转和对掌，使得腕掌关节能够有力抓握，有力和精准地捏住物体。
- 要实现对掌，必须有稳定的捏和抓握动作，这需要稳定的腕掌关节和掌指关节。
- 掌骨上有多个肌腱附着，而这些肌腱使得骨折的移位各不相同（图 10.3）。
  - 拇长展肌附着于第一掌骨近端基底。
  - 拇收肌附着于第一掌骨的远端。
  - 大鱼际肌附着于掌板。
- 稳定第一腕掌关节的主要韧带包括（图 10.2）：
  - 前斜深韧带——起自第一掌骨基部，止于大多角骨掌侧尖部。它可以防止外展力量下的尺侧半脱位，还可以防止掌骨掌侧半脱位。
  - 背桡韧带——起于大多角骨背桡侧结节，止于第一掌骨背侧。该韧带通过使拇指旋后，拇指向背侧或桡背侧半脱位来提供稳定。
  - 后斜韧带——起于大多角骨背尺侧，止于第一掌骨背尺侧。在外展和对掌过程中该韧带能够防止掌骨基底尺侧移位。
  - 骨间前韧带——起于第二掌骨桡侧面，止于第一掌骨基底掌尺侧结节。该韧带在拇指外展、对掌、旋后期间为其提供稳定。
  - 骨间后韧带——起于桡侧腕长伸肌止点浅层，第二掌骨桡背侧面，止于第一掌骨背尺侧基底。
- 拇指掌指关节的稳定性由背侧关节囊、掌板、尺侧和桡侧副韧带维持。
  - 尺侧和桡侧副韧带为掌指关节提供背侧、尺侧和桡侧的支撑。

○ 侧副韧带一般直接附着于近节指骨掌侧，即撕脱骨折的常见部位。而侧副韧带的伴随结构附着于掌板。

● 拇收肌腱膜经过掌指关节尺侧，尺侧副韧带断裂后近端移位至拇收肌腱膜浅层卡压，造成 Stener 损伤（**图 10.5**）。

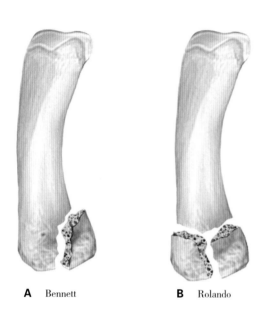

A Bennett   **B** Rolando

图 10.1 （A）Bennett 骨折是关节内骨折，累及第一掌骨基底伴尺掌侧骨块。（B）Rolando 骨折则为第一掌骨基底多块骨块。最常见的是尺掌侧骨块（类似于 Bennett 骨折）和桡背侧骨块

手术方法

● 闭合复位克氏针固定可治疗某些拇指骨折。如果复位不理想，则须采用切开复位。

● 前侧入路有损伤正中神经掌皮支的风险。

● 背侧入路时需对桡神经浅支予以保护。

重要治疗原则

● 在复位 Bennett 骨折过程中，外科医生在掌骨基部施加压力，同时轴向牵引拇指，使拇指外展并旋前（**图 10.6**）。

● 为实现复位，同时将骨折块移位控制在 2mm 以内并且纠正关节半脱位。

发病机制

● 部分屈曲的第一掌骨承受轴向应力通常会导致 Bennett 骨折。掌尺侧骨块由前斜韧带维持在原位。

● Rolando 骨折发病机制类似，但通常能量更大，导致掌骨基底粉碎。

● Bennett 和 Rolando 骨折的掌骨干受到拇长伸肌腱和拇长展肌腱的牵拉而移位。此外，由于拇收肌和拇长伸肌牵拉导致远端骨块倾斜，掌骨短缩，第一掌骨间隙内收畸形。

● 与 Bennett 骨折相似，Rolando 骨折的掌侧骨块

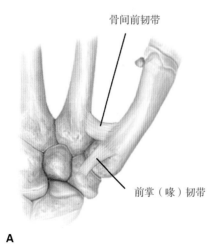

骨间前韧带

前掌（喙）韧带

A

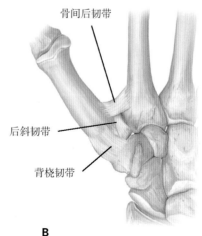

骨间后韧带

后斜韧带

背桡韧带

B

图 10.2 （A，B）拇指腕掌关节前后位及维持关节稳定的韧带。Bennett 和 Rolando 骨折中前掌韧带通常完整，将 Bennett 骨块维持原位

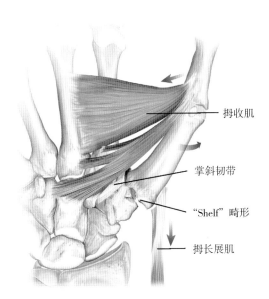

图10.3 作用于第一掌骨上的变形力包括拇收肌、拇长展肌和拇长伸肌（EPL，未显示）。临床上，这将表现为"Shelf"畸形

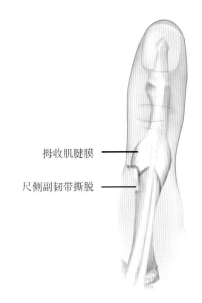

图10.5 Stener 损伤。尺侧副韧带撕脱后卡压于拇收肌腱膜浅层

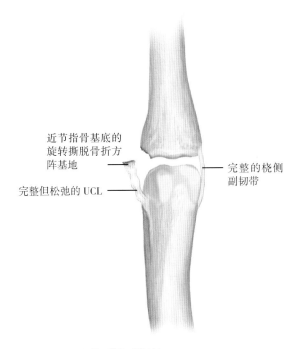

图10.4 尺骨副韧带撕脱骨折

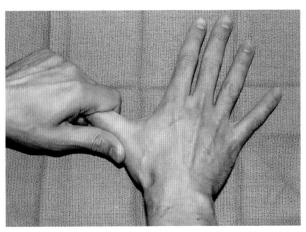

图10.6 Bennett 骨折的复位方法。在掌骨近端施加压力，牵引拇指，并使拇指外展、旋前

维持在原位。但是由于拇长伸肌的牵拉，背侧基底骨块可能向背侧移位。
- 尺侧副韧带撕脱骨折（**图10.4**）：
  ○ 极度外展和桡偏作用力导致尺侧副韧带损伤。这种损伤通常发生在接触性运动或滑雪者（"滑雪指"）当中。
  ○ 约50%的尺侧副韧带损伤伴有近端指骨骨折。

在这些病例当中，尺侧副韧带止点通常与撕脱骨块保持一体。

病史 / 体格检查

Bennett 和 Rolando 骨折
- 患者通常有外伤或运动相关损伤病史。
- 急性期，第一掌骨近端肿胀、压痛，并可能有局部瘀斑。活动范围受限，活动可能出现骨擦音。
- 半脱位或骨折粉碎可能临床表现为拇指短缩或 Shelf 畸形（**图10.3**）。

- 应仔细检查有无合并神经血管损伤，评估拇长伸肌、拇长屈肌和拇短伸肌功能。
- 必须明确先前是否存在关节炎，以便更好地与患者沟通预期术后结果。

尺侧副韧带撕脱骨折
- 患者诉掌指关节尺侧疼痛和肿胀，捏、抓动作受限。
- 掌指关节在伸展和屈曲状态下予以外翻应力（图10.7）。
  - 屈曲掌指关节时，如果关节成角超过30°，表明尺侧副韧带损伤。
  - 伸直掌指关节时，如果关节成角超过30°，表示侧副韧带伴随结构撕裂。
- 尽管有研究建议通过与正常的对侧拇指进行成角比较，但未受伤的拇指存在一定差异。因此，没有强有力的证据证明应力试验是检测尺侧副韧带损伤的良好指标。

诊断
- 尽管通常会有标准的前后位、侧位和斜位片，但拇指相对于手处于斜位，可能难以发现骨折。加拍其他投射角度可能更有帮助。

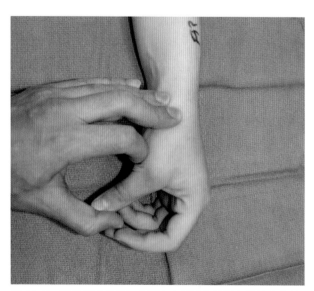

图10.7　于掌指关节施加内翻应力测试尺侧副韧带的稳定性

- Roberts 位是拇指真正的前后位，拇指极度旋前，指背平放于照相板，垂直照相板投照即可获得（图10.8A）。
- Bett 位是拇指真正的侧位，手旋前20°，由近端向远端倾斜15°投照即可获得。
- 牵引位照相有助于识别 Rolando 骨折中的骨块。该方法也可以用来评估韧带整复的效果。
- 若骨折严重粉碎，则可能需要进行 CT 检查。

非手术治疗
- 由于相邻关节的代偿，拇指基底的关节外骨折可耐受轻度旋转或畸形（额状位或矢状位）。
- 掌指关节过伸可代偿缩短或30°以下的掌骨内翻。
- 不能达到解剖复位，会导致关节僵硬，不稳定以及远期关节炎。
- 对于 Bennett 或 Rolando 骨折，仅采用拇指石膏进行固定，预后不良，包括活动范围减少、握力下降和退行性改变。
- 尺侧副韧带撕脱，骨块无明显移位且内翻试验稳定者可予以石膏固定。

手术管理

Bennett 和 Rolando 骨折
- 大多数 Bennett 和 Rolando 骨折是不稳定的，需要闭合或开放固定（图10.9）。
- 良好的功能取决于实现并维持解剖复位和关节面平整。
- 闭合复位后，如果术中透视间关节台阶小于1mm，则可经皮克氏针固定。如若不然，则需要开放复位钢板螺钉内固定。
  - 最常用的是 1.3~1.5mm 螺钉和 1.5~2.7mm 钢板。根据骨折部位的不同，可选用角钢板、T形或 L 形钢板。
- 在粉碎严重的骨折中，最好的治疗方法可能是通过牵引、韧带复位后外固定架固定。
  - 植骨填充骨缺损。

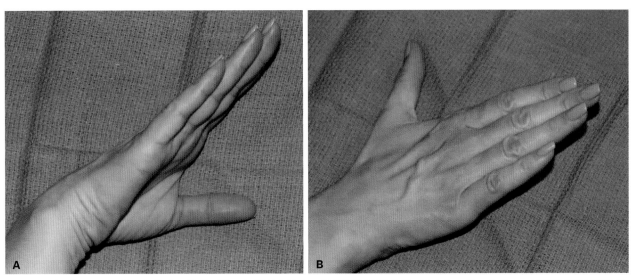

图 10.8　（A）Roberts 位是拇指真正的前后位。拇指极度旋前，指背平放于照相板。（B）Bett 位：旋前 20° 以将拇指置于真正的侧位

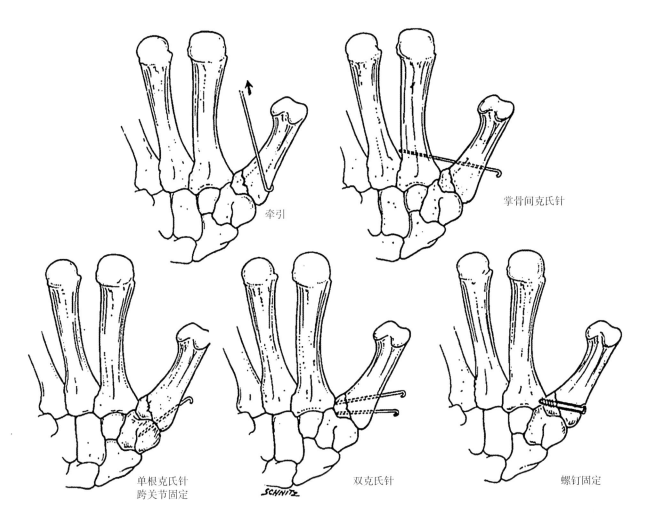

图 10.9　Bennett 骨折的不同固定方法

尺侧副韧带撕脱

- 存在以下情况时需要切开复位内固定（ORIF）。
  - 20% 或以上的关节受累。
  - 骨折块移位。
  - 应力试验显示不稳定。

围手术期计划

- 为了提高闭合复位的成功率，最好在受伤后 10 天内进行治疗。

- 麻醉的选择取决于外科医生 / 麻醉师，但是可以选用全身、区域阻滞或局部麻醉。让患者在舒适且放松的情况下完成闭合复位。

体位

- 患者取仰卧位，将患肢外展 90° 置于可透视手术桌上。
- 可使用上臂或前臂止血带，尤其是在需要切开复位时。

手术技巧

闭合复位经皮固定 Bennett 和 Rolando 骨折

- 患者充分放松并麻醉后，在掌骨基底直接施加压力，同时纵向牵引拇指并使其旋前、外展（图 10.6）。
- 术中透视检查骨折块和关节面的复位情况。必须通过多个投照角度确定复位是否满意（图 10A，B）。
- 1 枚克氏针经掌骨干穿至大多角骨。最常用 0.045in（1.1mm）的克氏针，对于儿童或较小的患者可用更小的克氏针（图 10.10C）。
- 助手可以帮助维持复位或打入克氏针。拇长展肌和拇长伸肌腱的力量很大，在固定前很容易复位丢失。
- 如果掌侧的骨折块足够大，可以额外放置 1 枚克氏针，将骨块固定在掌骨和 / 或大多角骨（图 10.10D）。
- 另外，也可以将克氏针从第一掌骨穿至第二掌骨固定（图 10.9）。
- 在皮肤外剪断克氏针，盖好保护帽，然后拇指夹板固定。
- 如果闭合复位不满意（关节台阶 ≥ 1mm），应切开复位。
- 对于 Rolando 骨折，可能需要多根克氏针固定，不仅为了完成复位，还可以维持掌骨长度和预

防塌陷。尽管该技术对于骨块较大并且粉碎不严重的 Rolando 骨折有效，但必要时即行切开复位。

Bennett 骨折的切开复位

- 在第一腕掌关节桡背侧有毛区和无毛区的交界处取 Wagner 切口。切口位于拇长展肌腱和鱼际肌之间，近端弧向腕横纹至桡侧屈腕肌腱桡侧（图 10.11A）。
- 牵开皮瓣，注意保护桡神经浅支和正中神经掌皮支（图 10.11B）。
- 切开鱼际筋膜，并在腕掌关节水平从掌骨骨膜上剥离鱼际肌（图 10.11C）。
- 切开关节囊暴露骨折块。避免将尺侧骨块与软组织剥离。尺侧的骨折块可通过将骨折远端旋后、外展并向背侧牵拉以达到最佳视角。一个小的骨拉钩可以辅助复位。
- 清除骨折断端血肿或骨痂以便复位。
- 复位后临时以克氏针或巾钳固定。在某些情况下，两枚 0.045in 克氏针可用于终极固定（图 10.11D）。
- 对于较大的骨折块，1.3~2.0mm 的螺钉可以提供更好的稳定性。
  - 为防止骨折块碎裂，选用螺钉的螺纹直径应小于骨块皮质表面 30%。
  - 术中透视确认内固定物位置是否满意，并确保螺钉未进入掌指关节或第二掌骨中。

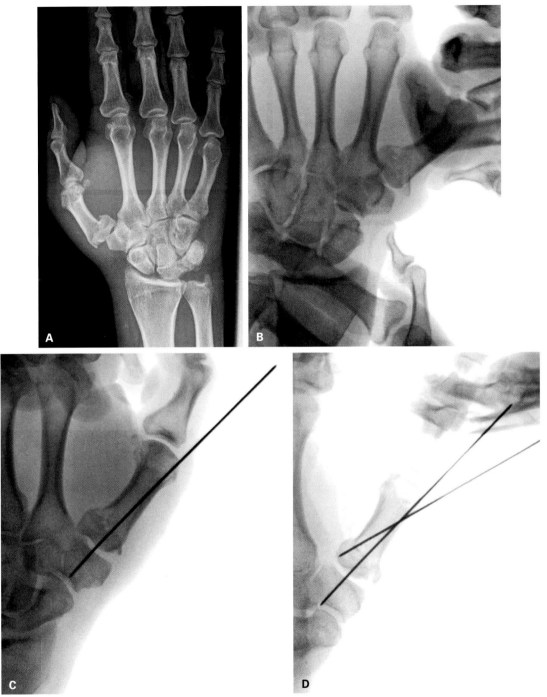

图 10.10 （A）掌骨移位的 Bennett 骨折的侧位像。（B）术中透视证实复位。（C）第一枚克氏针将掌骨固定到大多角骨。（D）另一枚克氏针经掌骨固定 Bennett 骨块以完成终极固定

○临时固定的克氏针可以作为钻头方向的参照，植入该克氏针时必须为螺钉预留空间。

○为了避免改变关节表面的自然弧度，放置螺钉时避免过度加压。

●最终透视检查并确认关节面解剖复位。

●用可吸收线缝合关节囊，分层闭合伤口。

●患指置于衬垫良好的拇指夹板中。

Rolando 骨折的切开复位内固定

●做 Wagner 切口（同 Bennett 骨折）。

●沿拇指的骨干延伸桡侧切口。注意识别并保护桡神经浅支分支。

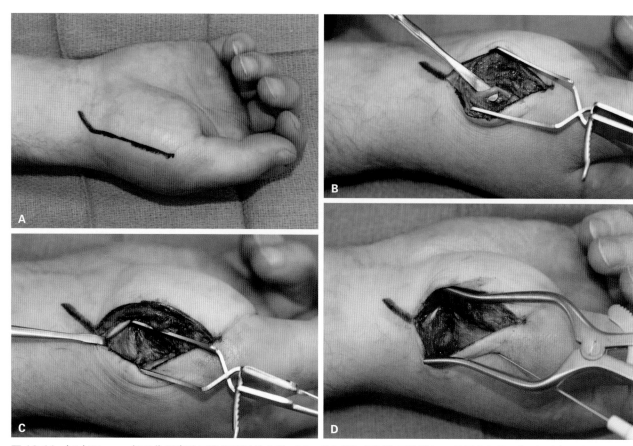

图 10.11　（A）Wagner 切口位于有毛区和无毛区的交界。（B，C）仔细解剖拉开桡神经，暴露鱼际肌。（D）剥离肌肉后切开骨膜，暴露骨折线，克氏针临时固定

- 复位两个较大的基底骨折块，并用克氏针或巾钳临时固定。
- 可用一枚拉力螺钉横行复位基底骨折块。然后用克氏针或微型中和钢板将其与骨干固定。
- 或者使用 T 形钢板、L 形钢板或角钢板进行固定。
  - 将切口向远侧延伸，暴露足够的掌骨干以便放置钢板。
  - 将钢板的横行部分置于基底骨折块之上（图 10.12A）。
  - 如果使用 T 形或 L 形钢板，偏心放置螺钉以实现基底骨块间加压（图 10.12B，C）。
  - 掌骨干上方的钉孔中打入皮质骨螺钉（图 10.12D）。
  - 可以通过从掌骨干向基底骨块打入一枚拉力螺钉以增强稳定，该螺钉可以经钢板或钢板外放置。

- 通过直视和透视检查确认关节面复位情况。
- 关闭关节囊，分层闭合伤口，然后将患指置于拇指夹板中。

粉碎性 Rolando 骨折的外固定架固定

- 详细的术前计划至关重要。对侧无损伤的掌指关节 X 线片可作为模板以确定掌骨复位后的长度。
- 第一掌骨和第二掌骨之间用 2.0~2.5mm 的微型外固定架构建一个四边形。维持第一掌骨外展位。这有助于复位近端骨块（图 10.13）。
- 如上所述，取 Wagner 切口。
- 通过螺钉或克氏针固定近端骨折。
- 调整外固定架，固定骨折远端，确保拇指无屈曲畸形。第一掌骨基底与第二掌骨基底在同一直线上。如若合并骨缺损，则予以植骨。
- 确认将拇指相对于手平面旋前 90° ~120°，向桡

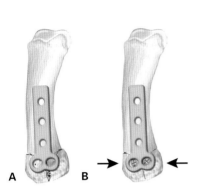 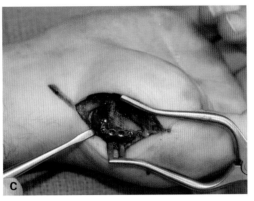 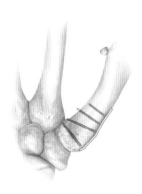

图 10.12 （A）将钢板的横行部分置于基底骨折块之上。（B）偏心放置螺钉以实现基底骨块间加压。（C）术中钢板放置。（D）最终固定后钢板和螺钉情况

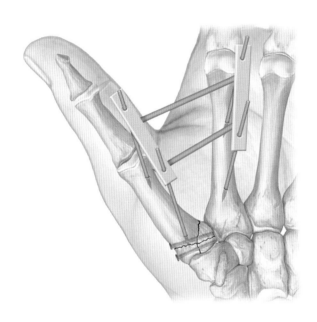

图 10.13 粉碎性 Rolando 骨折的外固定架放置情况

侧和掌侧外展 45° 位固定。

● 闭合关节囊并逐层闭合切口。

尺侧副韧带撕脱骨折

● 做一 Lazy-S 或 "人" 字形切口,切口顶点在掌指关节掌尺侧（**图 10.14A**）。

● 识别并保护背侧感觉神经支。

● 拇收肌腱膜近端可见骨性 Stener 损伤。平行于拇长伸肌腱且偏掌侧 3mm 切开拇收肌腱膜,暴

露掌指关节尺侧和尺侧副韧带（**图 10.14B**）。

● 在尺侧副韧带背侧纵向切开关节囊。

● 确定骨折部位并清除血肿。

● 如果有较大的单个骨块,则使用 1.5mm 的螺钉固定。

  ○ 螺钉的入点和方向必须周密设计。一旦骨折复位,就很难看到关节或骨折线。

  ○ 由于骨折块相对较小,因此外科医生通常只有一次机会准确地打入螺钉。如果尝试多次,则骨折块很有可能被打碎。

  ○ 如果骨折块粉碎,则可以清除碎骨块,将尺侧副韧带的远端通过缝合锚钉直接固定到近节指骨。

● 如果骨折块太小,不适用螺钉固定,则可考虑使用张力带固定（**图 10.14C**）。

  ○ 继续向远端暴露近节指骨。

  ○ 在距离掌指关节的掌背侧 1cm 处钻孔。

  ○ 用 26 号钢丝 "8" 字固定。可以用 20 号针头作为导向器来引导钢丝穿过韧带。

  ○ 用巾钳维持骨块复位并拧紧钢丝。

● 如果有多个小骨块,可以予以清除后使用缝线锚钉或缝线将尺侧副韧带止点固定。

● 用 4-0 可吸收缝线修复关节囊和内收肌腱膜。

● 内翻应力下确认关节的稳定性。将掌指关节保持屈曲,同时避免钢丝拧得太紧。

● 逐层关闭伤口,然后将患者置于前臂拇指夹板中。

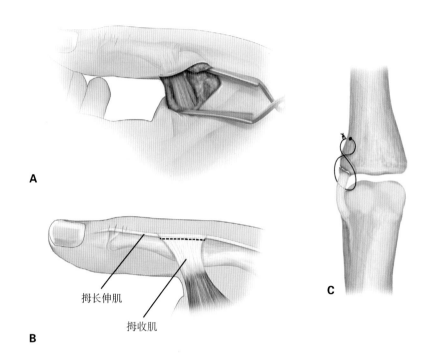

拇长伸肌

拇收肌

图 10.14（A）沿着掌指关节尺侧做一 Lazy-S 切口，辨别拇收肌。（B）拇收肌腱膜的切口与拇长伸肌腱平行且偏掌侧 3mm。（C）用张力带技术固定骨折

要点

* 最初尝试闭合复位，如果不能达到满意复位（关节面台阶 < 2mm），则建议切开复位。
* 沿拇指背侧切开时，注意保护桡神经浅支。
* Bennett 骨折的复位关键点在于第一掌骨外展、旋前和牵引的同时在掌骨基部施加压力。
* 对于 Bennett 骨折，维持复位的同时打入克氏针是十分困难的，所以一个助手会很有帮助。
* 尺侧副韧带完全撕裂 / 撕脱的最可靠的临床指标是内翻试验阳性。
* 在离开手术室之前，务必对关节表面复位情况进行最终检查。

陷阱

× Bennett 和 Rolando 骨折通常是不稳定的，需要复位和固定。为了获得最佳结果，必须恢复关节面平整。
× 在尺侧副韧带撕脱性骨折的骨块中放置螺钉时，很容易将骨折块打碎，所以周密的计划至关重要。如果发生这种情况，则需清除碎骨块，并用骨锚将尺侧副韧带直接固定到近端指骨。

术后管理

Bennett 和 Rolando 骨折

● 固定牢靠的患者可在术后 5 天开始进行轻柔活动。
● 如果应用克氏针固定，4 周后进行物理治疗。
● 如果应用外固定架固定，6 周后开始活动。

UCL 撕脱骨折

● 拇指支具固定约 4 周。物理治疗从轻柔的运动练习开始。运动间隙用夹板予以保护。
● 如果用克氏针固定，则在术后 4 周左右取出。
● 通常在 8 周左右开始无限制活动。

结果

● 开放或闭合固定 Bennett 骨折在后期功能和关节炎发生率方面没有区别。解剖复位对于预后是最重要的。
　○ 6 个月后如果有持续疼痛并且影像学可见关节不平整，则可以考虑行腕掌关节融合。
● 开放治疗尺侧副韧带撕脱性骨折，患者可恢复

捏力和握力。掌指关节的活动范围可能会略微减小，但对功能几乎没有影响。

并发症

- 复位不良或复位丢失所致的畸形愈合可能进一步导致关节炎。
- 手术部位或针道感染。
- 长期或不适当的制动引起的术后僵硬（拇指置于外展位以避免内收挛缩）。
- 手术过程中的感觉神经副损伤。
- 尺侧副韧带过紧可能导致掌指关节僵硬。

参考文献

[1] Carlsen BT, Moran SL. Thumb trauma: Bennett fractures, Rolando fractures, and ulnar collateral ligament injuries. J Hand Surg Am. 2009;34(5):945- 952.

[2] Liverneaux PA, Ichihara S, Hendriks S, Facca S, Bodin F. Fractures and dislocation of the base of the thumb metacarpal. J Hand Surg Eur Vol. 2015;40(1):42- 50.

[3] Moran SL, Berger RA. Biomechanics and hand trauma: what you need. Hand Clin. 2003;19(1):17- 31.

[4] Edmunds JO. Current concepts of the anatomy of the thumb trapeziometacar- pal joint. J Hand Surg Am. 2011;36(1):170- 182.

[5] Bettinger PC, Linscheid R, Berger RA, Cooney WP, An K. An anatomic study of the stabilizing ligaments of the trapezium and trapeziometacarpal joint. J Hand Surg Am. 1999;24A:786- 798.

[6] Husband JB, McPherson SA. Bony skier's thumb injuries. Clin Orthop Relat Res. 1996;(327):79- 84.

[7] Stener B. Displacement of the ruptured ulnar collateral ligament of the met-acarpophalangeal joint of the thumb: a clinical and anatomical study. J Bone Joint Surg Br. 1962;44(4):869- 879.

[8] Kadow TR, Fowler JR. Thumb injuries in athletes. Hand Clin. 2017;33(1):161- 173.

[9] Malik AK, Morris T, Chou D, Sorene E, Taylor E. Clinical testing of ulnar collateral ligament injuries of the thumb. J Hand Surg Eur Vol. 2009;34(3):363- 366.

[10] Livesley PJ. The conservative management of Bennett's fracture- dislocation: a 26- year follow- up.pdf. J Hand Surg Br. 1990;15(3):291- 294.

[11] Hintermann B, Holzach PJ, Schutz M, Matter P. Skier's thumb – the signifi- cance of bony injuries. Am J Sports Med. 1993;21(6):800- 804.

[12] Oosterboss CJM, De Boer HH. Nonoperative treatment of Bennett's fracture: a 13 year follow up. J Ortop Trauma. 1995;9:23- 27.

[13] Sailer M, Lutz R, Zimmermann R, Gabl M, Ulmer H, Pechlaner S. Closed reduc-tion transarticular kirschner wire fixation versus open reduction internal fixation in the treatment of Bennett's fracture dislocation. J Hand Surg. 2016;28(2):142- 147.

[14] Kjaer- Petersen K, Langhoff O, Andersen K. Bennett's fracture. J Hand Surg Br. 1990;15(1):58- 61.

[15] Buchler U, McCollam SM, Oppikofer C. Comminuted fractures of the basilar joint of the thumb: combined treatment by external fixation, limited internal fixation, and bone grafting. J Hand Surg Am. 1991;16(3):556- 560.

[16] van Niekerk JL, Ouwens R. Fractures of the base of the first metacarpal bone: results of surgical treatment. Injury. 1989;20(6):359- 362.

[17] Foster RJ, Hastings H. Treatment of Bennett, Rolando, and vertical intraarticu- lar trapezial fractures.

[18] Kozin SH, Bishop AT. Tension wire fixation of avulsion fractures of the thumb metacarpophalangeal joint. J Hand Surg Am. 1994;19(6):1027- 1031.

[19] Timmenga EJ, Blokhuis TJ, Maas M, Raaijmakers EL. Long- term evaluation of Bennett's fracture. A comparison between open and closed reduction. J Hand Surg Br. 1994;19(3):373- 377.

第二部分

肘关节和前臂骨折

JEFFREY N. LAWTON, MD

第十一章　桡骨远端骨折

第十二章　尺桡骨远端骨折

第十三章　前臂骨折

第十四章　桡骨近端骨折

第十五章　尺骨近端骨折

第十六章　肘关节恐怖三联征

第十七章　肱骨远端孤立性关节骨折

第十八章　肱骨远端骨折

第十九章　肱骨干骨折

第二十章 A　小儿前臂骨折

第二十章 B　小儿肘部骨折

第十一章

桡骨远端骨折

BRIAN P. KELLEY, MD, KEVIN C. CHUNG, MD, MS

定义

- 桡骨远端骨折即桡骨远端 1/3 骨折, 桡腕关节和尺切迹。

流行病学

- 2001 年, 美国发病 640 000 例。
- 其中大约 25% 的儿童骨折和 18% 的老年人骨折。
- 桡骨远端骨折在美国的发病率越来越高, 是人体最常见的骨折之一。
- 骨折年龄段呈双峰分布, 最常见于 6~10 岁和 60~70 岁的患者。
- 而高能量损伤多为年轻人。

解剖学

相关解剖 (图 11.1)

- 3 个凸关节面: 舟状面、月状面、尺切迹。

桡骨掌侧解剖

- 干骺端由旋前方肌 (PQ) 覆盖。
- 肱桡肌止点附着于桡骨茎突, 可使远端骨折牵拉移位。
- 拇长屈肌 (FPL) 覆盖 PQ, 并在桡骨远端掌侧分水岭附近交叉走行。

桡骨背侧解剖

- 第一至第四背伸腕管位于桡骨背侧。
- Lister's 结节分离第二和第三背侧腕管。

- 背侧桡尺 [三角纤维软骨复合体 (TFCC)] 和桡腕背侧韧带 (Drc) 位于尺背侧, 复位丢失可能导致远端桡尺关节 (DRUJ) 或桡腕关节不稳定。

桡骨远端标准 X 线片及骨折表现

- 射线照相规范 (表 11.1, 图 11.2)
- 泪滴角 (图 11.3)
  - 掌侧骨折标志

骨折分型

- 桡骨远端骨折目前已经有许多骨折分型, 但是没有一个骨折分型可以包括所有骨折类型或适合指导所有骨科医生。
- 分型主要用于标准化骨折类型以比较结果的研究。
- 大多分型在准确性和可重复性上变异性太大。
- 大多数研究表明, 分类系统不足以预测结果。

主要骨折分型

- 主要参考既往的研究 (图 11.4)
  - Colles 骨折: 关节外骨折, 桡骨远端向背侧移位成角畸形。
  - Smith 骨折: 亦称反向 Colles 骨折; 桡骨远端向掌侧移位成角畸形。
  - 掌侧 Barton 骨折: 桡骨远端关节内骨折, 以致应力方向沿桡骨远端向掌侧走行, 骨折片向掌侧移位, 腕关节亦出现半脱位。
  - 背侧 Barton 骨折: 桡骨远端关节内骨折, 骨远端背侧缘造成骨折, 骨折片多向背侧移位, 并伴有腕关节半脱位。
  - Die-punch 骨折: 腕骨下关节嵌压骨折, 最常

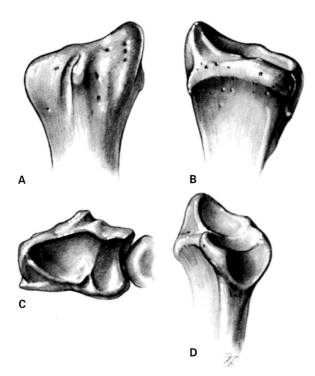

图 11.1 桡骨远端解剖：(A)背侧，呈现凸曲面，表面有伸肌支持带覆盖。(B)掌侧，表面有旋前方肌附着，与关节面交界处有一条远分分水岭线。(C)关节面，左侧为舟状面，右侧为月状面。(D)尺侧面，显示所有 3 个关节面

指月骨撞击，造成桡月关节面压缩的骨折。

- Chauffeur 骨折：桡骨茎突关节内骨折。
  - 名字来源于早期汽车上的曲柄启动装置，它主要是参与造成司机开车时创伤。

● AO 分型
  - 使用最为广泛的分型。
  - 主要分为 A~C 3 型，但是其分型的亚分型，可靠性和重复性较差。
  - A 型关节外骨折。

- B 型部分关节内骨折。
- C 型完全关节内骨折。
● Frykman 分型（Ⅰ ~ Ⅷ）
  - 全偶数（Ⅱ、Ⅳ、Ⅵ、Ⅷ）分型与尺骨茎突骨折分型相同。
  - Ⅲ ~ Ⅷ型为关节内骨折。
● Fernandez 分型
  - 根据损伤机制分型，更好地结合韧带共同损伤。
● Melone 分型
  - 对损伤的部位进行分型：①桡骨干；②桡骨茎突；③桡骨内侧背侧小关节；④桡骨掌内侧小关节。
● 三柱分型
  - 外侧（桡侧柱）– 茎突和舟状面。
  - 中间柱 – 月状面。
    - 负重面。
  - 内侧柱（尺侧柱）– 尺切迹，TFCC，尺桡关节及韧带。
● 其他有趣的分型系统
  - Mayo Clinic 分型 – 强调关节内骨折的小关节受累。
  - Fragment-Specific 关节内骨折分型 – 关节骨折分类系统五大碎片：背侧、受力关节面、桡骨茎突、尺背角和掌侧缘。

合并损伤

下桡尺关节（DRUJ）不稳定

● 在所有桡骨远端骨折中均应评估 DRUJ

表 11.1

正常影像学解剖结构和可接受的复位标准

位置	量度	正常值	接受的复位
正位（AP）	桡骨高度	13mm	< 5mm 短缩
	掌倾角	23°	改变 < 5°
	关节台阶	无台阶、匹配	< 2mm 关节台阶
	尺桡负向变	尺骨高度平均为 1mm	存在高低差异
侧位	掌倾角	11°	向背侧成角 < 5°或掌倾角在 20°内
	泪滴角 [a]	70°	不适用
	关节面深度	匹配	改变 > 2mm 与不良结果相关
	AP 距离 [b]	20mm（男性）；18mm（女性）	不适用

[a]：泪滴角——通过桡骨的纵轴与关节表面与软骨下骨切向的线来测量；角度的增加或减少都可以代表桡骨远端掌侧缘骨折

[b]：AP 距离——桡骨远端从掌侧到背侧缘的距离，加宽提示关节内骨折

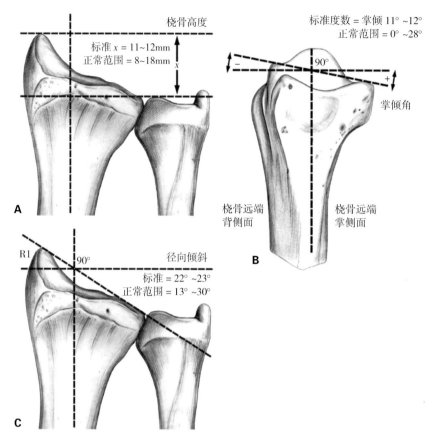

标准度数 = 掌倾 11°~12°
正常范围 = 0°~28°

桡骨高度

标准 x = 11~12mm
正常范围 = 8~18mm

径向倾斜

标准 = 22°~23°
正常范围 = 13°~30°

桡骨远端背侧面　　桡骨远端掌侧面

掌倾角

图 11.2 桡骨正常解剖

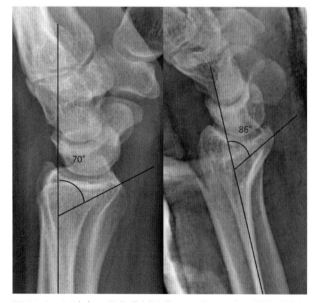

图 11.3 泪滴角，是指掌侧关节面形成"泪滴"样的轴线与桡骨纵轴的夹角，这个角度通常是 70°。角度增加提示掌侧边缘骨折

- 不稳定者应在术前放置 Sugar-Tong 夹板（上臂），以减少 DRUJ 不稳定。如果非手术治疗是最终治疗方案，则持续夹板固定。

- 在手术中，尺骨茎突有较大骨折块除桡骨固定外，还可能需要尺骨切开复位内固定（ORIF）。
- 桡骨远端骨折复位内固定后应评估其不稳定性。远端碎片的径向移位可能导致远端斜骨间膜（DOIM）松弛。单纯对 DOIM 处理进行紧缩，很多时候都可以稳定下桡尺关节（DRUJ）
- DRUJ 一定要进行相应的检查。单纯的 DRUJ 损伤不稳定保守治疗可通过对侧夹板（旋前或旋后）进行治疗。
- DRUJ 完全不稳定，如无大骨折碎片，可复位 DRUJ 后用多枚克氏针固定，术后前臂维持在中立位。

腕间韧带损伤

- 可单独损伤或者腕关节周围骨折累及损伤。
- 开放性腕关节骨折脱位和桡骨茎突骨折特别容易韧带损伤。
- 桡骨远端骨折合并韧带撕裂的发生率：
  - 30% 舟状骨周围韧带损伤

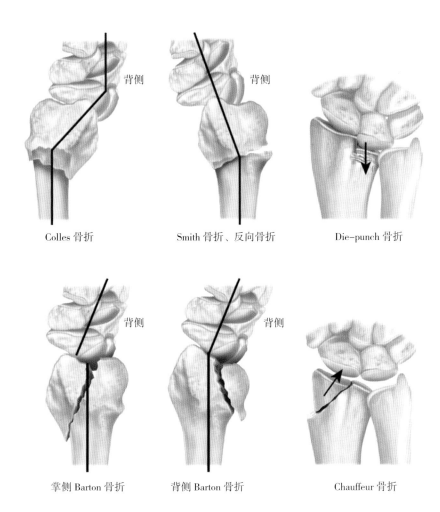

Colles 骨折　　　Smith 骨折、反向骨折　　　Die-punch 骨折

掌侧 Barton 骨折　　　背侧 Barton 骨折　　　Chauffeur 骨折

图 11.4 以发现者命名的桡骨远端骨折

○ 15% 月骨周围韧带损伤
● 手术修复适用于有不稳定表现的活动能力强的，以及年轻人。

正中神经损伤

● 最常见的是与神经质损伤直接相关。骨折碎片压迫神经。
● 然而，神经很少会因为创伤或者骨折碎片导致断裂。
● 应通过查体和两点鉴别来观察神经恢复情况。
● 大部分的桡骨远端骨折合并神经损伤可以通过骨折闭合复位，神经症状通常在 24~48h 内消失。
● 急性腕管松解的指针是神经损伤症状没有改善或恶化。
● 没有相关的文献报道支持腕管松解作为常规治疗方法。

复杂局部疼痛综合征（CRPS）

● 复杂局部疼痛综合征（CRPS）的发生率在桡骨端骨折的发生率有很大的变化，在 1%~37% 之间。
● 桡骨远端骨折患者掌侧锁定钢板内固定后的发生率在 3%~10% 之间。
● 维生素 C 500IU 连续使用 50 天已被建议作为预防 CRPS，但并没有充分的证据及疗效分析。

桡骨远端骨折治疗原则

发病机制

骨质疏松症

● 骨质疏松是远端桡骨骨折主要的继发因素。
● 骨密度检测（DEXA）建议女性骨折后进行常规

扫描，尤其是绝经后妇女。

- 桡骨远端骨折的成年男性也可能是由骨质疏松导致的。

损伤机制

- 通常是由于摔倒时手掌撑地或高能量损伤导致的。
- 骨折形态及成角方向反映了损伤时手腕所在的位置。
- 高能量的损伤往往会导致多发的骨折合并周边韧带和关节的损伤。

环境

- 很多的摔伤可能是因为寒冷的天气导致的降雪或者水结冰导致的。

病史 / 体格检查

- 病史询问应包括年龄、惯用手、职业、伤前活动能力、主动活动、被动活动、受伤部位、受伤机制、既往病史、过敏史和既往服用的药物。
- 应特别注意影响骨折愈合或增加感染风险的并存病和相关因素。
  - 吸烟
  - 糖尿病
  - 骨质疏松症或遗传性骨病
  - 炎症性疾病或自身免疫性疾病
- 检查皮肤是否存在开放性损伤。
- 对上肢神经详细检查。
- 注意肘关节的功能检查以评估近端的损伤。
- 应记录已有的肩部、肘部或手部的丢失活动度，并与对侧进行比较。
- 排除所有主观和客观的影响因素。

诊断标准

X 线片

- AP、斜位和侧位片对桡骨远端骨折的排查是非常有必要的。
- 侧位倾斜 20°（切线位）对评估桡骨远端关节

面，在术中是比较常用的方法。

- 术中可利用桡骨远端背侧切线位来显示背侧皮质和伸肌的关系。术后，这些特殊位置的 X 线片已经被 CT 扫描所取代，CT 可以给出更加准确判断和客观的评价。
  - 对骨折背侧突出骨块的有意义
  - 透视时手掌呈屈曲位
  - Lister's 结节因充分显露

CT 扫描

- 可用于严重粉碎性骨折、复杂关节内骨折或怀疑腕关节损伤的术前评估。

MRI

- 可用于检查合并的软组织损伤。
- 在感染或畸形愈合 / 不愈合的情况下，可用于观察骨的缺血性坏死或后遗症。
- 不作为常规检查方法。

超声

- 一些外科医生提倡超声，而不是 X 线透视，来诊断桡骨骨折和检查骨折复位。
- 但是没有研究证实的情况下，其证据不足以提倡这种技术来诊断骨折。

X 线透视

- 可以术中辅助复位同时检查复位后的情况，以确保骨折复位和固定的稳定情况。

保守治疗注意事项

- 稳定的无明显的桡骨远端骨折应保守治疗。
  - 短臂石膏或夹板固定应给予肘部、手指和拇指足够的活动空间，以避免造成不必要的僵硬。
  - DRUJ 损伤需要夹板固定
  - 如果涉及腕部的韧带的损伤往往要行拇指"人"字石膏托固定。
  - 可拆卸的夹板用于轻伤患者，但如果患者的依从性差或骨折不稳定，则应避免使用。

- 对于活动能力差的老年患者，可扩大保守治疗桡骨复位的可接受标准。
  - 老年患者因为活动能力差可接受增加畸形、畸形愈合或运动能力部分损失，而在高需求或年轻患者应尽可能地解剖复位。
  - 外科医生很多时候不建议老年人行手术治疗，因为保守治疗很多时候是可以接受的。

要点

- ✳ 屈伸肌腱断裂［特别是拇长伸肌（EPL）］在桡骨远端骨折中有 5% 的发生率。
- ✳ Cotton Loder 位：传统的闭合复位体位；在急性外科治疗期间仍然有用，但不推荐用于长期夹板 / 石膏。
  - ✳ 腕屈尺偏位。
  - ✳ 导致手指僵硬和正中神经受压增加。
- ✳ 如果可能的话，上肢悬吊应该避免，因为可能会导致肩部和肘部不必要的僵硬。

手术管理

固定物的选择

- 有各种各样的固定支具和固定材料可以用来实现骨折的固定。
- 应选择具有成本效益合适的骨折固定材料。
- 对于复杂骨折，可能需要多个内固定装置，以实现坚实的固定。
- 通常一个固定良好的支具或石膏、克氏针和一个外固定架或接骨板都可用于治疗具有难度的桡骨远端骨折。

体位

- 患者取仰卧位，手臂外展放在手台上。
- 可以进行 C 臂机的透视。
- <u>止血带</u>应放在肘部上方。
- 麻醉首选区域阻滞。

桡骨远端手术入路

联合入路

- 多个入路联合以促进复杂的修复或多种手术固定方式。
- 切口可以根据需要设计，但应注意保持正确的解剖组织间隙，以保护神经血管结构。

手术技术

手术方法

经皮穿刺

- 手术入路。
  - 正确穿透皮肤。
  - Mini-Open 技术（1~2cm 切口）：固定时保护软组织。

Kapandji 技术（图 11.5）

- 在第四和第五背侧室之间，通过骨折将一根 1.5mm 的克氏针尺背侧插入掌皮质。然后用这根克氏针杠杆撬拨复位骨折（图 11.5A，B）。
- 复位后，克氏针通过掌侧皮质向前推进以保持复位。复位丢失，这个位置不应加以调整，因为它会破坏碎片的稳定。
- 然后在第一和第二背侧室之间放置桡骨茎突和背侧桡骨针（图 11.5C，D）。
- 根据需要添加额外的克氏针，以完全稳定骨折。

其他技术（图 11.6）

要点

- ✳ 骨折的复位后可以经皮用克氏针通过低速钻固定并维持复位。

陷阱

- ✗ 粉碎性骨折
  - ✳ 骨折块粉碎时。反复的复位或固定会进一步破坏骨折块完整性或导致额外的骨折。如果可能，骨折块应第一次固定时，积极地反复透视检查和验证克氏针位置。

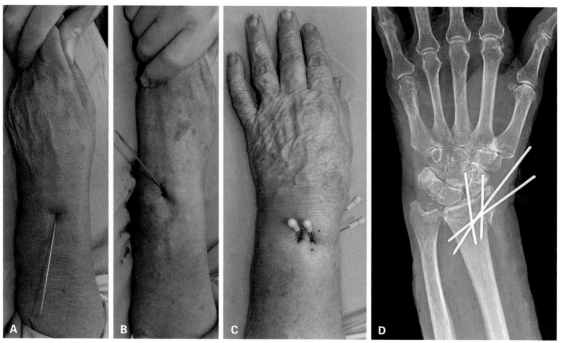

图 11.5 应用 Kapandji 技术经皮穿刺固定桡骨远端骨折：(A) 针入掌侧皮质。(B) 该针被用作复位骨折的杠杆，然后通过掌侧皮质向前推进以确保复位。(C，D) 增加额外的克氏针以完成固定，以及 X 线片显示。通过撬拨骨折复位

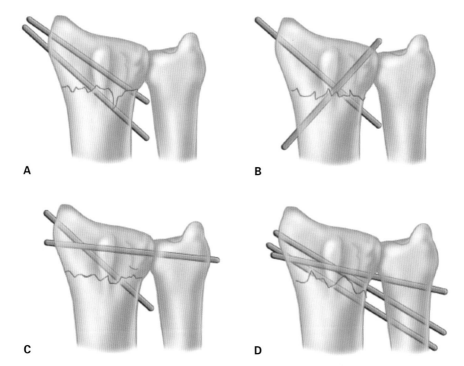

图 11.6 (A~D) 经典的克氏针固定方法

外固定

手术入路

- 远端做 2~3cm 切口，切口位于第二掌骨的桡侧（**图 11.7**）。

- 近端做 2~3cm 切口，切口位于桡骨中轴背侧，靠近拇长展肌和拇短伸肌起点。
- 桡侧伸腕长、短腕肌（ECRL、ECRB）肌腱应予以保护。
- 桡神经浅支在这一区域向腕管背侧走行。

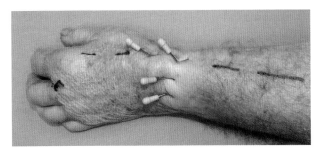

图 11.7　先经皮克氏针固定维持骨折基本形态后并在放置外固定架时做标记远近端钉道位置

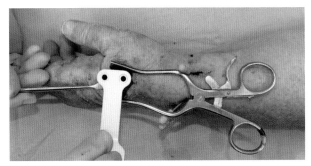

图 11.8　外固定架丝钉导向器放置于第二掌骨上

外固定架的放置与牵引

- 切开后，分别在第二掌骨及桡骨植入外固定架丝钉并连接（**图 11.8~ 图 11.10**）．
  - 如果没有丝钉导向器，可以使用固定支架的位置来调整第二掌骨和桡骨丝钉的位置。
- 多平面的外固定装置可用于提供适当的牵引力，在不过度压迫神经和肌腱同时仍然提供多平稳的稳定从而减少骨折块的移位。

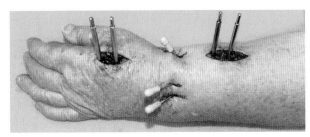

图 11.9　外固定架丝钉置入完毕

陷阱

- 过度地牵引和复位可能会导致神经损伤和肌腱腱腹结合部的损伤，以及感觉异常和手部僵硬。
- 透视下检查桡腕关节和腕间关节是否存在持续的不稳定。

术后管理

- 暴露的针或外固定器的患者应立即开始针护理。我们通常每天使用稀释的过氧化氢溶液清洁 2 次。淋浴或浴缸避免针道污染。固定装置一直维持骨折稳定骨痂形成，通常为 5~6 周。
- 患者在骨折完全愈合之前上肢不得负重超过 2.68kg。

切开复位背侧固定

手术入路

- 在第三掌骨和第三背侧间室，即 Lister's 结节的尺侧，设计了一个直的纵向切口。如果需要进入关节面，切口可以向远端延伸（**图 11.11**）。
- 注意软组织的保护，避免过多的分离。
- 在第三个背侧间室打开时注意 EPL 肌腱的保护。
- 然后在骨膜下分离牵拉抬高第四间室，暴露桡骨远端背侧面，同时注意保护骨折块，同时进

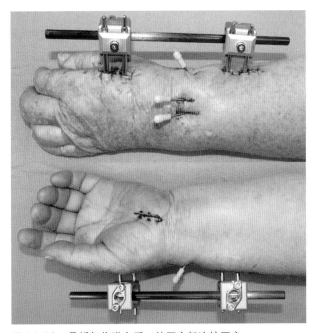

图 11.10　骨折复位满意后，外固定架连接固定

行锐性的剥离和复位。Lister's 结节必要时用咬骨钳去除，以更加贴附地放置钢板。

- 放置钢板时需要注意桡骨远端尺背侧边界，以防止桡尺背侧韧带断裂。

钢板定位与固定

- 骨折暴露后，复位骨块。通常，使用 T 形钢板的稳定关节面骨块并固定，来实现远端固定和

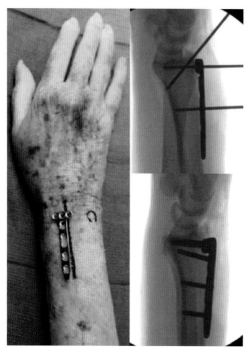

图 11.11 （A）背侧钢板所示背侧切口大小和部位。（B）克氏针用于钢板固定前维持骨折位置和确定钢板位置。（C）用螺丝钉固定钢板，注意避免螺钉过长

保持复位（**图 11.11**）。

- 根据所选择的钢板系统，首先固定钢板的轴向结合孔，以便在固定后合理的调整钢板位置。
- 钢板在远端主要起到支撑作用，远端锁定螺钉有时可能不需要。

特殊情况：尺 – 背角

- 尺 – 背角骨折，与尺掌侧骨折一样，是值得关注的。因为这些关节内骨折会破坏月状面和尺切迹。此外，塌陷的关节面常常有桡骨和桡腕韧带的残余附着物所嵌入，软组织嵌入会干扰复位。
- 在第四背间室底部的背侧入路中，尺骨背侧碎片可以有效地复位，如果不怀疑软组织嵌入，也可以通过经皮克氏针固定。
- 在背侧入路钢板固定时，可以用 1.0mm 克氏针来固定骨折块。
- 是否使用背侧钢板可据外科医生的熟悉程度和经验来判断。
- 如果首选掌侧钢板，外科医生可以使用背侧加压螺钉技术来固定这个背侧骨块（**图 11.12**）。

要点

＊临时的克氏针固定维持骨块位置有助于钢板的放置。
＊关节面是否平整可以通过术中透视确定。
＊如果小的碎骨块不能通过钢板螺钉固定，那么碎骨块可以用克氏针固定或者缝线固定于钢板上。
＊常作为掌侧钢板的辅助固定使用。

陷阱

✘不稳定的尺 – 背角可能导致骨折复位的丢失和桡腕关节不稳。

切开复位掌侧固定

手术入路

- 通常的掌侧入路在桡侧腕屈肌（FCR）和桡动脉之间的间隙。
- 我们更喜欢在桡侧腕屈肌 FCR 的正上方以肌腱轴向做一个 7~8cm 的切口，为了减少术后线状瘢痕的产生，我们采取 Bruner 切口（**图 11.13**）。
- 切开皮肤后在 FCR 和桡动脉之间继续分离。
- 拇长屈肌腱 FPL 肌肉附着于尺骨，以便于暴露 PQ 肌肉。FPL 的肌腹足桡动脉近端供血管，结扎烧灼部分桡动脉远端部分分支并不牺牲主要的 FPL 血供。
- PQ 肌肉向两侧牵拉，牵拉至肱桡肌边缘，显露桡骨远端骨折远近端（**图 11.14**）。
- 另外另一种尺掌侧辅助入路，只适合于尺掌角骨折，对于茎突和侧柱骨折并不适用。
  - 手术入路在尺动脉和指浅屈肌（FDS）之间。
  - FDS 和指伸屈肌腱向桡侧牵拉（FDP），切断 PQ 后可以显露尺桡骨和乙状切迹。

骨折复位

- 骨折显露后，FPL 和 PQ 被拉至切口尺侧，这对正中神经是很好的保护作用。
- Colles 骨折的掌侧骨折块，可以通过持续牵引，过屈位复位骨折。
- 可以通过反向复位同时利用相对钝的器械利用杠杆技术复位骨折。

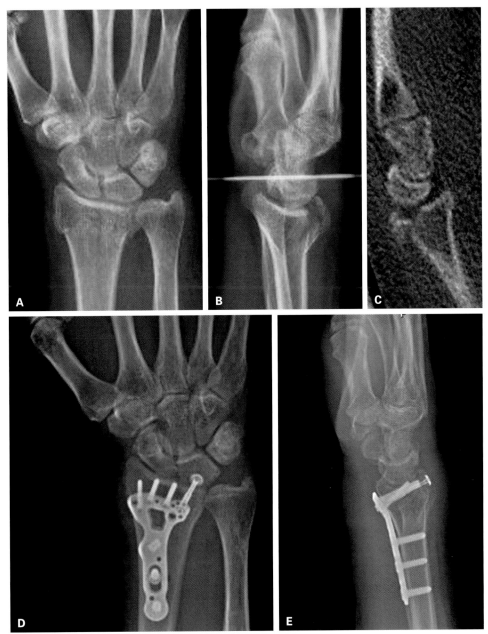

图 11.12 桡骨远端骨折伴尺 – 背角骨折。(A，B) X 线片显示压缩骨折，在桡骨远端尺背侧有骨折块。(C) CT 扫描可更准确地显示这些骨折块的位置及大小。(D，E) 采用掌侧锁定钢板附加背侧加压螺钉以固定桡骨尺背侧骨折块

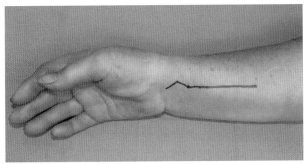

图 11.13 桡骨远端掌侧切口，切口位置在桡侧屈腕肌和桡动脉间隙

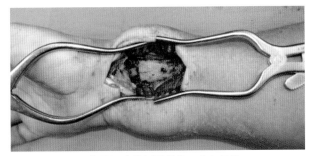

图 11.14 暴露桡骨远端掌侧骨折块，准备复位

- 老年人骨折应该注意，因为桡骨远端背侧骨皮质薄弱，一般为粉碎性骨折。
- 腕部屈曲有利于骨折的复位，同时术中需要反复透视验证骨折的复位。
- 桡骨茎突骨折可以暂时用克氏针固定。

钢板定位和固定

- 然后将钢板置于桡骨的纵轴的中心位置（**图11.15**）。术中钢板位置需要在直视下调整及反复透视确定。
- 钢板应放置得足够靠近骨折的远端，以便用锁紧螺钉或支撑螺钉固定骨折块。但是，钢板不应放置得太远，会导致螺钉进入关节内。钢板

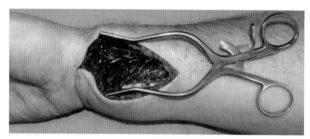

图 11.15　置入钢板基本定位满意后。首先固定钢板的滑动孔以便进行钢板的微调

跨越分水岭区域，钢板会对拇长屈肌腱（FPL）反复造成摩擦，导致其断裂。

- 先定位钢板近端的钉孔，并用皮质骨螺钉双皮质固定。
- 然后植入远端锁定螺钉。术中应注意确保它们不穿透背侧伸肌隔间。
  - 如果不需要固定背侧骨块，螺钉长度为75%的单皮质远端锁定螺钉与双皮质全长螺钉强度相当。
  - 如果需要固定一个关键的骨折块（如尺 – 背角），可以在 C 臂机透视下钻孔、测量并植入螺钉以固定该骨折块，但螺钉长度仍不能穿出背侧骨皮质。
- 对桡腕关节进行一个 22° 的侧位（切线位）透视，以评估是否有螺钉穿透至关节内（**图 11.16**）。
- 其余的近端螺钉可以采用普通皮质骨螺钉。

特殊类型：掌尺角骨折或月状面压缩骨折

- 这些骨折可以独立发生（压缩骨折），也可以作为关节内粉碎性骨折的一部分发生。
- 术前 CT 检查有助于更好地定位骨折块的位置，

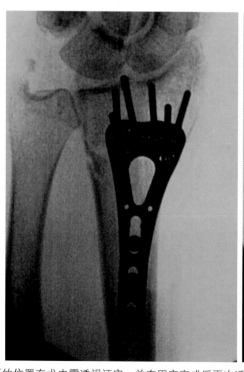
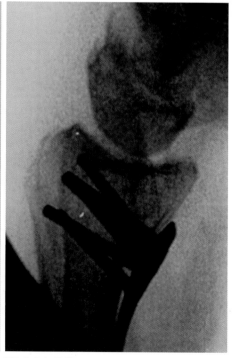

图 11.16　钢板的位置在术中需透视证实，并在固定完成后再次透视确定复位情况。侧位远端水平抬高 20°（切线位）透视可以确定螺钉并没有穿出关节面

并有助于术前规划。

- 如果骨折块很小或非常靠近关节面，掌侧钢板可能无法固定骨折块，或可能需要钢板放置靠近远端，这样会增加肌腱磨损的可能性。

- 特殊部位骨折可以选专用钢板进行小钢板进行单独的固定。对于复位困难或者粉碎性的桡骨远端骨折术者还可以考虑用外固定或桥式钢板来跨关节固定。

- 复位的丢失导致月骨的不稳定和半脱位（因为骨折块可能有腕关节周围韧带附着）。

- 内固定有多种选择，包括解剖钢板、张力带、钉板和钩钢板（**图 11.17**）。

- 与尺 – 背角骨折不同的是，掌尺角骨折不适合经皮克氏针固定。

- 压缩骨折可能需要植骨支撑关节面。

  ○ 自体骨移植可髂嵴取骨植骨，如果只需少量植骨，可取近端尺骨。

○ 有许多同种异体骨材料可以当骨填充材料，但外科医生应该认识到这些材料不具备自体骨的成骨成分。

要点

- ✳ 茎突骨折复位后可以用 1.5mm 克氏针临时固定。
- ✳ 植骨可用于关节面的压缩骨折，粉碎性骨折复位后合并骨缺损的患者以及超过 2 周的陈旧性骨折。

陷阱

- ✖ 冠状面移位。
  - ✳ 远端碎片相对于骨干的桡侧平移导致桡骨轴向尺骨移动。
  - ✳ 结果是远端斜骨间膜（DOIM）和下尺桡关节（DRUJ）不稳定的松动。
  - ✳ 沿着桡骨尺侧画一条直线穿过月骨面在正位片上显示的月骨在尺侧占的比例应该是 > 45% 的面积，通过这条线我们来判断骨折的移位方向。未能恢复 DIOM 的张力可能导致 DRUJ 不稳定（图 11.18）。

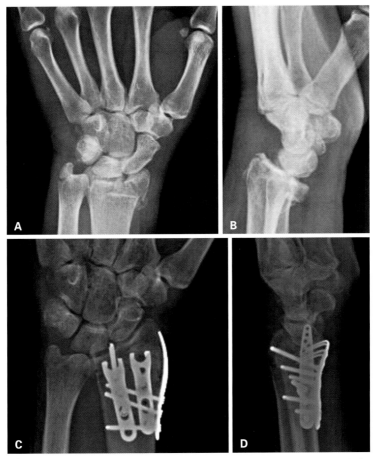

图 11.17 （A，B）桡骨远端粉碎性关节内骨折。骨折累及尺桡骨茎突和掌尺角同时合并桡腕关节半脱位。（C，D）切开复位和经皮置入掌侧钩钢板和桡骨茎突钢板

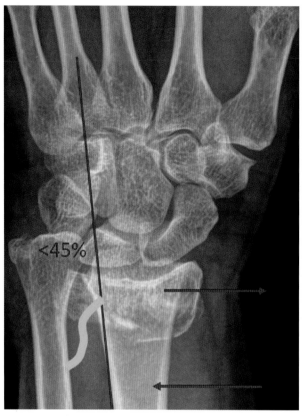

图 11.18　桡骨远端向尺侧移位导致桡骨远端骨折的尺侧塌陷的桡侧平移，导致远端斜骨间膜松弛，可能表现为远端尺桡关节不稳

肌腱断裂

● 屈肌腱断裂最多见的原因是因为骨折掌侧钢板固定术后，其中最常见的是拇长屈肌腱（FPL）。尤其是当手腕伸直的时候，拇长屈肌腱是最易受伤害的。

● 在分水岭平行于桡骨轴线画一条铅垂线作为标准可以判断肌腱断裂的风险（图 11.19）。

● 如果可能的话，我们保存旋前方肌（PQ），用于覆盖钢板，以防止肌腱的磨损。

● 如果掌侧钢板螺钉过长，可能会导致伸肌腱断裂，所以一定要准确测量螺钉长度。

术后管理及康复

● 内固定术后的患者一般用夹板或石膏固定 1~2 周，其目的是患者更舒适的状态下达到软组织的愈合。

● 早期可以在康复师的辅助下进行轻微的主动活动。

● 早期可控的功能锻炼可见加速患者的康复，患者可以更快地进行功能康复。

● 患者可在术后 2~3 周切口彻底愈合后洗澡。

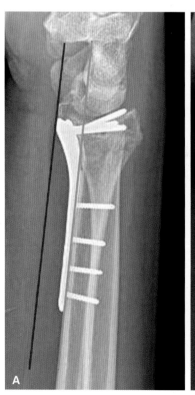
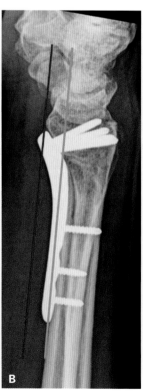
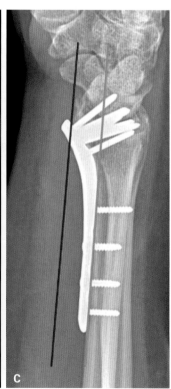

图 11.19　分水岭标准（Soong Grade）。（A）Grade 0：钢板在分水岭线的后面。（B）Grade 1：钢板超出分水岭的铅垂线，但低于边缘。（C）Grade 2：钢板边缘，远远超出了分水岭的铅垂线

- 术后5~6周X线检查基本桡骨远端骨折即可愈合，但建议患者避免患肢负重或抗阻力训练。

背侧桥接钢板

手术入路

- 术前选择一个桥接板，将钢板的长度与患者的解剖进行比较，并对切口设计标注。
- 远端切口一般在第二或第三掌骨背侧设计的。
  - 第二掌骨切口增加了桡神经浅支损伤的风险，但对手腕增加了尺偏，更利于桡骨远端的复位。同时其主要优点是，在不涉及拇长伸肌腱的情况下，钢板可以在腕管的第一间室下滑动。
  - 第三掌骨切口固定会引起更多的钢板与肌腱的接触，会大大增加肌腱的磨损。

- 然后在拇长展肌（APL）和拇短伸肌（EPB）间隙设计一个近端切口。
- 在第一背间室肌腱下做皮下通道，并注意保护交叉的肌腱和桡神经浅支分支。

钢板的定位和固定

- 在切口的桡骨和掌骨彻底暴露后，在直视下，将钢板从远端向近端插入通过隧道，术中注意保护肌腱和神经避免卡压。
- 然后将钢板放置在在第二或第三掌轴线上，必要时可以通过滑动孔进行一定的调整。
- 前臂保持中立，可控范围内进行远端牵引。在切口内用钢板夹持钳将钢板固定在预留位置。
- 透视下确认板位置。
- 如果固定位置足够，则将远端和近端剩余螺钉双皮质固定（**图11.20**）。

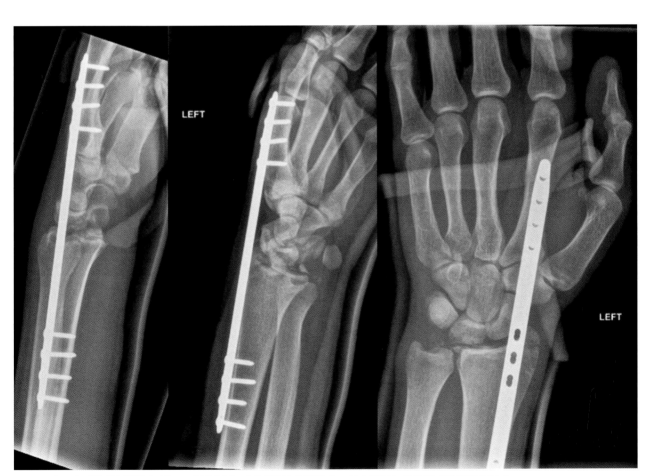

图11.20 术后的背侧桥接钢板。无须外固定，可减轻关节面负荷。其也可以与其他形式的固定相结合

术后管理

- 术后即可轻微活动，患者夹板固定维持约 2 周。如果不存在下尺桡关节不稳定性，则患者可自主活动前臂和手指。
- 患者可在术后 2~3 周切口彻底愈合后洗澡。
- 术后 2~3 个月骨折完全愈合，钢板就可以拆除。
- 钢板取出后，根据患者的预期功能水平进行针对性的康复功能锻炼。桥接固定存在最主要的问题是腕关节的僵硬，但远期随访患者会有更好的旋前 – 旋后功能。

难点

复位不佳

- 相对少见，但在非手术治疗的粉碎性骨折中更多见。
- 会导致运动丧失和桡腕关节撞击。
- 治疗通常是矫正截骨术必要时需要进行植骨。

骨不连

- 可能发生于外部固定架的过度牵引或吸烟患者中。
- 过度的骨膜剥离增加了骨不连风险。
- 常用切开复位内固定和骨移植治疗。
- 难治性病例可能需要带血运骨瓣重建。
  - 腱性组织的坎插。
  - 见上一章节。

创伤性关节炎

- 桡骨远端骨折复位高度丢失＞ 1mm 或严重累及关节的粉碎性骨折风险较高。
- 治疗目的主要是缓解症状，必要是可行翻修手术或者腕关节融合于功能位。

推荐阅读

[1] Margaliot Z, Haase SC, Kotsis SV, Kim H, Chung KC.A meta-analysis of out- comes of external fixation versus plate osteosynthesis for unstable distal radius fractures. J Hand Surg Am. 2005;30:1185-1199. The study is a systemic review and meta-analysis of literature on external and internal fixation of distal radius fracture. MEDLINE and EMBASE database were searched for articles published between 1980 and 2004. In the 46 articles that were included, meta-analysis did not demonstrate any statistical or clini- cal differences in grip strength, wrist range of motion, radiographic alignment, pain, and physician-rated outcome between these two groups. Although higher rates of infection, hardware failure, and neuritis were documented with external fixation, tendon complications and early hardware removal were more apparent with the internal fixation group. The drawback in this review is the considerable heterogeneity in all the studies, which affects the precision of meta-analysis. The review shows that in contrast to external fixation, plate osteosynthesis pro- vides rigid fixation and allows for immediate motion. However, both techniques may achieve similar outcome in the long term (Level II evidence).

[2] Wei DH, Raizman NM, Bottino CJ, Jobin CM, Strauch RJ, Rosenwasser MP. Unstable distal radial fractures treated with external fixation, a radial column plate, or a volar plate: a prospective randomized trial. J Bone Joint Surg Am. 2009;91:1568-1577. This is a randomized prospective study that compared the functional outcomes of treatment of unstable distal radial fractures with external fixation, a radial column plate, and a volar plate. Follow-up conducted at varying intervals post- operatively demonstrated that at 6 weeks, the DASH score was better with volar plate than with external fixation but similar with use of volar plate and radial column plate. At 3 months, DASH scores were significantly better with volar plate than with external fixation and radial column plate. At 6 months and 1 year, DASH scores for the three groups were comparable with those for the normal population. Grip strength was similar for the three groups at 1 year. The range of motion of the wrist was not significantly different among the three groups from 12 weeks postoperatively. At 1 year, radial inclination and radial length were significantly better in the radial column plate than the other two groups. In conclusion, unstable distal radial fractures treated with a locked volar plate recovered more quickly compared with external fixation and a radial column plate. However, 1 year after surgery, all three techniques provided good subjective and objective functional outcomes (Level I evidence).

[3] Karantana A, Downing ND, Forward DP, et al. Surgical treatment of distal radial fractures with a volar locking plate versus conventional percutaneous methods: a randomized controlled trial. J Bone Joint Surg Am. 2013;95:1737-1744. This is a prospective, randomized controlled trial comparing percutaneous fix- ation (n = 64) with that of a volar locking plate (n = 66). Outcomes were meas- ured with QuickDASH, Patient Evaluation Measure, EuroQol-D, grip strength, range of motion, and radiographic parameters. Patients treated with a volar plate had quicker earlier recovery, with increased grip strength and anatomic reduction. No functional advantage was seen beyond 12 weeks postoperative, and there was no difference in return to work (Level I evidence).

[4] Chung KC, Watt AJ, Kotsis SV, Margaliot Z, Haase SC, Kim HM. Treatment of unstable distal radius fractures with the volar locking plating system. J Bone Joint Surg. 2006;88:2687-2694. This is prospective study of 87 patients who were enrolled after open reduc- tion and internal fixation with a volar locking plate system. Patients were fol- lowed with functional and patient report outcome measures. Grip strength of the injured side reached 18 versus 21 kg on the uninjured side. Pinch strength was not significantly different. Flexion of the injured wrist reached 86% of the contralateral side. Michigan Hand Questionnaire outcomes reach normal scores in most patients at 6-months postoperatively (Level III evidence).

[5] Trumble TE, Wagner W, Hanel DP, Vedder N, Gilbert M. Intrafocal (Kapandji) pinning of distal radius fractures with and without external fixation. J Hand Surg Am. 1998;23:381-394. This study subdivided 73 patients into groups according to age, degree of com- minution, and whether external fixators were used in combination with percu- taneous pinning. In older patients (55 years of age), the use of external fixators resulted in better range of motion, grip strength, and pain relief. In younger patients, external fixation only resulted in superior results if two

sides of the radial metaphysis were comminuted. Additionally, functional results were improved by restoration of palmar and radial tilt as well as radial length (Level III evidence).

参考文献

[1] Chung KC, Spilson SV. The frequency and epidemiology of hand and forearm fractures in the United States. J Hand Surg Am. 2001;26:908-915.

[2] Nellans KW, Kowalski E, Chung KC. The epidemiology of distal radius frac- tures. Hand Clin. 2012;28:113-125.

[3] Soong M, van Leerdam R, Guitton TG, Got C, Katarincic J, Ring D. Fracture of the distal radius: risk factors for complications after locked volar plate fixa- tion. J Hand Surg Am. 2011;36:3-9.

[4] Andersen DJ, Blair WF, Steyers CM Jr, Adams BD, el-Khouri GY, Brandser EA. Classification of distal radius fractures: an analysis of interobserver reli- ability and intraobserver reproducibility. J Hand Surg Am. 1996;21:574-582.

[5] Kreder HJ, Hanel DP, McKee M, Jupiter J, McGillivary G, Swiontkowski MF. Consistency of AO fracture classification for the distal radius. J Bone Joint Surg Br. 1996;78:726-731.

[6] May MM, Lawton JN, Blazar PE. Ulnar styloid fractures associated with distal radius fractures: incidence and implications for distal radioulnar joint instabil- ity. J Hand Surg Am. 2002;27:965-971.

[7] Floyd WE, Earp BE, Blazar PE. Acute median nerve problems in the setting of a distal radius fracture. J Hand Surg Am. 2015;40:1669-1671.

[8] Hammert WC, Kramer RC, Graham B, Keith MW. AAOS appropriate use criteria: treatment of distal radius fractures. J Am Acad Orthop Surg. 2013;21:506-509.

[9] Dijkstra PU, Groothoff JW, ten Duis HJ, Geertzen JH. Incidence of complex regional pain syndrome type I after fractures of the distal radius. Eur J Pain. 2003;7:457-462.

[10] Jellad A, Salah S, Ben Salah Frih Z. Complex regional pain syndrome type I: incidence and risk factors in patients with fracture of the distal radius. Arch Phys Med Rehabil. 2014;95:487-492.

[11] Malay S, Chung KC. Testing the validity of preventing chronic regional pain syndrome with vitamin C after distal radius fracture. [Corrected]. J Hand Surg Am. 2014;39:2251-2257.

[12] Rozental TD, Blazar PE. Functional outcome and complications after volar plating for dorsally displaced, unstable fractures of the distal radius. J Hand Surg Am. 2006;31:359-365.

[13] Arora R, Lutz M, Hennerbichler A, Krappinger D, Espen D, Gabl M. Complications following internal fixation of unstable distal radius fracture with a palmar locking-plate. J Orthop Trauma. 2007;21:316-322.

[14] Berglund LM, Messer TM. Complications of volar plate fixation for managing distal radius fractures. J Am Acad Orthop Surg. 2009;17:369-377.

[15] Rozental TD, Makhni EC, Day CS, Bouxsein ML. Improving evaluation and treatment for osteoporosis following distal radial fractures. A prospective ran- domized intervention. J Bone Joint Surg Am. 2008;90:953-961.

[16] Egund L, McGuigan F, Onnby K, Giwercman A, Akesson K. High prevalence of osteoporosis in men with distal radius fracture: a cross-sectional study of 233 men. Calcif Tissue Int. 2016;99:250-258.

[17] Giladi AM, Shauver MJ, Ho A, Zhong L, Kim HM, Chung KC. Variation in the incidence of distal radius fractures in the U.S. elderly as related to slippery weather conditions. Plast Reconstr Surg. 2014;133:321-332.

[18] Ozer K, Toker S. Dorsal tangential view of the wrist to detect screw penetra- tion to the dorsal cortex of the distal radius after volar fixed-angle plating. Hand (N Y). 2011;6:190-193.

[19] Lau BC, Robertson A, Motamedi D, Lee N. The validity and reliability of a pocket-sized ultrasound to diagnose distal radius fracture and assess quality of closed reduction. J Hand Surg Am. 2017;42:420-427.

[20] Roth KM, Blazar PE, Earp BE, Han R, Leung A. Incidence of extensor pollicis longus tendon rupture after nondisplaced distal radius fractures. J Hand Surg Am. 2012;37:942-947.

[21] Agee JM. Distal radius fractures. Multiplanar ligamentotaxis. Hand Clin. 1993;9:577-585.

[22] Wall LB, Brodt MD, Silva MJ, Boyer MI, Calfee RP. The effects of screw length on stability of simulated osteoporotic distal radius fractures fixed with volar locking plates. J Hand Surg Am. 2012;37:446-453.

[23] Dy CJ, Jang E, Taylor SA, Meyers KN, Wolfe SW. The impact of coronal alignment on distal radioulnar joint stability following distal radius fracture. J Hand Surg Am. 2014;39:1264-1272.

[24] Ross M, Di Mascio L, Peters S, Cockfield A, Taylor F, Couzens G. Defining residual radial translation of distal radius fractures: a potential cause of distal radioulnar joint instability. J Wrist Surg. 2014;3:22-29.

[25] Wurtzel CNW, Burns GT, Zhu AF, Ozer K. Effects of volar tilt, wrist exten- sion, and plate position on contact between flexor pollicis longus tendon and volar plate. J Hand Surg Am. 2017;42:996-1001.

第十二章

尺桡骨远端骨折

BENJAMIN K. GUNDLACH, MD, JEFFREY N. LAWTON, MD

定义

- 我们认为骨折发生在尺骨远端 4cm 以内的都可以诊断为尺骨远端骨折；然而，损伤可能伴有不同程度的软组织损伤，建议进行有必要的处理。

解剖学

- 尺骨远端
- 尺骨头：尺骨远端与桡骨远端的乙状切迹组成关节，允许内外旋 200°，尺骨头被关节软骨覆盖，桡骨远端乙状切迹的曲率半径差不多是尺骨头的 2 倍大，允许在掌侧和背侧的旋前翻转。重要的是尺骨远端作为桡骨远端在旋前和旋后时的一个支点。
- 尺骨茎突：尺骨最远端内侧很小的、延长的部分。在它的底部连接三角纤维软骨复合体（TFCC），特别是桡尺背侧和掌侧浅韧带和深层的沟下韧带，是主要桡尺远端关节（DRUJ）的保护韧带（**图 12.1**）
- 尺神经背侧感觉支：距尺神经内侧 6.4cm，走行于尺骨远端并进入皮下 5cm 处的周围组织（**图 12.2**）。
- 第六背侧间室：尺侧腕伸肌（ECU）肌腱穿过第六背侧间室，穿过尺骨。肌腱通过第六背侧间室才能保持原位。重要的是手术中不要破坏第六背侧间室的稳定性，因为这可能导致 ECU 术后半脱位，任何医源性或外伤性的损害都应修复或者重建第六背侧间室。

手术入路

- 尺骨远端是一个相对较浅的结构，几乎没有覆盖的肌肉组织
- 在尺骨远端内侧 / 尺侧正上方做一个 3~5cm 的切口，在尺侧腕屈肌（FCU）和尺侧腕伸肌（ECU）之间。
- 切开皮下组织和覆盖骨膜，确保避开背侧尺神经感觉支。
- 如果使用尺骨远端骨折钢板，需要更加仔细地解剖。
  - 小心地分离尺侧腕屈肌（FCU）和尺神经 - 放射状血管束。尺神经和动脉一起走行于从桡骨到手腕的前臂尺侧腕屈肌肌腹背侧 / 深部。

重要治疗原则

- 尽管相对轻微的损伤，在手术治疗时相对简单，记住三角纤维软骨复合体（TFCC）/桡尺远端关节（DRUJ）深部的韧带结构，并且持续评估可能的损伤，这是非常重要的。

受伤机制

- 尺骨远端骨折最常见于摔倒时，伸肘状态下，手背伸位着地，它们通常是与桡骨远端骨折损伤机制有关。

病史 / 体格检查

- 腕关节的疼痛、肿胀，尺骨头压痛。

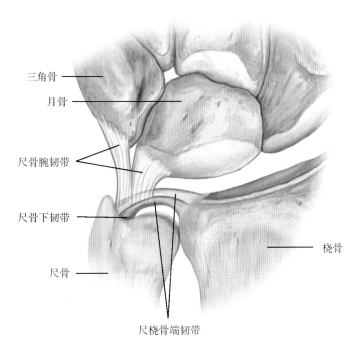

三角骨

月骨

尺骨腕韧带

尺骨下韧带

尺骨

桡骨

尺桡骨端韧带

图 12.1 三角纤维软骨复合体（TFCC）附着于尺骨茎突上的浅层和深层

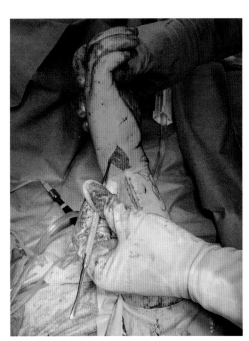

图 12.2 尺骨远端内侧直行切口，尺神经背侧感觉支斜行穿过

诊断

- 标准的腕关节正侧位 X 线片。
- 粉碎性骨折，特别是伸直位损伤，CT 扫描可以指导手术方案制订。
- 无论是急性损伤还是亚急性损伤，如果有明显

的桡尺远端关节（DRUJ）不稳定性或三角纤维软骨复合体（TFCC）损伤表现，MR 腕关节造影已被证明是关节镜外诊断 TFCC 损伤最敏感和特异的方法，标准的核磁共振成像更容易获得，并且提供更详细的评估。

非手术治疗

- 伴随桡骨远端骨折的尺骨茎突骨折：
  - 手术治疗这些骨折存在很大争议。多篇文献表明，与 30 个月后的骨折手术患者相比，非手术治疗茎突骨折不愈合与功能性和疼痛关系不大，且无 DRUJ 不稳定性。其他作者发现 DRUJ 不稳定更常见于尺骨茎突基底部骨折。
  - 根据我们对目前发表的文献的理解，对于伴随桡骨远端骨折的茎突骨折，建议选择非手术治疗，桡骨远端骨折切开复位内固定术（ORIF）后 DRUJ 不稳定性很少，如果桡骨远端骨折切开复位内固定术后出现明显的 DRUJ 不稳定，应选择尺骨茎突手术治疗。
- 根据最新更新于 2012 年的 Cochrane 综述，比较尺骨骨干骨折的手术与非手术治疗，由于原发文献不足，无法得出不同的结论。我们认为，除非

患者的基础情况不好，否则对于任何移位或粉碎的尺骨远端和头部骨折，应选择手术治疗。

手术治疗

器械

- 手部置于桌上，上肢止血带，无菌铺巾。
- 微创用的创伤骨科器械。
- 多种小尺寸克氏针（线）。
- 22~24 号钢丝（如果计划用张力带固定）。
- 2.0/2.4 尺骨远端非锁定 / 锁定钢板
- 小折弯钢板器械。

体位

- 患者取仰卧位，外展。
- 上臂放置止血带。

操作过程

复位固定术

尺骨茎突骨折

- 如上所述的入路和解剖。
- 一旦切开暴露尺骨茎突，可以直接复位，或者克氏针辅助固定，或者克氏针辅助复位。
- 如果有小的粉碎性骨折块，解剖复位，可以单纯使用克氏针治疗尺骨茎突骨折，当然我们觉得张力带可能提供更加生物力学的固定。

张力带固定：

- 单纯尺骨茎突的首选治疗方法。
- 随着尺骨茎突骨折块的减小，可能使用一个或两个克氏针穿过茎突骨折块，要确保瞄准骨折端的近端和桡侧 / 外侧，并将克氏针插入尺骨干远端的桡侧皮质上（图 12.3）。
  - 克氏针的明显前后偏移将导致生物力学固定效果降低。
- 通过 X 线透视确定合适的克氏针位置，在手背侧保留一小段克氏针（2~3mm），剪断克氏针，并且固定在皮质部的张力带上。
- 在皮质上用 1.5mm 钻头钻一个从前至后的孔，在距离尺骨茎突 1cm 的地方穿钢丝。
- 把钢丝围绕尺骨近端孔和两个克氏针的远端成"8"字形。
- 使用粗针驱动器或钢丝驱动器，将金属丝的两端拧在一起数次，直到在"8"字形结构中产生张力。将扭曲的钢丝剪短，留下 3~4 个螺旋，

并将多余的钢丝埋入尺骨掌侧皮层中。

- 将克氏针末端弯曲约 180°，在新弯曲的远端剪断，用木槌将剩余的克氏针弯转向到远端皮质上。
  - 对于弯曲，我们通常把克氏针尖端放在吸引器的末端里，并在克氏针的近端用持针器夹紧，其作用类似于吸引器尖端弯曲金属丝的一个支点。
- 使用透视检查，确认足够固定的茎突骨折，以及适当的钢丝放置在尺侧近端桡侧皮质上，没有明显克氏针穿出至骨间间隙。

根据外科医生的习惯闭合覆盖软组织（图 12.3A~C）。

无头加压螺钉：

- 尺骨茎突和尺骨头骨折的治疗。
- 获得茎突或尺骨头的初步复位，并用克氏针保持复位。类似于张力带，螺钉的远端达到尺骨近端皮质的桡侧，用透视确认复位。
- 使用器械的测量设备，根据克氏针测量螺丝长度。
- 将空心螺钉插入克氏针导针，直到近端螺纹被埋没于皮质为止。

根据器械的不同，无头加压螺钉可能是自钻和自攻的，而其他要求在拧入螺钉前，应钻近远皮质。还应该参考螺钉的具体器械指南（图 12.4A~E 和图 12.7A，B）。

尺骨远端钢板

- 有几种不同的钢板选择，其中一些有尺骨茎突钩，放在内侧皮质上，而另一些放在前侧，

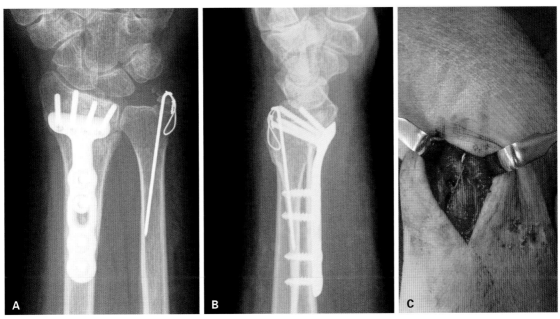

图 12.3 （A，B）桡骨远端骨折合并尺骨茎突骨折的正位和侧位 X 线片，用克氏针张力带固定。（C）一张克氏针张力带的切口内照片

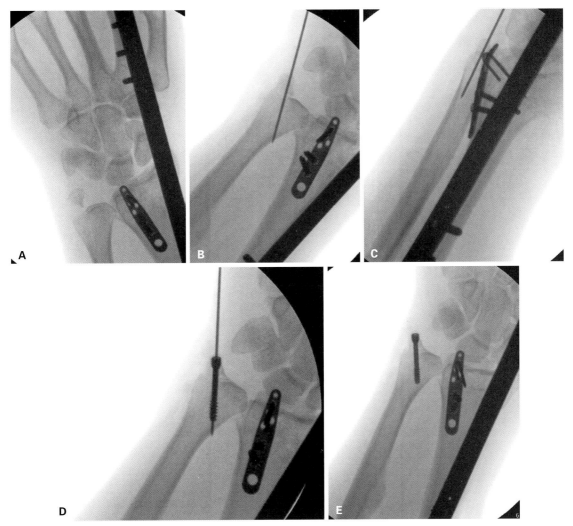

图 12.4 （A~E）桡骨远端切开复位内固定术后移位的尺骨茎突骨折无头加压螺钉植入术

一定提前了解钢板系统（**图12.5A~C** 和 **图12.6A~C**）。

- 使用前面描述的标准内侧入路，向下解剖至尺骨远端。注意钢板的长度，确保切口足够长，以适应骨折复位和钢板放置。
- 根据需要切开并剥离骨膜，初步清除骨折端的血肿。
- 骨膜下剥离完成后，根据需要，使用手动牵引、复位钳和克氏针进行辅助骨折复位。对于简单的颈部和干部骨折，可以经茎突插入克氏针，以保持复位长度和旋转。
- 初步复位后，选择钢板，并使用钢板弯曲器根据患者的特定解剖轮廓塑形。
- 大多数尺骨远端钢板都有非锁定的皮质骨螺钉和拧入尺骨头的远端锁定螺钉。我们建议从一个长方形的非锁定孔开始，将钢板固定到位，并允许微调整。

- 钻孔并放置锁定螺钉。当你有可能穿透至乙状切迹或进入掌侧放置板的ECU凹槽时，使用单皮质固定螺钉。一直钻到你开始碰到对过皮层。为了确保你没有穿透远侧皮质，建议你在实时透视下钻孔，测量螺钉距离，并减去2mm作为最终螺钉长度。
- 拧入剩余非锁定皮质骨螺钉
  - 有些尺骨钩钢板允许螺钉穿过远端茎突钩的尖部。如果茎突骨折的基底很大，可以在这里放置螺钉以增加固定强度。
- 使用透视检查，确保尺骨远端的解剖复位和旋转。尺骨头部应该在乙状切迹上看起来位置良好，在侧位透视片上没有明显的前后成角度。从正位透视的手腕上看，尺茎突和桡茎突应大致成180°角。
- 冲洗伤口，确保闭合时背侧尺神经感觉分支不会卡在固定或缝合处。

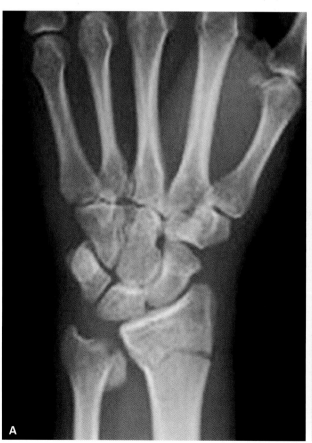 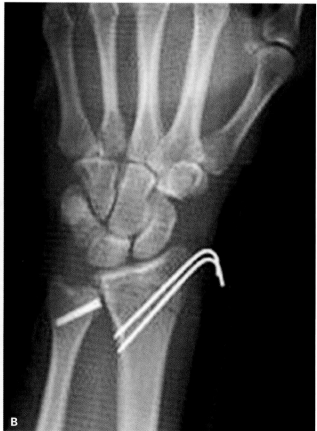

图12.5 （A，B）一个罕见的尺骨头骨折，用一个无头加压螺钉修复

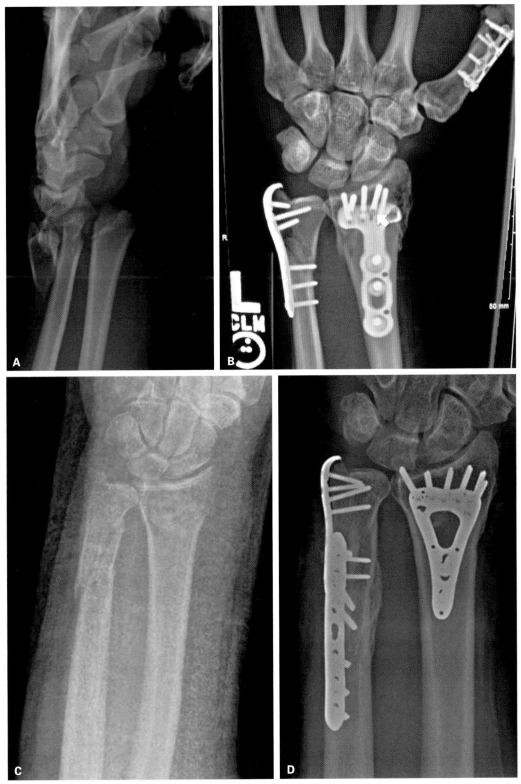

图 12.6 （A，B）单纯尺骨内侧钩钢板。（C，D）这种尺骨干骨折靠近远端的重建钢板固定，为了加强固定，应用一个小的重建钢板来重叠现有的固定以延伸至近端

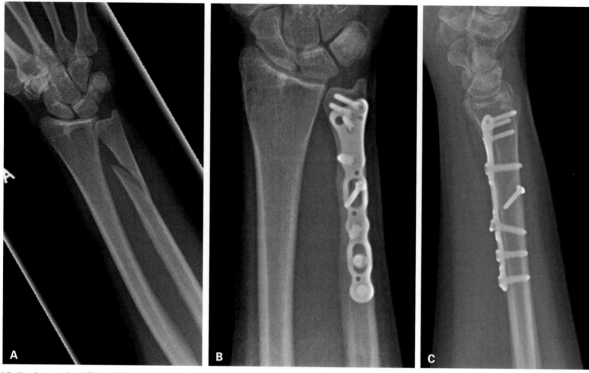

图 12.7 （A~C）尺骨远端掌侧锁定钢板正侧位 X 线片

✳ 在选择尺骨远端骨折时，许多钢板制造商在钢板放置位置方面存在一些差异，有的位于尺侧或内侧，有的在尺骨远端的掌侧。重要的是要设计好切口和解剖（图 12.6A~D 和图 12.7A~C）。

✳ 判断旋转时，在前臂远端的正位片，桡、尺茎突分开约 180°；在前臂全长片上，尺骨茎突与尺骨冠状突分开约 180°。

✗ 尺骨远端骨折切开复位内固定时，应避免增加或减少尺骨的高度。在尤其是粉碎性骨折，这很难判断。为了帮助这一点，我们建议术前对对侧腕关节做放射学检查，以便与术中进行比较。

术后管理

● 用夹板 / 石膏固定手腕，确保手指自由活动。

● 早期开始手指的被动活动锻炼。

● 对于小的尺骨茎突骨折，旋后夹板通常可以稳定骨折块。

并发症

● 神经麻木：由于在解剖过程中接近尺神经背侧感觉分支，这可能是一个常见的并发症，一个小的研究发现 5 例患者中的 2 例可能出现。

● 由于覆盖在尺骨远端的软组织很薄，钢板突出皮肤是一个常见的投诉，骨折愈合后取出内固定往往是有必要的。

● 骨折断端的嵌塞或压缩引起尺骨缩短，从而尺骨高度增加或减少导致畸形愈合。

● 桡尺关节炎：无论是最初的外伤，还是螺钉穿透关节面，或关节表面的接触减少，都可能导致尺骨头和桡骨乙状切迹组成的关节的关节炎，需要将来处理。

○ 虽然远端尺桡骨修复超出了本章的范围，但应注意的是，在老年低要求患者的急性或亚急性不可修复损伤中，尺骨远端切除 / Darrach 手术可能是一个合理的选择。在这个特定的课题上缺乏研究；然而，在慢性桡尺远端关节（DRUJ）功能障碍中，Darrach 手术被发现在运动范围和疼痛评分方面都有良好的、持久的结果。

参考文献

[1] Huang JL, Hanel DP. Anatomy and biomechanics of the distal radioulnar joint.Hand Clin. May;28(2):157- 163.

[2] Botte MJ, Cohen MS, Lavernia CJ, et al. The dorsal branch of the ulnar nerve:an anatomic study. J Hand Surg Am. 1990;15(4):603- 607.

[3] Smith TO, Drew B, Toms AP, Jerosch- Herold C, Chojnowski AJ. Diagnostic accuracy of magnetic resonance imaging and magnetic resonance arthrography for triangular fibrocartilaginous complex injury: a systematic review and meta-analysis. J Bone Joint Surg. 2012; 94(9):824- 832.

[4] Wijffels M, Ring D. The influence of non- union of the ulnar styloid on pain,wriust function, and instability after distal radius fracture. J Hand Microsurg.2011;3(1):11- 14.

[5] May MM, Lawton JN, Blazar PE. Ulnar styloid fractures associated with distal radius fractures: incidence and implications for distal radioulnar joint instability. J Hand Surg Am. 2002;27(6):965- 971.

[6] Wysocki RW, Ruch DS. Ulnar styloid fracture with distal radius fracture.J Hand Surg Am. 2012;37(3):568- 569.

[7] Handoll HH, Pearce PK. Interventions for isolated diaphyseal fractures of the ulna in adults. Cochrane Database Syst Rev. 2004(2):CD000523.

[8] Dennison DG. Open reduction and internal locked fixation of unstable distal ulna fractures with concomitant distal radius fracture. J Hand Surg.2007;32(6):801- 805.

[9] Grawe B, Heincelman C, Stern P. Functional results of the Darrach procedure: a long- term outcome study. J Hand Surg Am. 2012;37(12):2475- 2480.

第十三章

前臂骨折

ALBERT V. GEORGE, MD, JEFFREY N. LAWTON, MD

定义

- 前臂骨折包括尺桡骨单一骨折或双骨折。
- 需评估下尺桡关节（DRUJ）或上尺桡关节（PRUJ）脱位情况，避免漏诊 Galeazzi 骨折或 Monteggia 骨折。

解剖学

- 前臂作为一个功能单位包括桡骨、尺骨、下尺桡关节、上尺桡关节和骨间膜。
- 桡骨围绕尺骨转动完成前臂旋前、旋后。
- 骨性结构或韧带损伤可导致下尺桡关节、上尺桡关节和（或）沿着前臂轴线纵向不稳。

骨骼学

桡骨

- 桡骨冠状面向桡侧成角，矢状面向背侧成角。
- 桡骨中段桡侧成角约 10°。
- 桡骨中上 1/3 背侧成角约 5°。
- 桡骨茎突与桡骨粗隆成角 180°。

尺骨

- 尺骨相对较直，近端内翻向后成角。
- 尺骨茎突与尺骨喙突成角 180°。

手术入路

- 除了尺骨干微小移位或成角，成人前臂骨折均需手术治疗。

桡骨

- 根据骨折部位和术者倾向，可以使用掌侧 Henry 入路或背侧 Thompson 入路。

掌侧 Henry 入路

- 最常用于桡骨干中段或远端 1/3 骨折，根据术者喜好，也可用于桡骨干近端 1/3 骨折。
- 皮肤切口的体表标志近端为肱二头肌腱外侧，远端为桡侧腕屈肌（FCR）桡侧。
- 近端利用肱桡肌、旋前圆肌间血管间隙，远端利用肱桡肌、桡侧腕屈肌血管间隙。
- 桡动脉和桡神经返支在筋膜下，两者间隙用来暴露桡骨掌侧。
  - 桡动脉和两条伴行静脉近端走行于肱桡肌深面，远端走行于肱桡肌和桡侧腕屈肌之间。
  - 前臂中 1/3 找到桡动脉并牵向尺侧。
    - 近端需结扎桡动脉返支。
    - 远端桡动脉需要牵向桡侧。
  - 桡神经浅支位于肱桡肌底面，随肱桡肌一同牵向桡侧。
  - 根据手术需要暴露桡骨干。
    - 覆盖桡骨掌侧的肌肉由近向远为旋后肌、旋前圆肌、指浅屈肌、拇长屈肌、旋前方肌。
    - 近端旋后肌由内向外隆起，保持前臂旋后暴露骨间后神经（PIN），肱二头肌腱和桡骨粗隆限制近端暴露。
    - 前臂旋前，切断旋前圆肌止点，翻向内侧。

○ 前臂旋后，切断其余肌肉翻向内侧。
- 经桡侧腕屈肌入路也可用于桡骨干远端骨折。详情见桡骨远端章节。

背侧 Thompson 入路

- 最常用于桡骨骨干中上 1/3 骨折。
- 皮肤切口的体表标志近端为肱骨外上髁，远端为 Lister 结节。
- 间隙位于桡侧腕短伸肌（ECRB）与指总伸肌（EDC）之间，该间隙近端同一筋膜覆盖，远端更易辨认，拇长展肌和拇短伸肌远端从该间隙穿出，用于寻找该间隙。
- 该间隙深面有旋后肌，骨间后神经垂直 90° 穿过旋后肌。
- 确定骨间后神经进出旋后肌的位置，仔细轻柔分离保护骨间后神经。
- 对于桡骨近端骨折，通过旋后肌由远端向近端最容易找到并分离骨间后神经。
- 前臂旋前，保护骨间后神经，从桡骨尺侧提拉旋后肌暴露背侧绕骨干。
- 可能需要提起 APL 和 EPB 暴露桡骨中 1/3。

尺骨

- 前臂屈曲 90° 中立位。
- 直接在尺骨边缘做切口，切口体表标志近端为尺骨鹰嘴，远端为尺骨茎突。
- 尺侧腕伸肌与尺侧腕屈肌之间切开并显露尺骨。
- 在远端，注意分离保护尺神经背侧皮支。尺神经背侧皮支从腕上 5cm 发出，典型的尺神经背侧皮支在尺骨茎突从掌侧穿到背侧。
- 可以根据骨折类型和创伤剥离程度，暴露尺骨掌侧或背侧来复位和放置钢板。

重要治疗原则

- 长度、旋转、力线解剖复位。
  ○ 不同于其他骨干骨折，尺桡骨作为一个功能单位，目标是解剖复位。
- 允许早期活动的稳定、坚强固定。

- 桡骨弓复位。
  ○ 桡骨弓复位失败可能导致旋前旋后丢失，预后功能欠佳。
- 明确并恰当治疗上尺桡关节和下尺桡关节损伤。

损伤机制

- 损伤的共同机制包括跌倒、直接暴力、车祸和枪伤。

病史 / 体格检查

- 所有开放伤口均应检查皮肤情况。开放骨折可由外向内或由内向外。开放伤口常位于尺骨，因为其软组织较薄。
- 仔细检查记录血管神经情况。

诊断研究

- 拍摄含腕、肘关节的前臂正、侧位 X 线片。
  ○ 注意检查腕、肘关节是否有下尺桡关节或上尺桡关节损伤征象。
  ○ 下尺桡关节损伤征象包括：正位 X 线片下尺桡关节增宽，侧位 X 线片桡骨相对尺骨脱位，> 5mm 的尺侧移位或尺骨茎突基底骨折。
  ○ 所有影像上桡骨轴线应该指向桡骨小头中心。
- 需要 CT、MRI 等进一步检查。肢端没有脉搏，临时稳定复位脉搏没有恢复，可考虑 CT 造影检查。
- 也可选择直接行骨折处尺桡动脉探查，节约动脉修复或重建术的时间。

诊断

- 患者表现为疼痛、肿胀、畸形。
- 注意考虑骨筋膜室综合征，前臂掌侧间室是第二常见的骨筋膜室综合征部位。

非手术治疗

- 移位 < 50% 或成角 < 10° 的单纯尺骨中远段骨折可行非手术治疗。
  ○ 近段尺骨干骨折常手术治疗。
- 密切影像观察情况下，无移位的桡骨干骨折可行保守治疗。

- 治疗方法为使用短臂石膏，然后快速替换成肘下功能支具（＜4周）。

手术治疗

- 除有非手术治疗指征或手术禁忌证，所有成人前臂骨折应行手术治疗。
- 治疗标准是切开复位，钢板螺钉固定。
- 如有显著的软组织损伤，可视情况使用外固定或髓内针（**图 13.1**）。

术前计划
- 影像上详细评估骨折类型，用于制订手术入路、选择固定技术和内植物。
- 影像评估下尺桡关节和上尺桡关节损伤证据。

工具/器械
- 克氏针。
- 空心改锥/空心钻。
- 小持骨钳。

- 小点状复位钳。
- 3.5mm 直加压钢板或弯加压钢板，3.5mm 皮质螺钉。
- 备用内植物。
  ○ 2.7mm、2.4mm、2.0mm 皮质螺钉。
  ○ 桡骨干远端 1/3 骨折：3.5mm 掌侧关节周围锁定钢板。
  ○ 尺骨远端骨折：2.4mm 或 2.7mm 加压钢板。
  ○ 尺骨近端骨折：3.5mm 关节周围钢板。

体位
- 患者取仰卧位，患肢置于可透视托板上。
  ○ 肩关节固定在托板中心。
  ○ 强烈建议使用止血带。
    ○ 用重力驱血比绷带驱血稍微有助于识别桡动脉伴随静脉。虽然有些人推荐这么做，但实际上这种操作可以造成后面分离困难，最终造成损害。
  ○ C 臂机置于患肢侧，从托板侧进入。
- Monteggia 骨折可以侧卧位。

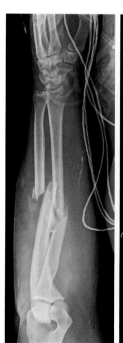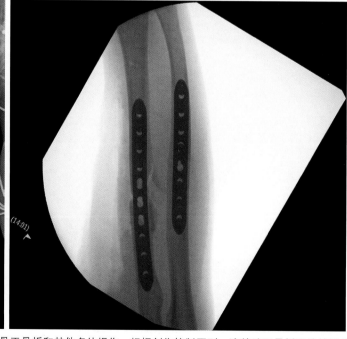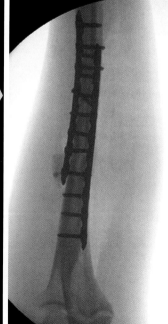

图 13.1　因为同侧肱骨干骨折和其他多处损伤，根据创伤控制原则，该前臂双骨折开始使用外固定架固定。第二天在背侧用加压钢板和 1 枚 3.5mm 拉力螺钉固定尺骨骨折。因为软组织显著肿胀，2 周后用一块桥接钢板跨越桡骨干骨折粉碎处，一块预弯加压钢板协助重建桡骨弓

手术技术

- 前臂双骨折的固定顺序取决于骨折类型（**图 13.1**）。
  - 推荐先固定简单骨折，这样可以简单准确地恢复长度、旋转和成角，并且有助于固定另一处骨折。
  - 如果都是简单骨折，先固定桡骨更有利，因为固定肘部使固定尺骨时，前臂保持稳定。
  - 另一方面，如果都是严重粉碎性骨折，尺骨相对容易解剖复位。

骨折复位术

- 暴露骨折后，轻柔清除骨折断端嵌插的凝块、骨膜和肌肉。
- 最小限度去除骨膜，对使用桥接钢板的严重粉碎性骨折尤其重要。
- 两点复位钳和持骨钳分别夹住骨折近远端，反向牵引复位骨折块，持骨钳可以更好地控制骨折块。
- 可将骨膜起子或者 Hohmann 拉钩置于骨折处帮助恢复长度。
- 骨折复位后，放置钢板并用钳子将钢板压向骨头。另一种方法是先用钳子夹住钢板和一块骨折块，并用一枚皮质螺钉临时固定，然后复位其他骨折块并用骨板钳维持位置。
- 如果粉碎性骨折很难重塑桡骨弓，可以临时固定骨折远近端。然后可以手工维持合适的肱骨弓并透视监测，然后拧入另外的螺钉。
- 正位片上桡骨茎突应该与桡骨粗隆成角 180°，侧位片上尺骨茎突应该与尺骨冠突成角 180°。这用于明确旋转是否纠正，尤其严重粉碎性骨折。

骨折固定术

- 横行和短斜行骨折用加压钢板治疗（**图 13.2**）。
  - 横行骨折中，钢板应该在骨折侧轻轻弯曲，防止骨折部位对侧皮质没有紧密接触。
  - 在一骨折块中立位拧入一枚螺钉，然后在另一骨折块偏心位拧入一枚螺钉。
  - 如果需要，可以拧入另一枚偏心位螺钉加强加压。注意在拧紧钢板滑动螺钉前，稍微拧松其他偏心位螺钉。
  - 处理短斜行骨折，中立位螺钉应放在骨折钝角侧，便于另一骨折块进入。
  - 蝶形骨块用一枚拉力螺钉通过钢板固定或单独固定。
- 斜行骨折用拉力螺钉和中和钢板固定。
  - 拉力螺钉可以通过钢板或单独固定。
  - 通常使用 3.5mm 或 2.7mm 拉力螺钉，拧入一枚单独的拉力螺钉后也可以使用 2.7mm 或 2.0mm 拉力螺钉。
- 粉碎性骨折用桥接钢板固定。
  - 较大的骨折块可以用拉力螺钉单独固定获得复合结构。
  - 应使用合适螺钉间隔的长钢板。

钢板选择

- 通常使用 3.5mm 加压钢板螺钉。
  - 由于存在桡骨弓，跨越桡骨中段的直钢板；两边骨量不等（**图 13.3**）。
  - 预弯钢板可以匹配桡骨弓，对于粉碎性骨折很有用。
  - 掌侧钢板在桡骨近端塑形有助于匹配矢状弓。
- 其他钢板选择：
  - 尺骨远端骨折可以使用 2.4mm 或 2.7mm 加压钢板螺钉，使用 T 形钢板远端骨折块能够拧入 3 枚双皮质螺钉。
  - 桡骨远段 1/3 骨折可以使用 3.5mm 关节周围锁定板（**图 13.4**）。
  - 尺骨近端骨折可以使用 3.5mm 关节周围钢板。
- 每块骨折块可以拧入 3 枚双皮质非锁定螺钉。
- 极近端的桡骨骨折可能只能拧入 2 枚双皮质螺钉，应该考虑使用桡骨头/颈特质钢板然后 2 枚螺钉交错，并使用小骨折钢板垂直固定。
- 锁定螺钉用于短节段固定，比如桡骨远端松质骨或鹰嘴近端或用于骨质疏松患者。

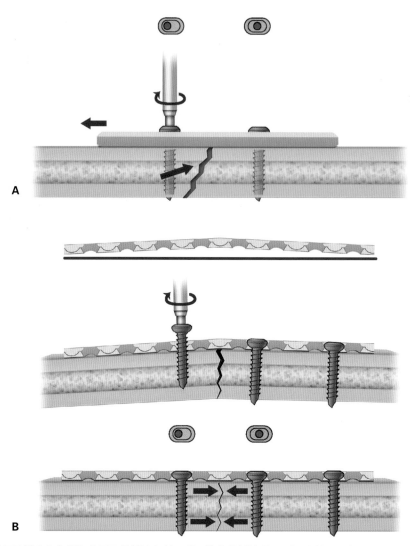

图 13.2 （A）短斜行骨折中立位螺钉应置于骨折钝角侧，利于其他骨折块滑入。（B）横行骨折预弯钢板预防对侧皮质没有紧密接触

- 因为增加取内固定再骨折风险，所以避免使用
 4.5mm 加压钢板螺钉。
- 因为稳定性不足和增加失效风险，所以避免使用
 1/3 管型板和重建板作为近端骨折主要固定手段。

钢板位置
- 桡骨背侧和尺骨皮下侧应放在骨张力侧提供坚
 强生物结构，但钢板在其他位置也可以提供坚
 强稳定固定。
 - 桡骨
  - 根据入路，钢板常置于掌侧或背侧。
  - 桡骨近 1/3 骨折掌侧入路可以将钢板置于桡
   侧，通过胫骨粗隆固定（**图 13.5**）。
 - 尺骨

 - 根据骨折类型和创伤剥离，可将钢板固定
  在掌侧或背侧面。
- 避免将钢板置于皮下，可能会凸起并刺激患
 者。尺骨近端骨折例外，因为有肘关节和该
 位置能够提供生物力学稳定性。
- 手术结束时应评估前臂旋转、上尺桡关节、下
 尺桡关节生物力学稳定性。
 - 内固定结束后，患者应完全恢复旋前旋后
  功能。
 - 如果术前考虑下尺桡关节损伤，手术开始时
  有必要先检查对侧下尺桡关节。

缝合
- 不缝合筋膜，缝合皮下组织及皮肤。如果肿胀

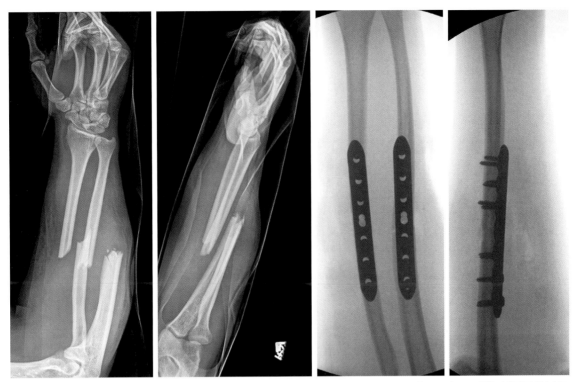

图 13.3 前臂双骨折先固定桡骨，因为在弯骨上使用直加压钢板，桡骨干钢板近远端周围骨量不均。尺骨钢板置于掌侧面

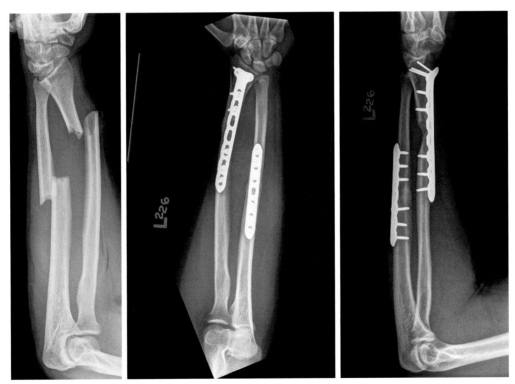

图 13.4 该开放性前臂双骨折中，远端桡骨干骨折选择掌侧关节周围锁定板增加远端固定

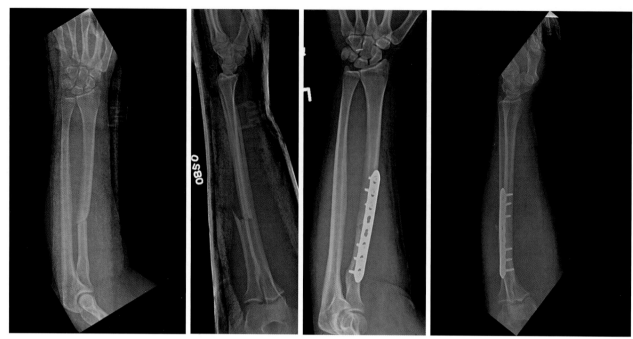

图 **13.5** 使用掌侧入路固定该桡骨干近 1/3 骨折，为了通过桡骨粗隆固定，钢板置于稍偏桡侧

不能缝合两边切口，应缝合尺侧切口，桡侧切口开放留置无菌引流或负压吸引。晚些时候软组织覆盖或缝合桡侧切口。

Galeazzi 骨折
● 下尺桡损伤复位的关键是解剖复位和桡骨固定，使用 3.5mm 加压钢板。
● 桡骨解剖固定后，下尺桡关节通常稳定（**图13.6**）。
● 如果下尺桡关节可以复位但不稳定，手法复位，用 2 根克氏针临时固定关节 4 周。第一根克氏针应该从下尺桡关节近端从尺侧向桡侧进针，平行于桡腕关节。第二根克氏针用同样的方式在近端 1cm 处进针。两根克氏针应该穿过桡骨桡侧面，以便断针时容易取出。
● 如果下尺桡关节不能复位，应行背侧入路探查，

最常见的原因是软组织嵌插，比如尺侧腕伸肌腱。然后重新评估下尺桡关节，必要时克氏针固定。
● 如果尺骨茎突基底骨折，张力带或无头加压钉固定。

Monteggia 骨折
● 类似于 Galeazzi 骨折，复位的关键是桡骨头解剖复位和尺骨固定。根据骨折位置选择 3.5mm 加压钢板或 3.5mm 关节周围钢板。
● 按照需要处理桡骨头、鹰嘴及相关侧副韧带损伤。尺骨解剖固定后，桡骨头通常复位且稳定。
● 如果尺骨复位固定后桡骨头没有复位，桡骨头上方做一单独切口，完成复位。
● 如果桡骨小头存在持续不稳定，尺骨可能没有解剖复位，重新检查尺骨固定。

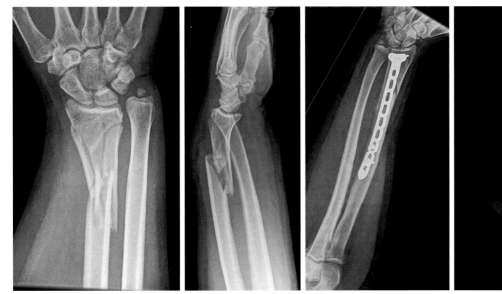

图 13.6　该患者桡骨干远端粉碎性骨折伴下尺桡关节损伤。固定桡骨干远端后，下尺桡关节稳定，患者继续平稳治疗，术后 4 个月影像无残留不稳

✳ 应该将前臂骨折作为一个功能关节，解剖复位，严重的粉碎性尺桡骨双骨折最困难。
✳ 首先固定简单骨折。
✳ 识别并恰当治疗下尺桡关节和上尺桡关节损伤。

陷阱

✕ 1/3 管型板和重建板稳定性不足，增加失效风险。
✕ 取内固定和用 4.5mm 钢板螺钉增加再骨折风险，应该在切开复位内固定术后至少 12 个月取内固定或者条件允许不取内固定。

术后管理

● 术后支具制动 1 周，利于切口早期愈合，减轻患者不适，鼓励手指活动。

预后

● 切开复位加压钢板内固定治疗成人前臂骨折愈合率＞95%，长期预后满意。
● 前臂骨折切开复位内固定后，腕关节复位、前臂活动度、握力恢复满意。

并发症

● 感染。
● 骨筋膜室综合征。
● 神经损伤。
● 畸形愈合。
● 骨折不愈合。
● 再骨折。
● 尺桡融合。

参考文献

[1]　Huang JI, Hanel DP. Anatomy and biomechanics of the distal radioulnar joint. Hand Clin. 2012;28(2):157-163.

[2]　Rupasinghe SL, Poon PC. Radius morphology and its effects on rotation with contoured and noncontoured plating of the proximal radius. J Shoulder Elbow Surg. 2012;21(5):568-573.

[3]　Puchwein P, Schildhauer TA, Schöffmann S, Heidari N, Windisch G, Pichler W. Three-dimensional morphometry of the proximal ulna: a comparison to currently used anatomically preshaped ulna plates. J Shoulder Elbow Surg. 2012;21(8):1018-1023.

[4]　Henry A. Extensile Exposure. Baltimore, MD: Williams & Wilkins; 1970.

[5]　Thompson JE. Anatomical methods of approach in operations on the long bones of the extremities. Ann Surg. 1918;68(3):309-329.

[6]　Schemitsch EH, Richards RR. The effect of malunion on functional outcome after plate fixation of fractures of both bones of the forearm in adults. J Bone Joint Surg Am. 1992;74(7):1068-1078.

[7]　Moore TM, Klein JP, Patzakis MJ, et al. Results of compression-

plating of closed Galeazzi fractures. J Bone Joint Surg Am. 1985;67(7):1015-1021.

[8] Mcqueen MM, Gaston P, Court-brown CM. Acute compartment syndrome. Who is at risk? J Bone Joint Surg Br. 2000;82(2):200-203.

[9] Beaupre GS, Csongradi JJ. Refracture risk after plate removal in the forearm. J Orthop Trauma. 1996;10(2):87-92.

[10] Chapman MW, Gordon JE, Zissimos AG. Compression-plate fixation of acute fractures of the diaphyses of the radius and ulna. J Bone Joint Surg Am. 1989;71(2):159-169.

[11] Ross ER, Gourevitch D, Hastings GW, Wynn-jones CE, Ali S. Retrospective analysis of plate fixation of diaphyseal fractures of the forearm bones. Injury. 1989;20(4):211-214.

[12] Anderson LD, Sisk D, Tooms RE, Park WI. Compression-plate fixation in acute diaphyseal fractures of the radius and ulna. J Bone Joint Surg Am. 1975;57(3):287-297.

[13] Bot AG, Doornberg JN, Lindenhovius AL, Ring D, Goslings JC, Van dijk CN. Long-term outcomes of fractures of both bones of the forearm. J Bone Joint Surg Am. 2011;93(6):527-532.

[14] Droll KP, Perna P, Potter J, Harniman E, Schemitsch EH, Mckee MD. Outcomes following plate fixation of fractures of both bones of the forearm in adults. J Bone Joint Surg Am. 2007;89(12):2619-2624.

第十四章

桡骨近端骨折

LAURA BLUM, MD, JEFFREY N. LAWTON, MD

定义

● 单纯的桡骨头损伤。
● 骨折块移位 > 2mm。

解剖学

桡骨头
● 非关节区域。
  ◦ 280°的范围被关节软骨覆盖。
  ◦ 非关节的"安全区"。
    ○ 110°弧形区。
    ○ 前臂中立位前外65° – 后外45°。
● 关节面。
  ◦ 近端为凹面与肱骨小头相关节。
  ◦ 不是完整的环形。
● 颈部的长度长度存在差异。
● 肘关节的第二稳定装置。
  ◦ 抵抗外翻,轴向和后外侧旋转。
  ◦ 当合并下列情况时为主要的稳定装置:
    ○ 冠状突骨折。
    ○ 内侧副韧带损伤。
    ○ 外侧副韧带尺侧束断裂。

两个关节
● 肱桡关节。
● 上尺桡关节。
  ◦ 桡骨头与尺骨近端的乙状切迹相关节。

韧带
● 内侧副韧带(MCL)。
  ◦ 止于冠状突。
  ◦ 对抗外翻。
  ◦ 前束是最主要的稳定装置。
● 外侧副韧带复合体(LCL)。
  ◦ 对抗内翻和后外侧旋转不稳定。
  ◦ 组成:
    ○ 桡侧副韧带或者外侧副韧带桡侧束。
    ○ 外侧副韧带尺侧束。
    ○ 环状韧带。
      阻止桡骨头脱位。
    ○ 侧副韧带。

关节囊
当肘关节完全伸直时,前侧关节囊起到维持肘关节内外翻稳定作用。

重要治疗原则

发病机制
● 摔倒时手处于过伸位。
  ◦ 前臂旋前,肘关节轻度屈曲。
  ◦ 桡骨头遭受直接暴力,与肱骨头相撞。
● 较高的伴随损伤。
  ◦ 粉碎性骨折 > 75% 合并侧副韧带或者骨间膜的损伤。

病史 / 体格检查
● 不稳定性。
  ◦ 急性期往往因为疼痛而难以评估。
    ○ 可以考虑局部血肿麻醉来缓解疼痛以辅助评估。

○ 内外侧髁压痛。

○ 腕部和前臂的疼痛提示有可能存在 Essex-Lopresti 损伤。

● 活动时存在机械性阻挡。

○ 评估旋前和旋后。

诊断研究

● 影像学检查

○ 侧位 X 线片。

○ 脂肪垫征提示存在非移位的骨折。

○ 临近关节的影像学检查来评估是否存在伴随损伤。

● CT

○ 详细评估骨折以帮助制订手术策略。

● MRI

○ 通常情况下不是必须检查，大多数情况下不会因为核磁的检查结果而改变治疗策略。

诊断

● 分型

○ Mason 分型。

○ Ⅰ型：边缘部位骨折，非移位。

○ Ⅱ型：移位的边缘骨折，包括部分的关节面。

○ Ⅲ型：粉碎性，包括整个桡骨头。

○ Ⅳ型：合并同侧的肱尺关节脱位。

Mason–Johnston 修订版。

○ Broberg/Morrey 修订版。

○ 定量了桡骨头涉及的范围。

○ 明确了Ⅰ型和Ⅱ型的区别。

移位大约 2mm。

包括 > 30% 的关节面。

非手术治疗

● 大部分的桡骨头骨折以保守治疗为主。

● 适应证：

○ 较小或者无移位的骨。

○ 累及范围小于 25% 的桡骨头。

○ 台阶小于 2mm。

○ 活动时无机械性阻挡。

○ 单独的骨折。

● 主动关节活动。

○ 周内即可开始。

○ 改善关节活动范围。

○ 好的肘关节功能。

● 不推荐理疗。

○ 16 周内可以改善活动和功能。

○ 16 周以上没有差异。

○ 没有成本效益。

● 如果一开始存在脱位，需行应立位的影像学检查以排除将来可能存在的不稳定性。

● 结果。

○ 绝大多数都是良好的。

○ 大部分没有客观的功能障碍和主管的不适。

○ 与健侧相比有轻度的活动范围的减小。

手术治疗

● 伴随损伤增加了手术治疗的必要性。

体位

● 患者取侧卧位，前臂置于软垫上。

● 仰卧位：

○ 前臂旋前位置于身体侧面。

○ 前臂置于胸前。

手术入路

● 外侧入路

○ Kocher 入路

○ 肘肌与尺侧腕伸肌间隙。

○ 轻微偏后。

有利于外侧副韧带尺侧束的暴露。

有利于韧带的修复。

○ Kaplan 入路

○ 桡侧腕短伸肌与指总伸肌间隙。

○ 要点和陷阱。

可以很好地避开和保护外侧副韧带。

向近端延伸并牵开伸肌腱有助于显露。

○ 改良的霍夫曼拉钩可以帮助牵开前侧的肌肉组织（**图 14.1**）。

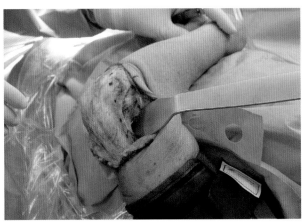

图 14.1 改良 Hohmann 拉钩牵拉前侧的肌肉组织增加可以增加显露在 Kaplan 入路中

- 指总伸肌劈开入路。
  - 通常经由外伤引起的外侧结构的缺损部分分离。
  - 可以更直接地显露桡骨头前侧骨折部分。
  - 于外侧副韧带前侧切开以保护韧带以及预防损伤后伴随的不稳定。
  - 前臂旋前以保护骨间后神经。
- 后正中入路
  - 更少的神经分支。
  - 更好的显露。
  - 增加了血肿和皮瓣坏死的风险。

手术技巧

切开复位内固定术

适应证

- 移位明显，非粉碎性，存在机械性阻挡。
- 关节面骨折 > 30% 或者 > 2mm 的移位。
- Mason Ⅲ 型伴 3 块以内的骨折块。

手术技术

- 充分保护附着的软组织以保护血供。
- 移位明显且没有软组织附着的关节面骨块可以置于手术台进行复位固定。

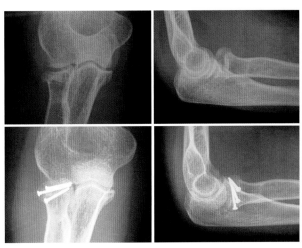

图 14.2 前后位和侧位 X 线片显示桡骨头骨折，较大的非粉碎性的关节面骨折块。术后的影像学检查提示使用了埋头螺钉

固定

- 埋头螺钉（**图 14.2**）。
  - 优先于钢板固定。
  - 空心螺钉。
    - 完全的累及关节面的非粉碎性桡骨头骨折或者桡骨颈骨折。
    - 多平面斜行逆行植入埋头螺钉。
    - 采用克氏针或者点式复位钳临时固定。
  - 中位螺钉。
    - 适用于关节面粉碎的模式。
    - 防止关节盘的缩窄。
- 无头加压螺钉。
  - 最小的骨膜损伤和机械阻挡。
    - 可以置于安全区意外。
    - 具有更好的生物学优势。
  - 具有与普通加压螺钉相比更小的骨折块间的加压力。
  - 在简单骨折中有很好的效果。
- 钢板（**图 14.3**）。
  - 适应证。
    - 关节外的桡骨颈骨折或者合并桡骨头和颈部的骨折。
  - 与桡骨近端很难达到解剖匹配。
    - 桡骨近端有较大的解剖变异。
  - 需要置于"安全区"。
    - 后外侧方形区。

○平均 110° 的弧形区域，当前臂处于中立位时，桡骨头前方约 10° 至外侧的区域。

●与骨膜的接触更大。

○具有更好的生物力学优势。

骨移植

●适应证

○存在压缩或者缺损的关节面骨折块。

●来源

○肱骨外侧髁。

○鹰嘴。

关节成形术

适应证

●桡骨头和颈存在粉碎的，难以重建的骨折。

○ Mason Ⅲ 型骨折。

○ > 30% 的关节面骨折。

○ > 3 块骨折块。

技术

●避免过度的桡骨颈的切除。

○维持或者修复环状韧带。

●观察与肱骨头和滑车的匹配。

●避免肱桡关节边缘的束缚。

○少见于双极头。

假体

●型号

○拼装桡骨头骨块并和模板相比较。

○假体的直径要比原来桡骨头至少小 2mm。

○以防止外侧滑车软骨的侵蚀。

○为了达到同轴应该选择小直径的椭圆形的桡骨头假体。

○假体太大（**图 14.4**）。

○使得外侧的尺骨滑车关节增宽。

○肱桡关节磨损。

○持续的关节不稳定。

半脱位、疼痛、滑膜炎、活动受限。

○参照点。

○冠状突的外侧边缘。

需要与关节面大致平行。

○尺骨桡切迹的近端部分。

假体的近端部分同这一平面必须是匹配的。

○冠状突的中间嵴。

不是理想的参照点。

不同的患者有很大的解剖变异。

通常关节面大约距离冠突尖 2mm。

桡骨头的关节面与冠突的中间嵴之间的平行距离平均为 0.8mm。

○肱桡关节。

间隙是个不可靠的参考。

特别是当外侧副韧带不完整时。

可能导致间隙过小。

○肱尺关节。

不是可靠的参考。

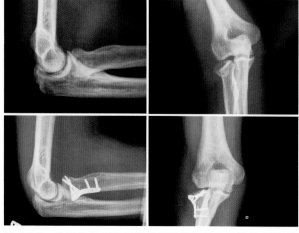

图 14.3 前后位和侧位 X 线片显示桡骨头合并桡骨颈骨折。术后影像学显示使用了钢板螺钉的固定，位置位于安全区

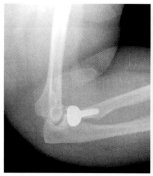
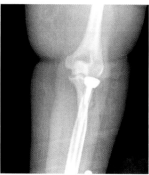

图 14.4 肱尺关节间隙增宽反映了假体过大导致的肱桡关节的过度填充

通常与肱桡关节不是平行的。

骨块切除术

适应证

- 小的、移位明显且与机械性阻挡有关的骨块。
- < 25% 关节面的骨折块。
- 不能在 X 线片上看到的软骨骨折块。
  - 清创时留下的稳定的软骨边缘。

桡骨头切除术

- 尽管在相关的文献中有报道，但是由创伤原因导致的往往临床效果差。

- 适应证。
  - 单纯的、移位的、不能修复的粉碎性骨折。
- 避免过度切除。
  - 保留环状韧带。
  - 评估残留部分是否与尺骨发生撞击。

术中韧带的检查

- 外翻应力。
  - 前臂旋前，肘关节屈曲 30°，施加外翻应力。
  - 如果肱桡关节间隙变小，且 > 2mm 提示存在外侧副韧带尺侧束损伤。
- 轴向应力。
  - 向近端移位 > 2mm 提示存在骨间膜损伤。

术后管理

关节成形术 / 切开复位内固定术

- 早期主动功能锻炼。
  - 辅助下主动功能锻炼和主动的关节活动后短期内支具固定（2 天至 1 周）。
  - 术后 6 周开始主动和被动的全关节范围的活动。
- 力量训练。
  - 通常于术后 6 周开始。
  - 影像学检查提示骨折骨性愈合。
- 支具的使用。
  - 前 6 周夜间使用过伸支具来预防屈肌挛缩。
  - 静态的渐变的支具有助于恢复肱尺关节的活动。

异位骨化的预防

- 异位骨化有 7% 的发生率。
- 存在下列情形时需要预防：
  - 颅脑损伤。
  - 局部酸胀感。

韧带损伤

- 外侧副韧带。
  - 前臂旋前肘关节屈曲 90°。
  - 避免肩关节外展以减少肘部的压力。

- 内侧副韧带。
  - 前臂完全旋后，屈肘 90°。
- 内外侧副韧带同时损伤。
  - 保持前臂于中立位。

结果

切开复位内固定

- Mason Ⅱ 型。
  - 均可以达到 100% 的优良率。
  - 非粉碎性骨折效果更优。
- Mason Ⅲ 型。
  - 优良率为 33%~100%。
- Mason Ⅳ 型。
  - 优良率 66%。
  - 当合并脱位或者同侧肢体的损伤临床效果不良。
- 同关节成形术相比在术后 1~2 年时间内有较高的再手术率。

关节成形术

- 关节活动度。
  - 可达到与对侧一样的功能。
- 具有较高的患者满意率。

桡骨头切除

- 运动学的改变导致软骨的磨损和早期关节炎的出现。
- 尽管如此，长期随访也有很好的功能表现。
- 总体临床疗效满意度低于切开复位内固定术。

并发症

切开复位内固定术

- 关节僵硬。
- 内固定激惹。

关节成形术

- 假体不匹配。
  - 肘关节屈伸受限。
  - 肱桡关节和肱尺关节磨损 / 骨吸收、溶解。
  - 半脱位。
- 无菌性松动。
  - 假体周围透亮带。
    - 通常在使用光柄的假体时没有症状。
    - 在使用非光柄的假体时可能会有疼痛的症状，且有可能需要行翻修手术。
- 关节不稳定。

骨块切除

- 活动时存在关节弹响。
- 关节不稳定。

桡骨头切除

- 桡骨近端的移位和撞击。
  - 切除＜ 2cm 将导致大范围的位移。
  - 腕部尺骨撞击综合征。

神经损伤

- 尺神经和骨间后神经。
- 通常都是暂时的。

推荐阅读

[1] Calfee R, Madom I, Weiss AP. Radial head arthroplasty. J Hand Surg Am. 2006;31(2):314-321.

[2] Iftimie PP, Calmet Garcia J, de Loyola Garcia Forcada I, Gonzalez Pedrouzo JE, Giné Gomà J. Resection arthroplasty for radial head fractures: long-term follow-up. J Shoulder Elbow Surg. 2011;20(1):45-50.

[3] Ring D. Displaced, unstable fractures of the radial head: fixation vs. replace- ment–what is the evidence? Injury. 2008;39(12):1329-1337.

[4] Ruchelsman DE, Christoforou D, Jupiter JB. Fractures of the radial head and neck. J Bone Joint Surg Am. 2013;95(5):469-478.

[5] Yoon A, Athwal GS, Faber KJ, King GJ. Radial head fractures. J Hand Surg Am. 2012;37(12):2626-2634.

参考文献

[1] Ring D. Displaced, unstable fractures of the radial head: fixation vs. replace- ment–what is the evidence? Injury. 2008;39(12):1329-1337.

[2] Ruchelsman DE, Christoforou D, Jupiter JB. Fractures of the radial head and neck. J Bone Joint Surg Am. 2013;95(5):469-478.

[3] Lapner M, King GJ. Radial head fractures. Instr Course Lect. 2014;63:3-13.

[4] Yoon A, Athwal GS, Faber KJ, King GJ. Radial head fractures. J Hand Surg Am. 2012;37(12):2626-2634.

[5] Calfee R, Madom I, Weiss AP. Radial head arthroplasty. J Hand Surg Am. 2006;31(2):314-321.

[6] El Sallakh S. Radial head replacement for radial head fractures. J Orthop Trauma. 2013;27(6):e137-e140.

[7] Morrey BF, An KN. Articular and ligamentous contributions to the stability of the elbow joint. Am J Sports Med. 1983;11(5):315-319.

[8] Hotchkiss RN. Fractures of the radial head and related instability and contrac- ture of the forearm. Instr Course Lect. 1998;47:173-177.

[9] van Riet RP, Morrey BF. Documentation of associated injuries occurring with radial head fracture. Clin Orthop Relat Res. 2008;466(1):130-134.

[10] Itamura J, Roidis N, Mirzayan R, Vaishnav S, Learch T, Shean C. Radial head fractures: MRI evaluation of associated injuries. J Shoulder Elb Surg. 2005;14(4):421-424.

[11] Kaas L, Struijs PA, Ring D, van Dijk CN, Eygendaal D. Treatment of Mason type II radial head fractures without associated fractures or elbow dislocation: a systematic review. J Hand Surg Am. 2012;37(7):1416-1421.

[12] Mason ML. Some observations on fractures of the head of the radius with a review of one hundred cases. Br J Surg. 1954;42(172):123-132.

[13] Johnston GW. A follow-up of one hundred cases of fracture of the head of the radius with a review of the literature. Ulster Med J. 1962;31:51-56.

[14] Broberg MA, Morrey BF. Results of treatment of fracture-dislocations of the elbow. Clin Orthop Relat Res. 1987(216):109-119.

[15] Kupperman ES, Kupperman AI, Mitchell SA. Treatment of radial head frac- tures and need for revision procedures at 1 and 2 years. J Hand Surg Am. 2018;43(3):241-247.

[16] Liow RY, Cregan A, Nanda R, Montgomery RJ. Early mobilisation for mini- mally displaced radial head fractures is desirable. A prospective randomised study of two protocols. Injury. 2002;33(9):801-806.

[17] Paschos NK, Mitsionis GI, Vasiliadis HS, Georgoulis AD. Comparison of early mobilization protocols in radial head fractures. J Orthop Trauma. 2013;27(3):134-139.

[18] Egol KA, Haglin JM, Lott A, Fisher N, Konda SR. Minimally displaced, isolated radial head and neck fractures do not require formal physical therapy: results of a prospective randomized trial. J Bone Joint Surg Am. 2018;100(8):648-655.

[19] Herbertsson P, Josefsson PO, Hasserius R, Karlsson C, Besjakov J, Karlsson MK. Displaced Mason type I fractures of the radial head and neck in adults: a fifteen- to thirty-three-year follow-up study. J Shoulder Elbow Surg. 2005;14(1):73-77.

[20] Akesson T, Herbertsson P, Josefsson PO, Hasserius R, Besjakov J, Karlsson MK. Primary nonoperative treatment of moderately displaced two-part frac- tures of the radial head. J Bone Joint Surg Am. 2006;88(9):1909-1914.

[21] Husband JB, Hastings H II. The lateral approach for operative release of post-traumatic contracture of the elbow. J Bone Joint Surg Am. 1990;72(9):1353-1358.

[22] Dowdy PA, Bain GI, King GJ, Patterson SD. The midline posterior elbow incision. An anatomical appraisal. J Bone Joint Surg Br. 1995;77(5):696-699.

[23] Ring D, Quintero J, Jupiter JB. Open reduction and internal fixation of frac- tures of the radial head. J Bone Joint Surg. 2002;84A:1811-1815.

[24] Wu PH, Dixit A, Kiat Tan DM, Shen L, Chee YH. Prospective study of sur- gical fixation of radial head fractures using cannulated headless compres- sion screws for simple and complex radial head fractures. J Orthop Surg. 2017;25(2):2309499017716278.

[25] Giannicola G, Manauzzi E, Sacchetti FM, et al. Anatomical variations of the proximal radius and their effects on osteosynthesis. J Hand Surg Am. 2012;37(5):1015-1023.

[26] Smith GR, Hotchkiss RN. Radial head and neck fractures: anatomic guidelines for proper placement of internal fixation. J Shoulder Elb Surg. 1996;5(2 Pt 1):113-117.

[27] Van Glabbeek F, Van Riet RP, Baumfeld JA, et al. Detrimental effects of over- stuffing or understuffing with a radial head replacement in the medial collateral- ligament deficient elbow. J Bone Joint Surg Am. 2004;86-A(12):2629-2635.

[28] Doornberg JN, Linzel DS, Zurakowski D, Ring D. Reference points for radial head prosthesis size. J Hand Surg Am. 2006;31(1):53-57.

[29] Rowland AS, Athwal GS, MacDermid JC, King GJ. Lateral ulnohumeral joint space widening is not diagnostic of radial head arthroplasty overstuffing. J Hand Surg Am. 2007;32(5):637-641.

[30] Beingessner DM, Dunning CE, Gordon KD, Johnson JA, King GJ. The effect of radial head fracture size on elbow kinematics and stability. J Orthop Res. 2005;23(1):210-217.

[31] Iftimie PP, Calmet Garcia J, de Loyola Garcia Forcada I, Gonzalez Pedrouzo JE, Giné Gomà J. Resection arthroplasty for radial head fractures: long-term follow-up. J Shoulder Elb Surg. 2011;20(1):45-50.

[32] Bain GI, Ashwood N, Baird R, Unni R. Management of Mason type-III radial head fractures with a titanium prosthesis, ligament repair, and early mobilization. Surgical technique. J Bone Joint Surg Am. 2005;87(Suppl 1 Pt 1):136-147.

[33] Szekeres M, Chinchalkar SJ, King GJ. Optimizing elbow rehabilitation after instability. Hand Clin. 2008;24(1):27-38.

[34] Bauer AS, Lawson BK, Bliss RL, Dyer GS. Risk factors for posttraumatic heterotopic ossification of the elbow: case-control study. J Hand Surg Am. 2012;37(7):1422-1429.e1-6.

[35] Dunning CE, Zarzour ZD, Patterson SD, Johnson JA, King GJ. Muscle forces and pronation stabilize the lateral ligament deficient elbow. Clin Orthop Relat Res. 2001;(388):118-124.

[36] Armstrong AD, Dunning CE, Faber KJ, Duck TR, Johnson JA, King GJ. Rehabilitation of the medial collateral ligament- deficient elbow: an in vitro biomechanical study. J Hand Surg Am. 2000;25(6):1051-1057.

[37] King GJ, Zarzour ZD, Rath DA, Dunning CE, Patterson SD, Johnson JA. Metallic radial head arthroplasty improves valgus stability of the elbow. Clin Orthop Relat Res. 1999;(368):114-125.

[38] Esser RD, Davis S, Taavao T. Fractures of the radial head treated by internal fixation: late results in 26 cases. J Orthop Trauma. 1995;9(4):318-323.

[39] Knight DJ, Rymaszewski LA, Amis AA, Miller JH. Primary replacement of the fractured radial head with a metal prosthesis. J Bone Joint Surg Br. 1993;75(4):572-576.

[40] Harrington IJ, Sekyi-Otu A, Barrington TW, Evans DC, Tuli V. The functional outcome with metallic radial head implants in the treatment of unstable elbow fractures: a long-term review. J Trauma. 2001;50(1):46-52.

[41] Grewal R, MacDermid JC, Faber KJ, Drosdowech DS, King GJ. Comminuted radial head fractures treated with a modular metallic radial head arthroplasty. Study of outcomes. J Bone Joint Surg Am. 2006;88(10):2192-2200.

[42] Zunkiewicz MR, Clemente JS, Miller MC, Baratz ME, Wysocki RW, Cohen MS. Radial head replacement with a bipolar system: a minimum 2-year fol- low-up. J Shoulder Elb Surg. 2012;21(1):98-104.

[43] Moro JK, Werier J, MacDermid JC, Patterson SD, King GJ. Arthroplasty with a metal radial head for unreconstructible fractures of the radial head. J Bone Joint Surg Am. 2001;83-A(8):1201-1211.

[44] Beingessner DM, Dunning CE, Gordon KD, Johnson JA, King GJ. The effect of radial head excision and arthroplasty on elbow kinematics and stability. J Bone Joint Surg Am. 2004;86-A(8):1730-1739.

[45] Antuña SA, Sánchez-Márquez JM, Barco R. Long-term results of radial head resection following isolated radial head fractures in patients younger than forty years old. J Bone Joint Surg Am. 2010;92(3):558-566.

[46] Lindenhovius AL, Felsch Q, Doornberg JN, Ring D, Kloen P. Open reduction and internal fixation compared with excision for unstable displaced fractures of the radial head. J Hand Surg Am. 2007;32(5):630-636.

[47] Zarattini G, Galli S, Marchese M, Mascio LD, Pazzaglia UE. The surgical treatment of isolated mason type 2 fractures of the radial head in adults: com- parison between radial head resection and open reduction and internal fixation. J Orthop Trauma. 2012;26(4):229-235.

[48] Fehringer EV, Burns EM, Knierim A, Sun J, Apker KA, Berg RE. Radiolucencies surrounding a smooth-stemmed radial head component may not correlate with forearm pain or poor elbow function. J Shoulder Elb Surg. 2009;18(2):275-278.

[49] van Riet RP, Sanchez-Sotelo J, Morrey BF. Failure of metal radial head replacement. J Bone Joint Surg Br. 2010;92(5):661-667.

[50] Schiffern A, Bettwieser SP, Porucznik CA, Crim JR, Tashjian RZ. Proximal radial drift following radial head resection. J Shoulder Elb Surg. 2011;20(3):426-433.

第十五章

尺骨近端骨折

NATHANIEL E. SCHAFFER，MD，PHD，JEFFREY N. LAWTON，MD

定义

- 尺骨近端包括鹰嘴和冠状突，形成肱骨与之相连的关节滑车切迹。
- 冠状突骨折可能是孤立的损伤，但通常还伴有尺肱关节脱位，近尺桡关节脱位或头或颈部的骨折。

解剖学

- 肱尺关节是一种铰链关节，可在矢状面内弯曲和伸展。
- 肘部由骨和韧带结构来稳定。
  - 鹰嘴突通过与肱骨滑车的关节稳定肘关节，对抗同轴方向前臂的牵引力。
  - 冠状突通过与滑车组成关节来稳定肘部，对抗前臂的同轴压力。
  - 桡骨小头与肱骨小头组成关节，是限制肘关节外翻的主要结构。
  - 内侧副韧带的前束是限制肘关节外翻的次要结构。其止于冠状突的前内侧面，称为高耸结节的部位。
  - 外侧韧带复合体是限制内翻的主要结构。
  - 前内侧面增加了尺骨与滑车相关节处的宽度，起到了限制内翻的次要结构作用。
- 因为其从冠状突向内侧突出 7mm，60% 的突出部分在后方无干骺段骨支撑，前内侧面尤其容易发生骨折。
- 因为尺骨近端骨折会破坏肘关节的稳定性，导致半脱位或者脱位，使肘关节易发生创伤后关节炎。
- 波及尺骨鹰嘴与冠状突小关节面的尺骨近端骨折，和两者间非关节部分的骨质，构成了位于鹰嘴与冠状突间肱骨滑车切迹的基础。
  - 通过在该区域尝试匹配关节软骨来减少滑车切迹的非关节部分，会增加切迹过度紧缩的风险，导致关节运动不一致。
  - 在尺骨鹰嘴的骨折脱位中，由于滑车切迹的过度紧缩是常见问题，该处的裸区常常发生粉碎性骨折。
- 好的骨折复位需要熟练掌握尺骨近端正常角度。
  - 尺骨鹰嘴的纵轴相对于骨干是弓形内翻的。角度为 9.5°~17.5°，范围为 4°~23°。
  - 滑车切迹相对于骨干呈外翻，平均角度为 10.5°。
  - 尺骨的背侧面是放置钢板的理想位置，该处存在顶-背角，称为尺骨近端背侧角（PUDA）。
    - PUDA 的角度为 5°~8°，其观测范围为 0°~14°。
    - PUDA 的顶点距离鹰嘴尖的距离平均约 47mm，范围为 34~78mm。
    - PUDA 的位置和程度与同侧桡骨干高度相关。

重要治疗原则

- 遵循已被广泛接受的骨折固定原则，包括解剖复位，坚强固定，保护组织血供，术后功能锻炼。
- 恢复正常解剖关系，保持肱尺关节关节的匹配和稳定，以降低继发的疼痛与功能障碍。
- 日常功能需要 30°~100° 的屈伸活动度。

- 肘关节极易发生术后僵硬，与术后制动时间有直接关系。
  - 理想的手术固定提供关节足够的稳定，这样术后 3~5 天就可以进行早期功能锻炼。

发病机制

鹰嘴骨折

- 单纯的鹰嘴骨折主要是由于尺骨鹰嘴直接暴力或跌落时肱三头肌强力收缩而导致尺骨鹰嘴撕脱所致。
- 当骨折合并肘关节后脱位（通常作为孟氏骨折，伴有近尺桡关节与肱桡关节的脱位），主要由低能量机制导致，常是伸肘时伴随前臂被动旋后。

尺骨鹰嘴骨折脱位

- 尺骨鹰嘴前骨折脱位发生于高能量创伤，肱骨远端通过滑车切迹撞击并使尺骨骨折。
- 这种机制产生的名称是经尺骨鹰嘴骨折脱位。

冠状突骨折

- 冠状动脉骨折可能是由于内翻、外翻、前或后不稳定所致的单纯性骨折或骨折脱位。
- 单纯的骨折折块通常很小，仅涉及冠状突的尖端。
  - 这种撕脱骨折曾经被认为是前关节囊撕脱的结果。
  - 鉴于前关节囊止点通常位于骨折线的远端，故其更可能是由于肱骨的撞击导致的。
- 由于内翻后内侧旋转不稳，滑车撞击冠状突的前内侧面，导致骨折。
  - 高、低能量损伤均可引起。
  - 其常伴外侧副韧带复合体的撕裂。
  - 小的撕脱骨折通常掩盖了严重的肘部不稳定性。
- 在外翻和旋后力的作用下，肘关节向后移位，LCL 复合体破裂，肱骨小头下方桡骨头骨折，肱骨滑车撞击冠状突所致骨折。
  - 这就是肘关节恐怖三联征（第十六章）。
  - 由此产生的冠状突骨折通常会在尖端产生一个小的碎片，但又足够大到足以包括前关节囊的附着点。
  - 这些骨折可能是低能量创伤的结果。
- 冠状突的较大骨折通常是由于上述机制导致的前或后鹰嘴骨折脱位而引起的。

病史 / 体格检查

鹰嘴骨折

- 患者通常报告有汽车碰撞，跌倒或袭击的历史。
- 鹰嘴体表投影区可有疼痛和压痛。
- 在骨折部位的尺骨上可触及的明显凹陷。
- 仔细检查皮肤完整性非常重要，尤其是经鹰嘴骨折－脱位，通常表现为开放性骨折。
- 如果评估软组织肿胀会影响切口闭合，则应择期手术（**图 15.1**）。

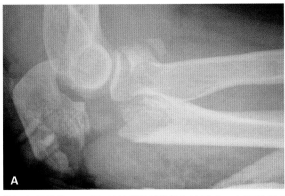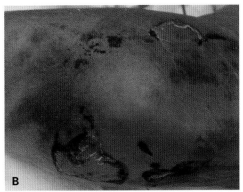

图 15.1　软组织损伤情况可提示是否需要进行急诊手术，如开放骨折，或因肿胀而延期手术。（A）在等待肿胀消退时，应将这种闭合性损伤用夹板固定于部分伸展位，以帮助复位并保护皮肤。（B）在一段时间的延迟后，软组织已经恢复到足以进行外科手术固定的程度

- 当鹰嘴骨折作为孟氏骨折的一部分时，桡骨小头通常位于肱骨的后远方突出并可触及。
- 鹰嘴骨折的患者中多达 20% 伴有其他损伤。

冠状骨折
- 损伤机制包括：伸肘位时跌落地面，自高处或运动导致的较高能量的跌落，或汽车碰撞。
- 肘部相关损伤会导致畸形，疼痛和活动范围受限。

诊断研究
- 复位前后拍摄肘关节、前臂的前后位和侧位 X 线片。
- 如果怀疑有桡骨小头或肱骨小头剪切骨折，且在常规检查影像中无法判断，则需要进行肱桡关节影像学检查。
- CT 扫描对于确诊或疑似冠状突骨折的患者治疗也有帮助，可以更好地确定骨折类型并协助手术计划。

诊断
- 必须认识与掌握骨折类型相关的损伤，包括软组织损伤，处理这些损伤可能比处理尺骨近端骨折本身更为重要。
- Wolfgang 等根据鹰嘴骨折进行分型。
  - 骨折分为 A 型，无移位；B 型，两部分骨折；C 型，粉碎性骨折；D 型，与桡骨头骨折或脱位相关的骨折；E 型，与肱骨髁上骨折相关的骨折。
  - A 型骨折可以非手术治疗。
  - B 型骨折可用张力带钢丝治疗。
  - C 型骨折并发症发生率明显增高。
  - D 型骨折需要对桡骨小头进行干预。
  - E 型骨折的形态主要由肱骨骨折决定。
- 最新的鹰嘴骨折的 Mayo 分型比较简单，并且能提供更好的治疗指导。
  - I 型骨折未移位，II 型骨折移位 > 3mm，III 型骨折伴有相关脱位。
  - 骨折亚型为 A 代表非粉碎性骨折或 B 代表粉碎性骨折。

- 在后脱位中，LCL 复合体经常断裂，通常同时存在大的冠状突粉碎性骨折和桡骨小头骨折。
  - 必须对这些恐怖三联征的所有部分进行处理，以恢复其稳定性和功能。
- 经尺骨鹰嘴骨折脱位时，大部分患者有一个大的冠状骨折块，但桡骨小头和 LCL 通常无损伤。
- 冠状突骨折最初由 Regan 和 Morrey 根据矢状面上冠状突波及的百分比进行分型。
  - I 型骨折定义为撕脱性骨折，II 型骨折定义为波及 < 50% 的冠状突，III 型骨折定义为波及 > 50% 的冠状突。
  - 随着类型的增加，较少患者的非手术治疗效果令人满意，并且所有 III 型骨折均被认为需要手术。
  - 尽管 Regan 和 Morrey 将 I 型骨折定义为前关节囊撕脱，由于前关节囊止于 II 型骨折碎片，I 型骨折可能并非单纯的撕脱骨折。
- O'Driscoll 等细化了分型以区分独特的前内侧面骨折（**图 15.2**）。
  - I 型骨折位于冠状尖端，亚型 1 距尖端 < 2mm，亚型 2 > 2mm。
  - II 型骨折是前内面骨折，可细分为亚型 1，仅前内侧平面；亚型 2，前内侧面和冠状尖端；亚型 3，前内侧面和高耸结节。
  - III 型骨折位于冠状骨的基底部，根据是否向鹰嘴延伸而分为 1 型或 2 型。
  - 遵循以下分型进行治疗：

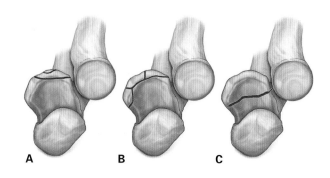

图 15.2 冠状突骨折的 O'Driscoll 分类的示意图。（A）I 型骨折的亚型 1 和亚型 2 涉及小于或大于 2mm 的冠状尖端。（B）II 型骨折涉及前内侧面，其中亚型 1 仅涉及小平面，亚型 2 涉及冠状突尖端，亚型 3 涉及高耸结节。（C）III 型骨折是通过冠状突的基底

- ○ Ⅰ型缝线缝合固定。
- ○ Ⅱ型前内侧面的支撑钢板固定。
- ○ 根据Ⅲ型的稳定性，决定鹰嘴背侧钢板加或不加其他支撑钢板，缝合线固定或外固定。
- ○ 此分类还与损伤机制和合并伤相关：
  - ○ O'Driscoll 型Ⅰ2（Regan-Morrey Ⅱ）是典型的恐怖三联征。
  - ○ O'Driscoll Ⅱ型（也称为 Regan-Morrey Ⅱ型）通常是内翻后内旋转损伤的结果。
  - ○ O'Driscoll Ⅲ型（Regan-Morrey Ⅲ型）骨折常发生鹰嘴后部或经鹰嘴骨折脱位。
- 因此，冠状骨折类型可指导相关损伤的评估。
  - ○ O'Driscoll Ⅰ2 型损伤通常伴有桡骨小头或颈部骨折和 LCL 破裂，是恐怖三联征损伤的一部分。
  - ○ O'Driscoll Ⅱ型骨折通常与 LCL 撕脱，鹰嘴骨折或其他Ⅲ型冠状突骨折有关。
  - ○ 因为 O'Driscoll Ⅲ型骨折通常是鹰嘴骨折脱位或后方孟氏痛的结果，因此肱尺和桡尺近端关节的稳定性可能会受到破坏。

非手术治疗

- 由于制动后肘关节容易僵硬，因此非手术治疗的患者如果是无明显移位稳定的骨折，3 周后就开始功能锻炼。

鹰嘴骨折

- Mayo Ⅰ型鹰嘴骨折可在 45°~90° 屈曲度下固定 1~3 周，在影像学提示愈合之前限制在屈伸 0°~90° 范围内运动。
- 虽然完全伸展固定可能有助于减少鹰嘴骨折的再次移位，但这样会导致运动功能的丧失应避免。

冠状骨折

- 冠状突非手术治疗的条件是肱尺关节稳定。
- 对于小的、单纯的冠状突骨折块，如果肘关节稳定，可应用铰链支具进行非手术治疗，该支具可以预防过度伸展。
- 其他类型的骨折或撕脱骨折合并韧带损伤的患者不建议保守治疗，因为保守治疗可能会导致肘关节半脱位和创伤性关节炎。
- 尸体研究表明，当骨折片在矢状面所占冠状突的比例 < 50% 时，在没有韧带损伤的情况下，冠状体的单纯骨折并不会影响肘关节整体稳定性。
  - ○ 这些发现与 Regan 和 Morrey 建议不要手术治疗Ⅰ型和Ⅱ型骨折的建议相符。
  - ○ 如果肘部周围有其他损伤，这些建议将不适用。

手术治疗

- 理想的手术治疗需要恢复关节稳定性以利于关节早期功能锻炼，以避免关节制动导致的关节僵硬。
- 在手术过程中，应尽可能解决肘关节所有相关问题。

术前计划

- 移位的尺骨鹰嘴骨折以及与脱位相关的骨折（Mayo Ⅱ型和Ⅲ型）通常需要手术干预。
  - ○ 包括张力带钢丝，背侧鹰嘴钢板以及肱三头肌止点前移重建的碎骨块切除。髓内钉固定术不推荐。
  - ○ 对于 Mayo ⅡA 型，可以使用空心螺钉或张力带钢丝（**图 15.3**）；背侧尺骨鹰嘴钢板也是很好的适应证（**图 15.4**）
  - ○ 对于ⅡB 型，可使用钢板或切除术将肱三头肌前移重建。
  - ○ 对于Ⅲ型骨折，通常需要钢板固定，牵引装置或外固定架的进一步应用可有助于Ⅲ型骨折复位。
  - ○ 向后的鹰嘴骨折脱位时，应解决肱骨外上髁的 LCL 复合体损伤和桡骨近端骨折或脱位。
    - ○ 掀起全厚皮瓣以向两侧显露。
    - ○ 放置螺钉时，要用钳子或持骨器维持冠状突骨折块的复位，并在透视下进行钻孔。
  - ○ 经鹰嘴骨折脱位可能没有相关的韧带损伤需要修复。鹰嘴固定后关节通常可以稳定。
    - ○ 大的冠状突骨折（> 50%）需要手术固定。

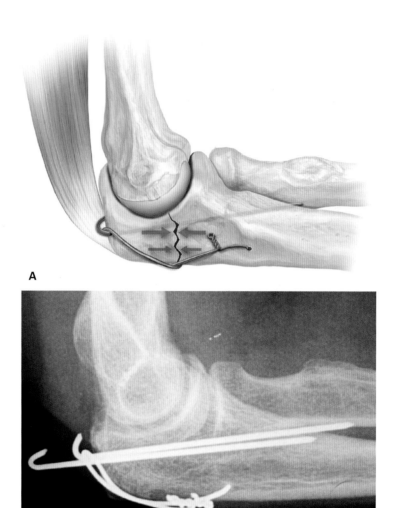

图15.3 张力带钢丝结构在近端使用单或双皮质克氏针，在远端使用钻孔来锚定钢丝。（A）该结构将后表面上的三头肌的牵张力转换为关节表面的压缩力。（B）张力带钢丝容易发生并发症，包括硬物突出和如图所示的克氏针自发拔出

○ 根据实验，超过冠状突50%的截骨，将会导致肘部内翻不稳定。
● 这些骨折可以通过后入路采用自后向前的螺钉进行固定。
● 通过内侧入路进行直接或间接的复位。
　○ 桡骨头或冠状突骨折可以通过尺骨鹰嘴骨折端显露，就像做标准的肘关节后入路一样。
　○ 如O'Driscoll Ⅲ2型冠突骨折一样，鹰嘴骨折和冠突骨折都必须固定（**图15.5**）。
　○ 尺骨鹰嘴背侧解剖钢板可以通过使用经钢板螺孔的螺钉来固定通常较大的冠状突骨块，以使两处骨折均达到良好的稳定。
● 虽然较小的单独的冠状突骨折块可以通过钻孔缝合来修复，但这种结构的稳定性尚未得到证实，通过修复所能获得的功能证实可能不值得

手术固定。
● 后外侧旋转损伤通常会产生O'Driscoll Ⅰ2型冠状突骨折伴有桡骨近端骨折和肱尺关节脱位。
　○ 当<30%的冠状突骨折时，修复或桡骨小头置换通常足以恢复肘关节的稳定性。
　○ 当冠状突的骨块>50%时，即使重建了肱桡关节，也可能会使肘关节存在持续的不稳定。
　○ 对于小的冠状突骨块可以不予处理或切除，但较大的冠状骨块通常需要使用自后向前的螺钉进行固定。
　○ 单切口或者后侧的全厚皮瓣可用于经桡骨骨折复位冠状突，并经尺骨背侧植入螺钉。
● 当冠状突骨块足够大，应该固定，但粉碎到无法修复时，可以用同时切除的桡骨头骨块作为移植物来代替缺失的冠状突。

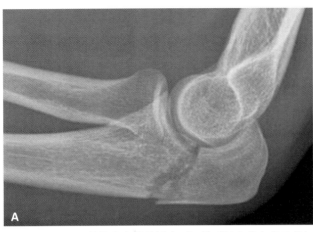 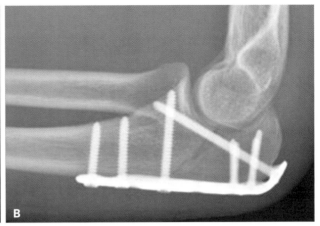

图15.4　即使是简单的鹰嘴骨折（A），特别是在较大的乙状切迹中部远端的鹰嘴骨折，背侧钢板有助于固定（B），并且有望通过该结构可靠地治愈

- 当冠状突骨块介于30%~50%时，重建后功能预后改善最大。
- 内翻后内侧旋转不稳定导致的骨折通常累及前内侧面，因此可能显著地导致肘关节对内翻应力不稳定。
  - 由于所处的位置和所受的内翻应力，这些O'Driscoll II型骨折通常需要从内侧入路进行冠状突的支撑钢板固定。
  - 可以通过直接内侧切口获得，或提起全层内侧皮瓣的后切口获得前内侧面的显露。（**图15.6**）
  - 因为这些患者常常同时发生LCL的破坏，所以内侧切口常常需要单独的外侧辅助切口，而后方切口可以通过全层皮瓣来单独使用。

体位

- 当使用背侧切口显露近端尺骨时，患者可取仰卧位、侧卧位或俯卧位。
- 仰卧位需要专门的助手越过患者的胸部握住手臂，但同时有助于冠状突骨折和鹰嘴骨折脱位的复位。
  - 在肩胛骨下方放置一摞毛巾有利于活动肩关节和患肢的摆放。
  - 在类似的半侧卧位，重力有助于维持患侧手臂的位置。
- 侧卧位，手臂支架支撑手臂，有利于暴露肘关节。
- 俯卧位肘关节外展，臂板支持手臂。
  - 肘关节褶皱置于壁板外侧缘，可使术中肘关节活动范围易于控制。
- 应用外侧入路时，患者需仰卧位，肩关节外展内旋。

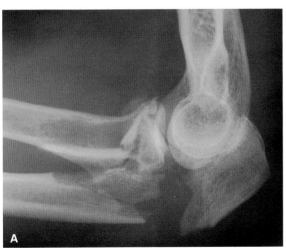 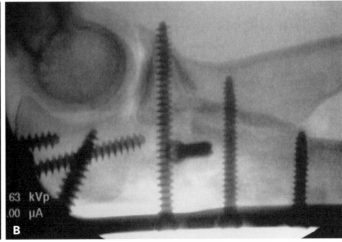

图15.5　复杂鹰嘴骨折和涉及冠状突的骨折需要背侧刚板固定。（A）涉及鹰嘴和冠突的粉碎性骨折，骨量明显减少。（B）通过鹰嘴骨折端显露冠状骨折，并在骨折部位植入螺钉以使骨折相对简单。然后应用背侧板固定鹰嘴骨折，并用穿过该板的锁定螺钉固定冠突骨块

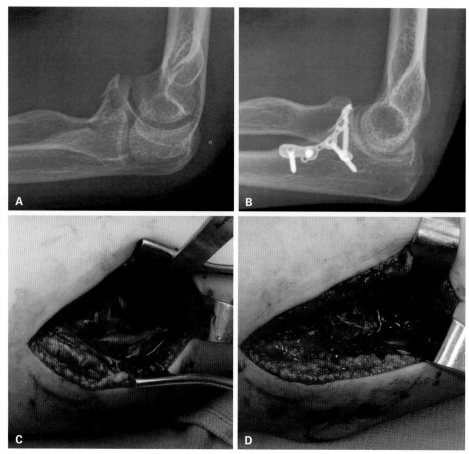

图 15.6 （A）大片内侧冠状突骨块需要内侧入路。（B）术后 X 线片显示用支撑板将骨折块充分复位并固定。（C）通过内侧切口接近骨折部位，劈开尺侧屈腕肌以暴露骨折。尺神经在骨折旁可见，必须加以保护。（D）用支撑板维持骨折复位

手术技巧

鹰嘴骨折

- 可以应用张力带钢丝和背侧钢板，或者固定强度稍差的髓内螺钉。
- 骨折经背侧切口显露，以肱三头肌腱性部的近端和尺骨的皮下边界为中心，向远端轻度向尺骨鹰嘴的内或外侧偏斜。
- 尺骨皮下部分经肘肌、外侧的尺侧伸腕肌、内侧的尺侧屈腕肌之间间隙显露。
- 在应用髓内钉固定时，使用一枚 6.5mm 髓内钉主钉，经肱三头肌劈开，自尺骨鹰嘴植入髓内。
  - 尺骨近端的内翻与掌侧角不会影响髓内钉沿着骨干髓腔的植入。
- 应用张力带固定小的骨块时，应用两枚平行的 1.8mm 克氏针、经肱三头肌腱自尺骨鹰嘴近端置入髓内。作者习惯于将克氏针插入冠状突斜坡处的前尺侧皮质。

- 穿刺导管用作引导管，将一根 18 号的钢丝植入克氏针的前方、肱三头肌腱的深层。
- 钢丝绕过尺骨背侧面，经远折端背面的钻孔，穿过钢丝。
- 为了获得最佳的强度，应在骨的内侧和外侧用扭结将钢丝收紧。
- 将克氏针近端弯曲 180°，通过肱三头肌腱的纵向切口嵌入骨内，压住钢丝。
- 对于非粉碎的尺骨鹰嘴骨折，张力带钢丝的固定强度要高于髓内钉或 1/3 管型的背侧钢板。
- 对于粉碎的鹰嘴骨折，其固定强度低于钢板。
- 针对尺骨鹰嘴的固定结构，提出了各种各样的修改。
  - 建议将远端钻孔放置在骨的前部，以增加

关节面的静态压力。然而，这一理论受到了质疑，一项生物力学研究未能证明静态压力或动态加压之间的差异。

- ○ 插入克氏针，使其与尺骨远端前皮层相连接，有可能抵抗拔出趋势。
- ○ 克氏针可以用髓内钉替换。

  这种结构可以允许更快的能量负荷，而不至于失效；在慢负荷下允许骨折断端微动。由于组间人口统计学差异的随机性不足和术后治疗的不一致，阻碍了对这种改良的结果的评估；这项研究未能证明这两组患者之间存在显著的临床差异。

- 对于粉碎或延伸至乙状切迹中点的尺骨鹰嘴骨折，采用背侧 3.5mm 有限接触动力加压钢板（LCDC）可以成功治疗。
  - ○ 这些和较新的专用尺骨鹰嘴钢板的近端形态允许拧入一枚近端螺钉，垂直于其他螺钉并穿过骨折线。它还允许将更多的螺钉和锁定螺钉拧入近端骨折，以实现在没有解剖形态的钢板的情况下达到更好的固定（图 15.4）。
  - ○ 钢板应放置于背侧，因为钢板放置于侧方骨不连和畸形愈合的概率较高。
- 或者，可以切除骨折碎片，并将肱三头肌重新固定到剩余的尺骨鹰嘴上。
  - ○ 适应证包括只涉及一小部分滑车切迹的粉碎性骨折、低需求的老年患者，有多种并发症的患者，以及骨量差的患者。
  - ○ 采用与上述相同的后方入路。
  - ○ 肱三头肌从骨面剥离，引导缝合线穿过肌腱，然后通过钻孔，从剩余的尺骨鹰嘴骨质近端前表面到更远端的后侧皮质。
  - ○ 可以使用骨锚代替钻孔。
  - ○ 这项技术旨在让肱三头肌起到约束肱骨向后平移的作用，肱三头肌杠杆力臂的缩短，可能会导致力量下降。
    - ○ 生物力学数据表明，当肱三头肌前移至剩余尺骨鹰嘴的关节边缘而不是背侧皮质时，肱三头肌每千克产生的肘部扭矩将减小。

要点

- ＊ 对于内固定后仍不稳定的鹰嘴骨折，可以辅助外固定器，以保持肘关节的同心圆稳定性，同时允许肘部运动。

陷阱

- ✕ 如果未识别并重建 PUDA（尺骨近端背侧角），则术后可能会减小肘部屈伸度，如果 PUDA 过大，则最终肘关节的屈伸活动会缩小。
- ✕ 由于没有考虑到尺骨近端的角度，髓内螺钉与骨干髓腔偏离轴线放置，特别是在冠状面，在最终拧紧时会在骨折部位产生位移和裂隙。
- ✕ 随着三头肌的前移，无法将肌腱附着在关节表面，可能会留下裸露的骨质边缘，从而侵蚀滑车软骨并产生关节炎。
- ✕ 无论解决鹰嘴骨折的方法如何，如果不解决导致肘关节不稳定的相关损伤（如 LCL 撕脱），结果将不佳。

尺骨鹰嘴骨折脱位

- 常为粉碎性骨折，需要如上所述进行背侧钢板固定（图 15.7）。
- 一般尺骨鹰嘴骨折均采用后路入路。
- 如上所述使用 3.5mm 的 LCDC 背侧钢板或鹰嘴板。

要点

- ＊ 可以在克氏针辅助下，将尺骨鹰嘴近端临时固定于肱骨来进行复位。然后使用撑开器，近端跨过克氏针，另一端插入尺骨干，以实现间接复位。
- ＊ 关节面的解剖重建是最重要的，必要时可以用髓内克氏针、螺钉和植骨来支撑关节碎块。

陷阱

- ✕ 在复位经尺骨鹰嘴骨折脱位时，如果未能识别滑车切迹的非关节部分的存在，当近端和远端关节面过度压缩时，可能会产生关节的不协调和疼痛。

冠状突骨折

- 对于孤立性骨折，该入路可以是内侧入路，也可以是关节置换术前经桡骨小头切除的外侧入路，具体取决于相关的损伤。
- 如上所述，皮肤切口可以是内侧的直接入路或肘后正中入路。

- 侧方入路用于治疗伴随有桡骨近端骨折，如前文（第十六章）所述。
- 在没有桡骨近端骨折的情况下，或者当冠状突需要前内侧钢板时，采用内侧入路（**图 15.6**）。
  - 尺神经减压，前移或后缩。
  - 分离尺侧腕屈肌的两个头，或者屈肌起始处骨膜下剥离后掀起以显露冠状突。
- 对于缝合固定，缝合线经钻孔从前到后穿过冠状突然后绑在尺骨的背侧。
- 当首选后路螺钉固定时，螺钉可以是埋藏在尺骨鹰嘴骨折部位的无头螺钉，也可以是尺骨背侧的有头螺钉。螺钉也可以穿过用于尺骨鹰嘴骨折固定的钢板（**图 15.5**）。
- 复位可直接通过内侧全层皮瓣完成，也可通过复位钳经皮完成。之后可以在透视辅助下进行钻孔。
- 对于内侧钢板，钢板应该应用于前内侧面的远端内侧，以起到抵抗内翻应力的支撑板的作用。

- 太过粉碎而不能固定的冠状突骨折块可以用两种方法治疗：
  - 铰链式牵张器或内侧放置的铰链式外固定器可以用来保持关节的一致性和稳定性，防止后内侧半脱位。这些装置可以允许手术后立即进行持续的被动活动。
  - 如果桡骨头需要置换，多达一半切除的桡骨头可用作移植物。桡骨骨块放置保持软骨与滑车相对，并用 2.7mm 的前后螺钉固定。

要点

※ 直接显示和复位冠状骨折骨块的最佳途径是通过相关的尺骨鹰嘴骨折或桡骨近端骨折。

※ 为了固定骨块，可以使用诸如用于 ACL 重建的钻头导向器，以准确地钻孔用于缝合或 PA 螺钉固定的钻孔。

陷阱

✕ 在其他骨折未能识别的情况治疗冠状骨折可能会导致肘部明显不稳定。

✕ 不能识别需要内侧支撑钢板固定的前内侧骨折块可能会影响结果。

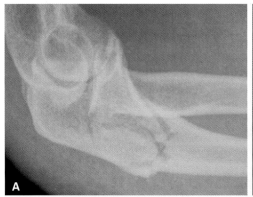
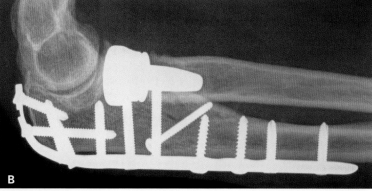
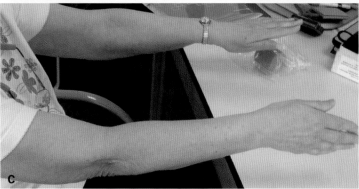
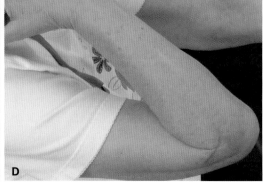

图 15.7 经尺骨鹰嘴骨折脱位采用背侧锁定钢板治疗。（A）X 线片显示骨折呈粉碎性。（B）背侧锁定钢板可实现充分的复位和固定。（C，D）获得了几乎完全正常屈伸的良好的临床效果

术后管理

- 在治疗所有尺骨近端骨折时，目标应该是早期肘关节全范围的关节活动度。
- 当（内部或外部）固定不稳定或伤口愈合受到影响时，可能需要制动。当需要制动时，肘关节的僵硬程度和制动的时间有关。

鹰嘴骨折和经鹰嘴骨折脱位

- 张力带钢丝固定后可获得即刻良好的活动范围。
- 在较复杂的尺骨鹰嘴骨折背侧钢板固定后，在可耐受情况下，重力辅助的全范围运动应立即开始。
- 对于需要铰链式牵张器维持稳定的 Mayo ⅢB 型骨折，应立即开始被动活动范围，随后可能很快开始主动活动。
  - 牵张器通常在 4 周后可以移除。
  - 残余僵硬可以用可拆卸夹板治疗，白天和晚上交替使用屈伸活动夹板。或者可以使用动态或静态渐进夹板。
  - 肘部周围的主动加强应被禁止至少 8 周，直到观察到放射学愈合。
  - 预计 3~4 个月后可重返工作岗位。

冠状突骨折

- 早期肘关节的全范围的关节活动通常在 3 天内开始。
- 当固定不充分时，应使用外固定器或石膏来抵抗当手臂外展时重力作用于肘部的内翻应力。
- 当严重粉碎性骨折用桡骨头移植物替换时，应使用铰链式外固定器保护 4~6 周，1 周后开始主动辅助活动。

结果

鹰嘴骨折

- 尺骨鹰嘴骨折的不愈合率为 1%，94% 的骨不连可以通过植骨获得愈合。
- 然而，关节面的畸形愈合仍可能对预后产生负面影响。
  - Murphy 等报道说，在 3 年的随访中，关节面

复位不当超过 2mm 会导致更差的活动范围、疼痛和功能受限，但没有进行统计分析，结果受到其他变量的干扰。

- 据 Johnson 等报道，尺骨鹰嘴骨折在粉碎或螺钉缺少的情况下，可以单独使用 4.5mm 髓内螺钉或联合张力带钢丝治疗。
  - 骨折全部愈合，无二次手术，96% 在 16 周内愈合。
  - 在随访的 86% 患者中，肘关节活动范围良好，伸展受限均 < 30°，92% 屈曲受限 < 30°。
  - 93% 的患者随访时前臂可完全旋转。
- 当采用张力带钢丝治疗时，孤立的尺骨鹰嘴骨折通常效果良好。
  - Wolfgang 等报道 97% 的单纯性尺骨鹰嘴骨折患者屈曲受限 < 20°，旋前和旋后功能丧失最少，且无疼痛。
    - 唯一一例因疼痛的纤维愈合而预后不佳的患者接受了植骨治疗，结果良好。
    - 他们的分类预测了愈后和是否需要翻修：B 型患者中，优（定义为无疼痛、屈曲收缩 < 5°、前臂完全旋转）和良好结果分别占 95% 和 5%。
      分型越重，结果越差，结果显示 D 型 54% 的结果为优，翻修率为 23%。
  - 然而，张力带钢丝与旋后度降低有关，82% 的接受该手术的患者可能需要取出内固定物。
- 钢板固定可以获得良好的功能结果，而很少有内植物的激惹情况。
  - Bailey 等使用尺骨背侧或外侧钢板治疗伴有或不伴有桡骨头和冠状突骨折的 Mayo Ⅱ 型、Ⅲ 型尺骨鹰嘴骨折。
- 随访 3 年时，肘关节屈曲和前臂旋转强度和活动范围与对侧肢体大致相同，只有旋后在统计学上存在差异。
  - DASH 评分与正常值无显著差异。
  - SF-36 评分在校准后的不同种族间无显著性差异。
  - 有 20% 的患者选择了固定物的取出，包括 8% 的患者接受了张力带和钢板的联合治疗。

- 张力带钢丝与背侧 1/3 管状钢板随机对照研究显示的结果更支持使用钢板固定。
  - 随访 6 个月时活动范围相同。
  - 钢板组关节间隙较小。
  - 有内固定症状的钢板组的并发症发生率为 5%，而张力带组的并发症发生率为 42%。
- 使用钢板治疗粉碎性的尺骨鹰嘴骨折延伸至骨干或累及冠状突时也取得了良好的效果。
  - Simpson 等使用背侧 LCDC 钢板平均在 7 周内，77% 的患者取得了骨折愈合。
    - 平均随访 2 年，未见关节炎或关节间隙不匹配。
    - 平均屈肘 130°，伸肘 10°，旋前 80°，旋后 85°，优良率为 77%。
    - 无患者屈曲受限超过 20°。
- 虽然于挽救性手术，但肱三头肌前移也可以取得很好的效果。
  - 对于滑车切迹超过 1/3（40% 的患者超过一半切迹）的骨折，将肱三头肌前移与切开复位和内固定进行比较时，结果是相似的。
    - 两组术后 4 个月平均屈曲挛缩均 < 15°。
    - 两组报告的疼痛和主观功能相同。
    - 两组 20% 的 X 线片均有退行性改变。
    - 所有的患者都没有不稳定的症状。
    - 虽然生物力学研究证实，将肱三头肌推进到关节面可以减少每磅力量产生的扭矩，但两组之间没有强度差异，与对侧相比，两者都显示出大约 30% 的下降。
    - 由于并发症发生率较低（4% 与固定组的 23% 相比），有的作者建议肱三头肌切断应该是尺骨鹰嘴骨折的首选治疗方法。
  - 使用更现代的背部钢板，并发症的发生率可能已经降低，而且大多数外科医生更倾向固定而不是切除。

经鹰嘴骨折脱位

- 和其他尺骨鹰嘴粉碎性骨折一样，钢板固定可以取得良好的临床效果。
- 在 1~3 年的随访中，Ring 等指出 88% 的患者取得了良好或优异的临床效果。

- 那两个异常值的产生是因为桡骨头切除或缺乏早期主动活动。
- 所有患者均无肱尺关节不稳症状。
- 82% 的患者都没有疼痛。

冠状突骨折

- Regan 和 Morrey 报告了非手术固定冠状突骨折而不考虑伴随的损伤，发现存在越大的骨块的结果越差。
  - 91% 的 I 型骨折患者、74% 的 II 型骨折患者和 20% 的 III 型骨折患者可以取得优或良的临床效果。
  - 虽然一般情况下术后制动的时间不会超过 3 周，但随着分型的升级，固定时间越长，活动范围也因此减少。
  - 作者还指出，与 A 亚型相比，粉碎性骨折（B 亚型）患者的活动范围减少，疼痛增加。
- 当骨折累及前内侧面时，该部分骨折块的充分复位固定可改善预后。
  - 在前内侧面没有固定或固定不充分的患者中，78% 的患者术后可能会出现不稳定，而固定良好的患者中则不会出现。
  - 这些患者的前臂屈曲弧度范围从 7°~138° 减少了 28°~127°，但前臂旋前和旋后分别由 77° 和 80° 保留到 76° 和 81°。
- 在 8 例患者中，当桡骨头移植物替代冠状突软骨时，一半的患者获得了很好的结果。
  - 一半的患者主诉疼痛和僵硬。
  - 37.5% 的患者放射学上可见残余半脱位，但无一例出现不稳定症状。
  - 62.5% 的患肢出现了放射学上的关节炎改变。

并发症

- 尺骨近端骨折固定后最常见的并发症是内固定的突出，引起疼痛并需要取出。
  - 40%~80% 的患者在尺骨鹰嘴骨折固定后可能需要取出内固定，其中最常取出的是张力带钢丝。
  - 张力带钢丝和背侧钢板的直接比较结果倾向

于选择钢板，有报道内固定物去除率分别为 42% 和 5%。

- 13 例尺骨鹰嘴粉碎性骨折超过冠状突行 3.5mm 长背侧 LCDC 钢板治疗，没有发生有症状性内固定问题。

● 尺骨近端骨折的另一个常见并发症是关节囊挛缩和活动度降低，这通常可以用可拆卸的渐进式静态或动态夹板来治疗。

- 张力带钢丝固定后，59% 的患者活动范围可能减小，尽管通常无症状，屈曲挛缩 < 20°。

● 对位不良可能会缩小运动范围，而翻修可能会带来改善。

- 通过使用背侧钢板矫正畸形愈合的向后的尺骨鹰嘴骨折脱位，Ring 等的结果显示在活动范围上有了显著的改善，屈曲伸展范围从 56° ~113° 增加到 22° ~130°，旋前和旋后角从 24° 和 19° 增加到 70° 和 64°，屈曲伸展弧度范围从 56° ~113° 增加到 22° ~ 130°，平均旋前和旋后角从 24° 和 19° 增加到 70° 和 64°。

- 即使是轻微的对位不良也会影响活动范围，事实证明，PUDA 与对侧相差 5° 也会减少屈曲和伸展，尽管这种微小的运动损失可能不会影响生活质量。

● 异位骨化（HO）或上尺桡关节的融合，以及创伤性肱尺关节炎都可能导致活动减少。

- 冠状突骨折与 HO 的风险增加有关，而融合与同时发生的冠状突骨折和桡骨头骨折有关。

- 当存在向后的尺骨鹰嘴骨折脱位和桡骨头脱位时，上尺桡关节融合的发生率可高达 21%。

- 肘部骨折脱位的延迟治疗可能会增加 HO 的风险，在一项研究中，48h 内治疗的患者 HO 的发生率为 0，而 48h 后 HO 的发生率为 33%。

- 通常，手术后 3~4 个月切除 HO 或关节融合会改善功能结果和活动范围。

● 创伤性关节炎也可能产生肘部疼痛和活动范围减少。

- 在 15~25 年的随访中，有尺骨鹰嘴骨折病史的患者与对侧肘关节相比，关节病的发生率增加了 39%。

- 无论使用哪种治疗方法，接受了哪种内固定治疗的患者，与那些接受骨块切除的患者在 3.6 年后关节病的发生率是相同的，约为 20%。

- 改进的技术可能会降低这种并发症的发生率，因为最近的一项研究表明，采用背侧钢板治疗的经鹰嘴骨折脱位患者在 1~3 年后的创伤性关节炎发生率为 12%。

- 疼痛和关节炎可能与复位不良有关，关节复位不良超过 2mm 被认为是一个危险因素。

● 尺骨近端骨折内固定术后感染是常见的，一项研究显示 15% 接受 LCDC 钢板治疗的患者发生了严重感染。

- 这些患者的感染导致翻修手术，内固定物去除和肱三头肌前移。

- 另一项比较内固定与骨折切除和肱三头肌推进的研究报告称，接受内固定的患者感染率相对较低，为 5.6%，但注意到肱三头肌前移组的患者没有一例感染。

● 神经并发症也可能发生。

- 术后暂时性尺神经麻痹 2% 的发生率可能与尺骨近端骨折背侧钢板固定有关，但这些症状可以自然缓解。

- 肱尺关节的骨折脱位也可能发生晚期尺神经病变。症状可能在术后 3 周开始出现，需要手术减压或尺神经移位。

推荐阅读

[1] Doornberg JN, Ring D. Coronoid fracture patterns. J Hand Surg Am. 2006;31:45-52.

[2] Ring D, Guss D, Jupiter JB. Reconstruction of the coronoid process using a fragment of discarded radial head. J Hand Surg Am. 2012;37:570-574.

[3] Ring D, Jupiter JB, Simpson NS. Monteggia fractures in adults. J Bone Joint Surg Am. 1998;80:1733-1744.

[4] Ring D, Tavakolian J, Kloen P, Helfet D, Jupiter JB. Loss of alignment after surgical treatment of posterior Monteggia fractures: salvage with dorsal contoured plating. J Hand Surg Am. 2004;29:694-702.

[5] Simpson NS, Goodman LA, Jupiter JB. Contoured LCDC plating of the proxi- mal ulna. Injury. 1996;27:411-417.

参考文献

[1] Cage DJ, Abrams RA, Callahan JJ, Botte MJ. Soft tissue attachments of the ulnar coronoid process. An anatomic study with radiographic correlation. Clin Orthop Relat Res. 1995:154-

158.

[2] Cohen MS, Hastings H. Rotatory instability of the elbow. The anatomy and role of the lateral stabilizers. J Bone Joint Surg Am. 1997;79:225- 233.

[3] O'Driscoll SW, Bell DF, Morrey BF. Posterolateral rotatory instability of the elbow. J Bone Joint Surg Am. 1991;73:440-446.

[4] Doornberg JN, de Jong IM, Lindenhovius ALC, Ring D. The anteromedial facet of the coronoid process of the ulna. J Shoulder Elbow Surg. 2007;16:667- 670.

[5] Rosenberg ZS, Beltran J, Cheung Y, Broker M. MR imaging of the elbow: nor-mal variant and potential diagnostic pitfalls of the trochlear groove and cubital tunnel. AJR Am J Roentgenol. 1995;164:415- 418.

[6] Ring D, Jupiter JB, Sanders RW, Mast J, Simpson NS. Transolecranon fracture- dislocation of the elbow. J Orthop Trauma. 1997;11:545- 550.

[7] Beşer CG, Demiryürek D, Özsoy H, et al. Redefining the proximal ulna anat-omy. Surg Radiol Anat. 2014;36:1023- 1031.

[8] Rouleau DM, Faber KJ, Athwal GS. The proximal ulna dorsal angulation: a radiographic study. J Shoulder Elbow Surg. 2010;19:26- 30.

[9] Grechenig W, Clement H, Pichler W, Tesch NP, Windisch G. The influence of lateral and anterior angulation of the proximal ulna on the treatment of a Monteggia fracture: an anatomical cadaver study. J Bone Joint Surg Br. 2007;89:836- 838.

[10] Cobb TK, Morrey BF. Use of distraction arthroplasty in unstable fracture dis-locations of the elbow. Clin Orthop Relat Res. 1995:201- 210.

[11] Regan W, Morrey B. Fractures of the coronoid process of the ulna. J Bone Joint Surg Am. 1989;71:1348- 1354.

[12] Hume MC, Wiss DA. Olecranon fractures. A clinical and radiographic com-parison of tension band wiring and plate fixation. Clin Orthop Relat Res. 1992:229- 235.

[13] Macko D, Szabo RM. Complications of tension- band wiring of olecranon fractures. J Bone Joint Surg Am. 1985;67:1396- 1401.

[14] Jupiter JB, Leibovic SJ, Ribbans W, Wilk RM. The posterior Monteggia lesion. J Orthop Trauma. 1991;5:395- 402.

[15] Doornberg JN, Ring D. Coronoid fracture patterns. J Hand Surg Am. 2006;31:45- 52.

[16] Bado JL. The Monteggia lesion. Clin Orthop Relat Res. 1967;50:71- 86.

[17] Wolfgang G, Burke F, Bush D, et al. Surgical treatment of displaced olec-ranon fractures by tension band wiring technique. Clin Orthop Relat Res. 1987:192- 204.

[18] Simpson NS, Goodman LA, Jupiter JB. Contoured LCDC plating of the prox-imal ulna. Injury. 1996;27:411- 417.

[19] Greenspan A, Norman A. The radial head, capitellum view: useful technique in elbow trauma. AJR Am J Roentgenol. 1982;138:1186- 1188.

[20] Steinmann SP. Coronoid process fracture. J Am Acad Orthop Surg. 2008;16:519- 529.

[21] Morrey BF. Current concepts in the treatment of fractures of the radial head, the olecranon, and the coronoid. Instr Course Lect. 1995;44:175- 185.

[22] O'Driscoll SW, Jupiter JB, Cohen MS, Ring D, McKee MD. Difficult elbow fractures: pearls and pitfalls. Instr Course Lect. 2003;52:113- 134.

[23] Hak DJ, Golladay GJ. Olecranon fractures: treatment options. J Am Acad Orthop Surg. 2000;8:266- 275.

[24] Closkey RF, Goode JR, Kirschenbaum D, Cody RP. The role of the coronoid process in elbow stability. A biomechanical analysis of axial loading. J Bone Joint Surg Am. 2000;82-A:1749- 1753.

[25] Hull JR, Owen JR, Fern SE, Wayne JS, Boardman ND. Role of the coronoid process in varus osteoarticular stability of the elbow. J Shoulder Elbow Surg. 2005;14:441- 446.

[26] Ring D, Tavakolian J, Kloen P, Helfet D, Jupiter JB. Loss of alignment after surgical treatment of posterior Monteggia fractures: salvage with dorsal con-toured plating. J Hand Surg Am. 2004;29:694- 702.

[27] Beingessner DM, Stacpoole RA, Dunning CE, Johnson JA, King GJW. The effect of suture fixation of type I coronoid fractures on the kinematics and stability of the elbow with and without medial collateral ligament repair. J Shoulder Elbow Surg. 2007;16:213- 217.

[28] Schneeberger AG, Sadowski MM, Jacob HAC. Coronoid process and radial head as posterolateral rotatory stabilizers of the elbow. J Bone Joint Surg Am. 2004;86- A:975- 982.

[29] Ring D, Guss D, Jupiter JB. Reconstruction of the coronoid process using a fragment of discarded radial head. J Hand Surg Am. 2012;37:570- 574.

[30] Scharplatz D, Allgöwer M. Fracture- dislocations of the elbow. Injury. 1975;7:143- 159.

[31] Chalidis BE, Sachinis NC, Samoladas EP, Dimitriou CG, Pournaras JD. Is ten-sion band wiring technique the 'gold standard' for the treatment of olecranon fractures? A long term functional outcome study. J Orthop Surg Res. 2008;3:9.

[32] Fyfe IS, Mossad MM, Holdsworth BJ. Methods of fixation of olecra-non fractures. An experimental mechanical study. J Bone Joint Surg Br. 1985;67:367- 372.

[33] Rowland SA, Burkhart SS. Tension band wiring of olecranon fractures. A modification of the AO technique. Clin Orthop Relat Res. 1992:238- 242.

[34] Paremain GP, Novak VP, Jinnah RH, Belkoff SM. Biomechanical evaluation of tension band placement for the repair of olecranon fractures. Clin Orthop Relat Res. 1997:325-330.

[35] Mullett JH, Shannon F, Noel J, et al. K- wire position in tension band wiring of the olecranon – a comparison of two techniques. Injury. 2000;31:427- 431.

[36] Murphy DF, Greene WB, Gilbert JA, Dameron TB. Displaced olecranon frac-tures in adults. Biomechanical analysis of fixation methods. Clin Orthop Relat Res. 1987:210- 214.

[37] Murphy DF, Greene WB, Dameron TB. Displaced olecranon fractures in adults. Clinical evaluation. Clin Orthop Relat Res. 1987:215- 223.

[38] Bava ED, Barber FA, Lund ER. Clinical outcome after suture anchor repair for complete traumatic rupture of the distal triceps tendon. Arthroscopy. 2012;28:1058- 1063.

[39] Pina A, Garcia I, Sabater M. Traumatic avulsion of the triceps brachii. J Orthop Trauma. 2002;16:273- 276.

[40] Didonna ML, Fernandez JJ, Lim T- H, Hastings H, Cohen MS. Partial olec-ranon excision: the relationship between triceps insertion site and extension strength of the elbow. J Hand Surg Am. 2003;28:117- 122.

[41] Chapleau J, Balg F, Harvey EJ, et al. Impact of olecranon fracture malunion: study on the importance of PUDA (proximal ulna dorsal angulation). Injury. 2016;47:2520- 2524.

[42] Rouleau DM, Canet F, Chapleau J, et al. The influence of proximal ulnar mor-phology on elbow range of motion. J Shoulder Elbow Surg. 2012;21:384- 388.

[43] Doornberg JN, Ring DC. Fracture of the anteromedial facet of the coronoid process. J Bone Joint Surg Am. 2006;88:2216-2224.

[44] Papagelopoulos PJ, Morrey BF. Treatment of nonunion of olecranon fractures. J Bone Joint Surg Br. 1994;76:627- 635.

[45] Johnson RP, Roetker A, Schwab JP. Olecranon fractures treated with AO screw and tension bands. Orthopedics. 1986;9:66- 68.

[46] Bailey CS, MacDermid J, Patterson SD, King GJ. Outcome of plate fixation of olecranon fractures. J Orthop Trauma. 2001;15:542- 548.

[47] Gartsman GM, Sculco TP, Otis JC. Operative treatment of olecranon frac-tures. Excision or open reduction with internal fixation. J Bone Joint Surg Am. 1981;63:718- 721.

[48] Ring D, Jupiter JB, Simpson NS. Monteggia fractures in adults. J Bone Joint Surg Am. 1998;80:1733- 1744.

[49] Ilahi OA, Strausser DW, Gabel GT. Post- traumatic heterotopic ossification about the elbow. Orthopedics. 1998;21:265- 268.

[50] Karlsson MK, Hasserius R, Karlsson C, Besjakov J, Josefsson P- O. Fractures of the olecranon: a 15- to 25- year followup of 73 patients. Clin Orthop Relat Res. 2002:205- 212.

[51] Faierman E, Wang J, Jupiter JB. Secondary ulnar nerve palsy in adults after elbow trauma: a report of two cases. J Hand Surg Am. 2001;26:675- 678.

第十六章

肘关节恐怖三联征

SRAVYA P. VAJAPEY, MD, MBA, ABHISHEK JULKA, MD

定义

- 肘关节恐怖三联征是一种创伤性损伤模式，包括肘关节脱位（外侧副韧带复合体断裂）、桡骨头部、颈部骨折和尺骨冠状突骨折。
- 之所以有此别称是由于其导致的严重肘关节不稳、较高的并发症发生率和糟糕的预后效果。
- 虽然肘关节是人体内仅次于肩关节的第二易脱位关节，但复杂的肘部骨折脱位并不常见且往往很难治疗。
- 受伤的机制通常是跌倒时手臂伸展，导致肘部过度伸展、旋后和外翻。
- 最近的研究表明，男性的发病率略高，好发年龄在 40~50 岁之间。

解剖学

- 肘部是由多向动态和静态稳定装置组成的铰链（肱尺关节）和枢轴（肱桡关节）关节。
  - 在静态稳定中，冠状突和桡骨头起到骨性壁垒的作用，防止完整的肱骨远端向前脱位。
  - 桡骨头在抵抗轴向载荷、后外侧应力和外翻应力方面起着重要作用，而冠状突则抵抗内翻和后内侧应力。
  - 桡骨头作为对抗外翻应力的次级稳定结构，在病理条件下扮演着重要的角色，这是本章的重点。
  - 众所周知，许多病理性（非创伤性）情况下的桡骨头切除并不会导致明显的肘关节不稳定。只有在韧带损伤同时合并肱尺滑车关节骨性结构破坏时，桡骨头完整性的作用才越

发显示出来。
  - 桡骨头在内侧副韧带（MCL）完整的情况下对外翻应力的抵抗力很小，且 MCL 受损，其对防止关节半脱位的作用是至关重要的。
- 冠状突与肘关节恐怖三联征相关，很多时候都是在冠状突骨折的时候观察到的。该发现曾经并将继续指导治疗。除了涉及冠状突的大小外，最近的文献已经阐明了特定的骨折模式。
  - 根据 O'Driscoll 等介绍的分类系统，在计算机断层扫描（CT）三维重建中，根据骨折的解剖位置和形态（**图 16.1**），可以将冠状骨折分为 3 种类型。
    - Ⅰ 型骨折累及顶端。
    - Ⅱ 型骨折累及前内侧。
    - Ⅲ 型骨折累及冠状突基底。
  - 冠突有内侧和外侧两个侧面。
    - 内侧面与滑车的内侧部分接合，而外侧面与滑车的桡骨头和外侧部分接合。
    - 冠突尖端位于外侧，一般是外翻后外侧损伤所致，而前内侧冠突位于内侧，一般是内翻后内侧旋转损伤或剪切力所致。
- 外侧副韧带复合体是另一种静态稳定装置，它是对后外侧旋转不稳定的主要约束（**图 16.2**）。
  - 其重要程度依次为尺侧副韧带（LUCL）、桡侧副韧带、环状韧带和副侧副韧带。
- 另一方面，MCL 是对纯外翻负荷的约束，按重要性顺序由前束、后束和横韧带组成（**图 16.3**）。
- 横跨肘部的肌肉（肘肌、肱肌、肱三头肌和肱二头肌）通过提供压缩稳定性而起到关节动态

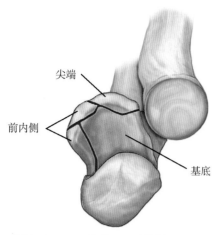

图 16.1　根据 O'Driscoll 分类：Ⅰ型骨折累及顶端，Ⅱ型骨折累及前内侧部分，Ⅲ型骨折累及基底冠状突

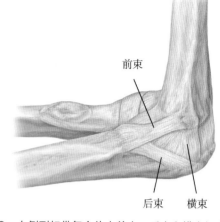

图 16.3　内侧副韧带复合体由前束、后束和横束组成

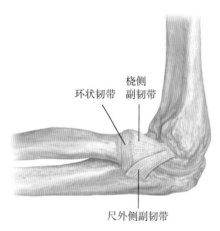

图 16.2　外侧副韧带复合体由桡侧副韧带、外尺侧副韧带（LUCL）和环状韧带组成

稳定装置的作用。

手术入路

● 肘部可通过 3 个主要入路治疗恐怖三联征损伤：内侧和外侧联合入路、外侧入路和前内侧入路。

● 最近对 60 名患者进行的一项回顾性研究得出结论，与外侧和内侧联合入路相比，单侧入路的功能恢复更好，并降低了尺神经损伤的风险。

● 另一项对 14 名患者的回顾性研究发现，肘部内、外侧联合入路与其他两种入路相比，提供了最佳的手术显露，改善了骨折稳定性，降低了并发症发生率。

● 另一项对 22 例恐怖三联征损伤患者的回顾性研

究表明，对于大型冠状突骨折或外侧副韧带固定但持续后外侧不稳的情况，推荐采用内侧手术入路。

● 这说明目前学术界对治疗恐怖三联征的最佳手术方法缺乏共识。

● 根据外科医生的经验和方便度，3 种主要的手术入路——外侧入路、内侧和外侧联合入路和内侧入路中的任何一种都是可以接受的。

桡骨头

● 桡骨头切开复位内固定（ORIF）与置换相比，对术后总体功能结果或肘关节活动范围无影响。Leigh 等指出，桡骨头修复组和桡骨头置换组在美国肩肘外科医生评分、患者满意度评分和活动范围（前屈、后伸、旋后、旋前）方面没有差异。唯一被注意到的区别是桡骨头置换组在手臂、肩膀和手的残疾评估上得分更高。Watters 等还得出结论，桡骨头置换术和桡骨头部 ORIF 在治疗恐怖三联征损伤方面具有同等的疗效。这些研究显示修复和置换组的并发症发生率和术后活动范围相似，随访时间为12~41 个月。这可能不足以涵盖关节成形术的长期并发症，如无菌性松动。因此，ORIF通常是年轻患者的推荐治疗方法，而关节置换术可能更适合于桡骨头粉碎性骨折较多的老年患者。

- 关于桡骨头置换的假体类型，双极和单极假体的稳定性仍存在一些争议。一项尸体研究表明，如果在恐怖三联征损伤中修复或重建侧副韧带，两种类型的稳定性没有差异。另一项对新鲜冷冻标本的尸体研究显示，在恐怖三联征损伤环境中，单极植入物比双极植入物具有更大的稳定性，解剖型植入物比环形植入物更好。因此，在改善桡骨头关节置换术后患者预后方面，正确的手术技术可能比假体类型更重要。

内侧副韧带

- 在恐怖三联征损伤的治疗中，如果在肱桡关节复位和外侧韧带修复后发现残余的不稳定，内侧副韧带（MCL）才给予修复。如果需要修复MCL，MCL的后束是防止肘关节脱位的主要稳定结构，必须恢复。
- 常规的 MCL 修复并没有使结果得到改善。最近的研究表明，MCL 修复组和未修复组的肘关节伸屈弧度和异位骨化率（HO）相似。虽然没有MCL 修复的患者在 12 个月的随访中有更多的骨性关节炎改变，但这并没有转化为临床上显著的症状。

修复的重要原则

- 对损伤模式以及肘部稳定性的生物力学的透彻理解为我们的治疗理念提供了信息。鉴于过去记录在案的失败病例，对稳定采取深思熟虑和勤奋的做法至关重要。我们遵循 McKee 等在2005 年清楚地阐述的原理。
  - 我们通过侧方入路进行自内向外固定。
  - 重建稳定的顺序原则是：①修复冠状突骨折 / 前关节囊；②固定或置换桡骨头；③修复或重建外侧副韧带复合体；④修复伸肌起点；⑤修复 MCL；⑥周围稳定。
  - 应该注意的是，完成伸肌起始点的修复后，在继续操作之前先通过在后面部分中定义的吊臂测试来彻底检查是否存在不稳定性。
  - 如果不稳定仍然存在，我们通常会进行 MCL 修

复和重复稳定性评估，或者辅助稳定肘关节。
- 手术治疗的首要目标是在允许早期活动的同时获得稳定。如果不能实现，宁可优先达到稳定，因为关节可以通过挛缩松解来补救，而肘部的慢性不稳定几乎没有好的解决方案。

发病机制

- 在肘关节恐怖三联征的损伤中，由于施加于前臂的、使其向后外侧旋转的轴向负荷，导致肘关节稳定装置自外向内失效。
- 如果后外侧旋转度足够大，使桡骨头和冠状突能脱离肱骨远端下方，就会发生简单的脱位。否则，肱骨远端会剪切桡骨小头和冠状突，导致外侧副韧带复合体损伤，在大多数情况下，也会损伤 MCL。
- 由于所涉及的高能和剪切机制，观察到肱骨小头损伤并不少见。

病史 / 体格检查

- 严重肘部恐怖三联征损伤的患者提供的病史通常是高能创伤，如机动车事故或从很高的高度坠落。
- 患者偶尔会在手伸展位跌倒后出现这种损伤。在20%~25% 的病例中，他们通常会出现严重的疼痛和伴随手腕或肩部的损伤。因此，在肘部评估后对手腕和肩部进行彻底检查是至关重要的。
- 检查时排除神经血管损伤也很重要。虽然肘关节脱位后患者并不总是出现动脉或神经损伤，但已知尺神经在后内侧脱位时受到影响，正中神经在后外侧脱位时会受到影响。
- 上肢检查显示肘部肿胀，有明显畸形。
- 早期肘关节的活动范围严重受限。
- 患者可能出现闭合性或开放性损伤。必须仔细检查皮肤，因为根据 Gustilo-Anderson 分型，即使是肘部的小伤口也可以将这种损伤转变为Gustilo-Anderson 分型下的 Ⅱ 型或 Ⅲ 型开放性骨折，因为其为高能机制导致。

诊断

- 对于任何疑似肘部损伤的患者来说，X 线片是第

一个应该得到的影像学检查。肘关节的标准前后位、侧位和斜位通常能显示肘关节的脱位。桡骨小头骨折和冠状骨折，特别是不易察觉的微小移位的冠状突骨折，如前内侧小关节处的骨折，在初始损伤片上可能会遗漏。肘部复位后应获得复位后的胶片。如果注意到任何伴随的远端或近端损伤的迹象，应马上进行手腕、前臂、肱骨和肩部的 X 线片检查。

- 建议在复位后对肘部进行 CT，以评估冠状 / 桡骨头的骨折形态（**图 16.4**），如果骨折需要手术固定，则辅助术前计划。CT 扫描的 3D 重建可能有助于评估手术计划中更复杂的骨折类型，但通常不是必需的。
- 磁共振成像（MRI）在肘部恐怖三联征的初步诊断评估中几乎没有作用。MRI 可能有助于评估冠状突或桡骨头固定后肘关节慢性不稳定患者的副韧带功能不全和关节损害。

非手术治疗

- 尽管肘部恐怖三联征传统上被认为是外科问题，因为它容易反复出现不稳定和残余僵硬，但文献中的新证据表明，符合特定标准的患者可以进行非手术治疗。
- 接受非手术治疗的患者必须符合 4 个基本标准：
  - 肘关节的同轴复位。
  - 桡骨小头骨折移位最小且不会引起机械性阻挡旋转。
  - 较小的冠状突骨折。
  - 稳定的活动弧度且允许最小 30° 的伸展。
- 在 Chan 等最近的一项研究中，符合上述标准的患者在急性环境中接受清醒镇静下闭合复位和应用前臂后夹板旋转中立位的治疗。他们在受伤后 1 周内就诊，并进行了体格检查和 CT。如果他们仍然符合标准，他们将被转介到物理治疗，以开始早期监督范围的运动练习。在接下来的 4 周里，他们每周都会在整形外科医生的办公室里接受治疗。在注意到骨折的放射学愈合后，根据肘关节挛缩的需要，他们接受了加强练习和静态渐进式夹板固定。根据上述治疗方案，12 例患者中 11 例无再发不稳，平均屈曲角度恢复 6° ~134°。一名患者因复发不稳定而需要手术，另一名患者需要在关节镜下进行 HO（异位骨化）清理术。
- Mazhar 等的另一项研究观察 10 名接受非手术治疗的恐怖三联征损伤患者证实了这一结果。10 名患者均无复发不稳，平均活动范围为伸展 11° 至屈曲 131°。这些结果表明，对于符合 4 项基本标准的患者，非手术治疗是可行的。
- 为预防伤后早期并发症的发生，需密切临床和影像学随访，早期监控活动范围。

手术治疗

- 在 Ring 等关于恐怖三联征损伤和恢复关节稳定性的重要性的里程碑式的研究之后，手术治疗该种损伤已经成为治疗标准，包括前面提到的手术治疗原则。

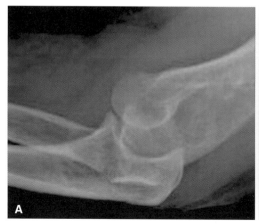
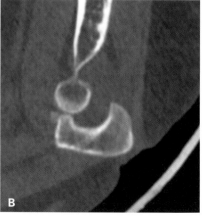

图 16.4　侧位 X 线片（A）和计算机断层摄影（B）显示不稳定恐怖三联征骨折脱位中的 I 型冠状骨折

○冠状突骨折 / 前关节囊修复。

○桡骨头固定或置换。

○修复或重建外侧副韧带复合体。

○修复伸肌总腱起始处。

○ MCL 的修复。

○附属结构的稳定。

● 外科治疗必须从仔细查阅术前影像学资料开始。

● 术前应制订详细的手术计划，考虑所有可能的损伤、固定方法和所需的所有内置物，包括在持续不稳定的情况下是否需要外固定架。

● 我们倾向于通过以外上髁为中心的外侧切口显露肘关节。随着全厚软组织皮瓣的发展，我们对肘部实施了 Kaplan 肌腱劈开（指总伸肌与桡侧腕长短伸肌间隙）入路。

○与更靠后的 Kocher（经肘肌与尺侧腕伸肌间隙进入）入路相比，Kaplan 入路可以更好地显露冠状突和前方的关节囊。另外，Kocher 的间隙能更好地暴露 LCL 的尺侧附着点。

● 在外上髁近端，桡侧腕长伸肌的附着点可以从外侧髁嵴切开，以获得良好显露。向远端，有必要切开环状韧带以显示桡骨头骨折处。

● 在桡骨颈骨折较为复杂且向远端延伸的情况下，通过从桡骨颈部切开旋后肌或肌肉骨膜下剥离，以改善术野。

○骨间后神经从距桡骨头约 4cm 处穿过桡骨颈。因此，并不是所有的桡骨颈骨折都需要显露神经。

○应该注意的是，桡骨近端的移位一定会改变神经解剖位置。

○应显露桡骨近端头部 / 颈部移位伴发损伤的神经。

○如果必须显露神经，我们发现从更近端显露神经更可靠、更有效、更安全。

● 我们确定桡神经在肱桡肌和肱肌间隙之间，而这通常在损伤区域之外，因此肌肉间隙更可靠。

○神经本身较大，有一定活动度，因其在桡骨颈的位置，使解剖更有效和安全。

● 然后向远端追踪神经，以识别骨间后神经。与其烦琐地自桡骨分离神经，我们更喜欢简单地切开旋后肌背侧来显露神经，以最大限度地减

少创伤和神经损伤。

● 我们选择从深到浅的方法。这也伴随一个简单的问题：桡骨头可以固定吗？根据 Ring 等提出的标准，我们认为有 3 个或更少碎片的骨折可能适合内固定，而更多的粉碎性骨折则不适合内固定。

● 如果桡骨头需要行关节成形术，我们要切除桡骨颈部，为将来的关节成形术做准备。这改善了对冠状突的暴露，应该在评估冠状突骨折或前关节囊之前进行。

● 一旦冠状突清晰可见，我们就可以确定碎片的大小。通过术前仔细复查 CT，冠状突的骨折模式在很大程度上已经确定下来。

● 对于冠状突骨折，极少在术中决定是否需要单独的内侧入路。这一决定应该在手术前做出，并在手术阶段得到确认。通过侧方入路可显露的冠状骨折通常采用缝合套索技术固定，除非其大小允许螺钉固定。而更重要的内侧冠状小关节骨折最好通过内侧入路解决。

● 在缝合套索技术中，一条或两条不可吸收的缝线穿过冠状骨块、前关节囊和肱肌（**图 16.5**）。

○从背侧尺骨嵴两侧向骨折处钻两条隧道。

○当肘部处于屈曲状态时，缝合线穿过隧道并尺骨背侧系紧。

● 关于哪种技术在力学上更优越——缝合套索还是螺钉固定，仍然存在争议。Garrigues 等在他们对 3 个三级中心 40 名患者的回顾性研究中发现，与其他固定方法相比，缝合套索技术在术中和最终随访时更稳定。另一方面，在 Iannuzzi 等的一项尸体研究中，发现螺钉固定失败的平均载荷为 405N，而缝合固定 Ⅱ 型冠状骨折的平均载荷为 207N。

● 一般的经验法则是，对于较小的、多骨折的冠状骨折选择缝合套索固定，对于较大的骨折选择螺钉或钢板固定。

● 桡骨头切开复位内固定术或关节成形术后，沿 LUCL 复合体进行锁边 Krackow 缝合（**图 16.6**）。

● 然后，通过缝合锚或骨隧道将 LUCL 固定到 LUCL 在肱骨小头 / 髁上的近端附着处上，并将缝线绑在其上和前部骨桥上（**图 16.7**）。

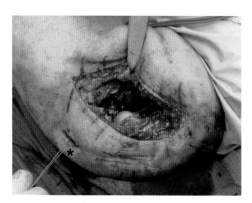

图 16.5　I 型冠状骨折的缝合套索固定。用结实的不可吸收缝线（黑色箭头）将前关节囊固定后通过一条通向尺骨皮下面的骨隧道（星号）将线引出。然后将缝线系在骨桥或纽扣上，以固定前囊并连接冠状尖端

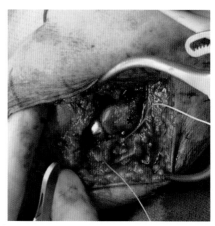

图 16.6　此图像显示外侧副韧带复合体自其在外上髁（星号）近端上的附着处撕脱

- 侧方修复的最后阶段是对伸肌起点修复，经典的修复是用锚钉缝合线以及用不可吸收缝线连续缝合修复伸肌的劈裂。
- 也许手术中最关键和经常被低估的方面是进行稳定性测试。我们通过稳定臂部并允许肘部完全伸展来进行悬臂测试，以对抗重力。花费获得完美的侧位和 PA 位照片所需的时间是至关重要的。术后佩戴着夹板的 X 线片永远不会像术中 X 线那样提供完美复位的关节的清晰影像和明确是否复位。肱尺关节的前方半脱位易忽略，必须加以处理。
- 如果发现肘部在这一点上确实稳定，则不需要进一步修复。如果肘部仍然不稳定，要么修复 MCL，要么应用静态/动态外固定器或内部关节稳定装置。
- 使用上述方法，Harborview 的 Gupta 等表明，患

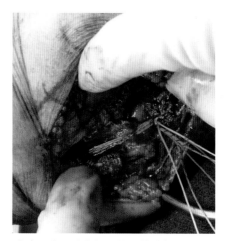

图 16.7　由扁平编织缝线加强的骨锚修复尺外侧副韧带复合体。沿着 LUCL 的走行方向以 Krackow 缝合方式用缝合线进行水平褥式缝合

者可以获得良好的活动范围（平均屈伸弧度为 110°），脱位率较低（2%）。

手术技术

下面的技术要点和陷阱对于改善恐怖三联征损伤的手术结果是至关重要的。此外，外科医生应该意识到在外科治疗恐怖三联征损伤时存在以下潜在的陷阱，并尽可能避免它们。

要点
- 所有病例均应使用先进的影像学进行全面的术前评估和计划。
- 骨性稳定结构（桡骨小头和冠状突）应始终修复。
- 外侧副韧带应该修复与重建。
- 如果外侧韧带重建术后存在持续性后外侧不稳定，建议采用内侧手术入路评估和重建包括 MCL 在内的内侧结构。

- 在持续不稳定存在的情况下可以使用外固定装置。

陷阱
- 术中影像或透视指导不当，则会导致固定不当或遗漏损伤。
- 术中未能测试内固定的稳定性可导致内固定失败。手术后肘部的最终稳定性不会比术中状态更好。
- 暴露不足会导致冠状骨折可视性差，固定不充分。

术后管理

- 术后早期活动范围锻炼是预防僵硬和挛缩的关键。
- 标准的术后方案包括 5~7 天的后方夹板。
- 此时，患者开始接受监督下治疗计划，重点放在屈伸弧度和旋前旋后弧度的活动范围上。我们给患者佩戴 30° 伸展阻挡的铰链式肘部支具。
- 在治疗方案开始后，对患者进行密切的临床和影像学监测（可能是每周 1 次），对于识别肘关节早期脱位或半脱位非常重要。
- 大约 6 周，如果不能完全活动，患者可能会接受静力式渐进式夹板固定。
- 如果以上措施不能达到运动范围，则必须确定并解决僵硬的原因。

结果

- 虽然从历史上看，这些肘部损伤的手术治疗效果不佳，获得了"恐怖三联征"的绰号，但最近在降低并发症发生率方面取得了重大进展。
- 尽管取得了这些进展，但保持活动范围仍然是一个挑战。最近对 11 名接受手术固定的肘关节恐怖三联征损伤的患者的回顾性研究报告说，所有患者都恢复了大部分的活动范围：他们在手术肘部的平均活动弧度为 112°，而对侧肘部的平均活动弧度为 142°。无一例肘关节反复不稳。然而，11 名患者中有 3 名因僵硬而不得不再次手术。
- 来自英国的另一项研究证实了这些发现。在 2007—2012 年间连续接受手术固定肘关节恐怖三联征损伤的 22 名患者中，手术肘部的平均活动弧度为 113°。总的并发症发生率为 41%，其中 23% 需要再次手术。4 例接受再手术以移除内固定 / 解决僵硬。
- 尽管有这些结果，但在手术入路、桡骨头和 MCL 的处理方法方面仍可以进行一定的修改，以改善这一困难损伤的预后。

并发症

僵硬

- 无论是手术还是非手术治疗，肘关节僵硬和挛缩是恐怖三联征伤后最常见的并发症之一。最近的一项前瞻性研究显示，多达 20% 的患者在遭受恐怖三联征损伤后可能会出现肘部僵硬。
- 早期监督下的活动范围练习降低了这种并发症的风险。在最近的研究中，术中关节内注射地塞米松，术后口服甲泼尼松龙 6 天，显示出改善活动范围的前景。

不稳定复发

- 肘关节恐怖三联征损伤手术治疗后，肘关节半脱位或脱位是另一种需要再次手术的常见并发症。最近的一项研究表明，手术治疗后复发的影像或临床不稳定的比率可能高达 7%。如果患者最初在受伤后 2 周内接受治疗，复发不稳定的比率很低（1%）。
- 初始损伤后 2 周以上接受治疗的患者，可以通过外固定架或其他额外稳定形式受益，以防止术后早期半脱位。

异位骨化

- 异位骨化（HO）是肘关节恐怖三联征损伤后的另一个常见并发症，可导致活动范围受限，需要二次手术。最近的文献研究表明，在手术治疗的肘部骨折中，HO 的患病率可能高达 33%，尽管并不是所有这些病例都有症状。
- 症状性 HO 的预测性危险因素被发现与骨折脱位损伤和较长的手术时间相关。多次闭合复位尝试、开放性损伤和严重胸部创伤也与较高的 HO 发生率相关。

推荐阅读

[1] Hotchkiss RN. Fractures and dislocations of the elbow. In: Rockwood CAJr, Green DP, Bucholz RW, Heckman JD, eds. Rockwood and Green's Fractures in Adults. Vol 1. 4th ed.

Philadelphia, PA: Lippincott-Raven; 1996:929-1024.

[2] O'Driscoll SW, Jupiter JB, Cohen MS, Ring D, McKee MD. Difficult elbow fractures: pearls and pitfalls. Instr Course Lect. 2003;52:113-134.

[3] Ring D. Fractures and dislocations of the elbow. In: Bucholz RW, Heckman JD, Court-Brown C, eds. Rockwood and Green's Fractures in Adults. Philadelphia: Lippincott Williams & Wilkins; 2006:1034.

[4] Ring D. Radial head fracture: open reduction internal fixation or prosthetic replacementJ Shoulder Elbow Surg. 2011;20:S107-S112. https://www.jshoul- derelbow.org/article/S1058-2746(10)00514 to 8/abstract.

[5] Sanchez-Sotelo J, Morrey M. Complex elbow instability: surgical management of elbow fracture dislocations. EFORT Open Rev. 2016;1(5):183-190. https:// www.ncbi.nlm.nih.gov/pmc/articles/PMC5367531/.

参考文献

[1] Hotchkiss RN. Fractures and dislocations of the elbow. In: Rockwood CA Jr, Green DP, Bucholz RW, Heckman JD, eds. Rockwood and Green's Fractures in Adults. Vol 1. 4th ed. Philadelphia, PA: Lippincott-Raven; 1996:929-1024.

[2] Forthman C, Henket M, Ring DC. Elbow dislocation with intra-articular frac- ture: the results of operative treatment without repair of the medial collateral ligament. J Hand Surg Am. 2007;32(8):1200-1209. https://www.ncbi.nlm.nih. gov/pubmed/17923304.

[3] Papatheodorou LK, Rubright JH, Heim KA, et al. Terrible triad injuries of the elbow: does the coronoid always need to be fixed? Clin Orthop Relat Res. 2014;472(7):2084-2091. https://www.ncbi.nlm.nih.gov/pmc/articles/ PMC4048399/.

[4] Sanchez-Sotelo J, Morrey M. Complex elbow instability: surgical manage- ment of elbow fracture dislocations. EFORT Open Rev. 2016;1(5):183-190. https://www.ncbi.nlm.nih.gov/pmc/articles/PMC5367531/.

[5] O'Driscoll SW, Jupiter JB, Cohen MS, Ring D, McKee MD. Difficult elbow fractures: pearls and pitfalls. Instr Course Lect. 2003;52:113-134.

[6] Bellato E, Fitzsimmons JS, Kim Y, et al. Articular contact area and pressure in posteromedial rotatory instability of the elbow. JBJS. 2018;100(6):e34.

[7] Zhou C, Xu J, Lin J, et al. Comparison of a single approach versus double approaches for the treatment of terrible triad of elbow-a retrospective study. Int J Surg. 2018;51:49-55. https://www.ncbi.nlm.nih.gov/pubmed/29367033.

[8] Chen HW, Bi Q. Surgical outcomes and complications in treatment of terrible triad of the elbow: comparisons of three surgical approaches. Med Sci Monit. 2016;22:4354-4362. https://www.ncbi.nlm.nih.gov/pubmed/27841255.

[9] Chemama B, Bonnevialle N, Peter O, et al. Terrible triad injury of the elbow: how to improve outcomes? Orthop Traumatol Surg Res. 2010;96(2):147-154. https://www.ncbi.nlm.nih.gov/pmc/articles/PMC4048392/.

[10] Leigh WB, Ball CM. Radial head reconstruction versus replacement in the treatment of terrible triad injuries of the elbow. J Shoulder Elbow Surg. 2012;21(10):1336-1341. https://www.ncbi.nlm.nih.gov/pubmed/22705316.

[11] Watters TS, Garrigues GE, Ring D, et al. Fixation versus replacement of radial head in terrible triad: is there a difference in elbow stability and prognosis? Clin Orthop Relat Res. 2014;472(7):2128-2135. https://www.ncbi.nlm.nih. gov/pubmed/24136807.

[12] Yan M, Ni J, Song D, et al. Radial head replacement or repair for the terrible triad of the elbow: which procedure is better? ANZ J Surg. 2015;85(9):644- 648. https://www.ncbi.nlm.nih.gov/pubmed/25827024.

[13] Hartzler RU, Morrey BF, Steinmann SP, et al. Radial head reconstruction in elbow fracture-dislocation: monopolar or bipolar prosthesis? Clin Orthop Relat Res. 2014;472(7):144-150. https://www.ncbi.nlm.nih.gov/pubmed/24867446.

[14] Shukla Dr, Golan E, Nasser P, et al. Importance of the posterior bundle of the medial ulnar collateral ligament. J Shoulder Elbow Surg. 2016;25(11):1868- 1873. https://www.ncbi.nlm.nih.gov/pubmed/17923304.

[15] Hatta T, Nobula S, Aizawa T, et al. Comparative analysis of surgical options for medial collateral ligament repair in terrible triad injury of the elbow. Orthop Rev. 2016;8(3):6666. https://www.ncbi.nlm.nih.gov/pubmed/27761222.

[16] McKee M, Pugh D, Wild LM, et al. Standard surgical protocol to treat elbow dislocations with radial head and coronoid fractures. JBJS. 2004;86-A:1122-1130.

[17] Cohen MS, Hastings H. Acute elbow dislocation: evaluation and management. J Am Acad Orthop Surg. 1998;6(1):15-23. https://www.ncbi.nlm.nih.gov/ pubmed/9692937.

[18] Chan K, MacDermid JC, Faber KJ, et al. Can we treat select terrible triad injuries nonoperatively? Clin Orthop Rel Res. 2014;472(7):2092-2099. https:// www.ncbi.nlm.nih.gov/pmc/articles/PMC4048392/.

[19] Mazhar FN, Jafari D, Mirzaei A, et al. Evaluation of functional outcome after nonsurgical management of terrible triad injuries of the elbow. J Shoulder Elbow Surg. 2017;26(8):1342-1347. https://www.jshoulderelbow.org/article/ S1058-2746(17)30283-5/abstract.

[20] Ring D, Jupiter JB, Zilberfarb J, et al. Posterior dislocation of the elbow with fractures of the radial head and coronoid. J Bone Joint Surg Am. 2002;84-A(4):547-551. https://www.ncbi.nlm.nih.gov/pubmed/11940613.

[21] Calfee RP, Wilson JM, Wong AH, et al. Variations in the anatomic relations of the posterior interosseous nerve associated with proximal forearm trauma. JBJS. 2011;93(1):81-90. https://www.ncbi.nlm.nih.gov/pubmed/21209272.

[22] Ring D. Radial head fracture: open reduction internal fixation or prosthetic replacement. J Shoulder Elbow Surg. 2011;20:S107-S112. https://www. jshoulderelbow.org/article/S1058-2746(10)00514-8/abstract.

[23] Garrigues GE, Wray WH, Lindenhovius AL, et al. Fixation of the coronoid process in elbow fracture-dislocations. JBJS. 2011;93(20):1873-1881. https:// www.ncbi.nlm.nih.gov/pubmed/22012524.

[24] Iannuzzi NP, Paez AG, Parks BG, et al. Fixation of Regan-Morrey type II cor- onoid fractures: a comparison of screws and suture lasso technique for resist- ance to displacement. J Hand Surg Am. 2017;42(1):e11-e14. https://www. jhandsurg.org/article/S0363-5023(16)30962-5/pdf.

[25] Gupta A, Barei D, Khwaja A, et al. Single-staged treatment using a standard- ized protocol results in functional motion in the majority of patients with a terrible triad elbow injury. Clin Orthop Relat Res. 2014;472(7):2075-2083. https://www.ncbi.nlm.nih.gov/pmc/articles/PMC4048418/.

[26] Ring D. Fractures and dislocations of the elbow. In: Bucholz RW, Heckman JD, Court-Brown C, eds. Rockwood and Green's Fractures in Adults. Philadelphia: Lippincott Williams & Wilkins; 2006:1034.

[27] Fitzgibbons PG, Louie D, Dyer GS, Blazar P, Earp B. Functional outcomes after fixation of terrible triad elbow fracture dislocations. Orthopedics. 2014;37(4):e373-e376. https://www.ncbi.nlm.nih.gov/pubmed/24762843.

[28] Domos P, Griffiths E, White A. Outcomes following surgical manage- ment of compelx terrible triad injuries of the elbow: a single surgeon case series. Shoulder Elbow. 2018;10(3):216-222. https://www.ncbi.nlm.nih.gov/ pubmed/29796110.

[29] Giannicola G, Calella P, Piccioli A, et al. Terrible triad of the elbow; is it still a troublesome injury? Injury. 2015;46(8):68-76. https://www.ncbi.nlm.nih.gov/pubmed/26747922.

[30] Desai MJ, Matson AP, Ruch DS, et al. Perioperative glucocorticoid admin- istration improves elbow motion in terrible triad injuries. J Hand Surg Am. 2017;42(1):41-46. https://www.ncbi.nlm.nih.gov/pubmed/28052827.

[31] Zhang D, Tarabochia M, Janssen S, et al. Risk of subluxation or disloca- tion after operative treatment of terrible triad injuries. J Orthop Trauma. 2016;30(12):660-663. https://www.ncbi.nlm. nih.gov/pubmed/27479736.

[32] Hong CC, Nashi N, Hey HW, et al. Clinically relevant heterotopic ossification after elbow fracture surgery: a risk factors study. Orthop Traumatol Surg Res. 2015;101(2):209-213. https://www.ncbi.nlm.nih.gov/pubmed/25701160.

[33] Foruria Am, Augustin S, Morrey BF, et al. Heterotopic ossification after sur- gery for fractures and fracture-dislocations involving the proximal aspect of the radius or ulna. J Bone Joint Surg Am. 2013;95(10):66. https://www.ncbi. nlm.nih.gov/pubmed/23677367.

[34] Shukla DR, Pillai G, McAnany S, et al. Heterotopic ossification formation after fracture-dislocations of the elbow. J Shoulder Elbow Surg. 2015;24(3):333-338. https://www.ncbi.nlm.nih.gov/pubmed/25601384.

[35] Chanlalit C, Shukla DR, Fitzsimmons JS, et al. The biomechanical effect of prosthetic design on radiocapitellar stability in a terrible triad model. J Orthop Trauma. 2012;26(9):539-544. https://www.ncbi.nlm.nih.gov/pubmed/22377508.

第十七章

肱骨远端孤立性关节骨折

JACOB M. KIRSCH, MD, JEFFREY N. LAWTON, MD

定义

- 肱骨远端关节面的创伤性和特发性病理。
- 肱骨小头和滑车的关节剪切骨折，以及肱骨远端的骨软骨损伤。

肱骨远端骨折

- 肱骨远端的关节剪切骨折累及肱骨小头或滑车是比较少见的损伤。
- 占所有肱骨远端骨折的 5%。
- 可能涉及孤立的关节面，或者可能是更复杂的骨折类型的一部分，涉及肱骨远端的内侧或外侧柱。
- 伴发桡骨小头和尺侧副韧带的损伤率高。

剥脱性骨软骨炎

- 剥脱性骨软骨炎（OCD）是一种获得性特发性病理，导致软骨下骨骨折和关节软骨缺损。
- 与年轻运动员继发于肘外翻和肘部轴向负荷的反复创伤有关。
- 最常见的损伤部位是肱骨头的前外侧。

解剖学

- 肱骨小头的旋转中心相对于肱骨干前后 12~15mm，导致相对于肱骨干弯曲约 30°。
- 肱骨小头的内侧与肱骨滑车外侧之间有管沟相隔。
- 肱骨小头和外侧滑车的血液供应来自桡侧副动脉、中副动脉、桡动脉、返流动脉和骨间返流动脉。

外科手术

肱骨远端骨折

- 肘部的外侧入路通常足以解决仅限于肱骨小头的骨折和伴发的桡骨小头骨折（如果存在）。
- 如果骨折涉及外侧柱的后下侧面，延伸到滑车内或滑车后部受累，则可能需要其他方法。
- 如果需要，可以进行内侧与外侧皮肤切口全厚皮瓣联合入路，以到达肘部的内侧和外侧。

剥脱性骨软骨炎

- 可以通过后路或外侧入路，取决于肱骨小头，但具体入路取决于 OCD 病变位置和骨折块的大小。

重要治疗原则

- 肱骨远端关节表面的解剖修复对于提供稳定性并减少肘部僵硬和关节炎的发生至关重要。
- 重建正常的肱骨小头关节对于肘部的冠状和纵向稳定性都很重要。

肱骨远端关节骨折

- 骨折经常被小关节碎片和软骨下骨限制关节活动。
- 碎片切除可能导致功能不良和冠状位不稳定。
- 外侧滑车的损伤与肘关节不稳定的发生率较高相关。
- 更高骨折不愈合率与骨折累及肱骨后部有关。

剥脱性骨软骨炎

- 极速的倾斜跌倒时在肘部产生巨大外翻力，从而导致桡骨小头压缩骨折。
- 无论是否存在 OCD 病变，外翻扭矩都会显著增加桡骨小头关节的接触压力。
- 稳定的 OCD 病变可能促进并导致松动和破碎。

发病机制

肱骨远端关节骨折

- 通常是由于手臂处于半屈姿势时低能量跌倒引起的。
- 肘部伸展与桡骨头和尺骨近端轴向压缩进入肱骨小头和滑车形成剪切断裂模式。
- 从桡骨头和尺骨近端向后方的力量向肘部和滑车的肘部屈曲增加，导致骨折更加粉碎。

剥脱性骨软骨炎

- 多因素过程是由易感区域中反复的关节压迫驱动的，该区域具有薄弱的"分水岭"的血液供应和较少的关节软骨。
- 桡骨头外侧相比肱骨小头比较具有较厚的关节软骨，这可能会增加张力并可能损坏肱骨小头。
- 反复性关节压迫被认为是 OCD 形成和进展的主要因素。

病史 / 体格检查

肱骨远端骨折

- 通过病史和体格检查应阐明损伤的具体机制，评估伴随损伤，评估包括肘部周围的软组织，同时提供有关肘部稳定性的初步评估。
- 通常会出现同侧上肢受伤，并且在受伤时注意力分散的情况下最初可能并不明显。
- 多达 30% 的患者还患有桡骨头骨折，多达 40% 的患者有外侧副韧带损伤。

剥脱性骨软骨炎

- 通常是年轻的强壮运动员，最初阐述仅肘关节

的外侧不适，而没有特定的症状发生。
- 可能出现肘关节积液，活动范围有限，进行性疼痛，并偶尔出现动力性症状。
- 检查损伤肢端并将其与健侧肢端进行比较是至关重要的，因为与健侧相比，检查差异可能会更加明显。

诊断

肱骨远端关节骨折

- 肘部的普通 X 线片，包括正位、侧位和肱桡位
  - 还应定期评估手腕，前臂和肱骨的其他病变情况。
  - 肘关节侧位 X 线检查通常可以诊断肱骨远端关节剪切骨折的存在（**图 17.1**）。
  - 肘部单独正位的 X 线片仅能检查对于滑车受累，灵敏度仅为 66%，常常不足以评估确切的骨折类型和损伤程度。
- 具有三维重建功能的计算机断层扫描（CT）对于全面检查损伤并评估远端肱骨的其他损伤（从普通 X 线片可能并不明显）非常有用。
  - 已显示增加三维成像可以改善肱骨远端骨折的可靠性，特征以及术前的治疗策略。

剥脱性骨软骨炎

- 平片在疾病过程的早期可能无法诊断；但是，

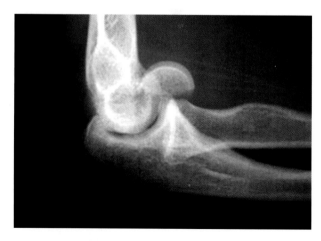

图 17.1　肘部侧位 X 线片显示肱骨远端的冠状剪切骨折。这张特殊的 X 线片描绘了"双弧形"符号

它们可能显示扁平、不规则和硬化的病变（**图 17.2**）。

○ 早期单独的诊断肱骨小头骨折仅在平片 < 50%。

○ 45° 屈曲前后位可以更好观察肱骨小头情况。

● 磁共振成像（MRI）可以对病变的稳定性和软骨表面的完整性进行早期诊断和更准确的评估。

○ T2 加权图像上病变信号周围的高强度信号

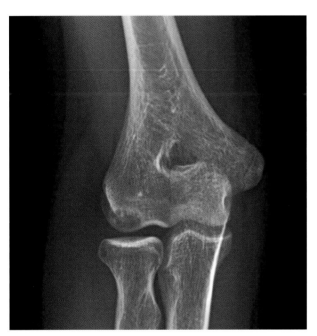

图 17.2　右肘的前后 X 线片显示了头皮的解剖性骨软骨炎（OCD）病变的典型外观

是最重要的预测指标不稳定病变的部位（**图 17.3**）。

○ Jans 等报告在 MRI 上确定不稳定的 OCD 病变的敏感性为 100%。

○ MRI 对于肘部病变定位不准确的患者非常有帮助，这种情况最多可发生在 36% 的患者中。

诊断

肱骨远端关节骨折

● 肱骨远端部分关节骨折的诊断通常基于临床病史和肘关节的 X 线片。

● Bryan 和 Morrey 等提出了最常用的这些损伤系统分类，后来 McKee 等对其进行了修改（**图 17.4**）。

○ Ⅰ 型骨折的单个大的剪切碎片，其不向内侧延伸以累及滑车。

○ Ⅱ 型骨折是薄的软骨骨折，通常仅累及极少的软骨下骨。

○ Ⅲ 型骨折是肱骨小头的粉碎性骨折，常可见到桡骨头受伤。

○ 如 McKee 等所述，Ⅳ 型骨折向内延伸到滑车中。经典的 Ⅳ 型骨折可以在外侧 X 线片上用"双弧形"符号标识（**图 17.1**）。

● Ⅰ 型和 Ⅳ 型骨折类型最常见（分别为 47% 和

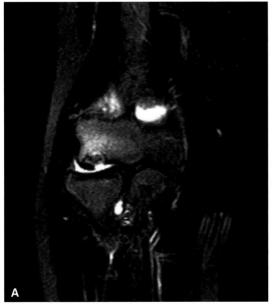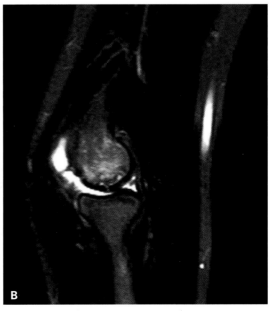

图 17.3　正位（A）和侧位（B）的 T2 加权 MRI 显示了肱骨小头的 OCD 病变

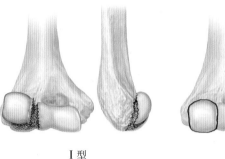

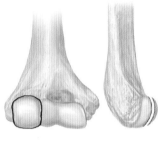

Ⅰ型

Ⅱ型

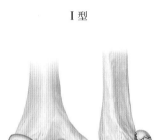

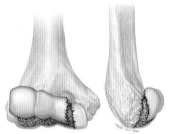

Ⅲ型

Ⅳ型

图 17.4 肱骨远端关节骨折的分类系统

41%），其次是Ⅱ型和Ⅲ型骨折。

剥脱性骨软骨炎

- 根据临床病史，怀疑肱骨小头的 OCD 的诊断，并已通过先进的影像学证实。
- 经常会出现的肘部不适感，这种不适感可能会加剧疼痛，运动受限，肘部积液，有时还会因局部松动而出现运动受限症状。
- 在放射学上，Minami 分类经常用于在放射线照片上表征 OCD 病变（**表 17.1**）。
- 在指导这些病变的治疗中最重要的分类是根据 Takahara 等的发现（**表 17.2**）。

非手术治疗

肱骨远端关节骨折

- 通常适用于非移位性骨折或部分Ⅱ型骨软骨剥脱骨折。

剥脱性骨软骨炎

- 保守治疗主要基于病变的稳定性。
- 经过一段时间的休息和限制活动后，可能病情趋于稳定。
  - 患者通常具有开放的肱骨头骨折同时很小的桡骨小头变化。肘部活动范围相对正常。
    - 接受非手术治疗的开放性肱骨头骨折患者中有 90% ~94% 自发愈合。

手术治疗

肱骨远端关节骨折

- 肱骨远端移位的部分关节骨折的切开复位内固定（ORIF）是首选治疗方法。
- Ⅱ型骨折表现出特殊类型，具有挑战性，因为

表 17.1	
Minami 分类	
1 型	扁平化或囊性变化
2 型	软骨下剥离或碎片
3 型	关节游离体

表 17.2				
Takahara 分类				
	肱骨骨骺	活动范围	X 线改变	治疗
不稳定型	闭合	有限的 > 20°	粉碎性 移位和非 移位	手术治疗 切开复位内 固定
稳定型	开放	正常	局限性 变扁或者 放射状	制动 非手术治疗

关节软骨下骨通常支持固定受限。一些作者主张对这些骨折使用可吸收的针钉或纤维蛋白胶。

术前计划

- 肱骨远端的局部关节剪切骨折需要仔细的术前计划。
  - 使用 3D 重建的 CT 进行高级成像通常有助于确定损伤的程度并规划最佳的手术方法。
- 肘部的侧方入路通常足以解决仅限于肱骨头的骨折和伴发的桡骨头骨折（如果存在）。
- 粉碎性骨折伴随很小的碎片可能需要关节镜辅助复位和固定。

体位 / 方法

- 我们倾向于对肘部采用外侧入路进行肱骨小头的冠状剪切骨折。如果滑车累及，则使用后肱三头肌舌型瓣显露。
- 将患者置于仰卧位，并带屈肘固定于手术台。
- 给予预防性抗生素，并以通常的无菌方式准备并覆盖手臂。
- 无菌止血带置于手术肢体的高处。
- 从肱骨远端外侧柱前侧 2cm 的外侧切口至远端桡骨头处，跨过肱骨外侧上髁。
  - 肘部外侧的解剖通过皮下组织到达深筋膜。
  - 肱骨远端外侧髁的骨脊和桡骨小头可轻松触及，以确保术中正确的解剖标记。
  - 在前臂完全旋前的情况下，在侧柱的骨骼上锐利地切一个切口，以桡侧腕伸肌和前关节囊分离肱骨外侧髁上。
  - 识别并确定桡侧腕伸肌与伸肌总肌腱之间的 Kaplan 间隔。
  - 另一种方法是，可以使用桡侧伸腕肌和肘肌之间的 Kocher 间隔。
  - 弯曲肘部，将牵开器放置在肱骨和前关节囊的深处，并在内侧柱上，以露出关节表面。
    - 避免将牵开器放置在绕骨颈的前面，以减少可能发生的骨间后神经损伤。
  - 伸展肘部有助于降低关节面的显露困难，当肘部弯曲通常会导致桡骨头受限。

- 骨折块的临时固定是通过多根克氏针完成的，以在钻孔和螺钉放置期间提供骨块的旋转稳定性。
- 透视检查用于检验克氏针固定长度和位置。
- 如果有足够的软骨下支撑，则从前到后放置在空心钉导针帮助下完成，无头加压螺钉通常会产生足够的碎片固定效果（**图 17.5**）。
  - 或者，可以通过不同螺钉固定方式实现。从后到前放置固定；但是，以这种方式进行操作时无头螺钉难得的生物力学和经济效益。
- 最终固定后，需要评估运动范围和肘关节稳定性。
- 然后将伤口大量冲洗并以逐层闭合伤口。

要点
✳ 全面的术前和术中评估对于伴随损伤而至关重要。

陷阱
✕ 避免将牵开器放置在桡骨骨颈前方，以减少可能发生的骨间后神经损伤的风险。

自体骨软骨移植治疗剥脱性骨软骨炎

- 骨软骨自体移植（OAT）是将不承重的关节软骨的圆柱形部分与下面的软骨下骨移植到身体的不同区域，以填补骨软骨缺损。
- 可供移植的最常用供区是股前外侧皮瓣和肋软骨。
- 通过微骨折形成的纤维软骨在生物力学上不如自身透明软骨，也无法提供软骨下骨支持。

术前计划

- 评估肘关节镜检查的可能作用（关节游离体，软骨碎片，适合原位固定位置的损伤）。
- 评估肱骨小头 OCD 病变的大小和位置是至关重要，以最好地评估确定的肘部入路，以利于垂直放置移植物（后部与侧面）。
  - 术前最好行 MRI 或肘关节镜检查。

体位 / 方法

- 将患者仰卧在常规手术台上。

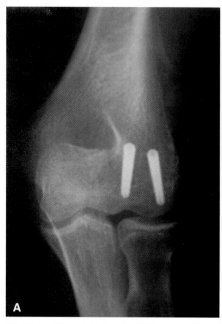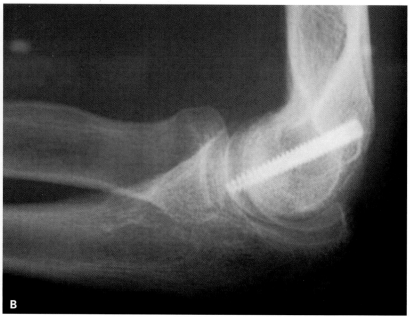

图 17.5　肱骨小头剪切骨折的 ORIF 后的正位（A）和侧位（B）X 线片

- 非无菌止血带放在手术患肢的近处，在同侧腿的大腿近处。
- 上肢和同侧下肢都以通常的无菌方式准备和铺单。
  - 采用后入路至肱骨小头，纵向弯曲切口，肘部弯曲过度，从正中内侧到外上髁向鹰嘴外侧延伸约 4cm。
    - 另外，对于前方的损伤，Kaplan 的方法是首选。
  - 切口自皮下组织直达深部肘肌深筋膜上。
  - 筋膜裂开，剥离肘肌分离桡骨尺侧面前，留下一个骨膜套筒，骨膜下剥离供以后闭合，并用自动牵开以露出的关节囊。
  - 然后将关节囊纵向切开，可将自制固定式 Gelpi 牵开器放置在关节囊深处，以方便观察。
  - 此时，可以直视并严格评估肱骨头 OCD 病变（图 17.6）。
    - 重要的是评估正常软骨与病变之间的界限，以准确确定骨软骨栓的大小。
  - 可以使用标准尺来确定合适的移植物尺寸。
    - 我们希望最大化移植物的大小，并尽量减少必须使用的植入塞子数量。
    - 如果缺损延伸至肱骨头外侧缘，则应避免使用无支撑的移植物。
  - 一旦确定了合适的移植物尺寸，便准备好 OCD 部位并用销子和铰刀的空心系统清创。

- 销子中心必须垂直于关节表面放置。
- 经过适当的准备后，然后将注意力转向从髌骨上取骨软骨移植物。
  - 进行纵向髌骨外侧切口，并深入皮下组织，直到遇到髌股关节和关节囊为止。
  - 进行了 3cm 的髌骨外侧切开术，注意在移植物切取结束时沿髌骨外侧留下一个袖套组织进行修复。
  - 在膝关节完全伸展的情况下，将髌骨轻轻向内缩回以便观察不承重的情况外侧滑车的关节面。
  - 使用合适尺寸的打孔器，然后可以从股骨中取移植物。
    - 在此步骤中，保持垂直于关节表面至关重要（图 17.7）。
  - 然后将骨软骨移植物植入肘部的受区部位。
  - 应避免过度用力地冲击移植物，以防止损坏关节软骨和过度放置移植物。
  - 移植物的放置位置理想，使其与关节表面齐平（图 17.8）。
  - 可以使用 15 号刀片的手术刀在移植物的周围修剪轮廓。
  - 然后在手术结束时通过一系列运动测试来检查肘部。
  - 然后以肘关节及膝关节充放置分引流冲洗，

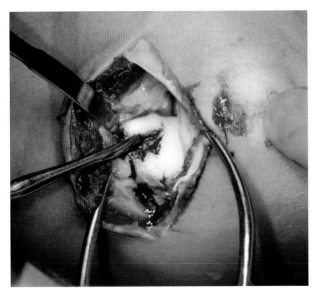

图 17.6　通过后入路观察到的不稳定的肱骨小头 OCD 病变

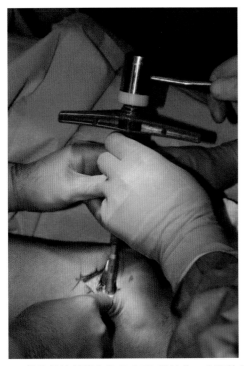

图 17.7　从髌骨外侧滑车收获 OCD 移植物。在取软骨时保持垂直于关节表面至关重要

创口逐层缝合关闭。

术后管理

肱骨远端关节骨折

- 术后将患者固定在 90° 屈曲的长臂夹板中，手及前臂在中立位固定 3~5 天，以有利于早期伤口

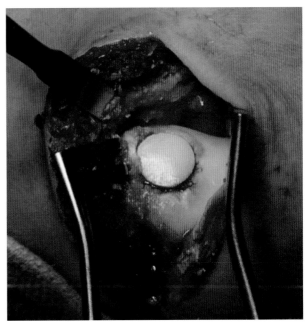

图 17.8　骨软骨塞插入后撞击到适当位置以填充 OCD 病变

愈合和舒适。
- ○ 卸下外固定并开始辅助肘部的主动 / 被动活动。
- 一旦达到完全活动范围并充分骨折愈合，大约 3 个月即可开始强化锻炼。

自体骨软骨移植对于 OCD

- 术后将患者固定在 90° 屈曲的长臂夹板中约 1 周，以实现早期伤口愈合和舒适感。
  - ○ 移除夹板并在肘部开始主动 / 主动辅助运动。
  - ○ 髌骨固定器用于固定 2 周。
- 术后约 3 个月可强化康复训练，大多数运动员约 6 个月恢复运动。
- 我们使用 MRI，以评估植入软骨是否愈合，并可允许运动员重新参加运动。

结果

肱骨远端骨折

- 大多数报道的系列相对较小，由差异性人群组成，具有多种骨折类型和有限的随访。
- ORIF 肱骨远端部分关节剪切骨折后的结果通常令人满意，但高度依赖于骨折类型。
- 在大多数患者中，都报告了良好的功能效果以及术后的肘部运动。

- Dubbereley 及其同事报告了 28 例患者，其中 Ⅰ 型 11 例，Ⅱ 型 4 例，Ⅲ 型 13 例，平均年龄 43 岁，平均随访 56 个月。
  - 所有患者均接受 ORIF 治疗。
  - 通常，当骨折延伸至内侧滑车或粉碎肱骨小头时，观察到的结果较差。
- Ruchelsman 等报告了 16 例患者（6 例 Ⅰ 型，2 例 Ⅲ 型，8 例 Ⅳ 型），平均年龄 40 岁，平均随访 25 个月。
  - 作者还报告了根据骨折类型的不同功能结果，与其他类型相比，Ⅳ 型骨折的肘部运动明显降低。
  - 与肱骨小头骨折相比，桡骨头骨折的肘关节活动范围明显减少，功能预后评分较低，并且不满意程度更高。
- Guitton 等报告了对 17 年随访的部分患者的预后。
  - 这些患者的 ASES 中位数为 88 分，DASH 中位数为 8 分。值得注意的是，有 64%（9/14）的患者在随访时有放射学诊断骨性关节炎迹象。

自体骨软骨移植

- 最近的文献表明，使用 OAT 治疗肘部骨软骨损伤的结果令人满意。
- 与对晚期病变进行更保守的处理相比，OAT 表现出了更加一致和可预测的结果。
- Mihara 及其同事报告，他们所有接受 OAT 治疗的患者中，患者都能够在 4 个月内恢复打棒球。
- Yamamoto 等报道了所有患者的良好至更好的结果，只有 2 名患者恢复打棒球比赛。
- Iwasaki 及其同事报告说，他们的 95% 的患者在进行了将近 4 年的中位随访时无疼痛，并且 89% 的患者能够恢复与以前参加比赛时相同的水平。
- Kirsch 等最近报道说，接受 OAT 及肱骨小头 OCD 后的患者，94% 的患者能够在平均 5.6 个月后恢复竞技运动。
- Kosaka 等指出，在"外侧广泛缺损"中，与 OAT 相比，骨软骨钉固定效果较差，其中 50%

的外侧钉固定术需要翻修。
  - 相反，对于这些横向缺损的病灶，无须接受 OAT 治疗的患者就无须翻修。

并发症

肱骨远端关节骨折

- 较高的再手术率（高达 68%）与肱骨远端部分关节骨折的 ORIF 相关。
- ORIF 肱骨远端关节局部骨折后再次手术的最常见指征是肘关节僵硬。
- 平均而言，通常报告在肱骨远端关节局部骨折进行 ORIF 后，大约 15° 的屈曲挛缩，但通常不限制功能性运动。
- Ring 等对 29% 的患者进行了关节松解术，Dubberley 等对 41% 的患者进行了松解术。
- Brouwer 等报道了一系列 30 例肱骨小头和滑车骨折，接受了手术固定。
  - 作者报告说，与其他骨折类型相比，外侧柱后方粉碎的患者的骨不连率明显更高。

自体骨软骨移植

- 据报道，供体部位慢性的肘部疼痛和膝关节疼痛是一种罕见的并发症。
- Maruyama 及其同事报告只有 9% 的患者出现了轻度的肘部疼痛，只有 1 例患者的供区膝关节残留疼痛。
- Westermann 等报道总体并发症发生率较（< 5%），只有两例供体部位发病是在 OAT 移植后。

推荐阅读

[1] Dubberley JH, Faber KJ, Macdermid JC, Patterson SD, King GJ. Outcome after open reduction and internal fixation of capitellar and trochlear fractures. J Bone Joint Surg Am. 2006;88(1):46-54.

[2] McKee MD, Jupiter JB, Bamberger HB. Coronal shear fractures of the distal end of the humerus. J Bone Joint Surg Am. 1996;78(1):49-54.

[3] Ruchelsman DE, Tejwani NC, Kwon YW, Egol KA. Open reduction and inter¬nal fixation of capitellar fractures with headless screws. J Bone Joint Surg Am. 2008;90(6):1321-1329.

[4] Takahara M, Mura N, Sasaki J, Harada M, Ogino T. Classification, treatment, and outcome of osteochondritis dissecans of the humeral capitellum. J Bone Joint Surg Am. 2007;89(6):1205-1214.

[5] Yamamoto Y, Ishibashi Y, Tsuda E, Sato H, Toh S. Osteochondral autograft transplantation for osteochondritis dissecans of the elbow in juvenile baseball players: minimum 2-year follow-up. Am J Sports Med. 2006;34(5):714-720.

参考文献

[1] Ruchelsman DE, Tejwani NC, Kwon YW, Egol KA. Open reduction and internal fixation of capitellar fractures with headless screws. J Bone Joint Surg Am. 2008;90(6):1321-1329. doi:10.2106/JBJS.G.00940.

[2] Dubberley JH, Faber KJ, Macdermid JC, Patterson SD, King GJ. Outcome after open reduction and internal fixation of capitellar and trochlear fractures. J Bone Joint Surg Am. 2006;88(1):46-54. doi:10.2106/JBJS.D.02954.

[3] Ring D, Jupiter JB, Gulotta L. Articular fractures of the distal part of the humerus. J Bone Joint Surg Am. 2003;85-A(2):232-238.

[4] Palvanen M, Kannus P, Parkkari J, et al. The injury mechanisms of osteoporotic upper extremity fractures among older adults: a controlled study of 287 consecutive patients and their 108 controls. Osteoporos Int. 2000;11(10):822-831.

[5] Grantham SA, Norris TR, Bush DC. Isolated fracture of the humeral capitellum. Clin Orthop Relat Res. 1981;(161):262-269.

[6] John H, Rosso R, Neff U, Bodoky A, Regazzoni P, Harder F. Operative treatment of distal humeral fractures in the elderly. J Bone Joint Surg Br. 1994;76(5):793-796.

[7] Ruchelsman DE, Tejwani NC, Kwon YW, Egol KA. Coronal plane partial articular fractures of the distal humerus: current concepts in management. J Am Acad Orthop Surg. 2008;16(12):716-728.

[8] Guitton TG, Doornberg JN, Raaymakers EL, Ring D, Kloen P. Fractures of the capitellum and trochlea. J Bone Joint Surg Am. 2009;91(2):390-397. doi:10.2106/JBJS.G.01660.

[9] Mighell M, Virani NA, Shannon R, Echols EL Jr, Badman BL, Keating CJ. Large coronal shear fractures of the capitellum and trochlea treated with headless compression screws. J Shoulder Elb Surg. 2010;19(1):38-45. doi:10.1016/j.jse.2009.05.012.

[10] Ansah P, Vogt S, Ueblacker P, Martinek V, Woertler K, Imhoff AB. Osteochondral transplantation to treat osteochondral lesions in the elbow. J Bone Joint Surg Am. 2007;89(10):2188-2194. doi:10.2106/JBJS.F.00299.

[11] Iwasaki N, Kato H, Ishikawa J, Masuko T, Funakoshi T, Minami A. Autologous osteochondral mosaicplasty for osteochondritis dissecans of the elbow in teenage athletes. J Bone Joint Surg Am. 2009;91(10):2359-2366. doi:10.2106/JBJS.H.01266.

[12] Ruchelsman DE, Hall MP, Youm T. Osteochondritis dissecans of the capitellum: current concepts. J Am Acad Orthop Surg. 2010;18(9):557-567.

[13] Yamamoto Y, Ishibashi Y, Tsuda E, Sato H, Toh S. Osteochondral autograft transplantation for osteochondritis dissecans of the elbow in juvenile baseball players: minimum 2-year follow-up. Am J Sports Med. 2006;34(5):714-720. doi:10.1177/0363546505282620.

[14] Jans LB, Ditchfield M, Anna G, Jaremko JL, Verstraete KL. MR imaging findings and MR criteria for instability in osteochondritis dissecans of the elbow in children. Eur J Radiol. 2012;81(6):1306-1310. doi:10.1016/j.ejrad.2011.01.007.

[15] Shimada K, Yoshida T, Nakata K, Hamada M, Akita S. Reconstruction with an osteochondral autograft for advanced osteochondritis dissecans of the elbow. Clin Orthop Relat Res. 2005;(435):140-147.

[16] London JT. Kinematics of the elbow. J Bone Joint Surg Am. 1981;63(4):529-535.

[17] Yamaguchi K, Sweet FA, Bindra R, Morrey BF, Gelberman RH. The extraosseous and intraosseous arterial anatomy of the adult elbow. J Bone Joint Surg Am. 1997;79(11):1653-1662.

[18] Morrey BF, Tanaka S, An KN. Valgus stability of the elbow. A definition of primary and secondary constraints. Clin Orthop Relat Res. 1991;(265):187-195.

[19] Dushuttle RP, Coyle MP, Zawadsky JP, Bloom H. Fractures of the capitellum. J Trauma. 1985;25(4):317-321.

[20] Mancini GB, Fiacca C, Picuti G. Resection of the radial capitellum. Long-term results. Ital J Orthop Traumatol. 1989;15(3):295-302.

[21] Sabo MT, Fay K, McDonald CP, Ferreira LM, Johnson JA, King GJ. Effect of coronal shear fractures of the distal humerus on elbow kinematics and stability. J Shoulder Elb Surg. 2010;19(5):670-680. doi:10.1016/j.jse.2010.02.002.

[22] Brouwer KM, Jupiter JB, Ring D. Nonunion of operatively treated capitellum and trochlear fractures. J Hand Surg Am. 2011;36(5):804-807. doi:10.1016/j.jhsa.2011.01.022.

[23] Fleisig GS, Andrews JR, Dillman CJ, Escamilla RF. Kinetics of baseball pitching with implications about injury mechanisms. Am J Sports Med. 1995;23(2):233-239.

[24] Kobayashi K, Burton KJ, Rodner C, Smith B, Caputo AE. Lateral compression injuries in the pediatric elbow: panner's disease and osteochondritis dissecans of the capitellum. J Am Acad Orthop Surg. 2004;12(4):246-254.

[25] Mihata T, Quigley R, Robicheaux G, McGarry MH, Neo M, Lee TQ. Biomechanical characteristics of osteochondral defects of the humeral capitellum. Am J Sports Med. 2013;41(8):1909-1914. doi:10.1177/0363546513490652.

[26] Takahara M, Mura N, Sasaki J, Harada M, Ogino T. Classification, treatment, and outcome of osteochondritis dissecans of the humeral capitellum. J Bone Joint Surg Am. 2007;89(6):1205-1214. doi:10.2106/JBJS.F.00622.

[27] McKee MD, Jupiter JB, Bamberger HB. Coronal shear fractures of the distal end of the humerus. J Bone Joint Surg Am. 1996;78(1):49-54.

[28] Watts AC, Morris A, Robinson CM. Fractures of the distal humeral articular surface. J Bone Joint Surg Br. 2007;89(4):510-515. doi:10.1302/0301-620X.89B4.18284.

[29] Kusumi T, Ishibashi Y, Tsuda E et al. Osteochondritis dissecans of the elbow: histopathological assessment of the articular cartilage and subchondral bone with emphasis on their damage and repair. Pathol Int. 2006;56(10):604-612. doi:10.1111/j.1440-1827.2006.02015.x.

[30] Zlotolow DA, Bae DS. Osteochondral autograft transplantation in the elbow. J Hand Surg Am. 2014;39(2):368-372. doi:10.1016/j.jhsa.2013.09.003.

[31] Schenck RC Jr, Athanasiou KA, Constantinides G, Gomez E. A biomechanical analysis of articular cartilage of the human elbow and a potential relationship to osteochondritis dissecans. Clin Orthop Relat Res. 1994;(299):305-312.

[32] Bradley JP, Petrie RS. Osteochondritis dissecans of the humeral capitellum. Diagnosis and treatment. Clin Sports Med. 2001;20(3):565-590.

[33] Edmonds EW, Polousky J. A review of knowledge in osteochondritis dissecans: 123 years of minimal evolution from Konig to the ROCK study group. Clin Orthop Relat Res. 2013;471(4):1118-1126. doi:10.1007/s11999-012-2290-y.

[34] Kolmodin J, Saluan P. Osteochondritis dissecans of the humeral capitellum: the significance of lesion location. Orthop J Sports Med. 2014;2(4):2325967114530840. doi:10.1177/2325967114530840.

[35] Mihara K, Tsutsui H, Nishinaka N, Yamaguchi K. Nonoperative treatment for osteochondritis dissecans of the capitellum. Am J Sports Med. 2009;37(2):298-304. doi:10.1177/0363546508324970.

[36] Lee JJ, Lawton JN. Coronal shear fractures of the distal humerus. J Hand Surg Am. 2012;37(11):2412-2417. doi:10.1016/j.jhsa.2012.09.001.

[37] Goodman HJ, Choueka J. Complex coronal shear fractures of the distal humerus. Bull Hosp Jt Dis. 2005;62(3-4):85-89.

[38] Doornberg J, Lindenhovius A, Kloen P, van Dijk CN, Zurakowski D, Ring D. Two and three-dimensional computed tomography for the classification and management of distal humeral fractures. Evaluation of reliability and diagnostic accuracy. J Bone Joint Surg Am. 2006;88(8):1795-1801. doi:10.2106/JBJS.E.00944.

[39] Jacquot A, Poussange N, Charrissoux JL et al. Usefulness and reliability of two-and three-dimensional computed tomography in patients older than 65 years with distal humerus fractures. Orthop Traumatol Surg Res. 2014;100(3):275-280. doi:10.1016/j.otsr.2014.01.003.

[40] Kijowski R, De Smet AA. Radiography of the elbow for evaluation of patients with osteochondritis dissecans of the capitellum. Skeletal Radiol. 2005;34(5):266-271. doi:10.1007/s00256-005-0899-6.

[41] Takahara M, Shundo M, Kondo M, Suzuki K, Nambu T, Ogino T. Early detec¬tion of osteochondritis dissecans of the capitellum in young baseball players. Report of three cases. J Bone Joint Surg Am. 1998;80(6):892-897.

[42] De Smet AA, Ilahi OA, Graf BK. Reassessment of the MR criteria for sta¬bility of osteochondritis dissecans in the knee and ankle. Skeletal Radiol. 1996;25(2):159-163.

[43] Cheung EV. Fractures of the capitellum. Hand Clin. 2007;23(4):481-486, vii. doi:10.1016/j.hcl.2007.08.001.

[44] Matsuura T, Kashiwaguchi S, Iwase T, Takeda Y, Yasui N. Conservative treatment for osteochondrosis of the humeral capitellum. Am J Sports Med. 2008;36(5):868-872. doi:10.1177/0363546507312168.

[45] Mighell MA, Harkins D, Klein D, Schneider S, Frankle M. Technique for internal fixation of capitellum and lateral trochlea fractures. J Orthop Trauma. 2006;20(10):699-704. doi:10.1097/01.bot.0000246411.33047.80.

[46] Scapinelli R. Treatment of fractures of the humeral capitulum using fibrin seal¬ant. Arch Orthop Trauma Surg. 1990;109(4):235-237.

[47] Hardy P, Menguy F, Guillot S. Arthroscopic treatment of capitellum fracture of the humerus. Arthroscopy. 2002;18(4):422-426.

[48] Kuriyama K, Kawanishi Y, Yamamoto K. Arthroscopic-assisted reduction and percutaneous fixation for coronal shear fractures of the distal humerus: report of two cases. J Hand Surg Am. 2010;35(9):1506-1509. doi:10.1016/j.jhsa.2010.05.021.

[49] Mitani M, Nabeshima Y, Ozaki A, et al. Arthroscopic reduction and percuta¬neous cannulated screw fixation of a capitellar fracture of the humerus: a case report. J Shoulder Elb Surg. 2009;18(2):e6-e9. doi:10.1016/j.jse.2008.07.007.

[50] Elkowitz SJ, Kubiak EN, Polatsch D, Cooper J, Kummer FJ, Koval KJ. Comparison of two headless screw designs for fixation of capitellum fractures. Bull Hosp Jt Dis. 2003;61(3-4):123-126.

[51] Elkowitz SJ, Polatsch DB, Egol KA, Kummer FJ, Koval KJ. Capitellum frac¬tures: a biomechanical evaluation of three fixation methods. J Orthop Trauma. 2002;16(7):503-506.

[52] Ahmad CS, Cohen ZA, Levine WN, Ateshian GA, Mow VC. Biomechanical and topographic considerations for autologous osteochondral grafting in the knee. Am J Sports Med. 2001;29(2):201-206. doi:10.1177/03635465010290021401.

[53] Vogt S, Siebenlist S, Hensler D, et al. Osteochondral transplantation in the elbow leads to good clinical and radiologic long-term results: an 8-to 14-year follow-up examination. Am J Sports Med. 2011;39(12):2619-2625. doi:10.1177/0363546511420127.

[54] Mihara K, Suzuki K, Makiuchi D, Nishinaka N, Yamaguchi K, Tsutsui H. Surgical treatment for osteochondritis dissecans of the humeral capitellum. J Shoulder Elb Surg. 2010;19(1):31-37. doi:10.1016/j.jse.2009.04.007.

[55] Nishinaka N, Tsutsui H, Yamaguchi K, Uehara T, Nagai S, Atsumi T. Costal osteochondral autograft for reconstruction of advanced-stage osteochondritis dissecans of the capitellum. J Shoulder Elb Surg. 2014;23(12):1888-1897. doi:10.1016/j.jse.2014.06.047.

[56] Oka Y, Ikeda M. Treatment of severe osteochondritis dissecans of the elbow using osteochondral grafts from a rib. J Bone Joint Surg Br. 2001;83(5):738-739.

[57] Hangody L, Fules P. Autologous osteochondral mosaicplasty for the treatment of full-thickness defects of weight-bearing joints: ten years of experimental and clinical experience. J Bone Joint Surg Am. 2003;85-A(suppl 2):25-32.

[58] Sano S, Rokkaku T, Saito S, Tokunaga S, Abe Y, Moriya H. Herbert screw fixation of capitellar fractures. J Shoulder Elb Surg. 2005;14(3):307-311. doi:10.1016/j.jse.2004.09.005.

[59] Imatani J, Morito Y, Hashizume H, Inoue H. Internal fixation for coronal shear fracture of the distal end of the humerus by the anterolateral approach. J Shoulder Elb Surg. 2001;10(6):554-556. doi:10.1067/mse.2001.118005.

[60] Singh AP, Singh AP, Vaishya R, Jain A, Gulati D. Fractures of capitellum: a review of 14 cases treated by open reduction and internal fixation with Herbert screws. Int Orthop. 2010;34(6):897-901. doi:10.1007/s00264-009-0896-9.

[61] Mahirogullari M, Kiral A, Solakoglu C, Pehlivan O, Akmaz I, Rodop O. Treatment of fractures of the humeral capitellum using herbert screws. J Hand Surg Br. 2006;31(3):320-325. doi:10.1016/j.jhsb.2006.02.002.

[62] Shimada K, Tanaka H, Matsumoto T, et al. Cylindrical costal osteochon¬dral autograft for reconstruction of large defects of the capitellum due to osteochondritis dissecans. J Bone Joint Surg Am. 2012;94(11):992-1002. doi:10.2106/JBJS.J.00228.

[63] Kirsch JM, Thomas JR, Khan M, Townsend WA, Lawton JN, Bedi A. Return to play after osteochondral autograft transplantation of the capitellum: a systematic review. Arthroscopy. 2017;33(7):1412-1420 e1. doi:10.1016/j.arthro.2017.01.046.

[64] Kosaka M, Nakase J, Takahashi R, et al. Outcomes and failure factors in surgical treatment for osteochondritis dissecans of the capitellum. J Pediatr Orthop. 2013;33(7):719-724. doi:10.1097/BPO.0b013e3182924662.

[65] Maruyama M, Takahara M, Harada M, Satake H, Takagi M. Outcomes of an open autologous osteochondral plug graft for capitellar osteochondritis dis¬secans: time to return to sports. Am J Sports Med. 2014;42(9):2122-2127. doi:10.1177/0363546514538759.

[66] Westermann RW, Hancock KJ, Buckwalter JA, Kopp B, Glass N, Wolf BR. Return to sport after operative management of osteochondritis dissecans of the capitellum: a systematic review and meta-analysis. Orthop J Sports Med. 2016;4(6):2325967116654651. doi:10.1177/2325967116654651.

第十八章

肱骨远端骨折

XUAN QIU, MD, PhD, JEFFREY N. LAWTON, MD

总则

移位的肱骨远端骨折需要手术固定，以促进早期活动并防止肘关节僵硬。治疗的目标是解剖复位恢复肘关节和肱骨远端的解剖结构，坚强固定以耐受术后早期康复。牵引位 X 线片和三维 CT 重建对术前计划有很大帮助。伴有肱三头肌腱膜损伤的开放性骨折可能有利于手术暴露时尽可能多地保留伸肌装置。对于严重骨质疏松性粉碎性骨折全肘关节置换术可能比切开复位内固定效果更好。不管手术暴露如何，识别和保护尺神经至关重要，有时还要保护桡神经。当尺神经游离时，手术记录应详细说明如何保护该神经，以及该神经在手术结束时位于何处。

移位的肱骨远端骨折通常很复杂，需要较长的手术时间。全身麻醉与区域麻醉、切开前预防性抗生素、常规的液体管理与放置 Foley 导管是常规操作。整个手术肢体从肩部到手部应是无菌的，应该考虑使用无菌止血带。可以在切口线上注射含有肾上腺素的局部麻醉剂，以帮助止血。在髁上严重粉碎或骨质丢失的情况下，缩短 2cm 具有很好的耐受性，仅有轻微的伸展功能的损失。关节内粉碎性骨折应使用非加压经髁螺钉，以避免关节表面过度压缩。

手术结束后，用双平面透视确定复位情况、内固定物的位置和螺钉的长短，螺钉未穿透关节内，动态透视结合肘部平缓的被动活动范围，确认骨折固定的稳定性。软组织修复应最大限度覆盖内固定物，以减少刺激。如果尺神经与内固定物接触或在肘部活动范围内脱位，则应进行尺神经移位。

器械

- 电刀和双极电凝。
- 大的单钩牵开器和齿乳突牵开器。
- 6.35mm 的引流管。
- Blunt Hohmann、Army-Navy 和 Rake 牵开器。
- 大的、小的点式复位钳。
- 锯齿状的复位钳。
- 骨膜剥离匙。
- 1.25mm、1.6mm、2.0mm 克氏针。
- 2.7mm、3.5mm 皮质骨螺钉和锁定螺钉。
- 3.5mm 和 4.0mm 松质螺钉，全螺纹空心螺钉是很有用的。
- 1.5mm、2.0mm 和 2.4mm 无头加压螺钉。
- 解剖型肱骨远端微型/小型锁定钢板系统。
- 18 号（1.0mm）钢丝。

特殊类型的骨折治疗

髁上骨折

这些骨折不涉及关节面（**图 18.1**），因此手术暴露不需要波及肘关节。

体位

- 患者仰卧，同侧肩胛骨下方放置枕头。
- 第二个垫子用胶带固定在患者的胸部，以便在手臂横跨胸部时支撑肘部（**图 18.2**）。
- 仰卧位对多发性创伤患者特别有帮助。
- 或者，患者可以取外侧卧位，肘部在透光的扶手上弯曲 90°，所有的骨隆起都有很好的填充物

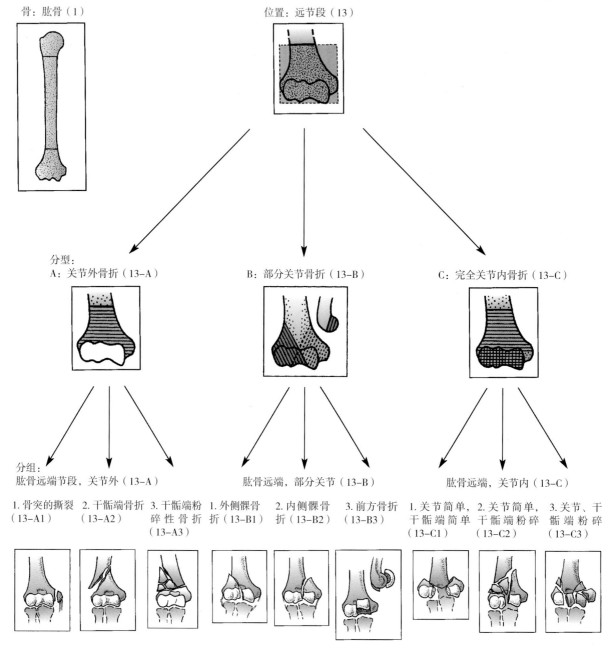

骨：肱骨（1）

位置：远节段（13）

分型：
A：关节外骨折（13-A）　　B：部分关节骨折（13-B）　　C：完全关节内骨折（13-C）

分组：
肱骨远端节段，关节外（13-A）　　肱骨远端，部分关节（13-B）　　肱骨远端，关节内（13-C）

1. 骨突的撕裂（13-A1）　2. 干骺端骨折（13-A2）　3. 干骺端粉碎性骨折（13-A3）　1. 外侧髁骨折（13-B1）　2. 内侧髁骨折（13-B2）　3. 前方骨折（13-B3）　1. 关节简单，干骺端简单（13-C1）　2. 关节简单，干骺端粉碎（13-C2）　3. 关节、干骺端粉碎（13-C3）

图 18.1　肱骨远端骨折 AO/OTA 分型

保护（**图 18.3**）。
- 侧位时应特别注意避免压迫腓总神经或股外侧皮神经。
- 俯卧位对脊柱损伤或双侧损伤的患者很有用。所有的骨突部位都应被填充物很好地保护（**图 18.4**）。

髁上 / 髁间骨折

这些骨折涉及关节面（**图 18.1**），因此手术暴露肘关节是必要的。根据骨折类型的特点，选择合适的手术入路，以最大限度地增加骨折暴露以获得充分的复位，同时最大限度地减少对伸肌装置的损害。除尺骨鹰嘴截骨入路外，大多数涉及关节面骨折的手术显露适合于转为全肘关节置换术，其中假体尺骨部件的插入可能会干扰截骨愈合，从而可能损害伸肘机构。

体位
- 同样的体位也可用于肱骨远端髁上 / 髁间骨折。

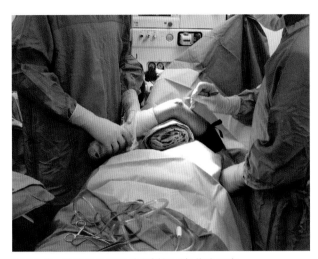

图 18.2 仰卧位肱骨远端骨折切开复位内固定

外侧髁骨折（见图 18.1）

体位

● 患者取仰卧位，同侧有一张手桌（图 18.5）。

内髁骨折（图 18.1）

体位

● 患者取仰卧位，同侧有一张手桌（图 18.6）。

手术入路

髁上骨折

● 在肱骨远端 1/3 至尺骨近端之间，以肱骨干为

中心做一个后正中切口，在尺骨鹰嘴尖端周围取一柔和的弧形，可以呈放射状，也可以沿尺骨走行。切口可以向近端和远端延伸（图 18.7）。

● 分离全厚内侧和外侧筋膜皮瓣。

● 尺神经在内侧游离保护，近端距关节约 15cm，远端远至尺侧屈腕屈肌的第一运动支水平。引流管环绕神经并自行固定，不与任何器械相连（图 18.8）。

● 对于需要长时间外侧钢板固定的骨折，必须游离桡神经并将其抬离肱骨干，以便在神经下方放置钢板。

● 注意避免过度牵拉，以免对尺神经和桡神经造成牵拉性损伤。

● 要进行更深层的解剖，可以使用以下任何一种方法。

肱三头肌筋膜瓣入路

● 锐性切开肱三头肌筋膜瓣，形成长约 10cm，宽 2~3cm 的远端皮瓣，留下腱性部分的袖套，便于后期修复（图 18.9）。

● 筋膜瓣从肌肉中提起，向远端牵拉；注意不要将其从鹰嘴处分离（图 18.10）。

● 肱三头肌内侧头在中线做纵向切开，牵拉至肱骨一侧暴露骨折；关节囊可切开以供关节内通路使用（图 18.11）。

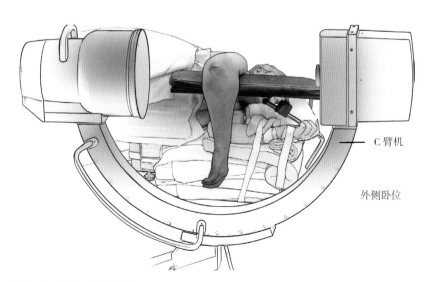

C 臂机

外侧卧位

图 18.3 肱骨远端骨折切开复位内固定的卧位

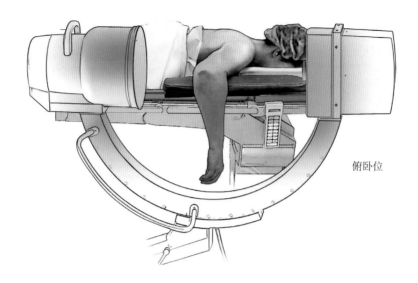

图 18.4 肱骨远端骨折切开复位内固定俯卧位

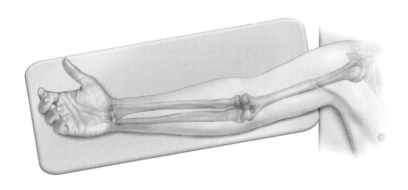

图 18.5 仰卧位肱骨外侧髁骨折切开复位内固定

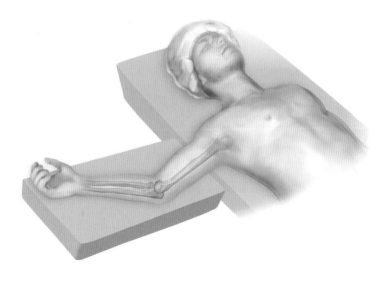

图 18.6 仰卧位肱骨内侧髁骨折切开复位内固定

内侧提起。

- 沿着尺神经内侧肌间隔分离，内侧窗由桡侧肱三头肌分离形成（**图 18.13**）。
- 外侧，肱三头肌从肱骨干后尺侧提起，从外上髁开始，沿着外侧肌间隔分离（**图 18.14**）。
- 近端术区将波及桡神经，必须识别和保护桡神经。
- 将肱三头肌从一侧向另一侧牵拉，露出肱骨干，进行骨折复位和内固定。
- 外侧窗用可吸收缝线修复，内侧窗选择性修复以覆盖植入物，以防止对尺神经的刺激。

肱三头肌劈开入路

- 肱三头肌腱膜在中线处钝性分离，而肱三头肌下面的内侧头在纵向上与腱膜的劈开相一致。
- 该窗向近端延伸，以显露骨折复位和植入所需的尽可能多的肱骨，同时注意保护桡神经。
- 肱三头肌腱膜用间断的不可吸收缝线修复（**图 18.15**）。
- 此入路常用于开放性骨折是有用的，因为骨折碎片的后方移位常导致三头肌腱膜断裂。

肱三头肌保留入路或 Bryan-Morrey 入路

- 肱三头肌的内侧高于内侧肌间隔的后侧和肱骨远端的后侧。

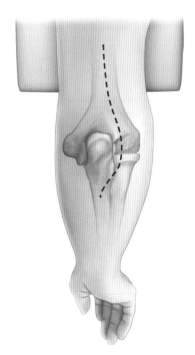

图 18.7　肘部后正中切口

- 肱三头肌筋膜舌修复到腱袖，用 5~7 条均匀间隔的 2 号不可吸收缝线均匀间断缝合（**图 18.12**）。此处应采用内翻缝合，因为它们在较瘦的患者体表仍然很突出。

股旁入路

- 在游离和保护尺神经后，肱三头肌从肱骨干后

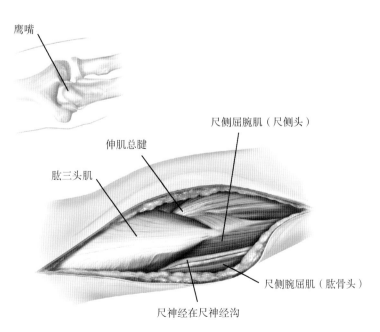

图 18.8　内侧、外侧筋膜皮瓣，尺神经的识别与保护

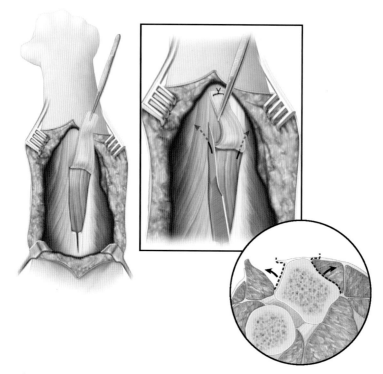

图 18.9　肱三头肌筋膜瓣入路：舌瓣设计

- 切开尺侧腕屈肌上的筋膜，肱三头肌附着点从内侧向外侧锐性剥离骨膜，直到肘肌和肱三头肌可以牵拉到肱骨外侧髁上。
- 在上述步骤中，可以用小的骨刀分离骨膜瓣，以指导伸肌机构的修复和促进愈合（**图 18.16**）。
- 肱三头肌附着点通过尺骨近端的钻孔用较粗的不可吸收缝线修复到脱离部位（**图 18.17**）。

髁上 / 髁间骨折

- 如上所述的后正中线切口向远端延伸，以接近关节面。
- 采取类似的步骤，分离全厚的内侧和外侧筋膜皮瓣，识别和移动尺神经，并用绕着神经的 Penrose 引流管保护尺神经，并将其固定在自己身上，而不连接任何器械。
- 可以使用以下任何一种入路：
  ○ 肱三头肌筋膜入路。
  ○ 股旁入路。
  ○ 肱三头肌劈开入路。
  ○ 肱三头肌保留入路或 Bryan–Morrey 入路。
  ○ 尺骨鹰嘴截骨术。

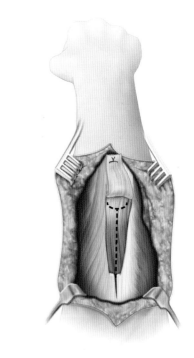

图 18.10　肱三头肌筋膜舌入路：显示舌状瓣

○ 以与上面提到的股旁入路相同的方法进入。
○ 内侧和外侧的包膜切口可以显示滑车切迹最深处的鹰嘴"裸露区域"；于中线近端 2.5mm 处从后到前钻孔穿过近端尺骨，以标

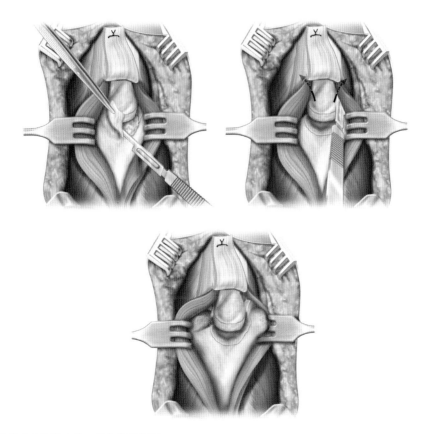

图 18.11　肱三头肌筋膜舌状瓣入路：骨和关节显露

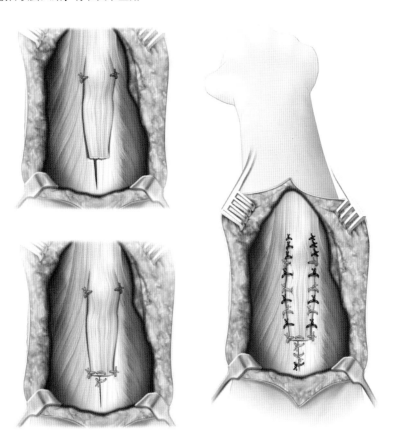

图 18.12　肱三头肌筋膜舌状瓣入路：筋膜修复术

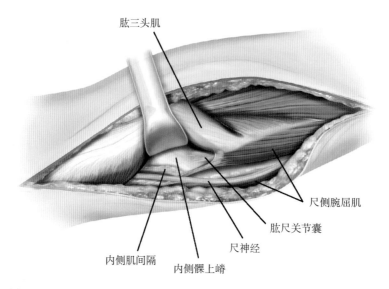

肱三头肌

尺侧腕屈肌

肱尺关节囊

尺神经

内侧肌间隔

内侧髁上嵴

图 18.13　股旁入路：内侧窗

记"裸露区域"的水平，止于软骨下表面。

○ 尖端 - 远端"人"字截骨术是用骨刀或细小的摆锯到软骨下表面，截骨术是用骨刀完成的。截骨器的尖端在 2.5mm 处钻孔。

○ 尺骨鹰嘴尖端和肱三头肌用湿纱布包裹，近端牵拉，露出肱骨远端关节表面（**图 18.18**）。

○ 截骨术完成后用克氏针和张力带固定，髓内螺钉和张力带固定，或钢板固定（**图 18.19**）。

○ 该入路的特殊器械还可包括微矢状锯、

6.35mm 骨刀、2.5mm 钻头、3.2mm 和 4.5mm 钻头、6.5mm 部分螺纹螺钉和垫圈、2.0mm 克氏针、20mm（0.8mm）钢丝或尺骨鹰嘴解剖型锁定钢板。

肱骨外侧髁骨折

● 皮肤切口始于肱桡关节近端约 5cm，沿外侧髁上嵴延伸，在前臂近侧远端取一平缓曲线。

● 或者，也可以做一个后正中切口，提起全厚度的外侧皮瓣。

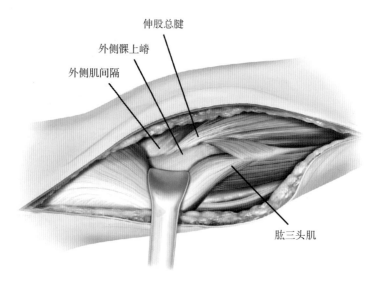

伸股总腱

外侧髁上嵴

外侧肌间隔

肱三头肌

图 18.14　股旁入路：外侧窗

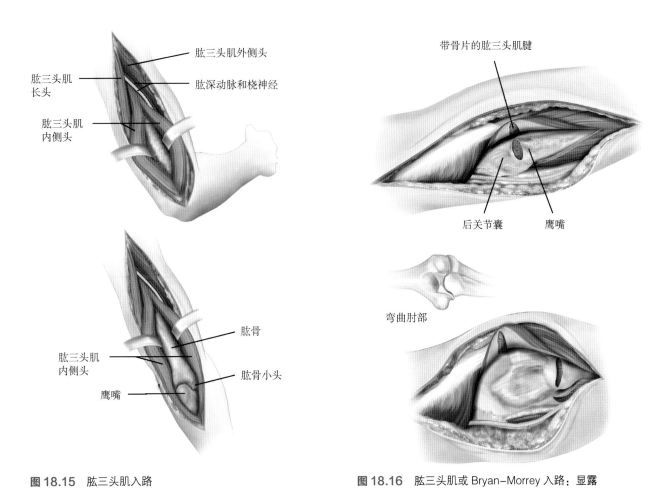

图 18.15　肱三头肌入路

图 18.16　肱三头肌或 Bryan–Morrey 入路：显露

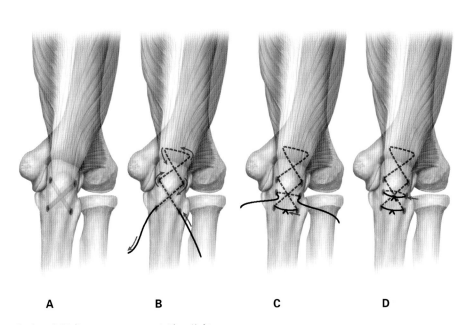

A　　**B**　　**C**　　**D**

图 18.17　（A~D）肱三头肌或 Bryan–Morrey 入路：修复

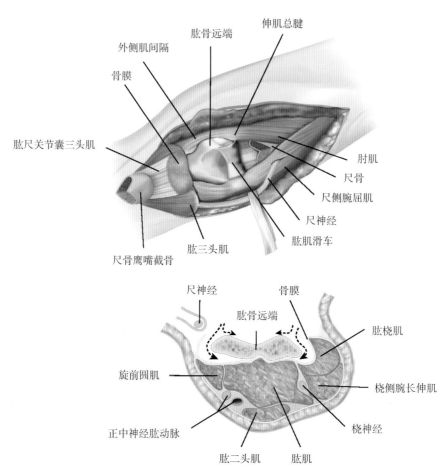

图 18.18　尺骨鹰嘴截骨术：显露

- 在近端，骨膜下锐性剥离后，肱桡肌和桡腕长伸肌向前拉开，肱三头肌向后拉开。注意前面保护桡神经。
- 在远端，通过桡侧腕短伸肌与指总伸肌之间的间隙，可以在不干扰尺侧副韧带的情况下进入关节囊（Kaplan 入路）。此入路位于肱桡关节中点的前方。
- 或者，从远端通过尺侧腕伸肌与肘骨之间的间隙，也可以进入关节囊，修复伴随的尺侧副韧带损伤（Kocher 入路）（**图 18.20**）。
- 关节囊和间隙应逐层修复。

肱骨内侧髁骨折

- 从肘关节近端约 5cm 开始的皮肤切口沿着内侧髁上嵴延伸，在前臂近端内侧向远端取一平缓的曲线。注意保护前臂内侧皮神经的后支。
- 另一种方法是后正中切口加全厚内侧皮瓣。

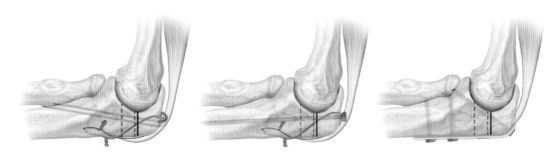

图 18.19　尺骨鹰嘴截骨术：修复

● 找寻尺神经，用引流管围绕神经环绕并牵开保护。

● 在近端，骨膜下锐性剥离后，肱肌和旋前圆肌向前侧拉开，肱三头肌向后侧拉开。注意保护正中神经。

● 在远端，锐性切开屈肌总腱起始处和内侧肌间隔，并将它们向前牵开；关节囊可被纵向切开，暴露骨折。要小心避免内侧副韧带损伤（**图 18.21**）。

● 关节囊和间隙采用逐层修复。必要时可移位尺神经。

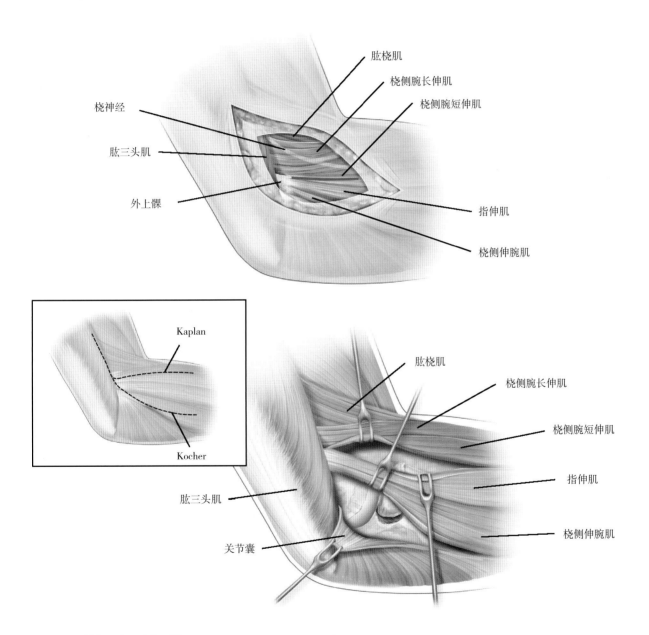

图 18.20　侧方入路：手术显露

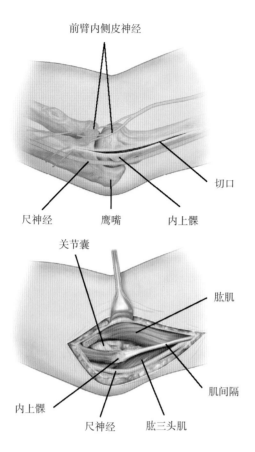
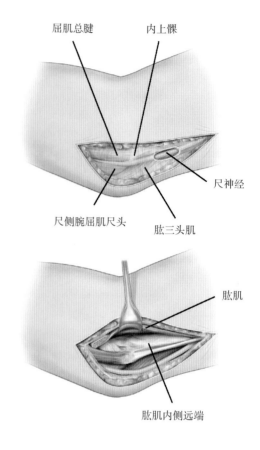

图 18.21　内侧入路：手术显露

手术技巧

肱骨髁上骨折

复位 / 植入术

- 清理骨折部位的血块、中间组织、软骨痂和松散的骨块。
- 用复位钳轻轻地操作骨折碎片，将关节块复位到骨干上。另外，通过关节块的克氏针也可以用作操纵杆，以便于复位。
- 简单骨折暂时用克氏针复位。
- 克氏针可以放置在内侧和外侧。然后，钢板可以放置在这些克氏针上，其他钉孔先固定，然后再把这些克氏针换成螺钉。
- 骨折采用肱骨解剖钢板加压固定，先用内侧钢板固定，然后用外侧钢板固定。

- 钢板长度的选择应使主要骨折线的任何一侧有至少两枚螺钉。考虑选取两种不同长度的钢板，以避免应力集中。
- 使用穿过钢板的拉力螺钉来增加固定的稳定性。
- 或者，可以将小型重建钢板放置在内侧髁嵴上，并且可以将加压钢板放置在外侧柱的后方。
- 如果需要，钢板可以最远放置在肱骨小头的后部，防止钢板与桡骨头接触。
- 在骨折粉碎的情况下，关节块应该首先被复位到粉碎较少的骨质上，然后用克氏针固定。
- 对于未粉碎的骨折，第一个钢板选择加压钢板，对于粉碎性骨折，第二块钢板选择桥接钢板。
- 如果两侧粉碎到无法用克氏针固定，在将碎骨折片固定之前，可以使用 2.0mm 的小钢板来稳定关键区域中的碎片。
- 锁定螺钉有益于远端 / 关节部件，在骨质疏松和骨折粉碎的情况下用于增加结构的整体刚度。
- 通过钢板的双皮质柱状螺钉用于提供额外的稳定性。

肱骨髁上/髁间骨折

复位/植入术
- 关节外骨折采用类似的复位和植入技术原理。
- 复位原理是首先实现关节解剖复位，然后将其作为整体固定到肱骨干上。
- 清理骨折部位后，首先重建关节面，用导丝临时固定。
- 使用无头螺钉或全螺纹克氏针将较小的碎片固定在主要碎片上，稍后小心拔除空心螺钉。
- 在导丝上插入空心螺钉，将关节碎片固定在一起，注意不要过度压缩骨丢失或严重粉碎的区域。
- 缺失的骨应该用植骨来填充。
- 现在，这种骨折在功能上已经转换为更简单的髁上骨折。
- 关节面重建后，采用与髁上骨折固定相同的步骤完成复位和植入（**图18.22**）。

肱骨外侧髁骨折

复位/植入术
- 对于骨量良好的低需求患者，可在直接目测下复位，并用临时克氏针或导丝固定单个较大的骨折碎片。
- 最终固定采用部分螺纹空心螺钉或全螺纹螺钉，通过片间加压技术使其稳定。
- 经髁部螺钉和侧柱螺钉可能就足够了。注意避免穿透关节或鹰嘴窝。经髁螺钉不应穿透尺神经所在的远侧皮质。
- 更常见的情况是，在要求高、骨质差或骨折粉碎的患者中，上述螺钉固定应补充中和钢板或更换加压钢板以获得更好的稳定性。在关节粉碎的情况下，可以使用无头加压螺钉进行碎块间加压。

肱骨内侧髁骨折

复位/植入术
- 骨折复位和固定的原则与外侧髁部骨折相似。

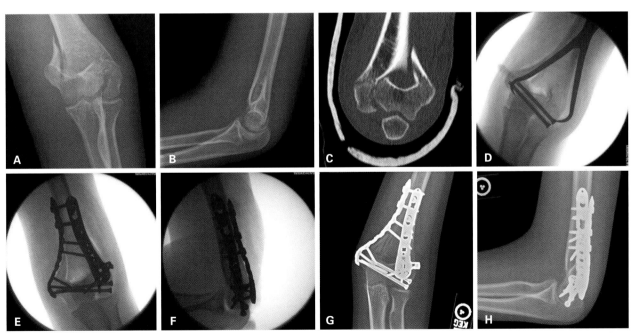

图18.22 肱骨远端髁上/经髁骨折的分步复位和植入技术（15岁，体操运动员），肱骨远端骨折合并内侧髁破裂粉碎性骨折。三头肌肌瓣入路。（A~C）患肢正位、侧位片及CT。（D）关节复位并用3.5mm全螺纹空心螺钉固定以避免粉碎物过度压缩。（E，F）术中正位、侧位片。（G，H）术后正位、侧位片

对骨质量要求较低的患者，在直视下可复位单个较大的骨折块，并用经髁螺钉和内侧柱螺钉固定。注意避免穿透关节或鹰嘴窝。

●同样，对于要求高、骨质差或骨折粉碎的患者，

上述螺钉固定应辅以中和钢板或更换为加压钢板以获得更好的稳定性。内侧柱螺钉通常通过钢板插入。在关节粉碎的情况下，可以使用无头加压螺钉进行碎块间加压。

术后管理

引流管可放置在筋膜浅层，24h 内取出。患者平卧，将夹板固定肘关节于屈曲约 70° 位置。患者应在围手术期接受 24h 的抗菌药物治疗。术后 4~7 天，在切口充分愈合的情况下，拆除夹板，开始主动和被动辅助的肘关节活动范围练习。在术后 14 天，当切口愈合良好时，拆除缝线或吻合器。对患者进行放射学随访，以寻找骨折早期愈合的证据，通常是在手术后 8~12 周，此时可以开始负重锻炼。患者每 4~6 周复查 1 次，直到骨折愈合，恢复功能、活动范围和完全力量。

参考文献

[1] O'Driscoll SW, Sanchez-Sotelo J, Torchia ME. Management of the smashed distal humerus. Orthop Clin North Am. 2002;33(1):19-33, vii.

[2] Van Gorder GW. Surgical approach in supracondylar "T" fractures of the humerus requiring open reduction. JBJS. 1940;22(2):278-292.

[3] Marinello PG, Peers S, Styron J, Pervaiz K, Evans PJ. Triceps fascial tongue exposure for total elbow arthroplasty: surgical technique and case series. Tech Hand Upper Extremity Surg. 2015;19(2):60-63.

[4] Alonso-Llames M. Bilaterotricipital approach to the elbow. Its application in the osteosynthesis of supracondylar fractures of the humerus in children. Acta Orthop Scand. 1972;43(6):479-490.

[5] Gerwin M, Hotchkiss RN, Weiland AJ. Alternative operative exposures of the posterior aspect of the humeral diaphysis: with reference to the radial nerve. JBJS. 1996;78(11):1690-1695.

[6] Campbell WC. Incision for exposure of the elbow joint. Am J Surg. 1932;15(1):65-67.

[7] McKee MD, Kim J, Kebaish K, Stephen DJ, Kreder HJ, Schemitsch EH. Functional outcome after open supracondylar fractures of the humerus. The effect of the surgical approach. J Bone Joint Surg Br. 2000;82(5):646-651.

[8] Bryan RS, Morrey BF. Extensive posterior exposure of the elbow. A triceps-sparing approach. Clin Orthop Relat Res. 1982;(166):188-192.

[9] Patterson SD, Bain GI, Mehta JA. Surgical approaches to the elbow. Clin Orthop Relat Res. 2000;(370):19-33.

[10] Cassebaum WH. Operative treatment of T and Y fractures of the lower end of the humerus. Am J Surg. 1952;83(3):265-270.

[11] Bell S. (iii) Elbow instability, mechanism and management. Curr Orthop. 2008;22(2):90-103.

第十九章

肱骨干骨折

NATHANIEL E. SCHAFFER, MD, PHD, JEFFREY N. LAWTON, MD

肱骨干骨折钢板固定

器械 / 设备
- 手术桌。
- 上肢固定板。
- 克氏针。
- 复位钳。
- 小骨膜剥离匙。
- 4.5mm 钢板 / 螺钉组。
- 无菌止血带。

定义

肱骨干骨折
- 占急性骨折 1%~3%。
- 每年发病率（14.5~19）/10 万人。
- 双峰分布。
  - 在老年人为低能量损伤。
  - 在年轻人为高能量损伤。
- 开放性骨折发生率为 2%~10%，病理性骨折高达 8%。

治疗选择

非手术治疗
- 接合夹板。
- 前臂悬吊石膏。
- 功能支具。

手术治疗
- 外固定架。
- 顺行髓内钉。
- 逆行髓内钉。
- 切开复位内固定。
  - 我们首选手术治疗。

手术治疗

手术适应证
- 不可接受的移位：矢状位 > 20° 的成角；内翻 / 外翻成角 > 30°；短缩 > 3cm。
- 开放骨折。
- 合并同侧臂丛损伤。
- 血管损伤。
- 多发伤。
- 合并关节内骨折。
- 合并同侧的前臂骨折（漂浮肘）。
- 骨不连。
- 注：单纯的桡神经麻痹不是手术指征。

手术入路

切开复位内固定
- 肱骨干前入路。
  - 注意事项：
    - 首选用于肱骨干近中段骨折。
    - 合并神经、血管的远端骨折（桡神经、肌皮神经、肱动脉)。
- 体位:
  - 仰卧位,肩下垫卷毯。
  - 手术侧台置于手术一侧。
  - 将上臂置于手术侧台上。
  - 确保患者安全的固定于手术台上。
- 皮肤切口:
  - 自喙突远端,经三角肌间沟,沿肱二头及外侧缘。
- 近端解剖:
  - 沿三角肌和胸大肌之间进入一直到骨膜。
  - 危险结构:头静脉、旋肱前动脉、腋窝和肌皮神经。
    我们倾向于向内侧牵拉头静脉,但如果张力较小,可以向外侧牵拉。
    肌皮神经在喙突远端 5~8cm 的内侧穿过联合肌腱。
  - 于骨膜下剥离胸大肌。
  - 三角肌的外侧牵拉要轻柔,以减少对腋神经的压力。
- 远端解剖:
  - 切口移至肘关节屈曲折痕近 5cm 处。
    避免损伤肘部前方的神经血管结构。
  - 解剖肱二头肌外侧,在肱二头肌和肱肌之间形成一个平面。
  - 沿中线切开肱肌 (肌间和神经间) 显露肱骨远端 / 前端。
    肱肌内侧受肌皮神经支配。
    桡神经穿入外上髁近端 10cm 处的肌间隔处,位于肱肌和肱桡肌之间。
- 肱骨干后路。
  - 注意事项:
    - 适用于肱骨干中、远端骨折。
    - 有助于避免肘前神经血管损伤。
    - 肱骨三角形横截面的形状使得后表面宽阔、平坦。
  - 体位:
    - 患者取俯卧位。
    - 手术侧台置于手术侧。

- 调整手术部位与手术侧台的高度一致。
- 手臂置于手术桌板上:肩膀外展到 90° 时,肘部在侧台上弯曲 90°。
- 确保患者安全地躺在床上。
- 皮肤切口:
  - 后正中切口。
  - 离肩峰 8~10cm 远,并向外延伸远端至鹰嘴窝。
- 解剖:
  - 劈开肱三头肌,解剖和游离桡神经和肱深动脉,避免损伤。
  - 肱三头肌侧方入路。
    这比肱三头肌中间入路有一些优势。
    经肱三头肌入路有一定的危险性,容易造成三头肌粘连和去神经支配。
  - 在肱三头肌外侧头和肌间隔之间显露,直至骨膜。
  - 桡神经损伤风险:
    研究发现:在喙突远端约 13.3cm 处,内上髁近侧 20.7cm (外上髁近侧 17cm) 桡神经沿肱骨螺旋槽进入其外侧面。
    上内侧到下外侧桡神经沟长度约 6.3cm,桡神经位于骨膜表面,在肱骨外上髁近端约 10.2cm 穿出前外侧肌间隔。
- 肱骨周围的相关解剖。
  - 近端,肱骨干开始于胸大肌附着处 (结节间沟外侧),代表着从圆形肱骨头向远端圆柱形肱骨近端过渡。
  - 远端,肱骨干再从圆柱状过渡到远端肱骨髁上扁平三角形。
  - 肱骨干肌肉附件:
    - 肱二头肌、喙肱肌、肱三头肌、三角肌。
  - 邻近结构:
    - 三角肌,由腋窝神经支配,附着在前外侧的三角肌结节上肱骨干表面。
  - 首先:
    - 肱二头肌。
      由肌皮神经支配。
      它代表浅肌层,有两个头分别起自于上关节

盂和喙突，并止于桡骨粗隆和二头肌腱膜上。
- 深、前肌层由喙肱肌（肌皮神经）和肱肌（肌皮神经／桡神经）组成。
  - 其次：
    - 肱三头肌。
      受桡神经支配的。
      止于尺骨鹰嘴，但顾名思义，肱三头肌有三个起点：肩胛骨下结节（长头），肱骨近端（外侧头），肱骨远端（内侧头）。
- 手术方法也概述见**表 19.1**。

钢板固定

- 肱骨干的手术入路见上述。
- 对于肱骨近端骨折，我们推荐前侧入路，而后侧入路是治疗肱骨干远端骨折首选的方法。无论是前、后入路都可用于肱骨干中段骨折（**图 19.1** 和**图 19.2**）。
- 通过上述手术入路显露骨折时，重要的是尽量减少骨膜剥离量。
- 术中透视可辅助直接观察骨折，以充分识别骨折线特点。

表 19.1
肱骨干手术入路概述
肱骨干手术入路

前入路	适应证	肱骨近端骨折 肱骨中段骨折
	手术切口	近端起自喙突，沿胸大肌、三角肌间沟，经肱二头肌侧面，止于肘横纹上方 5cm 处
	近端解剖	三角肌和胸大肌间隔
	远端解剖	肱二头肌和肱肌之间的间隔，然后沿中线分开肱肌
	近端危险部位	·头静脉（可向内侧或外侧牵开） ·肌皮神经（喙突远端约 5cm，内侧） ·腋神经（外侧三角肌收缩） ·旋肱前动脉
	远端危险部位	·桡神经于肱骨外上髁近端 10cm 处穿过肌间隔（肱肌侧肌群回缩） ·肌皮神经
后入路	适应证	肱骨中段骨折 肱骨远端骨折
	手术切口	后正中自肩峰远端 8cm 至鹰嘴窝
	解剖（选择 1）	近端于肱三头肌的外侧头和长头之间，远端经肱三头肌长头
	解剖（选择 2——优选）	外侧分离：肱三头肌外侧头和长头间隙
	危险部位	肱三头肌劈裂的方法容易增加瘢痕和粘连 桡神经（内上髁近端 20cm，呈螺旋形，在外上髁近端 10cm 处穿过肌间隔）

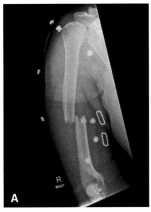 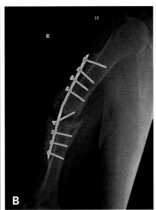 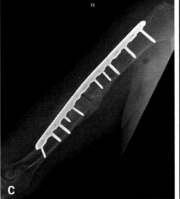 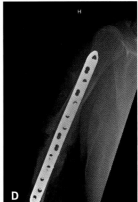

图 19.1（A）48 岁患者从梯子上摔下来导致肱骨干横向骨折。（B）最初采用前入路和前外侧钢板固定，但骨折发生骨不连。骨不连可能与复位不充分和试图穿过横行骨折的拉力螺钉有关。加压钢板的放置可能更适合横行骨折。（C，D）术后 X 线片显示经前入路行植骨翻修

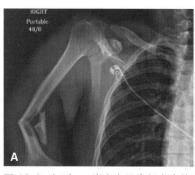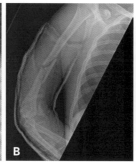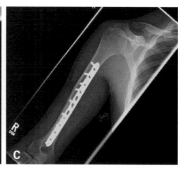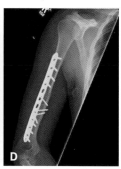

图 19.2 （A）27 岁患者因摩托车事故导致肱骨干远端骨折伴有蝶形片。（B）应用夹板后的 X 线片。考虑到骨折的实质角度和节段性，进行手术固定。由于骨折位于肱骨远端附近，因此采用了后路手术。（C，D）术后 X 线片显示骨折用后路钢板固定。识别和保护桡神经，钢板滑到肱骨后表面，桡神经深层

- 使用剥离匙、刮匙、咬骨钳将骨折断端血肿和其他组织从骨折部位清除，要小心操作，避免造成进一步骨折，最后使用生理盐水冲洗断端。
- 骨折类型和特点决定了钢板固定方式。
  - 粉碎性骨折
    - 避免将每个骨折块的骨膜剥离。
      游离骨折的风险超过了骨干（非关节）骨折非解剖复位带来的风险。
      骨折二期愈合的目标。
    - 骨折不必解剖复位，但必须保持整体长度、旋转和对线。
    - 我们推荐使用横跨骨折的 4.5 桥接骨板，骨折两侧各有 4 枚双皮质螺钉。
  - 横行或斜行骨折：
    - 在固定简单类型骨折时，可以不必过度剥离骨膜就可以进行解剖复位。
    - 如前所述，必须充分清除骨折血肿和插入的组织，以避免影响复位。
    - 斜行骨折通常有一个尖端，有助于固定骨折碎片。
      复位后，斜向骨折碎片可暂时用克氏针和复位钳固定。
    - 横行骨折
      重要的是评估旋转和对齐；可以使用已知的标志物，如肱骨内侧和外侧上髁来帮助纠正旋转移位。
      复位钳很难维持这种暂时稳定的横行骨折。
      在这种情况下，使用小钻头（1.8mm 或

2.0mm）在骨折的两侧分别钻一个单皮质导向孔。
然后在导向孔中放置尖头复位钳来固定复位的横向骨折。
用 4.5mm 螺钉临时固定钢板的一侧，接骨板夹持钳固定钢板另一侧后进行临床旋转检查和透视检查。
  - 复位临时固定后加压钢板的应用：
    加压钢板，遵循 AO 原理和技术。
    首先将钢板贴放在一侧骨面上，并用一枚 4.5mm 的螺钉通过钢板钉孔正中。
    第一枚螺钉拧入肱骨骨折一侧，使钢板和骨折块之间与另一个骨折端之间形成一个利于复位的凹槽。
    然后将第二枚螺钉（加压螺钉）拧入骨折的另一侧，螺钉需通过远侧偏心孔放置，起到断端复位和加压的作用。
    最后在中立位植入（以孔为中心）剩余的螺钉，骨折两侧各置 8 枚皮质螺钉。
  - 螺旋形或斜行骨折：
    - 可以使用拉力螺钉和中和钢板板（替代上面的加压钢板）进行固定。
    - 如上所述，骨折清除血肿 / 插入组织，复位，并用克氏针 / 复位钳暂时固定。
    - 在骨折复位和暂时稳定后，使用拉力技术放置 4.5mm 拉力螺钉。
      首先需要在中心垂直于骨折处钻一个滑动孔，使用 4.5mm 钻头钻透一侧皮质。

表 19.2

钢板的选择和定位

切开复位与钢板内固定

钢板型号	4.5mm
定位	前入路：肱骨前外侧表面
	后入路：肱骨后表面（桡神经深层）
横行骨折	加压钢板
螺旋形或斜行骨折	加压钢板
	拉力螺钉和中和钢板
节段性或粉碎性骨折	桥接钢板

然后通过这个滑动孔插入钻套，直到它接触到远皮质。然后用 3.2mm 钻头钻穿远皮质。

如果使用 3.5mm 螺钉进行拉力技术固定，3.5mm 钻头用于滑动孔，2.5mm 钻头用于另一侧皮质。

- 然后，将 4.5mm 的中和板应用于骨折，并在钉孔中立位依次植入螺钉，使骨折两侧共 8 个皮质螺钉。

● 在放置肱骨钢板时，重要的是要了解肱骨呈三角形，有前外侧、前内侧和后方表面。

- 在使用前 / 前外侧入路时，我们通常在肱骨前外侧放置一块 4.5mm 的钢板。
- 对于后方入路，将钢板固定于肱骨后表面，桡神经深层。
- 即使在体型较小的女人身上也可以使用 4.5mm（大碎片）的板。通常可以使用 4.5mm 的宽板（**图 19.1D**）来消除一系列纵向螺纹孔导致的应力的增加。

● 不论前路或后路，均需分层闭合，以保证肌肉和软组织的覆盖，保证钢板与皮肤之间的缓冲。

● **表 19.2** 概述了钢板固定。**图 19.1** 和**图 19.2** 概述了两例手术病例，包括切开复位和钢板固定。

治疗选择

外固定

● 外固定架已被证明是治疗骨折的一种有用的工具。特别是，涉及多发伤、骨科损伤控制、烧

伤或软组织损害的情况不能用黏合夹板固定，可以用外固定来处理。

● 在放置外固定架钢钉时，必须通过学习局部解剖学知识，进而了解安全区域和危险区域。

- 近端主要的神经血管结构位于内侧。因此，肱骨近端的外侧和后外侧表面是安全的。
- 在远端，植入钢钉风险更高。
  - 在后内侧，容易损伤尺神经。
  - 在前方，肱动脉、正中神经和肱二头肌腱易损伤。
  - 在外侧上髁上方约 10cm 处，桡神经从后向前穿过肌间隔。
  - 此外，远端肱骨干在鹰嘴窝处变窄。因此，远端钉的放置仅限于肱骨外侧或后方，位于鹰嘴窝上方，与肘关节平行。
- 对于钉子的放置，做一个 1cm 的小切口，可以用钝的分离器械仔细地分离解剖骨头。

肱骨髓内钉

● 尽管近 10 年来髓内钉固定的使用有所减少，但它仍然为肱骨干骨折提供了一种可行的固定方式。

● 髓内钉固定提供了载荷分担结构。

● 髓内钉固定的优点包括最大限度地减少手术损伤、较小的切口、保留骨膜和血液供应。

● 髓内钉固定的缺点包括破坏肩袖、肩部撞击 / 僵硬、肩部疼痛。

● 髓内钉内固定与切开复位钢板内固定相比，在愈合率、手术时间、出血量、桡神经麻痹、术后感染等方面差异无显著性，但肩关节症状率和再手术率较高。

● 髓内钉的选择包括顺行和逆行髓内钉。

● 顺行钉：切开肩峰前外侧，然后深入分离肩袖。

- 在前后位和侧位 X 线片中，起点都是肱骨头的中心。

● 逆行髓内钉采用沿肱骨后侧 / 外侧切开，然后劈开肱三头肌的方法。

- 进针点正好在鹰嘴窝的近端。

● 顺行和逆行肱骨钉都是合理的治疗选择，但它

表 19.3
肱骨干骨折髓内钉固定的研究概况

髓内钉固定

设备	带透视 C 臂机的透光手术台	
顺行髓内钉	体位	半坐卧位，或仰卧（伤侧下方垫高）
	切口	首选：肩峰前外侧切口向远端延伸 2~3cm
		其他：三角肌外侧劈开
	解剖	三角肌和肩袖分离至肱骨头
	进针点	有两个选项：
		·肱骨头尖端前后位中点与侧位中点连线区域
		·前后位片上关节软骨外侧缘
	风险 / 并发症	肩部僵硬，腋神经（肩峰下 5cm）
逆行髓内钉	体位	俯卧位，上臂置于扶手板上
	切口	后方：尺骨鹰嘴窝纵向近端
	解剖	肱三头肌分离至肱骨后表面
	进针点	尺骨鹰嘴窝近侧偏心入口孔
	风险 / 并发症	肱骨髁上骨折

们都有不同的相关风险和并发症。

- 如上所述，肱骨顺行髓内钉与肩袖破坏、肩部疼痛 / 撞击和肩部僵硬有关。
- 逆行髓内钉可并发桡神经麻痹，由于其靠近尺骨鹰嘴窝附近的肱骨狭窄部分，可合并肱骨髁上骨折
- **表 19.3** 概述了顺行和逆行肱骨髓内钉的关键技术问题。

微创接骨板技术

- 新的钢板固定方式不断被研发，以最大限度地减少手术损伤。一些外科医生主张微创钢板接骨术（MIPO）。
- MIPO 使用，前面描述的一般前入路，但限制了切口的长度，并使用两个独立的切口，一个在近侧，一个在远侧。
  - 近端采用有限的三角肌胸大肌骨入路以显露近端骨干。
  - 在远端，肱肌被分开以显露远端肱骨干。
- 该钢板是一种锁定钢板，通过近端切口滑动通过骨折断端，起到桥接固定的作用。
- 几项研究表明，与传统钢板相比，MIPO 的手术时间和愈合率相当，并发症发生率（包括医源性桡神经麻痹）更低。
- MIPO 的缺点包括骨折部位可视化较差、缺乏解

剖复位（给定的桥接结构），以及没有跨越骨折的拉力或加压。

总结

- 肱骨干骨折占急性骨折的 1%~3%，发病率为每年 14.5~19/10 万人。
- 许多微小移位或成角的肱骨骨折可以通过固定（接合夹板 / Sarmiento 支架）进行非手术治疗。
- 有明显移位的肱骨骨折或合并损伤的肱骨骨折可以手术治疗。
- 手术治疗方法包括外固定架、顺行髓内钉、逆行髓内钉、切开复位内固定和微创钢板接骨术。
- 对于肱骨近端和中段骨折，切开复位内固定采用前路是有效的。而肱骨干远端骨折可以通过后路更好地切开显露骨折端。

参考文献

[1] Ekholm R, Adami J, Tidermark J, et al. Fractures of the shaft of the humerus. An epidemiological study of 401 fractures. J Bone Joint Surg Br. 2006;88(11):1469-1473.

[2] Huttunen TT, Kannus P, Lepola V, et al. Surgical treatment of humeral-shaft fractures: a register-based study in Finland between 1987 and 2009. Injury. 2012;43(10):1704-1708.

[3] Tytherleigh-Strong G, Walls N, McQueen MM. The epidemiology of humeral shaft fractures. J Bone Joint Surg Br. 1998;80(2):249-253.

[4] Klenerman L. Fractures of the shaft of the humerus. J Bone Joint Surg Br. 1966;48(1):105-111.

[5] Shantharam SS. Tips of the trade #41. Modified coaptation splint for humeral shaft fractures. Orthop Rev. 1991;20(11):1033,

1039.

[6] Zehms CT, Balsamo L, Dunbar R. Coaptation splinting for humeral shaft fractures in adults and children: a modified method. Am J Orthop. 2006;35(10):452-454.

[7] Caldwell JA. Treatment of fractures in the cincinnati general hospital. Ann Surg. 1933;97(2):161-176.

[8] Sarmiento A, Zagorski JB, Zych GA, Latta LL, Capps CA. Functional bracing for the treatment of fractures of the humeral diaphysis. J Bone Joint Surg Am. 2000;82(4):478-486.

[9] Toivanen JA, Nieminen J, Laine HJ, Honkonen SE, Järvinen MJ. Functional treatment of closed humeral shaft fractures. Int Orthop. 2005;29(1):10-13.

[10] Ekholm R, Tidermark J, Törnkvist H, Adami J, Ponzer S. Outcome after closed functional treatment of humeral shaft fractures. J Orthop Trauma. 2006;20(9):591-596.

[11] Ali E, Griffiths D, Obi N, Tytherleigh-strong G, Van rensburg L. Nonoperative treatment of humeral shaft fractures revisited. J Shoulder Elb Surg. 2015;24(2):210-214.

[12] Brien WW, Gellman H, Becker V, Garland DE, Waters RL, Wiss DA. Management of fractures of the humerus in patients who have an injury of the ipsilateral brachial plexus. J Bone Joint Surg Am. 1990;72(8): 1208-1210.

[13] Modabber MR, Jupiter JB. Operative management of diaphyseal fractures of the humerus. Plate versus nail. Clin Orthop Relat Res. 1998;(347):93-104.

[14] Denard A, Richards JE, Obremskey WT, Tucker MC, Floyd M, Herzog GA. Outcome of nonoperative vs operative treatment of humeral shaft fractures: a retrospective study of 213 patients. Orthopedics. 2010;33(8).

[15] Peters RM, Claessen FM, Doornberg JN, Kolovich GP, Diercks RL, Van den bekerom MP. Union rate after operative treatment of humeral shaft nonun ion–a systematic review. Injury. 2015;46(12):2314-2324.

[16] Matuszewski PE, Kim TW, Gay AN, Mehta S. Acute operative manage ment of humeral shaft fractures: analysis of the national trauma data bank. Orthopedics. 2015;38(6):e485-e489.

[17] Matsunaga FT, Tamaoki MJ, Matsumoto MH, Netto NA, Faloppa F, Belloti JC. Minimally invasive osteosynthesis with a bridge plate versus a functional brace for humeral shaft fractures: a randomized controlled trial. J Bone Joint Surg Am. 2017;99(7):583-592.

[18] Zlotolow DA, Catalano LW, Barron OA, Glickel SZ. Surgical exposures of the humerus. J Am Acad Orthop Surg. 2006;14(13):754-765.

[19] Hoppenfeld S, deBoer P, Buckley R, Thomas H. Surgical Exposures in Orthopaedics: The Anatomic Approach. 4th ed. Philadelphia, PA: Lippincott Williams & Wilkins; 2009:73-110.

[20] Miller M, Chhabra A, Park J, Shen F, Weiss D, Browne J. Orthopaedic Surgical Approaches. 2nd ed. Philadelphia, PA: Elsevier Saunders; 2014:3-45.

[21] Fu MC, Hendel MD, Chen X, Warren RF, Dines DM, Gulotta LV. Surgical anatomy of the radial nerve in the deltopectoral approach for revision shoulder arthroplasty and periprosthetic fracture fixation: a cadaveric study. J Shoulder Elb Surg. 2017;26(12):2173-2176.

[22] Gerwin M, Hotchkiss RN, Weiland AJ. Alternative operative exposures of the posterior aspect of the humeral diaphysis with reference to the radial nerve. J Bone Joint Surg Am. 1996;78(11):1690-1695.

[23] Carlan D, Pratt J, Patterson JM, Weiland AJ, Boyer MI, Gelberman RH. The radial nerve in the brachium: an anatomic study in human cadavers. J Hand Surg Am. 2007;32(8):1177-1182.

[24] Mostafavi HR, Tornetta P. Open fractures of the humerus treated with external fixation. Clin Orthop Relat Res. 1997;(337):187-197.

[25] Marsh JL, Mahoney CR, Steinbronn D. External fixation of open humerus fractures. Iowa Orthop J. 1999;19:35-42.

[26] Scaglione M, Fabbri L, Dell' Omo D, Goffi A, Guido G. The role of external fixation in the treatment of humeral shaft fractures: a retrospective case study review on 85 humeral fractures. Injury. 2015;46(2):265-269.

[27] Gottschalk MB, Carpenter W, Hiza E, Reisman W, Roberson J. Humeral shaft fracture fixation: incidence rates and complications as reported by American board of orthopaedic surgery part II candidates. J Bone Joint Surg Am. 2016;98(17):e71.

[28] Schoch BS, Padegimas EM, Maltenfort M, Krieg J, Namdari S. Humeral shaft fractures: national trends in management. J Orthop Traumatol. 2017;18(3):259-263.

[29] Riemer BL, Butterfield SL, D'ambrosia R, Kellam J. Seidel intramedullary nailing of humeral diaphyseal fractures: a preliminary report. Orthopedics. 1991;14(3):239-246.

[30] Bhandari M, Devereaux PJ, Mckee MD, Schemitsch EH. Compression plating versus intramedullary nailing of humeral shaft fractures–a meta-analysis. Acta Orthop. 2006;77(2):279-284.

[31] Heineman DJ, Poolman RW, Nork SE, Ponsen KJ, Bhandari M. Plate fixation or intramedullary fixation of humeral shaft fractures. Acta Orthop. 2010;81(2):216-223.

[32] Kurup H, Hossain M, Andrew JG. Dynamic compression plating versus locked intramedullary nailing for humeral shaft fractures in adults. Cochrane Database Syst Rev. 2011;(6):CD005959.

[33] Ouyang H, Xiong J, Xiang P, Cui Z, Chen L, Yu B. Plate versus intramedullary nail fixation in the treatment of humeral shaft fractures: an updated meta-analysis. J Shoulder Elb Surg. 2013;22(3):387-395.

[34] Zarkadis NJ, Eisenstein ED, Kusnezov NA, Dunn JC, Blair JA. Open reduction-internal fixation versus intramedullary nailing for humeral shaft fractures: an expected value decision analysis. J Shoulder Elb Surg. 2018;27(2):204-210.

[35] Patino JM. Treatment of humeral shaft fractures using antegrade nailing: functional outcome in the shoulder. J Shoulder Elb Surg. 2015;24(8):1302-1306.

[36] Rommens PM, Blum J, Runkel M. Retrograde nailing of humeral shaft fractures. Clin Orthop Relat Res. 1998;(350):26-39.

[37] Li WY, Zhang BS, Zhang L, Zheng SH, Wang S. Comparative study of antegrade and retrograde intramedullary nailing for the treatment of humeral shaft fractures. Zhongguo Gu Shang. 2009;22(3):199-201.

[38] Mahaisavariya B, Jiamwatthanachai P, Aroonjarattham P, Aroonjarattham K, Wongcumchang M, Sitthiseripratip K. Mismatch analysis of humeral nailing: antegrade versus retrograde insertion. J Orthop Sci. 2011;16(5):644-651.

[39] Hollister AM, Saulsbery C, Odom JL, Anissian L, Garon MT, Jordan J. New technique for humerus shaft fracture retrograde intramedullary nailing. Tech Hand Up Extrem Surg. 2011;15(3):138-143.

[40] Baltov A, Mihail R, Dian E. Complications after interlocking intramedullary nailing of humeral shaft fractures. Injury. 2014;45(suppl 1):S9-S15.

[41] Yi JW, Lee JS, Cho HJ. Retrograde intramedullary nailing for humerus fracture in a supine position: performing an unfamiliar procedure in a familiar position. Clin Orthop Surg. 2017;9(3):392-395.

[42] Dilisio MF, Nowinski RJ, Hatzidakis AM, Fehringer EV. Intramedullary nailing of the proximal humerus: evolution, technique, and results. J Shoulder Elb Surg. 2016;25(5):e130-e138.

[43] Konda SR, Saleh H, Fisher N, Egol KA. Humeral shaft fracture: intramedullary nailing. J Orthop Trauma. 2017;31(suppl 3):S38.

[44] An Z, Zeng B, He X, Chen Q, Hu S. Plating osteosynthesis of mid-distal humeral shaft fractures: minimally invasive versus conventional open reduc tion technique. Int Orthop. 2010;34(1):131-135.

[45] Lian K, Wang L, Lin D, Chen Z. Minimally invasive plating osteosynthesis for mid-distal third humeral shaft fractures. Orthopedics. 2013;36(8):e1025-e1032.

[46] Kim JW, Oh CW, Byun YS, Kim JJ, Park KC. A prospective randomized study of operative treatment for noncomminuted humeral shaft fractures: conventional open plating versus minimal invasive plate osteosynthesis. J Orthop Trauma. 2015;29(4):189-194.

[47] Hu X, Xu S, Lu H, et al. Minimally invasive plate osteosynthesis vs conventional fixation techniques for surgically treated humeral shaft fractures: a meta-analysis. J Orthop Surg Res. 2016;11(1):59.

[48] Hohmann E, Glatt V, Tetsworth K. Minimally invasive plating versus either open reduction and plate fixation or intramedullary nailing of humeral shaft fractures: a systematic review and meta-analysis of randomized controlled tri als. J Shoulder Elb Surg. 2016;25(10):1634-1642.

第二十章 A

小儿前臂骨折

GEORGE A. CIBULAS II, PHARMD, MD, MICHELLE S. CAIRD, MD

定义

前臂双骨折

- 桡骨和尺骨的骨干骨折，也称为前臂双骨折（BBFF）。
  - 包括前臂的近端、中端和远端。
- 5%~10% 的儿童骨折发生在 18 个月至 12 岁。
- 被归类为青枝骨折，完全骨折或可塑性形变。
  - 骨头的可塑性形变（或弯曲）是指骨头弯曲但无断裂，见**图 20A.1**。
  - 青枝骨折是介于可塑性形变和完全骨折之间的一种中间骨折类型，即骨头的一侧断裂，另一侧弯曲（可塑性形变）。
  - 完全骨折破坏了所有的皮质，可以根据移位和角度的程度来分类。

桡骨远端骨折

- 桡骨远端骨折，干骺端或骨骺远端骨折，一般在距骨端 2.5cm 以内。
  - 可能伴有尺骨远端骨折。
- 前臂骨折是儿童最常见的长骨骨折，每年发病率为 1.5/100 儿童。
  - 占所有儿童骨折的 40%。
  - 桡骨远端和尺骨是最常见的骨折部位。

解剖学

前臂双骨折

　　有关前臂的一般解剖，请参阅成人前臂骨折一章。

- 由于一些原因，前臂远端骨折更常见。
  - 尽管骨骼在整个骨干上都很厚，但桡骨的横截面在远端变平了。
- 近端圆柱形。中轴呈三角形。远端呈卵球形。
- 几何形状的改变会导致桡骨的结构薄弱，这已被证明在 BBFF 中首先发生骨折（儿童前臂骨折的类型）。
- 前臂近端肌肉的包裹为下面的骨提供了更多的保护。
- BBFF 的软组织解剖也很重要，它会导致一些相应的畸形：
  - 近 1/3 骨折：桡骨近端由于肱二头肌和旋后肌不相对而旋后和屈曲。远端通过旋前圆肌和旋前方肌的作用而旋前。
  - 中 1/3 骨折：旋前圆肌止点下方骨折，由于旋后肌被旋前圆肌抵消，桡骨近端骨折在中性旋转中保持平衡。由于肱二头肌的作用，它是弯曲的。远端骨块由旋前方肌旋前并向尺侧移位。
  - 远 1/3 骨折：远端骨块被旋前方肌旋前和尺偏。

桡骨远端骨折

　　有关桡骨远端和尺骨的一般解剖，请参阅成人桡骨远端骨折一章。下一节将讨论相关的儿科解剖学。

- 桡骨远端骨骺占桡骨生长的 80%，占整个上肢的 40%。
  - 在这个位置的快速生长被认为是使干骺端易于发生骨折的原因。
- 远端桡尺关节（DRUJ）作为枢轴，允许桡骨在

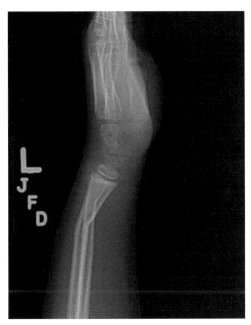

图 20A.1 图为左前臂远端双骨骨折合并桡骨和尺骨塑性变形的侧位图像。请注意，所有 4 个皮质都保持不变

尺骨周围旋前和旋后。

- 由三角纤维软骨（TFC）、尺侧副韧带、桡腕掌背韧带、尺桡骨韧带和旋前方肌组成。
  - TFC 最重要的是，TFC 作为 DRUJ 的稳定装置，在前臂旋转期间抵抗扭转应力。

重要治疗原则

发病机制

前臂双骨折
- 跌倒时伸直的手臂 / 手是在桡骨和 / 或尺骨骨干骨折中最常见的损伤机制。
- 跌倒时，前臂旋后 / 伸直可能会产生掌侧成角的青枝骨折，而跌倒在旋前伸展臂上可能会产生背侧成角的青枝骨折。
- BBFF 也可能是直接创伤造成的，可能表现为开放性损伤和严重的软组织损伤。

桡骨远端骨折
- 机制：
  - 跌倒时，手伸直位。

- 伸腕 = 远端骨折的背侧移位。
- 屈腕 = 远端骨折的掌侧移位。
- 骨折可能是干骺端或骺端损伤。
- 屈曲和最小移位的骨折一般是单独的低能量损伤。
- 对于涉及尺骨和桡骨干骺端近端的骨折，请参阅双骨前臂骨折部分。
- 分型：
  - 远端骨骺［Salter-Harris（SH）］
    - SH Ⅰ：骨骺分离。
    - SH Ⅱ：骨折穿过骨骺并在干骺端穿出。最常见。与 Thurston Holland 干骺端碎片相关。
    - SH Ⅲ：骨折横穿骨骺。
    - SH Ⅳ：骨折横跨骨骺和干骺端。也与 Thurston Holland 骨折碎片有关。
    - SH Ⅴ：骨骺挤压型损伤。
  - 桡骨干骺端：
    - 移位与非移位。根据移位的方向和程度进行描述。
    - 完整与不完整。完整的掌侧成角 = Colles 骨折。完整的背侧成角 = Smith 骨折。不完整的 = Buckle 骨折。

病史 / 体格检查

前臂双骨折
- 疼痛、肿胀、骨擦音、畸形。
- 有轻度可塑畸形或轻微移位的 Buckle 骨折或青枝骨折儿童可能会出现轻微的症状。
  - 延迟就诊。

桡骨远端骨折
- 疼痛、肿胀、骨擦音、畸形。
  - 典型的"餐叉"畸形提示远端干骺端骨折伴远端骨折块背侧移位。
- 有轻度可塑畸形或轻微移位的 Buckle 或青枝骨折儿童可能会出现轻微的症状。

　　◎ 延迟陈述。
● 必须进行仔细的神经血管评估，因为患者可能出现正中神经损伤症状，原因为背部移位的远端骨折片使正中神经在骨折的部位张力增大。

诊断研究

前臂双骨折

● X 线检查（手腕、前臂和肘部的正侧位）。
　　◎ 如果前臂的尺骨或桡骨骨折，发生 Monteggia 或 Galeazzi 骨折的可能性就会增加。

桡骨远端骨折

● X 线检查（手腕、前臂和肘部的正侧位）。
　　◎ 如果桡骨的远端骨折，发生 Galeazzi 骨折的可能性就会增加，因此需要对肢体的其余部位进行检查。

诊断

前臂双骨折

● 基于病史和临床和影像学信息。

桡骨远端骨折

● 基于临床和影像学信息。

非手术治疗

前臂双骨折

● 保守治疗在儿童人群中是一种可行的选择，只要骨折复位可以维持，并且原始损伤不是开放的或需要对血管或神经后遗症进行手术干预。
● 可接受的复位指标：
　　◎ 0~10 岁：10°~15° 成角，< 45° 旋转不良（患者生长突增前）。允许不超过 1cm 的缩短。
　　◎ > 10 岁：< 10° 成角和 < 30° 旋转不良；不允许缩短。
　　◎ 在骨骼成熟的 2 年内：要求解剖对齐。
● 糖钳夹板或石膏应用（根据前臂骨折的位置，

在肘部以上或肘部以下）；远端骨折可采用短臂石膏固定，而近端骨折则需要固定肘部和长臂石膏。
　　◎ 使用糖钳夹板时手腕和前臂旋转应固定。
● 3 周内每周 X 线检查；总持续时间约 6 周。
● 如果复位丢失，应与患者和家属讨论进行手术固定。

桡骨远端骨折

● 桡骨干骺端骨折
　　◎ 无移位 = 短臂或长臂石膏固定 4 周。
　　　　○ 塑型良好的短臂石膏在保持复位方面与长臂石膏一样有效。
　　◎ 移位 = 在清醒镇静或局部麻醉下尝试复位；制动 4~6 周（**图 20A.2**）。
　　◎ 可接受的复位指标：
　　　　○ 0~10 岁。
　　　　矢状畸形 30°~35°。
　　　　冠状面角度 20°。
　　　　○ > 10 岁或 < 1 岁估计桡骨远。端骨生长。
　　　　矢状面角度 15°~20°。
● 桡骨远端骺板骨折
　　◎ 清醒镇静下复位后用糖钳夹板与短臂 / 长臂石膏固定的比较（**图 20A.3**）。
　　◎ 由于关节内受累，应手术治疗 SH Ⅲ 和 SH Ⅳ。
　　　　○ 类似干骺端骨折的其他手术指征。
　　◎ 如果复位适当，只需 3~4 周的固定即可快速愈合。
　　◎ 最高重塑潜力。
　　　　○ 0~10 岁的患者最好。
　　◎ 如果在原始损伤后 3~7 天复位，则会增加生长停止的风险。
　　　　○ 初次复位后出现延迟骨折或复位角度丢失不应再次复位。
　　　　○ 应该用模塑良好的石膏来固定，以防止继发的移位。
● 桡骨远端屈曲骨折（**图 20A.4**）
　　◎ 治疗目标 = 安慰和保护（防止额外的跌倒 / 创伤）。
　　◎ 传统上采用短臂石膏固定 3~4 周。

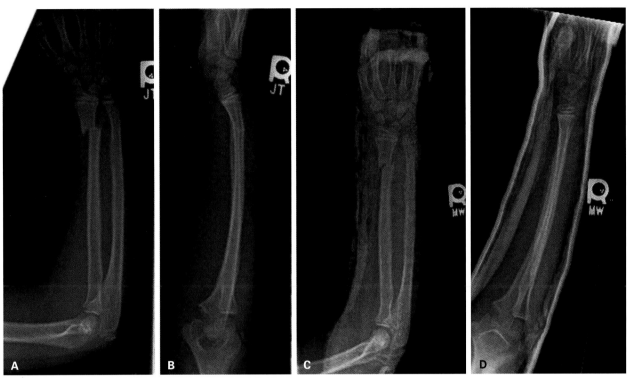

图 20A.2 （A，B）右侧桡骨远端干骺端骨折的正侧位成像，具有最小的缩短和轻度的背侧成角。（C，D）在清醒镇静下闭合复位后的正侧位显像；图像显示糖钳夹板可以有效固定

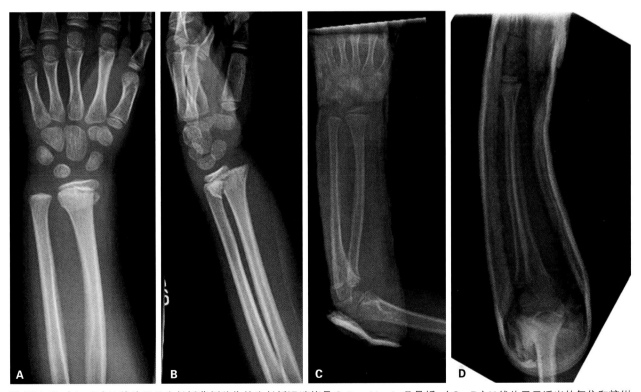

图 20A.3 （A，B）X线片显示生长板背侧移位的生长板远端桡骨 Salter-Harris Ⅱ 骨折。（C，D）X线片显示适当的复位和糖钳夹板的固定，这是在急诊科有意识的镇静下进行的

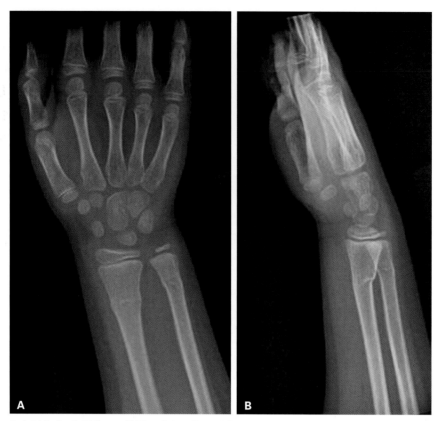

图 20A.4　正位（A）和侧位（B）影像显示桡骨远端和尺骨干骺端的屈曲骨折

○研究表明，使用可拆卸手腕夹板或软敷料固定骨折具有相似的成功率。

手术治疗

体位
● 患者仰卧于床边，整个受伤的肢体脱离标准手术床。
● 将手术台旋转 90°，使手术肢体朝向手术室，与麻醉相反。
● 为外科医生和助手将监视器放在最佳位置。
● 受伤的四肢放置在手台或其他允许使用荧光透视的可附着台上。
● 无菌止血带应用于上臂近端。
● 无菌不透气窗帘放置在上面的止血带。
● 手术地点已经准备好了。

铺巾
● 将无菌不透水的下层薄片（对折）放置在透射线桌面上。
● 将无菌布单纵向折叠成 1/4，在止血带远端边缘将无菌布单包裹在近端手臂上，并将其装订 / 夹紧到自身。
● 然后将第二块无菌 3/4 的手术单铺在患者的上半身和面部，并将其覆盖远端边缘。在这一点上和下部 3/4 都被装订 / 夹在绿色毛巾上。
● 可根据需要添加额外的 3/4 手术单，以覆盖手术区域。
● 术区手术巾已经铺好，固定双极及灌洗用的皮套。
● 此时，C 臂机应在外科消毒技术的帮助下进行无菌覆盖。C 臂机可从床头进入，为外科医生和助手留出空间。
● 为了确保手术安全，手术前必须停下来再次核对患者信息和手术部位。

抗生素
● 术前应根据外科医生的医院指南和抗生素图给予抗生素。

手术技术

前臂双骨折

开放复位内固定（钢板和螺钉结构）
参见（**图 20A.5**）。

桡骨掌侧入路（中下 1/3）——Henry 入路。

- 标记出整个延伸切口，始于肱二头肌腱外侧，近端肘部屈肌折痕，远端至桡骨茎突。
- 做一桡骨骨折端为中心的切口，根据需要可通过触诊或透视确定。
- 切开皮肤和深筋膜。
- 根据需要分离肌肉间隙以暴露骨折部位。
  - 远端确定肱桡肌和尺侧腕屈肌（FCU）之间的肌肉间隔，然后该平面可以在旋前圆肌和肱桡肌之间向近侧延伸。
    - 辨别桡动脉和桡浅神经，并加以保护。
- 可以根据骨折部位的位置对骨骼进行深度解剖，注意不要从骨骼上剥离任何不必要的肌肉（仅暴露足够的骨骼以允许放置钢板和螺钉）。
- 使用小咬骨钳、垂体咬骨钳、小刮匙，或新鲜的手术刀刀片，清理骨折部位血肿。

- 使用木柄剥离子或新鲜的手术刀刀片，从骨折部位和周围骨折部位的骨中剥离骨膜。
- 根据需要应用旋后或旋前的轴向牵引以克服畸形来复位桡骨骨折。骨折可以在 Freer 剥离子的帮助下对合。在骨骼的近端和远端使用小碎片骨复位夹，以精确控制骨骼。
- 骨折用小钢板螺钉固定。

尺骨后侧入路（近端 1/3）——Thompson 入路
- 使用直金属物体在透视上确定骨折部位的中心。
- 将切口画出，使其与骨折部位的尺骨中心成一条直线。
- 进行皮肤切口，使其位于骨折的中心，并与尺骨鹰嘴和尺骨头部一致。
- 将切口向深部切开至尺侧腕伸肌（ECU），显露远端 ECU 与 FCU 之间的间隙。根据需要暴露FCU 和肘关节近端之间的间隔。
- 使用桡骨的方法提到的技术，继续暴露骨折部位、复位和固定。

弹性髓内钉
参见**图 20A.6**。

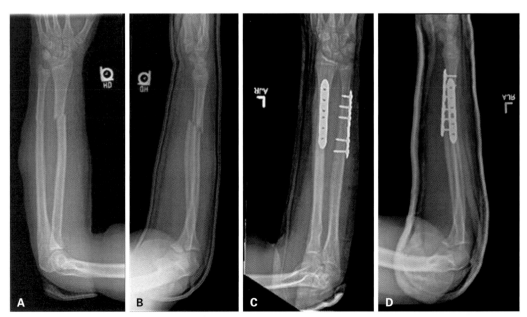

图 20A.5 （A~D）上述成像系列是一个开放性的前臂中段双骨骨折，已转移到我们的病区进行最终处理。（A，B）术前正侧位显像。（C，D）术后 X 线片显示骨折的双钢板固定，采用桡骨掌侧入路和尺骨背侧入路（请注意术后的糖钳夹板，它是为了舒适而提供的。）

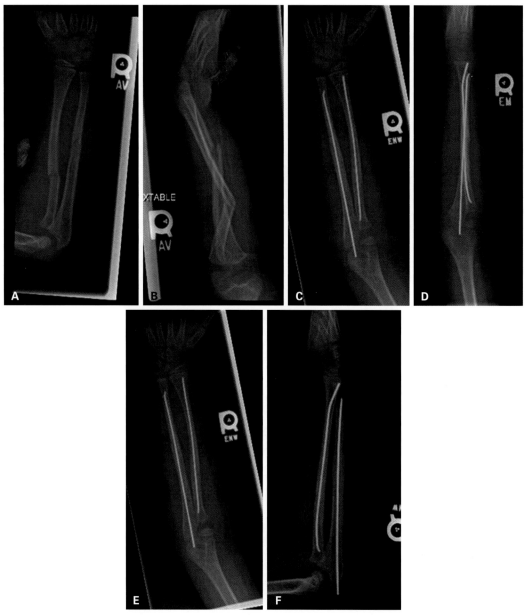

图 20A.6 （A～F）上面的一系列影像显示了 1 例骨骼未成熟患者。（A，B）右前臂双侧骨骨折，伴有明显的骨折端掌侧成角。（C，D）术后 1 周 X 线片显示尺骨和桡骨弹性髓内钉。尺骨髓内钉经后方直接入路顺行放置。桡骨钉逆行放置（注意生长骨近端的起始点）。（E，F）术后 3 个月的正侧位 X 线片；注意侧位成像上尺骨钉的突出，这使得将来更容易取出钉子

- 确保小骨折固定器械盒可用，以防需要转换为 ORIF。
- 根据术前 X 线片确定合适的髓钉大小。
  - 测量骨干钉最窄处：髓钉应该填充 2/3 的髓腔。
- 确定尺骨近端皮下外侧边缘的尺侧起点；另一个起点在尺骨鹰嘴的后缘上，以尖端为中心。
- 使用锥子或钻头，经皮进入尺骨近端起始点。
- 因为尺骨的髓腔是直的，所以不需要太多的塑形。
- 插入钉子，穿过尺骨近端进入骨折部位。

- 使用轴向牵引和前后挤压来复位尺骨，并将钉子穿过骨折部位。
  - 如果穿骨折部位不成功 3 次，用一个小切口打开骨折部位并复位，因为进一步失败的闭合尝试可能导致医源性筋膜室综合征。
- 当髓钉已经深入骨折部位之后，可以将髓钉尖向内旋转，朝向骨间膜以使骨膜最大限度地伸展。
- 剪掉钉尾，使其在皮下，稍有触觉，但不突出。

- 接下来将注意力转向桡骨：先使用直金属物体来引导透视，标记桡骨远端骨骺的水平。入口在骨骺的近端。
- 在第一和第二背侧间隔之间开始插入髓针。
  - 可选择的进针点在 Lister 结节近端基部附近的第二和第三背侧间隔。
- 使用锥子或钻头开口。
- 用平滑的弯曲勾勒出髓内钉的轮廓，以恢复适当的桡侧弯曲。
  - 在插入髓内钉时应用小幅度地摆动，以获得满意的进钉通道。
- 以类似于尺骨髓内钉的方式传递髓内钉，注意不成功的尝试。
- 当髓内钉通过后，旋转髓内钉以恢复适当的桡侧弯曲
- 剪掉钉尾，稍有触觉，但不突出。

缝合和包扎

- 深筋膜用 2-0 Vicryl 闭合。
- 深部皮下组织用 2-0 Vicryl 闭合。
- 表皮下用 4-0 Monocryl 闭合（如果肿胀无法使用 4-0 Monocryl，则可以使用 3-0 尼龙线给予缝合）。
- 免缝胶带、凡士林纱布、4cm×4cm、无菌纱布（如果未应用夹板/石膏）。

混合固定的单骨固定

- 据报道，单根骨头稳定可以使 BBFF 治疗成功。
- 通过手术稳定尺骨，可以防止在美学方面不可接受的尺骨弯曲，同时可以提供足够的稳定性，使得在石膏固定后桡骨能够保持有效地复位。
- 桡骨侧不需要行大的掌侧切口。
- 或者，如果单根骨粉碎性骨折，可以采用混合固定。最常见的是，这可以通过桡骨钢板和灵活的钉放置在长度稳定的骨（尺骨）来完成。

外固定

- 对于患者遭受大量软组织缺损的不稳定损伤，仍然是一种选择。

要点

- ✳ 辅助牵引灵活置钉是置钉的关键。

陷阱

- ✗ 置钉时避免使用止血带，因为它会增加筋膜间室综合征的风险。
- ✗ 直至通过 3 枚髓内钉后，打开骨折部位，预防筋膜间室综合征的发生。

混合固定的单骨固定

- 闭合复位和经皮穿针治疗桡骨干骺端骨折（**图 20A.7~20A.10**）。
  - 术前使用影像学或术中透视，确定骨折部位，准备闭合复位。
  - 利用标准复位原则，通过加大骨折端的拉力来复位骨折，先使骨折端脱离。
  - 随着骨折端彼此分离，应用顺行轴向牵引以恢复长度，同时要牢固而轻柔地施加屈曲力，使骨回到解剖对位的方向。
  - 在长度恢复的情况下，利用术中透视用拇指

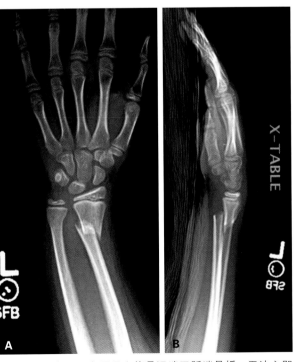

图 20A.7（A，B）显示左桡骨远端干骺端骨折，无法立即复位

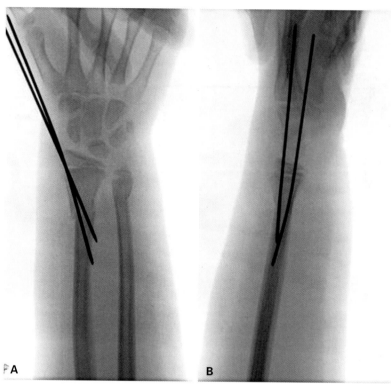

图 20A.8 患者的正位（A）和侧位（B）术中透视成像来自图 20A.7，展示了用 2 根平滑克氏针固定桡骨远端干骺端骨折。注意 2 根钢丝在桡骨远端生长板近端的起始点

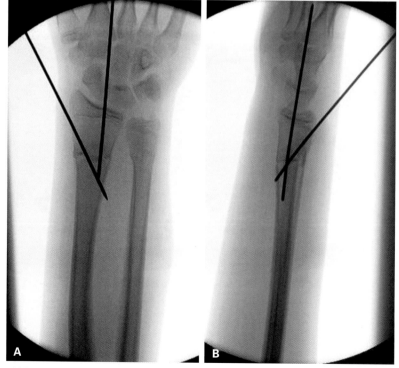

图 20A.9 正位（A）和侧位（B）X 线片显示如果使用第二个背尺骨针来改善固定，克氏针的定位。再一次，注意所有的起始点都在生长板的近端（请注意，此患者与图 20A.7 和图 20A.8 中的患者不同）

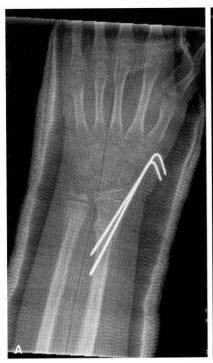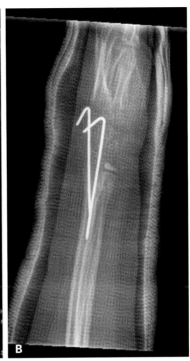

图 20A.10 术后正位（A）和侧位（B）片（与图 20A.7 中的患者相同）显示短臂石膏下的弯曲 / 切割钉就位

和食指对冠状面、矢状面进行微调。

○ 如果骨折对位在可接受的标准范围的，则进行经皮穿刺和固定骨折。如果复位差，行切开复位。

○ 使用小尺寸的 15 号刀片，在桡骨茎突上做一个小切口，使其与桡骨的轴线一致。

○ 使用止血钳分离软组织向下达骨质。
  ○ 防止医源性损伤桡神经浅支。

○ 沿着桡骨远端骨折断端的桡骨边缘放置一根平滑的克氏针，靠近生长板。倾斜推进克氏针穿过骨折部位，确保与桡骨远端骨块和尺骨边缘接合。

○ 评估骨折的稳定性并验证克氏针在骨中的位置。
  ○ 可以通过相同的桡骨茎突切口放置第二根克氏针，以增加稳定性（**图 20A.8**）。
  ○ 或者，第二根针可以交叉放置，从桡骨的背尺侧角进入，正好在生长板的近端（**图 20A.9**）。

○ 使用神经吸引头和针头驱动器弯曲和切断针脚。

○ 在针脚底部周围缠绕石油纱布，然后缠干纱布。

○ 应用石膏或短臂石膏固定（**图 20A.10**）。

  ○ 使用耐受性好能容许术后肿胀的单侧或双侧石膏的。

桡骨远端干骺端骨折开放性复位术

● 如果无法通过闭合技术（如上）获得可接受的复位，则可能需要切开并探查骨折端。
  ○ 可能是被骨膜或旋前方肌卡位。

● 在桡侧腕屈肌（FCR）远端做一掌侧切口，位于骨折端的中心。

● 在桡侧腕屈肌（FCR）和桡动脉之间继续深入解剖 – 改良 Henry 入路。

● 使用锋利的刀片、小咬骨钳、刮匙，或更自由的剥离子，清除骨折部位中任何影响复位的物质。

● 如前所述，再进行骨折复位。

● 使用光滑克氏针，按照前面所述利用桡骨茎突起始点 / 入路固定骨折。

● 折弯和切断髓针。

● 使用石膏或短臂石膏固定。

桡骨远端骨骺骨折的闭合复位与经皮固定（SH II）参见（图 20A.11）

● 使用术前影像或术中透视，确定骨折部位，准

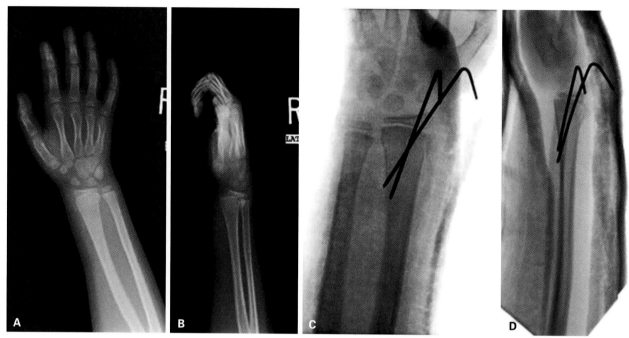

图 20A.11　术后正位（A）和侧位（B）片（与图 20A.7 中的患者相同）显示短臂石膏下的弯曲 / 切割钉就位

备闭合复位。

- 为了获得骨折和移位生长板的良好复位，通过稳定前臂近端并拉动骨折远端，对肢体进行温和的轴向牵引。在透视引导下，用拇指轻压移位的骨折碎片，将骨折块抬高至桡骨干骺端顶部。
- 使用前述的克氏针固定技术，应该遵循相同的步骤以将碎片固定到位，但有一个例外：克氏针的起始点可以开始于桡骨茎突的远侧，并且可以穿过骨骺。

外固定

- 很少用于远端干骺端或骺端损伤的处理；适用于有软组织缺损的巨大创伤。

术后管理

前臂双骨折

- 切口表面不可吸收缝合线 2 周后拆除。
- 固定 4~6 周。
- 考虑在术后 6~12 个月取出植入物，青少年除外。

桡骨远端骨折

- 石膏固定 4~6 周，如下所述 4 周后拔除克氏针，手腕部还需石膏固定以限制过度活动。
- 经皮克氏针取出术。
  - 经皮针可在术后 3~4 周取出。
  - 在去除石膏和软敷料后，可以清洁针脚周围的皮肤。
  - 用大持针器子或钳子，沿着针的轴向抓住折弯处的钉尾。
  - 在助手帮助稳定患者手臂的情况下，牢牢握住针脚，用一个小的扭转动作（顺时针 / 逆时针交替）将克氏针从皮肤和软组织中拔出，取出克氏针。
  - 急用纱布紧急止血，并用敷贴包扎。
- 很少需要进手术室。

并发症

前臂双骨折

　　儿童骨折的闭合治疗通常是成功的，其重塑能力强，与成人患者相比，畸形愈合并不常见。

- 再骨折。
  - 发生在前臂骨折后的儿童比任何其他骨折都要多。
  - 5% 的患者（青枝骨折或开放性骨折后最常见）。
- 畸形愈合。
  - 不常见。
  - 由于儿科患者的重塑潜力，相比骨干，越接近干骺端可能会越接受更大的成角。
  - 伤后畸形 < 1 个月 = 再处理。
  - 若 > 1 个月，临床观察 9~18 个月，评估重塑潜能。
  - 截骨矫正术。
- 延迟愈合 / 不愈合。
  - 不常见，尽管开放性损伤或严重软组织缺损增加了其风险。
  - 正常：平均愈合时间为 5.5 周（2~8 周）。
  - 延迟：伤后 12 周未能在连续 X 线片上显示所有 4 个皮质完全愈合。
  - 骨不连：受伤后 6 个月内无完全的骨性连接。
- 骨桥。
  - 不常见，但可能导致完全丧失前臂旋转。
  - 高能量创伤、手术干预（钢板固定）、重复操作和与头部损伤相关的骨折后发病率增加。
  - 在融合成熟后（6~12 个月）切除桡尺骨桥和插入的软组织。
- 骨筋膜室间综合征。
  - 少见于儿童前臂骨折后；开放性骨折风险大于闭合性骨折。
  - 如果儿童在充分复位和固定后 3~4h 仍然不合理地感到不适，则必须怀疑。
    - 3 个 "A" 原则。
      感觉丧失（Analgesia）、焦虑感（Anxiety）、躁动（Agitation）的增加。
  - 拆除石膏（单侧或者双侧石膏）。
  - 使用石膏或避免环状石膏 / 夹板。
  - 较长的手术时间或开放性骨折会增加风险。
- 周围神经损伤。
  - 正中神经最常累及。

- 骨间前神经和桡神经浅支也有报道。
- 牵拉损伤可能需要较长的恢复时间（超过 3 个月）。
- 如果明确有功能丧失，则探查骨折。

桡骨远端骨折

儿童骨折的闭合治疗通常是成功的，重塑能力强，与成人患者相比，畸形愈合并不常见。

- 畸形愈合。
  - 放射学畸形愈合比症状性畸形愈合更常见。
  - 外观是患者或家属最常见的主诉。
  - 如果有症状的畸形愈合，可以通过截骨固定来解决。
- 再骨折。
  - 比前臂近端损伤少见。
  - 在青枝骨折、开放性骨折或拆除内固定后更常见。
- 生长停滞。
  - 最常见的是桡骨远端骨骺损伤。
  - 所有父母都应该咨询生长停滞风险的知识，并至少在受伤后的第一年需要定期随访（每隔 4~6 个月）。
    - 早期诊断有利于干颅桡骨和尺骨的骨骺融合或桡骨远端棒切除。
  - 未诊断出的生长停滞可能导致尺侧症状。
- 周围神经损伤。
  - 一般都是暂时的。
  - 与受伤时骨折移位时的神经牵拉有关。
  - 最常累及正中神经。
    - 复位后立即解决。
  - 闭合复位后神经功能丧失需要手术探查。
  - 如果神经功能在 5~6 周内没有恢复迹象，可以考虑进行电生理检查和手术探查的可能。
- 骨筋膜室间综合征 / 急性腕管综合征。
  - 可能发生在桡骨 / 尺骨远端骨折后。
  - 疼痛症状与体格检查。
  - 需要手术减压。

推荐阅读

[1] Abzug JM, Little K, Kozin SH. Physeal arrest of the distal radius. J AM Acad Ortho Surg. 2014;22(6):381- 389.

[2] Pace JL. Pediatric and adolescent forearm fractures: current controversies and treatment recommendations. J Am Acad Ortho Surg. 2016;24(11):780- 788.

[3] Smith V A, Goodman HJ, Strongwater A, et al. Treatment of pediatric both- bone forearm fractures: a comparison of operative techniques. J Pediatr Ortho B. 2005;25(3):309- 313.

[4] V opat ML, Kane PM, Christino MA, et al. Treatment of diaphyseal forearm fractures in children. Orthop Rev. 2014;6(2):5325.

参考文献

[1] Worlock P , Stower M. Fracture patterns in Notthingham children. J Pediatr Orthop. 1986;6:656- 660.

[2] Chung KC, Spilson SV . The frequency and epidemiology of hand and forearm fractures in the United States. J Hand Surg. 2001;26A:908- 915.

[3] Madhuri V , Dutt V , Gahukamble AD, Tharyan P . Conservative interventions for treating diaphyseal fractures of the forearm bones in children. Cochrane Database Syst Rev. 2013;4:1- 18.

[4] Landin LA. Fracture patterns in children. Analysis of 8,682 fractures with special reference to incidence, etiology and secular changes in a Swedish urban population 1950- 1979. Acta Orthop Scand Suppl. 1983;202:1- 109.

[5] Cheng JC, Shen WY . Limb fracture pattern in different pediatric age groups: a study of 3,350 children. J Orthop Trauma. 1993;7(1):15- 22.

[6] Herring JA, Ho C. Tachdjian's Pediatric Orthopaedics. Philadelphia, PA: Elsevier Saunders; 2014:1245- 1352.

[7] Mehlman CT, Wall EJ. Rockwood and Wilkins' Fractures in Children. Philadelphia, PA: Wolters Kluwer Health; 2015:413- 472.

[8] Alexander CG. Effect of growth rate on the strength of the growth plate- shaft junction. Skeletal Radiol. 1976;1:67.

[9] Bailey DA, Wedge JH, McCulloch RG, et al. Epidemiology of fractures of the distal end of the radius in children as associated with growth. J Bone Joint Surg Am. 1989;71:1225.

[10] Shonnard PY , DeCoster TA. Combined Monteggia and Galeazzi fractures in a child's forearm. A case report. Orthop Rev. 1994;23:755.

[11] Aktas S, Saridogan K, Moralar U, Ture M. Patterns of single segment nonphyseal extremity fractures in children. Int Orthop. 1999;23:345- 347.

[12] Salter RB, Harris WE. Injuries involving the epiphyseal plate. J Bone Joint Surg. 1963;45:587.

[13] Hoffman BP . Fractures of the distal end of the radius in the adult and in the child. Bull Hosp Jt Dis. 1953;14:114.

[14] Bowman EN, Mehlman CT, Lindsell CJ, Tamai J. Nonoperative treatment of both- bone forearm shaft fractures in children: predictors of early radiographic failure. J Pediatr Orthop. 2011;31(1):23- 32.

[15] Bohm ER, Bubbar V , Y ong Hing K, et al. Above and below- the- elbow plaster casts for distal forearm fractures in children. A randomized controlled trial. J Bone Joint Surg Am. 2006;88:1.

[16] Price CT, Scott DS, Kurzner ME, et al. Malunited forearm fractures in children. J Pediatr Orthop. 1990;10:705.

[17] Johari AN, Sinha M. Remodeling of forearm fractures in children. J Pediatr Orthop B. 1999;8:84.

[18] Davidson JS, Brown DJ, Barnes SN, et al. Simple treatment for torus fractures of the distal radius. J Bone Joint Surg Br. 2001;83:1173.

[19] Landin LA. Epidemiology of children's fractures. J Pediatr Orthop. 1997;6:79- 83.

[20] Fiala M, Carey TP . Pediatric forearm fractures: an analysis of refracture rate. Orthop Trans. 1994- 1995;18:1265- 1266.

[21] Y ounger AS, Tredwell SJ, Mackenzie WG, et al. Accurate prediction of outcome after pediatric forearm fracture. J Pediatr Orthop. 1994;14:200- 206.

[22] Meier R, Prommersberger KJ, Lanz U. Surgical correction of malunited fractures of the forearm in children. Z Orthop Ihre Grenzgeb. 2003;141:328- 335.

[23] Lewallen RP , Peterson HA. Nonunion of long bone fractures in children: a review of 30 cases. J Pediatr Orthop. 1985;5:135- 142.

[24] Daruwalla JS. A study of radioulnar movements following fractures of the forearm in children. Clin Orthop Relat Res. 1979;139:114- 120.

[25] Vince KG, Miller JE. Cross- union complicating fracture of the forearm: part II: children. J Bone Joint Surg Am. 1987;69:654- 661.

[26] Wyrsch B, Mencio GA, Green NE. Open reduction and internal fixation of pediatric forearm fractures. J Pediatr Orthop. 1996;16:644- 650.

[27] Haasbeek JF, Cole WG. Open fractures of the arm in children. J Bone Joint Surg Br. 1995;77:576- 581.

[28] Davis DR, Green DP . Forearm fractures in children: pitfalls and complications. Clin Orthop Relat Res. 1976;120:172- 183.

[29] Nieman R, Maiocco B, Deeney VF. Ulnar nerve injury after closed forearm fractures in children. J Pediatr Orthop. 1998;18:683- 685.

[30] al- Qattan MM, Clark HM, Zimmer P . Radiological signs of entrapment of the median nerve in forearm shaft fractures. J Hand Surg Br. 1994;19:713- 719.

[31] Blackburn N, Ziv I, Rang M. Correction of the malunited forearm fracture. Clin Orthop Relat Res. 1984l;188:54.

[32] Lovell ME, Galasko CS, Wright NB. Removal of orthopedic implants in children: morbidity and postoperative radiologic changes. J Pediatr Orthop B. 1999;8:144.

[33] Dicke TE, Nunley JA. Distal forearm fractures in children. Complications and surgical indications. Orthop Clin N Am. 1993;24:333.

[34] Matsen FA, V eith RG. Compartmental syndromes in children. J Pediatr Orthop. 1981;1:33.

小儿肘部骨折

TIMOTHY J. SKALAK, MD, MICHELLE S. CAIRD, MD

定义

肱骨髁上骨折

● 肘部骨折占儿童所有骨折的 5%~10%。

● 好发年龄为 5~6 岁。

● 98% 为伸展型，1% 为开放型，11% 伴神经损伤，20% 伴有血管损伤。

外侧髁骨折

● 肱骨远端关节内骨折频率仅次于肱骨髁上骨折。

● 有晚期移位和延迟愈合的倾向。

内上髁骨折

● 好发年龄为 7~15 岁；50% 合并肘关节脱位。

孟氏骨折

● 尺骨骨折合并桡骨小头脱位。

● 容易漏诊。

● 漏诊后预后不良。

解剖学

肱骨髁上骨折

区分真正的骨折和 6 个正常的继发性骨化中心是至关重要的。

骨性解剖

● 骨性中心以可预测的模式发展

　○ 肱骨小头、桡骨小头、内上髁、滑车、尺骨鹰嘴、外上髁骨化中心形成年龄分别为 1 岁、

4 岁、6 岁、8 岁、10 岁、12 岁。这些变化可长达 1 年，男性通常晚于女性。

● 肱桡关节——允许旋前旋后。

● 桡尺关节——允许屈曲伸直。

● 内外侧柱形成了肘关节的坚固支撑。冠状窝前方和尺骨鹰嘴窝后方形成了薄骨区域。

损伤的解剖机制

● 伸直型：肘关节的过度伸展使尺骨鹰嘴进入尺骨鹰嘴窝，以尺骨鹰嘴窝作为支点引发骨折，骨折可扩散至内外侧柱。

● 屈曲型：曲肘时再次作用力可在骨质相对较弱的部位产生骨折线——远端骨折块前移。

软组织解剖

● 前方：肱动脉和正中神经经过肘窝，受到肱肌的保护，但也能被移位的骨折块损伤。

● 外侧：桡神经从后向前穿过尺骨鹰嘴窝，经典损伤是骨折块的前外侧移位导致的桡神经麻痹。

● 内侧：尺神经绕内上髁走行；在屈曲型损伤中，当远端骨折块向前移位时，尺神经可被近端骨折块后缘牵拉。

外侧髁骨折

● 肱骨小头是 2 岁左右形成的继发骨化中心的第一个，外上髁是最后一个，大约在 12 岁时形成。

● 骨折起自肱骨远端干骺端的后侧，向远侧和前方穿过骺板和骨骺进入肘关节，伴或不伴关节软骨损伤。

● 骨折可以穿过肱骨小头的骨化中心或向内侧延

伸至滑车沟，这可能引起肘关节不稳，更容易脱位。

- ECRL、ECRB 和 LCL 通常附着在远端部件上并提供变形力。
- 外侧髁的血液供应位于其后方。

内上髁骨折

- 内上髁骨化中心在 5~7 岁时形成，与肱骨骨干相结合的年龄在 18~20 岁。
- 前臂屈肌腱和肘关节尺侧副韧带止于内侧上髁（PL、FCU、FCR、FDS、部分 PT、UCL）。
- 尺神经位于内侧上髁后沟内。骨突的生长中心、内上髁与整个肢体长度无关。

孟氏骨折

- 桡骨和尺骨由强韧的韧带近端连接，并由骨间膜贯穿全长连接。
- 方形韧带、桡侧副动脉、肘关节囊提供近端稳定性。
  - 方形韧带：在环状韧带的远侧；连接尺骨近端和桡骨颈。
  - 前囊：在最大旋后位提供稳定。
  - 后囊：在最大旋前位提供稳定。
- 桡骨小头由环状韧带维持在尺骨桡侧（小乙状窦）切迹内。
- 环状韧带：起源于尺骨近端小乙状窦前切迹，在环绕桡骨颈后止于小乙状窦切迹的后缘或相邻。
- 旋后时前侧收紧，旋前时后侧收紧。
- 在前臂旋后时，肱桡关节最稳定。

肌肉解剖

- 伸肘时，肱二头肌的主要变形力使近端桡骨远离肱骨小头。
- 前臂屈肌为孟氏骨折提供变形力，缩短并向桡侧远离尺骨。
- 桡骨小头移位可能会损伤桡神经和正中神经。

神经解剖

- 桡神经浅支（感觉）发自桡神经，在旋后肌近

侧纤维弓（Frohse 弓）近侧。
- 骨间后神经（运动）在弓下穿行过。牵拉损伤是运动和感觉损伤。压迫损伤仅损伤运动。6 周后肌电图无改善。考虑再次探索。
- 筋膜室综合征：如果制动需要过度弯曲，则可能甚至经常会增加风险。

重要治疗原则

- 全面的神经血管检查。
- 肱骨远端骺板负责 20% 的肱骨生长，因此较少的重塑潜力；接近解剖复位很重要。

  大多数（除 Ⅰ 型外）需要复位和克氏针固定以保持对齐，并适用于手术固定。

发病机制

肱骨髁上骨折

- 95%~98% 为伸直型：伸直手撑地导致肘部过度伸直；远端骨折块向后移位。
- 2%~5% 为屈曲型：屈曲手臂受到向后方暴力；远端骨折块向前移位。

外髁骨折

在手臂伸直时跌倒。坠落产生的内翻应力撕脱外侧髁或外翻应力使桡骨小头撞击外侧髁。

内上髁骨折

- 外翻应力通过屈肌腱产生作用于内上髁的拉力；如果合并肘关节脱位，则存在关节内上髁嵌顿的风险。

  慢性应激性内上髁损伤（小联盟肘）。

孟氏骨折

- 分型。
  - Bado Ⅰ 型：桡骨头前脱位，伴尺骨成角畸形——儿童最常见的分型（70%）（**图 20B.1**）。
  - Ⅱ 型：桡骨头后脱位（5%）（**图 20B.2**）。
  - Ⅲ 型：尺骨干骺端骨折或尺骨青枝骨折伴桡

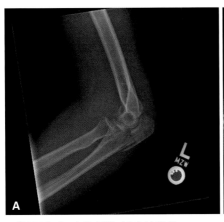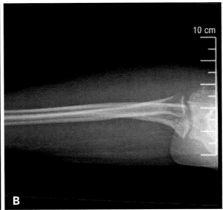

图 20B.1 Bado Ⅰ型的正位（A）和侧位（B）X 线片

骨头外侧脱位（近 30%）（**图 20B.3**）。

○ Ⅳ型：桡骨和尺骨双骨折合并桡骨头前脱位。

● Letts 改良：5 种类型；Bado Ⅰ 的 A、B、C 亚型。

　　○ A = 尺骨的塑性变形

　　○ B = 尺骨青枝骨折

　　○ C = 完全性尺骨骨折

　　○ D = Bado Ⅱ

　　○ E = Bado Ⅲ

● 机制：

　　○ Ⅰ型：3 种理论。

　　　○ 暴力直接作用于尺骨后方，尺骨骨折和缩短，压迫桡骨小头，使其从环状韧带撕裂或脱位。

　　　○ 过度旋前：身体围绕固定和旋前的手旋转，导致尺骨骨折和桡骨头前脱位。

　　　○ 过度伸直：倒在伸展的手臂上，肱二头肌收缩，桡骨头脱位，由于骨间膜和肱肌拉力的所有应力作用于尺骨导致尺骨骨折和向前移位。

病史

肱骨髁上骨折

Gartland 分类——1959 年；Ⅰ型，最小移位（**图 20B.4**）；Ⅱ型，后皮质保持完好（**图 20B.5**）；Ⅲ型，完全移位，前后皮质均被破坏（**图 20B.6A** 和**图 20B.6B**）。

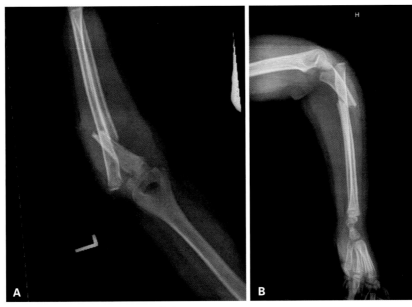

图 20B.2 Bado Ⅱ型的正位（A）和侧位（B）X 线片

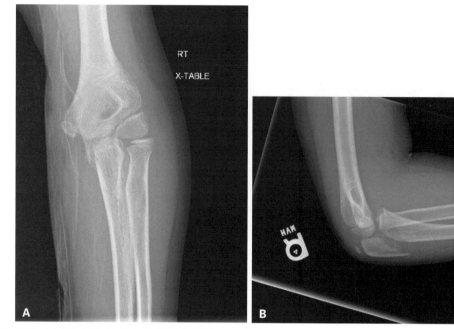

图 20B.3 正位（A）和侧位（B）显示前臂近端损伤的 X 线片。Bado Ⅳ骨折没有体现出来

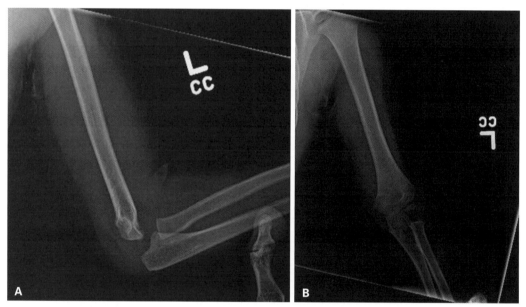

图 20B.4 正位（A）和侧位（B）片显示 Gartland Ⅰ无移位肱骨髁上骨折。注意后脂肪垫可见

外髁骨折

- 外伤史，外侧压痛。
- 全面的神经血管检查；瘀斑提示肱桡骨撕裂和不稳定骨折，可触及的骨裂提示不稳定的骨折，明显的肿胀。

内上髁骨折

- 外伤，患者肘关节屈曲，内上髁疼痛，可能伴尺神经麻痹或感觉异常。

- 一般情况下，预后良好，但如果非手术治疗，投掷运动员可能会有活动受限。
- 神经血管检查，肘部稳定性评估。

孟氏骨折

- 外伤史；前臂和肘关节肿胀，疼痛，肘关节不稳。
- 可能会被有资质的医生忽略，可能会很快成为慢性疾病，儿童的康复速度很快。
- 在后期评价中，对提携角进行评价。

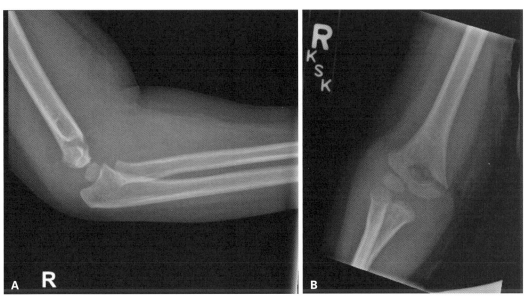

图 20B.5　正位（A）和侧位（B）X 线片显示 Gartland Ⅱ 伸展肱骨髁上骨折。注意到后部皮质不完全断裂

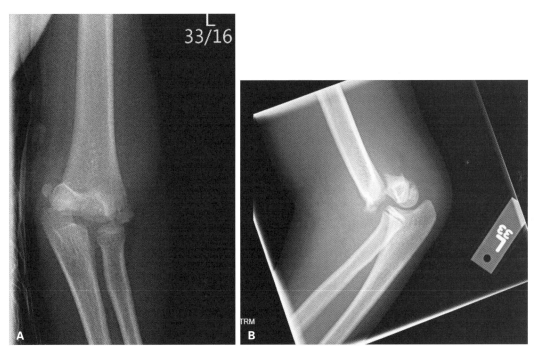

图 20B.6　正位（A）和侧位（B）X 线片显示 Gartland Ⅲ 肱骨髁上骨折伴后皮质完全断裂

○男孩平均 9.3°，女孩平均 11.5°。

○慢性孟氏骨折提携角可能＞ 30°。

体格检查

肱骨髁上骨折

创伤评估，相关损伤：肱骨近端，桡骨远端。

●肿胀、压痛、肘部瘀斑、开放性伤口的检查。

●全面的体格检查。

　○尺神经：手指外展 / 内收（骨间），小指掌侧感觉。

　○桡神经：手指、手腕、拇指 MP 延伸（EDC、EIP，ECRL，ECRB，ECU、EPL）。背侧第一指蹼间感觉。

　○正中神经 – 掌侧外展 / 对掌（拇短展肌、FPB、拇指对掌）。

- 骨间前神经指数 DIP 屈曲（FDP），撞击 IP 屈曲（FPL）运动：神经损伤常见于伴发伸展的Ⅲ型骨折。
- 血管评估：桡动脉脉搏触诊，毛细血管再充盈、颜色和温度，血管损害可见于高达 38% 的Ⅲ型骨折。
- 如果孩子不合作，重要的是要告诫父母，一旦进行全面的检查，发现神经损伤的概率为 10%~15%；然而，大多数人都会康复。
- 对即将发生的骨筋膜室综合征的评估：不成比例的疼痛，增加的麻醉需求，感觉异常，无脉晚期发现。

外髁骨折
- 参见病史，外侧髁骨折部分。

内上髁骨折
- 参见病史，内上髁骨折部分。

孟氏骨折
- 参见病史，孟氏骨折部分。

诊断性研究

肱骨髁上骨折
- 相对于肘关节的肱骨远端的正位 X 线片（需要完全伸直），在这个患者群体中通常是不可能的。
- 肱骨远端外髁骨骺线与肱骨长轴垂线之间的 Baumann 角。
  - 8°~28°，但两侧差异很小；内翻后复位角度 < 10°。
- 评估内外侧柱粉碎，冠状位移。
- 当前皮质和后皮质被破坏，骨折不稳定时，可能发生冠状位移位。
- 侧面
  - 肱骨远端应像沙漏，沙漏的远端部分由肱骨小头骨化中心形成——应该是近乎完美的圆形，变形表示侧向 X 线的倾斜角。

- 肱骨前线：沿着肱骨前皮质，应穿过肱骨小头中 1/3。
- 肱骨长轴与肱骨小头长轴之间的夹角 40°，随着伸直损伤减小。
- 脂肪垫：前脂肪垫可以是正常的发现，而后脂肪垫是肘部积液和可能的无移位骨折的迹象（图 20B.4）。

外髁骨折
- X 线片：图 20B.7 显示外侧髁和经股骨远端骺板损伤在侧位面上均有位于后方的 Thurston Holland 碎片。
- 在正位片上：骨骺——桡骨头 / 肱骨小头关系改变——外侧髁 / 肱骨小头外侧移位；在移位的外髁上，肱骨小头相对于桡骨小头是向外侧移位的。
- 经骺板——更常见后内侧移位；外侧髁——更常见后外侧移位。
- 注意，在 3 岁以下的患者中，经肱骨干骨折可能表现为"肘关节脱位"。
- 用于真实评估位移的内斜位 X 线片。

内上髁骨折
- X 线片：在 6 岁以上的患者中很容易看到；在不明确的情况下，可以考虑对侧肘关节 X 线检查，在正位片上可以看到内侧关节间隙扩大（图 20B.8A 和图 20B.8B），可以看到内侧髁扩大，而外侧肱尺关节的非同心性复位可能是唯一的 X 线征象，因此获得标准的侧位片是最重要的。
- 可以考虑正位的外翻应力片来评估稳定性。
  - 患者仰卧，肩外展 90°，肩部外旋 90°，肘关节屈曲 15°。
  - 重力会加宽不稳定肘关节的内侧。
  - 检查通常是不靠谱的，因为它需要镇静状态下才可以进行。
- 动态超声可用于评价外翻不稳定。

孟氏骨折
- X 线片：前臂 X 线片：尺骨在侧位面上应是直

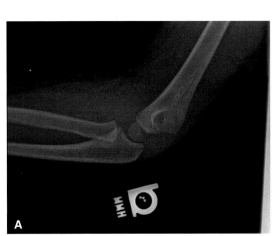
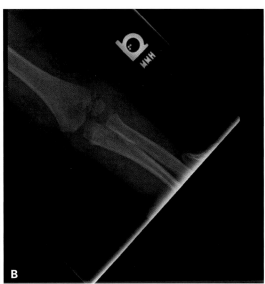

图 20B.7 正位（A）和侧位（B）X 线片显示移位的外侧髁骨

的。对所有尺骨骨折患者进行肘部 X 线检查。特别注意确保所有视图上桡骨小头与肱骨小头中心相交。应注意，小儿桡骨头脱位较易漏诊。
- 注意先天性桡骨头脱位的可能性——通常是桡骨头的凸形。此外，桡骨可能会显得"太长"而不能缩短到露出肱骨小头。

诊断

肱骨髁上骨折

基于体格检查和 X 线片。

外髁骨折
- 分类：Milch Ⅰ：通过肱骨小头的次级骨化中心，进入关节向外延伸至滑车沟；Milch Ⅱ骨折向内侧延伸至滑车沟（肱尺关节不稳定）→对预后判断无帮助。
- Jakob– 标本研究完整的内侧铰链 – 不再移位，但骨折完全进入关节可以移位。
- 数值：阶段Ⅰ、Ⅱ和Ⅲ。无移位：＜2mm，2~4mm，移位＞4mm（识别完整内侧铰链的最佳尝试）。

内上髁骨折

没有通用分类，描述为移位（＞5mm）与未

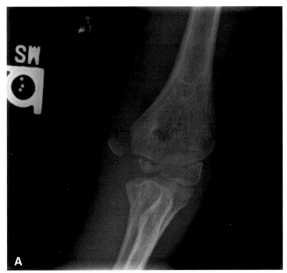
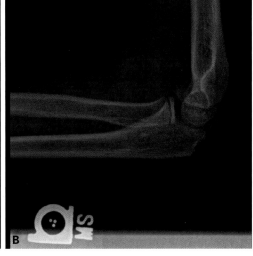

图 20B.8 正位（A）和侧位（B）X 线片显示移位的内侧髁骨折

移位（＜5mm）。

孟氏骨折

- 基于外伤史，体格检查和影像学。
- 前臂和肘关节畸形；前臂旋转和肘关节屈伸受限，桡骨头可以摸到，尺骨骨干的触诊。

非手术治疗

肱骨髁上骨折

- AAOS 指南：如果肱骨前骨折线横穿肱骨小头，Baumann ＞ 10°或等于另一侧，尺骨鹰嘴窝，内侧和外侧皮质完整，则非手术固定。
- 长臂夹板固定或石膏固定 3 周，屈曲不超过 90°。

外侧髁骨折

- 无移位或完整的内侧铰链（＜2mm）：肘关节屈曲 90°时固定；1 周、2 周和 3 周的 X 线片随访以评估移位；共 4~6 周的石膏固定。
- 延迟愈合可能需要长达 12 周的固定。

内上髁骨折

未移位的骨折可用夹板治疗 5~7 天，早期 AROM。

孟氏骨折

- 闭合复位：可以尝试；目标是获得并维持桡骨小头的影像学上的复位。可以接受最大 10°的尺骨角度，但只有在桡骨关节复位良好的情况下才能接受。
- 闭合复位技术
  - Ⅰ型：牵引＋尺骨复位，然后屈肘，桡骨头复位，肘关节屈曲时保持稳定。
    - 在肘关节屈曲 110°、中立位、轻度旋后下长臂石膏固定。
  - Ⅱ型：前臂伸展牵引，尺骨对齐，桡骨小头复位。
    - 在伸直和中立位下长臂石膏固定。
  - 在伸直、牵引和直接压力下复位桡骨小头和尺骨。
    - 前臂屈曲 90°旋后下长臂石膏固定。

- 闭合复位后随访。
  - 3 周内每周复查 X 线片，长臂石膏固定 6 周。临床医生必须对桡骨关节的复位有非常严格的要求。晚期可能发生半脱位。

手术治疗

体位

- 患者仰卧在床边，整个受伤的肢体离开标准 OR 手术台。
- 受伤的肢体放在透射线透明的臂板上。
- 无菌防水手术单尽可能高地放置在受伤的肢体上，以防骨折需要切开复位。
- 术野准备好。

铺巾

- 无菌 3/4 防水下单铺在透明透光臂板上。
- 无菌手术单纵向折叠成 1/4，并在上臂近侧包裹，固定好。
- 无菌 3/4 洞巾铺在手术单上。
- 可用其他 3/4 洞巾覆盖床脚和无菌区域的剩余部分。
- 肢体洞巾用来使肩部外展至 90°。
- 使用折叠的无菌手术单垫起受伤的肘部近端。
- C 臂机从患者的脚部进入术野，垂直于受伤的肢体（图 20B.16）。
- 外科医生站在患者的患肢旁，助手站在患者的头部（图 20B.17）。
- 发出进入"Time-Out"手术安全审核程序。

内上髁骨折

- 绝对适应证：肘关节骨折块嵌顿伴脱位和尺神经功能障碍。
- 相对适应证：高需求患者肘关节脱位和内上髁移位（对于高需求患者＞5mm，对于其他患者＞15mm，尽管在这方面存在争议）。
- 在没有绝对适应证的情况下，非手术治疗的骨折可能会获得良好的功能结果。
- 关节内嵌顿骨折块复位技术。

○ Roberts 技术：外翻压力和前臂旋后，手腕和
手指延伸到伸展屈肌，并有可能取出嵌顿的
骨折块。

孟氏骨折

如果影像上肱骨小头未达到复位或不稳定，
则需进行手术治疗。

手术技术

Ⅱ型和Ⅲ型移位，伸直型髁上骨折

骨折复位
伸直型
- 受伤的肘部放在无菌巾垫布上轻微弯曲。
- 外科医生利用他们的非优势手通过骨折部位施
加纵向牵引，同时助手通过抓住肱骨近端施加
反向牵引，这个动作维持几分钟。
- 这个动作的目的是将肱骨干从覆盖的前部软组
织中分离出来。
- 获得肱骨远端的正位片，并实现冠状位矫正，
首先评估骨折部位的内翻和外翻。尺骨鹰嘴窝
应该是可见的，肱骨远端的内外侧柱应该对齐。
- 残余角度可以用拇指和食指在上髁部进行纠正。
- 当正位片上矫正满意时，保持牵引力，外科医
生用一只手拇指向鹰嘴施加向前的力，同时用
手的其余部分稳定肱骨远端。
- 对鹰嘴施加前向力。另一只手屈前臂，对内侧
移位骨折进行旋后，对后外侧移位骨折进行
旋前。
- 根据正位片评估复位（Jones 视图）；如果远端
部分的后移已经纠正，肘关节屈曲至少 120° 的
复位应该是可观的。
- 可以接受最小的屈伸和外翻位移，但不能接受
内翻。
- 通过旋转受伤的肢体获得侧视图（旋转肩
部，但对于非常不稳定的骨折可能需要旋转 C
臂机）。

> **要点**
>
> ❋ 准确的侧位 X 线片上肱骨远端沙漏外观的复位是侧位
> 可接受复位的良好指标。

屈曲肱骨髁上骨折的复位手法
- 与伸展型髁上骨折相比，在屈曲型损伤中，通
常后骨膜破裂而前骨膜完整。
- 原则上，复位动作应该是过伸，但这通常被认
为是不能接受的克氏针或石膏固定的姿势。
- 此外，外科医生对骨折部位应用纵向牵引，同
时助手通过握紧肱骨近端应用反牵引，这个动
作保持几分钟。
- 然后，通过握住肱骨远端并用拇指在远端骨折块
上施加向后的力，可以轻轻地复位远端骨折块。
- 获得正侧位视图，验证正侧位上的复位。
- 在伸直位时打克氏针，以便于长臂石膏固定肘
关节，同时肘关节具有一定程度的屈曲。

开放复位
- 如果闭合复位不能获得足够的复位或仍有血管
损伤（如下所述），则需要开放复位。
- 仔细评估复位片，因为残余移位可能表示软组
织嵌入。
- 上臂使用无菌止血带。
- 在肘前弯曲皱褶做一横向切口。
- 钝性分离至干骺端；肱二头肌和肱二头肌肌腹
经常会受到创伤性的损伤。
- 神经血管束位于肱二头肌腱和肌腹内侧；因此，
所有解剖应在肱二头肌外侧进行，从骨折部位
取出嵌顿的肌腹、骨膜。微型剥离子在完成这
项操作时会很有帮助。
- 损伤的力量和移位可能使神经血管束从解剖位
置移位，因此应仔细解剖和识别神经血管。
- 骨折暴露并移除嵌顿组织后，可使用小的钝式
提升器保护血管神经束，并轻轻地将近端的骨
折块撬入复位位置。
- 完成复位并在透视下确认后，像闭合性骨折一
样插入克氏针。

肱骨髁上骨折的克氏针固定

2 根（用于 II 型）（**图 20B.9**）或 3 根（用于 III 型）（**图 20B.5**）克氏针从外侧固定骨折。

● 克氏针固定的目的是在骨折端和肱骨远端内外侧柱的接合处逆向放置克氏针。

● 克氏针穿过皮肤和外侧髁。

● 在 Jones 视角 X 线片上外侧髁的起始点被认为是可以接受的。

● 克氏针连接到钻头上，拇指和食指在肱骨远端的前后皮质上，为针合适的前后方向提供触觉反馈。

● 钻头按至最大力度，在施加适度压力的情况下缓慢前进。

● 缺乏阻力表示针可能不在骨中，因此应在正交透视下进行验证。

● 克氏针应穿透整个内侧皮质厚度，但不能突出超过几毫米，以避免软组织损伤。

● 在侧视图和正位视图上验证可接受的针脚位置。

● 利用类似的方法打第二根克氏针。

● 依骨折形态，第一针的轨迹也可以作为实现其余针的目标位置或分布的引导。

● 放置了适当数量的克氏针后，获得最终的透视图像。

内侧克氏针固定

● 内侧克氏针固定不是常规执行的。

● 如果指征为严重不稳定或骨折方向从近端内侧向远端外侧，则在内侧上髁上方做小切口，并使用钝性分离以保护尺神经。

● 在绝大多数情况下，成功的复位和稳定可以通过 2~3 根横向克氏针来实现。

包扎

用大持针器和 Fraser 吸头弯曲克氏针并剪断剩约 5mm 弯曲头以便拔出。确保没有皮肤隆起形成，如果有可以用 11 号刀片松解。

● 清洗伤口，并用凡士林纱布包扎针口——用 4cm×4cm 的纱布剪成合适大小并盖到针口上避免软组织损伤。

● 开放伤口用 2-0 或 3-0 可吸收缝线皮下缝合。

● 4-0 缝线缝合表皮。

● 如果需要引流伤口，则使用无菌布条、凡士林纱布（4cm×4cm）。

● 无菌包裹物和 Webril 一起使用，避免了肘窝过度压迫。

● 在撤手术单之前检查手指的桡动脉脉搏和毛细血管再充盈。

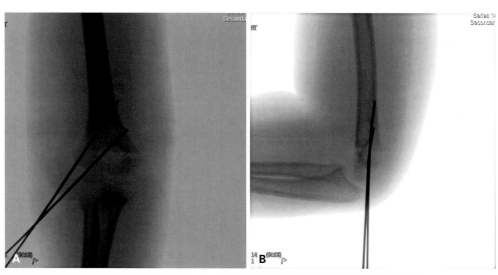

图 20B.9　术中（A）正位和（B）侧位透视显示 Gartland II 肱骨髁上骨折闭合复位和经皮穿针固定

- 撤去手术单，在肘关节屈曲 60° 和中度旋后时使用后板长臂夹板，或应用填充良好的长臂石膏。固定的选择是基于肘部肿胀的程度决定的。

随访

- 如果患者有轻微的肿胀并在手术室内用石膏固定，则在术后 3 周复查 X 线片并拔出克氏针。
- 如果患者使用夹板引发软组织肿胀，他们需要在术后 1 周返回进行夹板包扎。
- 有明显肿胀或神经血管损害的患者观察至少 12~48h，以防止骨筋膜室间综合征或血管损害和 / 或脉搏恢复，如下所述。

神经血管损伤

- 我们呼应了 Badkoobehi 等提出的算法。
- 在肱骨髁上骨折中，灌注良好且神经功能完整的上肢可以根据骨折类型进行治疗，通常是 Ⅱ 型和 Ⅲ 型损伤。
- 如果发现神经功能损伤，则提示需紧急复位和固定，因为临床医生无法追踪即将出现的筋膜间室综合征的检查结果。
- 如果患肢无脉搏，必须通过毛细血管再充盈和颜色仔细评估肢体远端的灌注；与对侧进行比较可能是有用的。
- 在无脉动的四肢中，如果在急救室获得了足够的镇痛并且不会导致手术的延迟，可以尝试用肘部屈曲的温和牵引动作来潜在地恢复灌注。
- 灌注不良且无脉搏肢体需要急诊闭合与送进手术室。
- 病例应如上所述进行，并在复位过程中和复位后仔细评估肢体的灌注状态。
- 如果手在复位和固定后返回到灌注良好的状态，则可以在放电之前观察至少 12h 的脉搏。
- 如果在复位后，手仍然没有脉搏但灌注良好（毛细血管再充盈 < 3s），这种发现最有可能的解释是动脉的血管痉挛。这种患者应该入院并密切观察脉搏回流和筋膜室综合征演变的体征。
- 如果在复位和固定、开放探查后，手仍然没有脉搏并灌注不良，应考虑咨询血管或手外科，

以便立即探查和进行血管修复。
- 多项研究中表明手部灌注是评估手部缺血的关键因素。

外髁骨折

闭合复位及关节造影下经皮克氏针固定

- 仅适用于关节面一致的轻微移位。
- 在透视引导下，用拇指轻轻地将外侧髁推向干骺端。
- 当感觉到复位时，将 1 根克氏针通过皮肤贯穿外侧髁上方。
- 在透视下验证起始点。
- 第一针在高速和低速下从远端外侧到近端内侧进行双皮质固定。
- 第二个针逆向交叉，双皮质固定。
- 如果需要，可以打第三根克氏针。

关节造影

- 关节造影是用装有碘帕醇的针从后方通过肱三头肌进入鹰嘴窝进行的。
- 关节造影是在固定后进行的，以避免标记模糊。
- 使用透视检查关节造影，以确保充分的复位和关节的一致性（**图 20B.10**）。

切开复位和经皮穿针或螺钉固定（年龄较大的儿童）

- 适用于闭合复位失败的外髁移位骨折。
- 使用克氏针外侧固定。
- 在外侧髁上嵴上方 5~6cm 的曲线切口，向桡骨小头远端延伸，关节线近端 2/3 处，关节线远端 1/3 处。

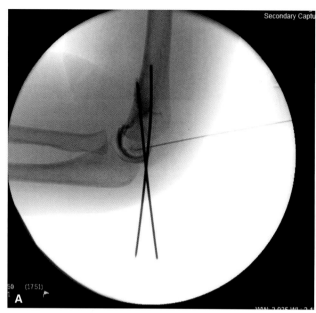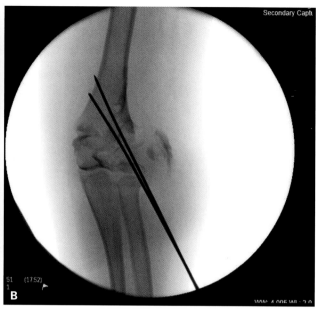

图 20B.10　（A）闭合复位经皮穿针外侧髁骨折的术中荧光透视。（B）经尺骨鹰嘴窝进行关节造影，显示关节解剖复位

- 暴露外侧髁上嵴上方深筋膜。
- 入路沿着外侧髁上嵴，恰好在肱三头肌和肱二头肌的后方。
- 在入路过程中，应注意不要偏离后方，因为有可能损伤骨折的外侧髁突的血液供应。
- 典型的肱桡骨撕裂直接导致骨折部位。
- 如果骨折没有撕开关节囊，可以在肱骨小头的前部进行光解囊切开术。
- 暴露骨折部位并取出嵌顿的组织。
- 必须注意避免外侧髁后表面的剥离，以免破坏外侧髁的血管供应。Homan 或 Bennett 拉钩可能有助于可视化的操作。
- 在前方可以看到骨折的内侧后，暴露完成。
- 肘窝结构向内侧收缩。
- 使用牙科起子、克氏针操纵杆或其他复位工具直接在可视化下复位骨折。

　　一旦达到可接受的复位，如上所述，在透视引导下使用 2~3 根克氏针经皮穿刺。螺钉固定也已描述，必须避开尺骨鹰嘴窝。

包扎

- 用重型钻头和 Fraser 吸头弯曲克氏针并剪断剩约 5mm 弯曲头以便拔出。

- 3-0 或 2-0 可吸收线用于皮下缝合，4-0 缝线用于缝皮。
- 针头部位用凡士林纱布包扎，针头下方放置一块 4cm×4cm 大小的纱布，以避免对软组织的刺激。
- 无菌包裹物与 Webril 一起使用，避免了肘窝过度压迫。
- 检查手指桡侧脉搏和手指毛细血管再充盈。
- 在肘关节屈曲 90° 和中度旋后 / 旋前时使用后板长臂夹板。

随访

- 患者在术后 1 周返回进行玻璃纤维夹板包扎。
- 第二次检查大约在术后 4 周进行，此时进行 X 线检查并取下克氏针。

要点

※ 内斜位图像有助于识别骨折。
※ 闭合克氏针固定后，可在尺骨鹰嘴窝引入关节造影对关节面进行评价。

陷阱

✕ 避免剥离肱骨小头后方的软组织，这会破坏这一区域的血运并导致缺血性坏死。

内上髁骨折

入路和固定

- 曲血止血后做内侧约 4cm 长纵向切口。
  - 识别、保护尺神经并向后牵开。
- 清除血肿。
- 用巾钳或其他复位装置复位内上髁。
- 根据患者内上髁的大小，用 3.0~4.0mm 空心螺钉固定骨折。考虑在拧螺钉时同时植入第二根防旋克氏针来防止旋转。
- 回顾一下，内上髁是略微后方的结构，所以导丝和螺钉的位置将在轨迹上稍微后方的位置。
- 检查透视，必须用 X 线片证明固定不在尺骨鹰嘴窝内（**图 20B.11**）。
- 放置螺钉 +/- 垫圈。
- 检查肘关节稳定。
- 确定尺神经未卡住后，取出防旋针。
- 使用 2-0 可吸收线、4-0 缝线关闭切口。
- 在肘关节屈曲 90° 和中度旋后时使用长臂夹板或石膏固定。

要点

* 充分的肌肉放松是有帮助的。弯曲手腕以减轻骨折碎片的张力，并帮助复位。
* 在有较小骨折块的儿童中，偶尔可使用克氏针进行固定。

陷阱

× 可能发生失监护的情况；这些可以根据具体情况考虑后期固定。
× 注意螺钉深度：太浅会在休息位对肘部造成刺激，太深可能导致内上髁片骨折。
× 螺钉放置过程中记住尺骨鹰嘴窝的三维形状。

孟氏骨折

尺骨入路和固定

- 尺骨缘皮下做皮肤切口，沿尺骨鹰嘴至尺骨茎突连线。
- FCU 和 ECU 之间的深层解剖。
- 骨膜切开，显露并清理骨折部位。
- 使用复位钳复位尺骨骨折；通过透视确认复位。
- 根据尺骨骨折的位置，可用微型或小钢板和螺

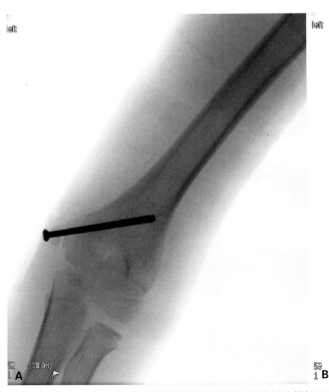

图 20B.11 （A，B）术中透视显示移位的内侧上髁骨折的螺钉固定

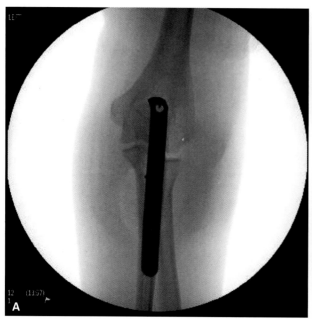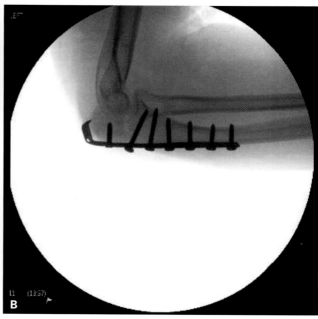

图 20B.12 （A，B）术中透视显示正在进行的 Bado I 型开放复位内固定

钉、克氏针或尺骨的弹性髓内钉固定尺骨。

○ 尺骨近端干骺端骨折可能需要钢板和螺钉来维持尺骨复位。

○ 弹性髓内钉治疗尺骨干骨折效果较好。然而，这对解剖复位具有挑战性。

● Bado IV 型损伤可能需要桡骨和尺骨骨折的切开复位和内固定或弹性髓内钉固定。

● 无论选择何种固定方法，确保尺骨固定后桡骨头成功复位至关重要（**图 20B.12~ 图 20B.15**）。

● 在大多数情况下，除 Bado IV 型外，如果尺骨恢复了足够的长度、对齐和旋转，桡骨头将自动复位。

● 如果没有复位，应考虑修改尺骨固定并进行桡骨小头切开复位。

桡骨头切开复位术

● 肘肌 /ECU 之间（Kocher）的单纯后外侧入路和另一个更偏前的 ECRB 和 EDC 之间（Kaplan）入路都是可选的。

● 保持手臂内旋将骨间后神经（PIN）移出操作范围；注意环形韧带以远 PIN 没有得到保护。

● 分离桡骨小头后侧旋后肌近端纤维。

● 在 LCL 前切开囊膜，取出嵌顿组织后复位，避

免远端和前方组织对 PIN 造成危险。

● 如果觉得需要更大的暴露，可以使用扩展的 Boyd 方法。

○ 旋后肌从尺骨向下延伸至 IO 膜，允许肱桡关节和环状韧带的暴露。

○ 可以在环状韧带下移动桡骨头，也可以根据需要进行切断和再修复。

○ 然后修复尺骨，测试桡骨头稳定性。

○ 透视下确认尺骨和桡骨头复位。

关闭切口和包扎

○ 深筋膜用 2-0 可吸收线缝合。

○ 皮下用 2-0 可吸收线缝合。

○ 用 4-0 缝线缝合皮肤。

○ 无菌布条、凡士林纱布（4cm×4cm）、无菌 Webril。

○ 在桡骨头稳定性最好的位置使用后板式长臂夹板固定。

要点

✳ 笔直的尺骨外侧缘有利于肱桡关节复位。

陷阱

✗ 不要漏诊。如果非手术治疗，应经常检查对齐情况，以便肱桡关节保持复位良好。

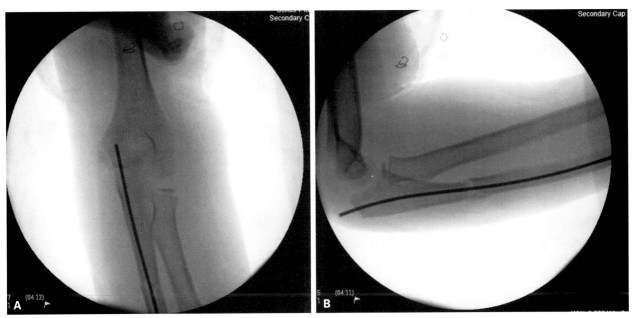

图 20B.13 （A，B）术中透视显示正在进行的 Bado Ⅱ 型开放复位内固定

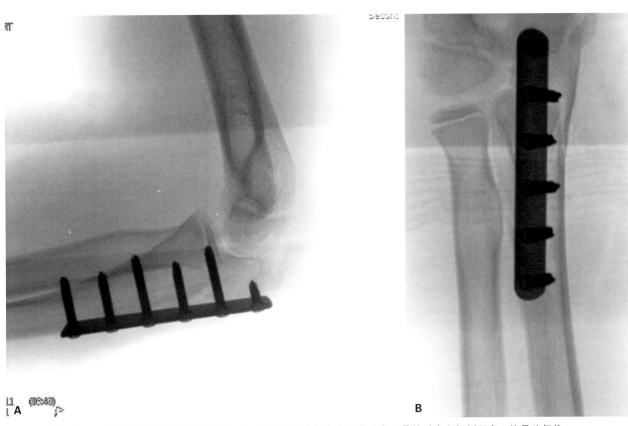

图 20B.14 （A，B）术中透视显示正在进行的 Bado Ⅲ 型开放复位内固定注意尺骨的手术和解剖固定，桡骨头复位

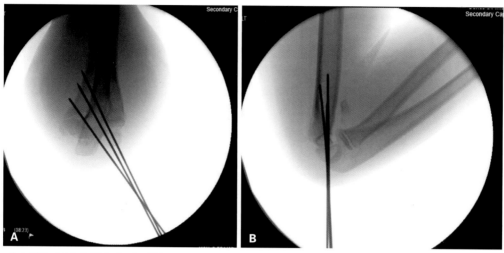

图 20B.15 术中正位（A）和侧位（B）透视显示 Gartland Ⅲ 型肱骨髁上骨折闭合复位，经皮穿针 3 枚

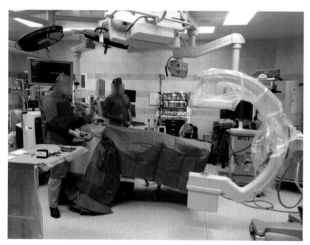

图 20B.16 透视机从手术室床脚侧进入

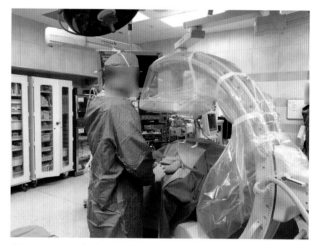

图 20B.17 外科医生站在患者手侧

术后管理

肘关节屈曲约 60° 的夹板或石膏固定。

- 固定 3~4 周。
- 克氏针固定 3~4 周。
- 术后 6~8 周可完全正常活动。

内上髁骨折

固定 1~3 周，有时手腕夹板固定限制手腕屈曲。

孟氏骨折

- 在 1 周内对石膏外包扎进行随访。
- 然后在术后 3 周进行 X 线检查，可能有石膏改变，总共制动 6 周。

预后

肱骨髁上骨折

- AAOS 指南显示 Ⅱ 型和 Ⅲ 型以及屈曲类型的良好预后。
- 外侧克氏针的安全性能好。

外髁骨折

- 功能优良，解剖复位。1~2 年内伸展损失 10%（10°~15°）。
- 延迟治疗（≥ 3 周）并发症发生率高。

内上髁骨折

- 在报道的 23 例患者中，21 例 ROM 完全恢复，

20 例非手术仅 14 例完全恢复。

- 运动员良好地回归竞技体育。

孟氏骨折

- 漏诊的孟氏骨折：长期预后是疼痛、不稳定和运动受限。
- 僵硬：关节周围骨化是典型的，随着时间推移可以自愈，骨化性肌炎也是如此。
- 桡尺骨融合症——少见。
- 神经麻痹。
  - 克氏针前外侧固定常见（20%）——能最大限度改善症状。

并发症

肱骨髁上骨折

- 血管损伤：Ⅲ 型血管损伤达 2%~38%。如果损伤平面位于下尺侧副动脉远端，侧支循环可以提供充足的血液供应。
- 骨筋膜间隔综合征：缺血性肌挛缩的发生率下降。
- 肘内翻（后内侧移位）和外翻（后外侧移位）：内翻可限制屈曲，迟发性尺神经麻痹。
- 运动弧线不变，过度伸展造成屈曲不足。
- 尺神经麻痹：急性可能改善，最常见于屈曲型损伤。
- 针道感染。

外髁骨折

- 肘内翻：不稳定骨折如不治疗可引起内翻。
- 外侧骨刺：经常形成后外侧骨刺。可随时间的推移而改善，很少需要治疗干预。提前告知家长这种情况是很重要的。
- 延迟愈合和不愈合：在非手术或依从性差的患者中常见。如果在固定 12 周后出现骨不连，则可能需要 ORPP。
- 可能原因：
  - 关节内滑液对骨折的影响。
  - 外侧髁血供差。

- 没有固定情况下，腕伸肌的持续运动。
- 肘外翻，迟发性尺神经症状，尺神经外侧过早闭合可能导致内侧过度生长，可能需要数年才能看到尺神经症状。
- 生长停滞和鱼尾畸形。

内上髁骨折

- 刚度：制动（＜3 周），然后开始 AROM。6 周不允许剧烈活动。
- 尺神经功能障碍：发生率为 10%~16%。如果内侧上髁卡在关节内，发生率更高。
- 有症状的骨不连：非解剖复位而是原位固定使其稳定。

孟氏骨折

参见孟氏骨折部分的预后。

推荐阅读

[1] AAOS Guideline of the Treatment of Pediatric Supracondylar Humerus Fractures. Rosemont, IL; 2011.
[2] Badkoobehi H, Choi PD, Bae DS, Skaggs DL. Management of the pulseless pediatric supracondylar humeral fracture. J Bone Joint Surg Am. 2015;97(11):937-943.
[3] Gottschalk H, Eisner E, Hosalkar H. Medial epicondyle fractures in the pediatric population. J Am Acad Orthop Surg. 2012;20:223-232.
[4] Ramski DE, Hennrikus WP, Bae DS, et al. Pediatric monteggia fractures: a multicenter examination of treatment strategy and early clinical and radiographic results. J Pediatr Orthop. 2015;35(2):115-120.
[5] Tejwani N, Phillips D, Goldstein R. Management of lateral humeral condylar fracture in children. J Am Acad Orthop Surg. 2011;19(6):350-358.

参考文献

[1] Farnsworth CL, Silva PD, Mubarak SJ. Etiology of supracondylar humerus fractures. J Pediatr Orthop. 1998;18:38.
[2] Hanlon CR, Estes WL. Fractures in children: a statistical analysis. Ann J Surg. 1954;87:312.
[3] Guistra P, Killoran P, Furman R, et al. The missed Monteggia fracture. Radiology. 1974;110:45.
[4] Minkowitz B, Busch MT. Supracondylar humerus fractures: current trends and controversies. Orthop Clin North Am. 1994;25:581.
[5] Wilkins KE. Supracondylar fractures: what's new? J Pediatr Orthop B. 1997;6:110.
[6] Staples OS. Dislocation of the brachial artery: a complication of supracondylar fracture of the humerus in childhood. J Bone Joint Surg. 1965;47-A:1525.
[7] Silberstein MJ, Brodeur AE, Graviss ER, et al. Some vagaries of the medial epicondyle. J Bone Joint Surg. 1982;64-A:444.
[8] Tompkins DG. The anterior Monteggia fracture: observations of etiology and treatment. J Bone Joint Surg. 1971;53-A:1109.
[9] Jakob R, Fowles JV, Rang M, et al. Observations concerning fractures of the lateral humeral condyle in children. J Bone Joint Surg. 1975;57-B:430.

[10] Patrick J. Fracture of the medial epicondyle with displacement into the elbow joint. J Bone Joint Surg. 1946;28:143.

[11] Bado JL. The monteggia lesion. Clin Orthop Rel Res. 1967;50:71.

[12] Boyd HB, Boals JC. The Monteggia lesion; a review of 159 cases. Clin Orthop. 1969;66:94.

[13] Pavel A, Pittman J, Lance E, et al. The posterior Monteggia fracture: a clinical study. J Trauma. 1965;5:185.

[14] Wise RA. Lateral dislocation of the radial head of radius with fracture of the ulna. J Bone Joint Surg. 1941;23:379.

[15] Letts M, Locht R, Wiens J. Monteggia fracture- dislocations in children. J Bone Joint Surg. 1985;67- B:724.

[16] Gartland JJ. Management of supracondylar fractures of the humerus in children. Surg Gynecol Obstet. 1959;109- 145.

[17] Gottschalk H, Eisner E, Hosalkar H. Medial epicondyle fractures in the pediatric population. J Am Acad Orthop Surg. 2012;20:223- 232.

[18] Dormans JP, Squillante R, Sharf H: Acute neurovascular complications with supracondylar humerus fractures in children. J Hand Surg. 1995;20(1):1- 4.

[19] Brodeur AE, Silberstein MJ, Graviss ER. Radiology of the Pediatric Elbow: Bostron G K Hall; 1981.

[20] Hardacre JA, Nahigian SH, Froimson AI, et al. Fractures of the lateral condyle of the humerus in children. J Bone Joint Surg. 1971;53- A:1083.

[21] Milch H. Fractures and fracture- dislocations of humeral condyles. J Trauma. 1964;4:592.

[22] Horn BD, Herman MJ, Crisci K, et al. Fractures of the lateral humeral condyle: role of the articular hinge in fracture stability. J Pediatr Orthop 2002;22:8- 11.

[23] Bhandari M, Tornetta P, Swiontkowski MF. Displaced lateral condyle fractures of the distal humerus. J Orthop Trauma. 2003;17:306- 308.

[24] Bast SC, Hoffer MM, Aval S. Nonoperative treatment for minimally and nondisplaced lateral condyle fractures in children. J Pediatr Orthop. 1998;18:448.

[25] Farsetti P, Potenza V, Caterini R, Ippolito E. Long- term results of treatment of fractures of the medial humeral epicondyle in children. J Bone Joint Surg Am. 2001;83- A(9):1299- 1305.

[26] Wiley JJ, Galey JP. Monteggia injuries in children. J Bone Joint Surg. 1985;67- B:728.

[27] Dormans JP, Rang M. The problem of Monteggia fracture- dislocations in children. Orthop Clin North Am. 1990;21:251.

[28] Weisman DS, Rang M, Cole WG. Tardy displacement of traumatic radial head dislocation in childhood. J Pediatr Orthop. 1999;19:523.

[29] Dias JJ, Johnson GV, Hoskinson J, et al. Management of severely displaced medial epicondyle fractures. J Orthop Trauma. 1987;1:59.

[30] Case SL, Hennrikus WL. Surgical treatment of displaced medial epicondyle fractures in adolescent athletes. Am J Sports Med. 1997;25:682- 686.

[31] Knapik DM, Fausett CL, Gilmore A, Liu RW. Outcomes of nonopertative pediatric medial humeral epicondyle fractures with and without associated elbow dislocation. J Pediatr Orthop. 2017;37(4):224- 228.

[32] Ay S, Akinici M, Kamiloglu S, et al. Open reduction of displaced supracondylar humeral fractures through anterior cubital approach. J Pediatr Orthop. 2005;25:149- 153.

[33] Heggewness MH, Sanders JO, Murray J, Pezold R, Sevarino KS. Management of pediatric supracondylatr humerus fractures. J Am Acad Orthop Surg. 2015;23(10):e49- e51.

[34] Skaggs DL, Hale JM, Bassett JC, et al. Review of 369 Operatively Treated Supracondylar Humeral Fractures in Children with Attention to Iatrogenic Ulnar Nerve Injury. Abstract from AAOS meeting, March 1998.

[35] Badkoobehi H, Choi PD, Bae DS, Skaggs DL. Management of the pulseless pediatric supracondylar humeral fracture. J Bone Joint Surg Am. 2015;97(11):937- 943.

[36] AAOS Guideline of the Treatment of Pediatric Supracondylar Humerus Fractures. Rosemont, IL; 2011.

[37] Cregan JC. Prolonged traumatic arterial spasm after supracondylar fracture of the humerus. J Bone Joint Surg. 1951;33- B:363.

[38] Abzug JM, Herman MJ. Management of supracondylar humerus fractures in children: current concepts. J Am Acad Orthop Surg. February 2012;20(2):69- 77.

[39] Mintzer CM, Waters PM, Drown DJ, et al. Percutaneous pinning in the treatment of displaced lateral condyle fractures. J Pediatr Orthop. 1994;14:462.

[40] Marzo JM, d'Amato C, Strong M, et al. Usefulness and accuracy of arthrography in management of lateral humeral condyle fracture in children. J Pediatr Orthop. 1990;10:317.

[41] Tejwani N, Phillips D, Goldstein R. Management of lateral humeral condylar fracture in children. J Am Acad Orthop Surg. 2011;19(6):350- 358.

[42] Margalit A, Stein B, Hassanzadeh H, Ain M, Sponseller P. Percutaneous screw fixation of lateral condyle humeral fractures. J Bone Joint Surg. 2016;6(2):e15.

[43] Hines RF, Herdon W A, Evans JP. Operative treatment of medial epicondyle fractures in children. Clin Orthop. 1987;223:170.

[44] Glotzbecker MO, Shore B, Matheney T, et al. Alternative technique for open reduction and fixation of displaced pediatric medial epicondyle fractures. J Child Orthop. 2012;6:105- 109.

[45] Ring D, Waters PM. Operative fixation of Monteggia fractures in children. J Bone Joint Surg. 1996;78- B:734.

[46] Haddad FS, Williams RL. Forearm fractures in children: avoiding redisplacement. Injury. 1995;26:691.

[47] Wilson NI, Ingram R, Rymaszewski L, et al. Treatment of fractures of the medial epicondyle of the humerus. Injury. 1988;19:342- 344.

[48] Lawrence JT, Patel NM, Macknin MD, et al. Return to competitive sports after medial epicondyle fractures in adolescent athletes. Am J Sports Med. 2013;41:1152- 1157.

[49] Hubbard J, Chauhan A, Fitzgeral R, et al. Missed pediatric monteggia fractures. J Bone Joint Surg. 2018;6(6)2.

[50] Ramski DE, Hennrikus WP, Bae DS, et al. Pediatric monteggia fractures: a multicenter examination of treatment strategy and early clinical and radiographic results. J Pediatr Orthop. 2015;35(2):115- 120.

[51] Thompson HC, Garcia R. Myositis ossificans: aftermath of elbow injuries. Clin Orthop Rel Res. 1967;50:129.

[52] Spinner M, Freundlichj B, Teicher J. Posterior interosseous nerve palsy as a complication of Monteggia fracture in children. Clin Orthop Rel Res. 1968;58:141.

[53] Meyerding HW. V olkmann's ischemic contracture associated with supracondylar fractures of the humerus. J Am Med Assoc. 1936;106:1139.

[54] Copley LA, Dormans JP, Davidson RS. V ascular injuries and their sequelae in pediatric supracondylar humerus fractures: toward a goal of prevention. J Pediatr Orthop. 1996;16:99.

[55] Bender J. Cubitus varus after supracondylar fracture of the humerus in children: can this deformity be prevented? Reconstr Surg Traumatol. 1979;17:100.

[56] Hofmann V. Causes of functional disorders following supracondylar fractures in childhood. Beir Orthop Traumatol. 1968:15- 25.

[57] Cheng JC, Lam TP, Shen WY. Closed reduction and percutaneous pinning for type III displaced supracondylar fractures of the humerus in children. J Orthop Trauma. 1995;9:511.

[58] Pribaz JR, Bernthal NM, Wong TC, et al. Lateral spurring (overgrowth) after pediatric lateral condyle fractures. J Pediatr Orthop. 2012;32:456- 460.

[59] Flynn JC, Richards JF Jr, Saltzman RI. Prevention and treatment of non- union of slightly displaced fractures of the lateral humeral condyle in children: and end- result study. J Bone Joint Surg. 1975;57- A:1087.

[60] Fontanetta P, Mackenzie DA, Rosman M. Missed, maluniting, and malunited fractures of the lateral condyle in children. J Trauma. 1978;18:329.

[61] So YC, Fang D, Leong JC, et al. V arus deformity following lateral humeral condylar fractures in children. J Pediatr Orthop. 1985;5:569.

[62] Gay JR, Love JG. Diagnosis and treatment of tardy paralysis of the ulnar nerve. J Bone Joint Surg. 1947;29:1087.

[63] Bede WB, Lefebure AR, Rosmon MA. Fractures of the medial humeral epicondyle in children. Can J Surg. 1975;18:137.

第三部分

肩部骨折

MICHAEL T. FREEHILL, MD, FAOA

第二十一章　肱骨近端骨折：切开复位内固定
第二十二章　肱骨近端骨折：半关节置换术、反肩关节置换术和关节成形术
第二十三章　大结节骨折
第二十四章　肩胛骨骨折
第二十五章　肩胛盂骨折
第二十六章　锁骨骨折
第二十七章　肩锁关节 / 胸锁关节骨折和脱位

肱骨近端骨折：切开复位内固定

MICHAEL A. YEE, MD, AARON M. PERDUE, MD

定义

- 骨折累及肱骨近端干骺端 – 骨干的交界处。
- 正如 Kocher 在 1896 年所描述的，这些骨折是延伸到肱骨外科颈近端的关节内骨折。
  - 可能是关节内的，但更常见的是关节外的骨折，如 Codman 所述，最多有 4 个常见的骨折碎片，包括：
    - 肱骨头
    - 小结节
    - 大结节
    - 肱骨干
- 流行病学：
  - 占全部成人骨折的 5%，最常见于老年人。
  - 好发于女性，女：男为 2 : 1~5 : 1，发病率随着年龄的增长而增加。

解剖学

- 骨性解剖解构：
  - 重要骨性标志 / 结构：
    - 解剖颈，外科颈、小结节、大结节。
  - Boileau 和 Walch 通过尸体研究发现肱骨近端骨性关系如下：
    - 肱骨头直径平均：46.2mm（±5.4mm）。
    - 颈干角平均 129.6°（±2.9°）（关节面与骨干的倾斜角）。
    - 与肱骨远端经髁突间轴相比，骨干平均向后倾斜：17.9°（±13.7°）。
- 软组织连接：

- 肌腱软组织损伤是常见脱位的原因。
  - 关节面 / 肱骨头：无肌肉附着。
    沿冲击力方向移位。
  - 大结节：冈上肌、冈下肌和小圆肌附着。
    移位：后移、上移、外旋。
  - 小结节：肩胛下肌附着。
    移位：内移、内旋。
  - 骨干：三角肌、大圆肌、背阔肌和胸大肌附着。
    移位：内移、前移、上移（短缩移位）。
- 血供：
  - 正如 Gerber 等证实的一样，一直以来主要的血液供应被认为来源于旋肱前动脉（ACHA）的前外侧上行支。
    - 走行于肱二头肌结节间沟外侧。
    - 止于弓形动脉。
  - 然而，对 20 例肱骨近端骨折患者行动脉造影显示，80% 的 ACHA 血管被破坏，而 85% 的旋肱后动脉（PCHA）血供保持完整。
    - 尽管 ACHA 分支破坏常见，但在肱骨近端骨折中肱骨头缺血性坏死（AVN）发生率普遍较低。
  - 近期的尸体 /MRI 研究与 Gerber 等的研究相矛盾，结果显示：
    - PCHA 占肱骨头血液供应的 64%。
    - ACHA 对肱骨头的血液供应仅占 36%。
  - Hertel 等进行了一项前瞻性队列研究，以确定采用切开复位内固定（ORIF）治疗的肱骨近端骨折中肱骨头缺血的预测因素。
    - 缺血坏死的可靠预测因素有：
      干骺端骨折向肱骨头骨折碎块后内侧凸

出＜ 8mm。

内侧铰链结构破坏。

骨折类型，尤其解剖颈骨折。

- 对于肱骨解剖颈骨折合并短的肱骨距部延伸（＜ 8mm），内侧铰链中断的肱骨解剖颈骨折，肱骨头缺血坏死的发生阳性预测值为 97%（**图 21.1**）。

- 神经：
  - 腋神经从臂丛后束分支后，穿过四边孔到达肱骨外科颈的后侧面。
  - 腋神经绕肱骨外科颈在三角肌深面的三角肌筋膜内走行。
  - 腋神经走行于肩峰外侧缘 4~6cm 处。
    - 然而，一项尸体研究表明 25%（17/67）的腋神经在离肩峰外侧缘不到 4cm 处。

重要治疗原则

- 目标：AO 原则的应用。
  - 恢复肱骨近端的解剖关系和受损关节面的解剖复位。
    - 关键目标：
      避免肱骨头的内翻。
      恢复肱骨结节解剖关系，以重建肩袖，避

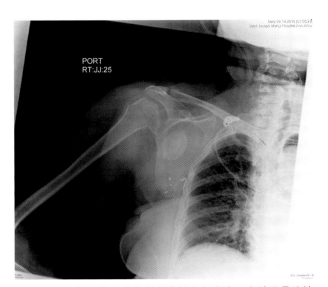

图 21.1　一位肱骨近端骨折脱位的老年患者，合并肱骨头缺血的 3 个危险因素，包括解剖颈骨折、内侧铰链断裂、肱骨头碎片无明显干骺端延伸（矩状突起）。结合这些危险因素，患者接受了反肩关节置换术

免骨性撞击的发生。

- 稳定的骨折固定以使早期肩关节活动度（ROM）功能锻炼。
- 医源性损伤最小化，保护软组织和骨的血供。

发病机制

- 低能量损伤，骨质疏松患者。
  - 人口老龄化带来的发病率增加。
- 较少见的，年轻患者的高能量损伤。
  - 可能伴有血管神经损伤。

病史 / 体格检查

- 病史：
  - 受伤机制
    - 高能量：年轻患者。
      男性多于女性。
    - 低能量损伤：同一平面肩部直接受力或上肢外展受力。
  - 既往脆性骨折（髋部、桡骨远端、椎体骨折）。
    - 肱骨近端骨折是继桡骨远端和髋部骨折之后第三常见的脆性骨折。
  - 重要的是确定先前的功能水平、职业和患者目标，因为这将确定损伤后的功能期望 / 目标，并可能有助于确定是否需要手术治疗或非手术治疗。

- 查体：
  - 视诊：肿胀和瘀斑，彻底检查任何擦伤 / 开放性损伤以排除开放性骨折、手臂位置（通常保持内收、内旋位置）。肩峰下沟可能提示合并骨折脱位。
  - 触诊：压痛，可闻及骨擦音
  - 同侧上肢远端检查
    - 肘部、前臂、腕部触诊及 ROM。
    - 神经血管状态：神经损伤比较常见，常与牵拉有关。
      Visser 等在一项对 143 例非手术治疗的肱骨近端骨折的前瞻性队列研究中发现。
  - 67% 的患者有一定程度的肌电图（EMG）证实的失神经表现。

○其中 58% 为腋神经，48% 为肩胛上神经。然而，在平均 26.5 周的随访中，所有患者肌肉无力的症状都得到恢复。

影像学

● X 线检查：
　○病史采集和体格检查之后应该进行影像学检查。
　　○投射角度：
　　　前后位。
　　　腋位。
　　○因为疼痛，很难获得（需要外展）。
　　○ Versus Velpeau（不需要外展）改良腋位。在创伤患者中，肩胛骨"Y"位片很容易获得，但如果作为唯一的侧位片，则可能产生误导，因为肱骨近端内旋的肱骨头后脱位仍可能突出于肩胛盂之上（**图 21.2A，B**）。
　　○ Grashey 位（盂肱关节的真正前后位）。最好的关节面投照视野，以评判关节内骨折、先前存在的骨关节炎，并能更好地了解骨折类型和成角。
● CT：
　○提供更多的骨细节，这有助于制订在严重粉碎性骨折或当肱骨头的嵌顿性或劈裂性骨折时的手术计划。
　○用于排除腋位或 Versus Velpeau 位片不能配合时的骨折脱位。

诊断

●临床判断应该侧重于病史和体格检查。

鉴别诊断

●肩关节脱位、肩锁关节分离、肩袖撕裂、盂唇撕裂、锁骨远端骨折、肩胛骨骨折（肩锁关节、肩胛盂）。
●确诊
　○基于上面所讨论的影像。
●分类：
　● Codman 描述这类骨折包括 4 个典型的骨折碎片：①肱骨头；②小结节；③大结节；④骨干。
　● Neer 分型系统最常用。
　　○运用 Codman 对肱骨近端骨折的骨折块数量来描述该部位骨折。
　　　4 个骨折块的中任何一个部分骨折后，其分离移位＞ 1cm 或成角＞ 45°，即认为其发生移位。
　　○如果没有骨块达到上述标准，不管有多少骨折线存在，被认为是一部分骨折。两部分骨折中有一处骨折碎片符合上述标准。三部分骨折中有一个结节部骨折移位伴外科颈骨折移位。四部分骨折则各骨折碎片均有移位。
　　○在 2002 年，Neer 增加了一个单独的类别，用于肱骨头关节面外翻，但仍与肩胛盂保持大量接触的四部分骨折。

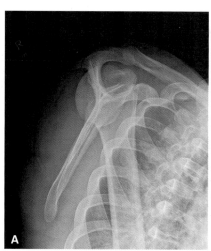 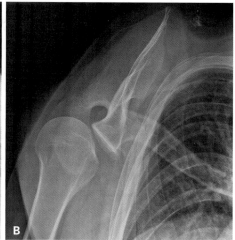

图 21.2 （A）一个错误的肩胛骨"Y"视图的例子，其中肱骨头似乎位于肩胛盂的正中央。（B）Velpeau 视图证实同一患者存在肩关节后脱位

同时增加了关节内骨折和骨折脱位的分类。

- 使用 Neer 分类系统的观察者之间和观察者内部的可靠性是可变的，基于观察者经验的可靠性更高。
  - CT 扫描不能一直确保提高观察者之间或观察者内的可靠性。
- 合并损伤：
  - 明显的合并伤通常发生于高能量受伤机制和更高程度的移位的病例中。
  - 腋动脉损伤：
    - 腋动脉位于肱骨头和外科颈的内侧。
    - 在肱骨近端四部分骨折中，损伤发生率高达 5%。
    - 可表现为急性上肢缺血伴无脉或筋膜室综合征，或起病隐匿且进行性加重的疼痛，感觉异常，上肢神经功能恶化，肿胀或瘀血。
    - 桡动脉搏动可能存在，但与对侧相比搏动减弱，依靠于肩部周围丰富的侧支循环。
    - 尖锐骨折碎片或牵张性撕脱所致的直接损伤（特别是在有钙化 / 动脉粥样硬化血管的老年患者中）。
    - 如果考虑腋动脉损伤可行低阈值动脉造影检查和急诊血管探查手术（图 21.3A，B）。
  - 神经损伤：
    - 常为腋神经或肩胛上神经麻痹。
      见体格检查第十一章。
    - 臂丛神经损伤。
      肱骨近端骨折不常见，但渐进性臂丛功能

障碍可能提示动脉损伤 / 假性动脉瘤压迫。
- 肩袖损伤：
  - 多达 40% 的肱骨近端骨折患者存在完全断裂或是至少一条肩袖肌肉撕裂。

非手术治疗

- 非手术治疗适应证：
  - 闭合骨折无或轻微移位。
  - 老年骨折，低需求的患者。
  - 骨质量评估。
    - 复合皮质厚度
      由 Tingart 等定义为：在正位 X 线片上两个层面的内侧和外侧皮质厚度测量的均值。
    - 第一平面：肱骨近端向下骨皮质逐渐增厚至内侧和外侧皮质并行时的平面。
    - 第二平面：自第一平面向远端 20mm。
      复合皮质厚度 > 4mm。
    - 将显著降低钢板 / 螺钉固定失败率。
      复合皮质厚度不足（< 4mm）。
    - 考虑非手术治疗或关节成形术。
- 治疗：
  - 早期悬吊支具以获得舒适。
  - 指导患者在可以耐受范围内活动度锻炼。
    - 2~4 周被动活动度锻炼。
    - 4~6 周主动活动度锻炼。
    - 6~8 周后逐渐加强。
    - 12 周后加强伸展运动锻炼强度。
    - 物理治疗对伴有神经麻痹患者尤为重要。

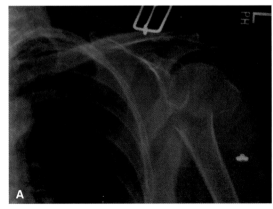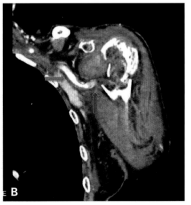

图 21.3 （A）严重移位的左侧肱骨近端四部分骨折，患者左上肢桡动脉脉搏较右桡动脉脉搏减弱，内侧突较大。（B）CT 血管造影显示肱骨近端骨折处腋动脉完全闭塞（蓝色箭头表示腋动脉血流正常，红色箭头表示闭塞区远端未见血流）

- 定期放射线检查进一步明确骨折移位预后。
- 结果：
  - 在 73%~97% 骨折移位较小的患者均取得良好的预后。
    - 关节活动度和肩关节功能与骨折移位移位有关。
      非移位性骨折愈合后功能障碍和活动度丧失均最少。
    - 高龄和伤前状态与预后呈负相关。
  - 三、四部分肱骨近端骨折采取非手术治疗后的功能预后较差。
  - Lyengar 等系统性地综述了 12 篇关于肱骨近端骨折非手术治疗的文献：
    - 98% 的愈合率。
      内翻畸形愈合 7%。
      缺血性坏死 2%。
      其他并发症：转化为手术处理、神经血管损伤、骨不连、僵硬、关节炎、肩峰下撞击、疼痛综合征、异位骨化。
  - Rangan 等于 2015 年发表了一项对非手术治疗（n=117）或手术治疗（n=113）的成人移位肱骨近端骨折的两年随访前瞻性多中心随机研究
    - 多数是肱骨近端二、三部分骨折。
    - 外科治疗包括切开复位内固定术（82.6%）、髓内钉和关节成形术。
    - 结果评分（Oxford 肩指数评分）：两组之间在任何时间点或平均两年以上无差异。
    - 组间二次手术或并发症发生率无差异。
    - 限制：问卷由患者填写并邮寄（两年内无客观收集数据或影像学数据）。考虑到研究的随机性，外科医生不能通过临床判断来确定哪些患者会从手术中受益最大。没有考虑外科医生的技能和对外科治疗的熟悉程度的影响。

手术治疗

适应证

- 传统上，用 Neer 的移位标准作为手术适应证。
  - ＞1cm 的移位；一个或多个部位的 45°成角；

大结节骨折＞5mm 的移位。
- 肱骨头劈裂伴有关节面台阶。
- 肱骨近端骨折脱位。
- 必须考虑患者因素，当手术有许多相对禁忌证，而非手术治疗也将获得可靠的上肢功能。
  - 老年人 / 不活动 / 低需求的患者。
  - 患者的身体状况不适合手术。
  - 严重的骨质疏松。
  - 预期术后不配合的患者（如严重痴呆）。

外科手术

- 切开复位内固定术。
  - 本章节重点。
- 缝合固定。
  - 一般只用于两部分大结节骨折，特别是骨质疏松性患者。
  - 经骨缝合固定和张力带技术已被描述用于外翻嵌顿骨折。
  - 降落伞技术：张力带缝合结合外翻嵌插截骨术治疗两部分外科颈骨折。
- 闭合复位经皮穿针固定。
  - 很少使用，因为：
    - 达到坚强固定比较困难，尤其对于骨质疏松的患者。
    - 达到解剖复位比较困难。
  - 如果要实施则建议使用螺纹克氏针，以降低克氏针移位风险。
  - 相比切开复位内固定和关节成形术，有更高的并发症风险。
- 髓内钉。
  - 表明在某些两部分骨折中。
  - 需要考虑肩袖损伤和冈上肌力量下降。
- 关节置换术。
  - 半关节置换术。
  - 反肩关节置换术。
    - 见第二十二章。

体位

- 仰卧于可透射线的手术台上。

○ 手术床旋转 90°远离麻醉相关设备。

○ 放置可透视的托板支撑患侧肩部和前臂。

○ C 臂机放于头侧。

○ 确保能得到可靠的正侧位片和腋位 X 线片。

○ 一般包括 C 臂机旋转和肩部旋转的组合（一旦临时固定到位）。

● 另一种体位——沙滩椅位。

○ 液压手臂定位器允许手臂被操纵到不同的位置。

○ 可以合成足够的透视成像。

手术入路

● 胸三角肌入路显露肱骨近端（作者推荐）。

○ 切口从喙突开始，沿三角肌胸肌间沟向远端和外侧延伸。

○ 切开皮肤后，仔细解剖皮下组织，以避免头静脉的医源性损伤。

○ 一旦确认胸三角筋膜内的头静脉（**图 21.4A**），就将筋膜与静脉剥离。

○ 静脉可以随三角肌向外侧拉开，也可以随胸大肌向内侧拉开。将静脉与三角肌向外侧牵开，避免结扎从三角肌穿出的多个穿支。

○ 将静脉牵向内侧需要结扎穿支，但应避免因长时间的回缩而造成潜在的损伤。

○ 如果损伤，静脉可以结扎，不会有明显的

不良预后。

○ 从后外侧钝性剥离深层三角肌，暴露肱骨近端及肩袖。在联合腱深部进行钝性剥离可以更好地显露内侧结构。

○ 将 Kolbel 牵开器深置于三角肌外侧和联合肌腱内侧之间。

○ 或者，将三角肌牵开器放于三角肌下方的隆突处。

○ 重要的是尽量减少肱二头肌间沟的剥离，特别是内侧，以减少对供应肱骨头血供的 ACHA 的伤害。

○ 腋神经位于三角肌深部，过度的牵拉可能导致医源性损伤。

○ 三角肌到肱骨干止点的前 1/3 可经骨膜下剥离，以扩大手术视野并提供合适的内植物放置空间。

○ 从肱骨近端和肩袖上清除三角肌下滑囊十分重要，以便于充分显露骨折线和肩袖附着点以进行缝合固定。

● 在三部分和四部分骨折中，粗的、编织的、不可吸收的缝合线将肩袖缝合于结节部。

○ 可辅助固定结节部骨折碎片，并且在钢板／螺钉固定的基础上加强固定。

● 经三角肌入路至肱骨近端。

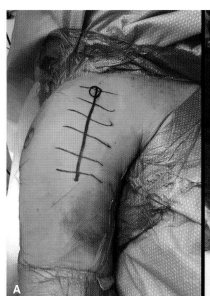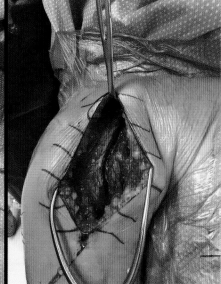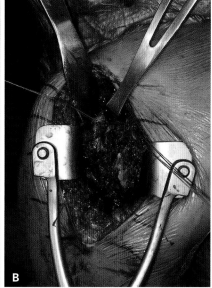

图 21.4 （A）手术切口标记，从喙突（近端圆圈）向三角肌远端附着部（左侧）。辨认、显露和保护头静脉，解剖显露胸三角肌间隙（右）。（B）肩袖缝合修复于大小结节的骨折块上

- 理论上可更好的显露大结节并便于操作。
- 从肩峰前缘外侧向远端纵行切开，依次切开皮肤和皮下组织（**图 21.5A**）。
- 切开三角肌筋膜，显露无血管的前三角肌裂口（**图 21.5B**）。
  - 裂口从近端到远端的距离为 3~4cm。
  - 然后将一根手指穿过三角肌裂孔去触诊位于三角肌深部的腋神经。

- 走行于肩峰外侧缘以远 4~6cm 处。
- 在近端和远端解剖神经及其周围软组织，并加以保护（**图 21.5C**）。
- 如果需要则扩大显露直至神经远端，以更好的显露肱骨近端和肱骨干近端。
  - 当存在明显的骨折块外旋和内收移位时，向后方显露可以更容易看到和处理大结节。
  - 仔细的前路解剖可以显露肱骨小结节。

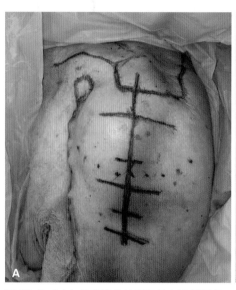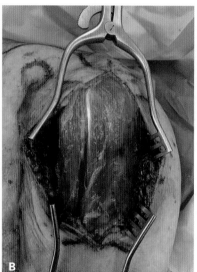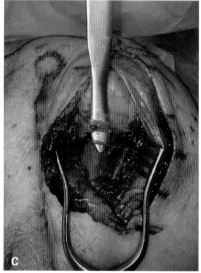

图 21.5（A）从肩峰前外侧开始向远侧延伸，在尸体肩部标出的三角肌入路。（B）切开皮下组织，辨认三角肌筋膜和无血管的前三角肌裂口。（C）通过分离的三角肌辨别腋神经和旋肱后血管

技术

切开复位内固定

- 移位的肱骨近端骨折通常需要手术治疗，自锁定钢板引入后固定的稳定性得到增加。
  - 非锁定钢板
    - 很少使用。
    - 需要解剖复位。
    - 用在相对简单的，二、三部分肱骨近端骨折的骨质量良好的患者。
  - 锁定钢板
    - 考虑到骨折通常有小的关节周围的骨块，粉碎性骨块，且发生在骨质疏松的干骺端骨，锁定钢板是进行结构固定的常用选择。
    - 创建一个固定角度结构，以提供更好好的

旋转、轴向运动和角度稳定性。
  - 生物力学研究表明，与髓内钉和非锁定钢板相比，锁定钢板具有更好的稳定性和强度。

器械

- 牵引器。
  - 拉钩（浅或深的拉钩，视患者体型而定）。
  - 三角肌拉钩。
  - 大的 Hohmann 拉钩。
- 大点式复位钳。
- 自由拉钩。
- 克氏针。
- 粗的、不可吸收的编织缝合线（例如：Ethibond、Fiberwire、Ti-Cron）。
- 内植物。

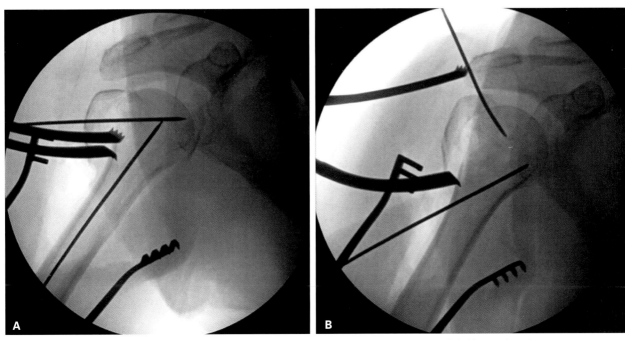

图 21.6　使用克氏针和椎板撑开器纠正肱骨头外翻嵌插的实例。（A）外翻嵌插位。（B）用椎板撑开器矫正后

○ 肱骨近端锁定钢板。

　○ 钢板通常有左右侧之分，可能有不同的近端螺孔方向和长度。

　○ 3.5mm 锁定 / 非锁定螺钉（不同厂家的螺钉尺寸可能略有不同）。

手术步骤

● 当手术切开显露后，如果肩关节有脱位则应复位。

● 当骨折存在外翻撞击时，首先应纠正肱骨头外翻成角。

　○ 开书样的结节部骨折块（如前所述，用粗的编织缝线缝合固定）以解除肱骨头嵌插。

　○ 平行于解剖颈骨折线放置一根 1.6mm 的克氏针，可以操作肱骨头折片。

　　○ 椎板撑开器可以放置在肱骨头和肱骨干之间，通过操纵克氏针纠正肱骨头外翻（**图 21.6**）。

　○ 必要时可通过解剖肩袖间隙来更好的显露肱骨头，但必须保留所有肩袖的骨性止点，并避免对肱二头肌长头腱的损伤。

　　○ 如果肱二头肌腱在骨折处嵌顿，或有明显的炎症 / 损伤，可以考虑固定肌腱或切断肌腱。

　　○ 如果肱二头肌腱损伤没有处理，将会成为

术后疼痛的重要原因。

● 当 AP 和侧位影像上证实肱骨头复位，可以从肱骨前干放置几根（2~3 根，1.6mm）克氏针，并将其推进到肱骨头的软骨下骨中，以维持复位（**图 21.7**）。

　○ 避免克氏针穿过外侧皮质，将妨碍钢板合适的放置。

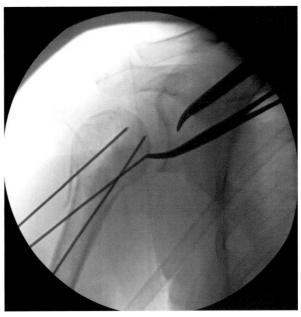

图 21.7　一例经肱骨近端前皮质，从远端到近端，延伸至软骨下骨的克氏针临时固定

○ 此时近侧节段的残留外翻或侧方移位是可以接受的，因为在临时固定后使用锁定钢板可以进一步复位（图 21.8A）。

● 结节的复位是通过对先前缝合在肩袖骨性止点的缝合线进行牵引来完成的。

○ 通过从近端到远端的 1.6mm 克氏针可以固定肱骨大结节。

○ 小结节骨碎片经常很小，因此我们倾向于在肩胛下肌中放置一根克氏针，刚好在小结节的内侧，以便在需要时暂时固定这块碎片。

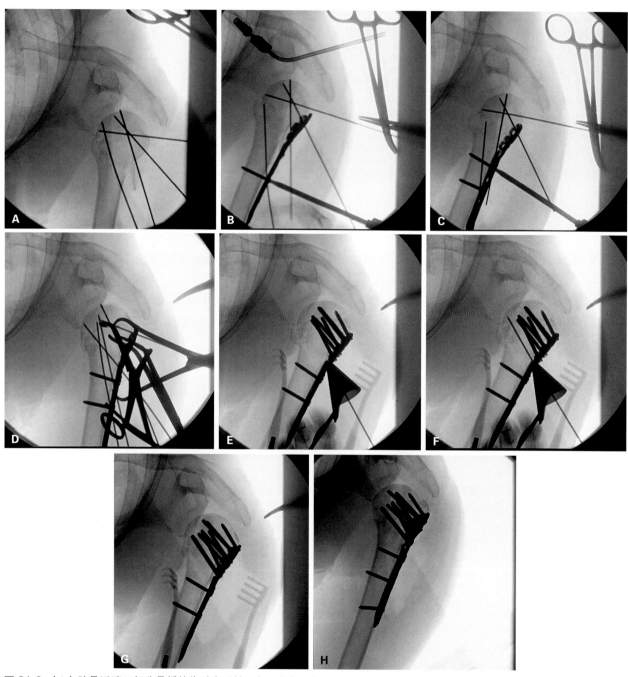

图 21.8 （A）肱骨近端四部分骨折的临时克氏针固定。注意，与肱骨干相连的近端仍有部分外翻成角和侧偏。（B）已放置所选的侧方锁定板。图中非锁定螺丝是用以将钢板作为一个复位工具，均匀地将近端骨片推挤到肱骨干轴线上。（C）放置第二枚远端非锁定螺钉以固定钢板位置并进一步从内侧复位近端骨块。（D）钢板就位后，使用游离器、大型点式复位钳和克氏钢针复位，实现骨折碎片的解剖复位。（E）这种特殊的植入物允许改变导丝的角度，以优化空心螺钉的方向和长度。（F）中空螺钉的导针。（G）在肱骨头下关节面软骨下骨内固定螺钉。（H）肱骨近端骨折解剖复位内固定

○ 这避免了小结节的进一步碎裂。
● 用克氏针临时固定后，可将钢板放置于外侧面。
　○ 根据暴露情况和钢板结构的不同，三角肌附着部前 1/3 的隆突处可能是放置钢板的合适部位。
● 合适的钢板放置是一个关键的技术因素。
　○ 外科医生应避免将钢板近缘放置过于接近大结节的近端，因为这将增加钢板撞击肩峰的风险。
　　○ 同时，钢板的近端应该能操纵大结节骨折碎片。
　○ 将钢板放在前方而不是侧面会导致的螺钉轨迹靠后和不适当的固定。
● 将第一颗螺钉通过非锁定的长圆形孔（如果存在）植入骨折以远干骺端 - 骨干区域的近端，提供了钢板与骨的初步固定，同时允许对钢板位置进行小的调整。
　○ 此孔中的非锁定螺钉还可以将钢板贴附到骨上，同时减少任何近端骨折块的侧向移位（图 21.8B）。
● 大多数锁定钢板都有专门定向的干骺端锁定螺钉，以支持长斜向内的肱骨距部支持螺钉，这已被证明有助于纠正内翻和防止关节内螺钉的穿透。
　○ 因此，钢板的位置应该考虑这些螺钉的植入使其效果最佳化。
● 第二颗螺钉（锁定或非锁定）置于远端以控制钢板旋转（图 21.8C）。
● 随着钢板固定到位和最后调整，以达到肱骨头和结节部的解剖复位。
　○ 将前期放置的克氏针根据需要移除或重新定位。
　○ 注意，肱骨头近端骨块的解剖位置正好在大粗隆的近端（约 8mm）。
　○ 如有可能，解剖复位内侧皮质以重建内侧柱支撑。
　○ 使用大号点式复位钳可进一步将结节部碎片聚拢到钢板上（图 21.8D）。
● 所有经钢板固定的锁定螺钉都应尽量置于肱骨头的近端。
　○ 螺钉的长度应在关节面 5mm 以内，以加强软骨下骨的固定。
　○ 为了减少术后螺钉穿入关节内的风险，近端锁定螺钉应采用单皮质固定。
　○ 为了提供内侧柱的支撑，应放置向内的肱骨距部支撑螺钉（图 21.8E~G）。
● 如果骨骼质量良好，则不需要远端锁定螺钉。
　○ 在骨质疏松骨中，锁定螺钉将增加稳定性和刚度，降低固定失败的风险。
　○ 远端 3 枚双皮质螺钉提供足够的固定（图 21.8H）。
● 将先前缝合于肩袖结节止点的缝合线穿过钢板上的小孔，以加强结节的固定。
　○ 尽管这些缝合线需要张力，但如果过度绷紧这些绳结，可能会导致缝合线在钢板边缘断裂。
● 在手术结束前，应通过一定范围的肩关节活动拍摄透视图像，以确保没有螺钉穿透肱骨头关节面。
　○ 用短一些的螺钉来替换任何穿透到关节内的螺钉。
● 内翻型骨折的手术方式大都与此相似，不同之处是先复位结节部，然后复位肱骨头和干骺端 - 骨干部分。
　○ 在合并外科颈内翻移位的两部分骨折中，通过近端锁定螺钉固定，将钢板放置在适当的位置，钢板远端会翘起远离骨干。
　　○ 然后，通过将钢板向下固定至骨骼，撬动肱骨头外翻以达到矫正内翻畸形的效果（图 21.9A~D）。

要点

✳ 确保在术前准备和铺无菌单之前做好术中透视成像的准备。
✳ 充分的外科显露，以确保最佳复位效果和钢板合适的放置固定。
　✳ 一般需要将三角肌前附着部的前 1/3 适当剥离。
✳ 有稳定的内侧柱支撑。
　✳ 如有可能，实现内侧皮质解剖复位。
　✳ 优化钢板放置，提供合适的肱骨矩螺钉固定的位置。
　✳ 区分可能需要结构性植骨的骨折（如腓骨骨块植骨）。
✳ 用粗的、不可吸收的缝线直接固定在锁定钢板上，加强结节固定。
　✳ 避免绳结过紧，以避免缝线断裂。
✳ 明确是否有肱二头肌长头腱损伤，必要时行肌腱固定或肌腱切断。

陷阱（未预料到的困难）

× 未能认识到患者存在高风险因素可引起 ORIF 失败。
  * 肱骨头缺血的高危骨折类型。
  * 低需求患者的严重骨质疏松。
× 结节复位 / 固定不良。
  * 会导致肩峰撞击和术后功能恢复不良。
× 钢板植入位置不良。
  * 如果放置过近会导致肩峰撞击。
  * 如果放置过近或过前会限制充分固定。
× 未能建立内侧柱结构支撑。
× 未能发现关节内螺钉穿入。
  * 软骨下骨单层皮质钻孔可以降低关节内螺钉穿入的风险。
  * 获得准确的透视成像对于辨认关节内螺钉是至关重要的。

辅助手术：腓骨髓内结构性植骨术

- 腓骨髓内结构性植骨术适应证：
  - 术前明显的骨折移位（外翻嵌顿）。
    - 术中骨折复位后，外翻嵌顿可能与大的骨缺损相关。
  - 冠状位内翻对线不良。
  - 内侧皮质粉碎。
  - 骨质不良。
- 治疗这种缺损的各种技术已投入使用，包括骨替代物，自体骨和同种异体骨。
- 腓骨髓内结构性植骨术已成为 ORIF 常用的辅助手段，用以填补骨缺损、桥接粉碎的肱骨近端节段、提供致密的骨质以提高螺钉固定的紧密性。
  - 主要用于重建内侧柱支撑。
  - 尤其对于需要进行 ORIF 治疗同时合并皮质厚度 < 4mm（提示骨质量差）的患者。

手术步骤

- 显露肱骨近端，用上述粗的、不可吸收的缝线固定结节部骨块。
- 一旦决定使用腓骨髓内结构性植骨移植，应打开移植物并开始解冻 / 再水化（如果是冻干骨）过程。
  - 将其完全浸入无菌生理盐水中 20~30min，以充分再水化。

- 将支架的远端逐渐锥形化以适应髓腔。
  - 如果末端更宽，应将其指向近端。
  - 试图将粗的移植物楔入狭窄的髓腔可能导致医源性骨折。
- 使用最短的移植物来提供足够的支撑。
  - 尽量减少向远端楔入髓腔的移植物的长度，因为长的髓内植骨可能会使远期的关节置换术变得复杂化。
- 显露结节，以合适的颈 - 干角和后倾角复位肱骨头。
- 将管状支架击入近端髓腔内。
  - 移植物的近端应该为肱骨头提供支撑，并且应该尽可能地居中（**图 21.10A**）。
  - 单皮质"推进式"螺钉可用于将移植物推进到更中间的位置。
- 随后结节部可以临时复位，并用 1.6mm 克氏针固定维持复位。
- 放置外侧钢板，用位于移植物远端 - 远端的双皮质螺钉固定支架移植物。
  - 这将保证移植物不能在髓腔内向远处移位。
- 继续进行如上所述的内固定，在从致密的结构性植骨移植物骨过渡到骨质疏松骨时，注意不要把钻头插入关节内。
  - 一个或两个内侧肱骨距螺钉仍然是提供稳定性和支撑内侧柱的重要工具（**图 21.10B**）。

要点

* 调整移植物的大小，使其长度最小化。
* 移植物远端做成锥形有利于移植物的放置，避免医源性骨折。
* 尽可能地调节移植物，以帮助复位和增加内侧柱的支撑。

陷阱

× 腓骨髓内结构性植骨尺寸不合适。
× 对于骨质量极差或已存在明显关节炎的患者，可采用替代手术（如关节成形术）。
× 移植物未充分解冻 / 水化。
  * 钻孔和放置螺钉时可能发生脆性骨折。
× 移植物的支撑放置可能使髓腔近端闭塞，使后续的关节成形术更加困难。

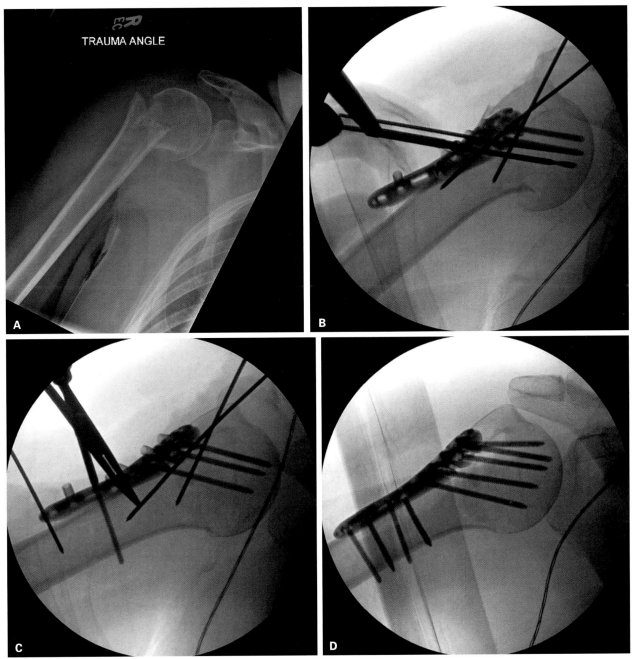

图21.9 （A）一例肱骨近端二部分骨折伴内翻移位。（B）用锁定螺钉将肱骨近端锁定钢板固定到肱骨近端，并将其从骨干皮质远端抬起。（C）远端用非锁定螺钉固定可将钢板与骨面贴附，使外科颈骨折复位良好。（D）最终固定使肱骨近端骨折解剖复位

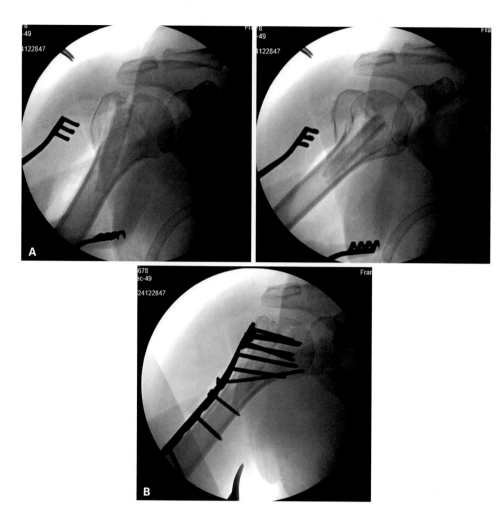

图 21.10（A）腓骨结构性植骨移植物的放置，为肱骨头复位提供了支撑，而不需要辅助临时固定。注意腓骨支柱移植物的远端逐渐锥形化，在远端部分呈内侧倾斜。（B）腓骨结构性植骨和内侧肱骨距螺钉重建内侧柱支撑结构最终使肱骨近端骨折解剖复位

术后管理

- 术后立即：
  - 悬吊支具以获得舒适。
  - 立即开始钟摆活动练习，以避免僵硬，同时进行肘部和手腕 ROM。
  - 2 周后，开始可以耐受的被动和主动辅助的 ROM 物理治疗。
    - 避免过度的被动运动，降低早期内固定失败的风险。
  - 在第 6 周，患者的体征、症状或影像学检查如无异常，物理治疗的强度应增加。
    - 渐进式强化和更积极主动、主动辅助和被动的 ROM。
  - 在术后 12 周，如有足够的证据证实骨折愈合，应取消所有限制。

结果

- 标准的锁定钢板：
  - 愈合率＞95%。
  - ＞80% 的患者获得良好或优秀的功能恢复。
    - 所有患者满意度达 81%~95%。
    - 平均 Constant-Murley 评分：68.6~86.5。
    - 平均 ASES：75~89。
  - 解剖复位后，功能恢复的更好。
  - 与两部分骨折和三部分骨折相比，四部分骨折的 ORIF 术后功能预后可能更差。
  - 与半关节置换相比临床效果更好。
- 锁定钢板与腓骨支架增强固定：
  - 缺乏 ORIF 是否联合腓骨支架移植治疗之间的

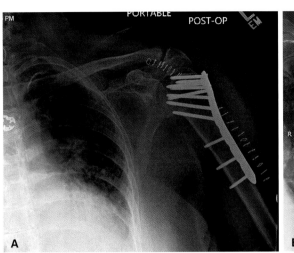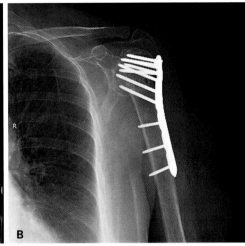

图 21.11 （A）术后即刻 X 线片显示肱骨近端骨折复位和固定良好。（B）术后 3 个月 X 线片显示肱骨头塌陷伴缺血性坏死和关节内螺钉穿入

比较研究。

- 愈合率 97%~100%。
- 更好的功能恢复评分。
  - 平均 Constant-Murley 评分：85.1。
- 优异的 ROM。
  - 平均前屈 > 145°。
  - 平均外旋 > 60°。

并发症

- 已知的与 ORIF 相关的并发症是多样的。
  - 尽管有很高的愈合率，但仍有 36% 的病例发生相关的并发症。
    - 年龄 > 60 岁的患者并发症发生的风险更高。
  - 再手术率从 11%~24% 不等。
- 并发症包括：
  - 固定失败后内翻塌陷、畸形愈合。
    - 属于最常见的并发症，发生率高达 25%。
    - 内翻骨折移位与较高的内固定失败率有关，尤其是内翻角度为 > 20°。
  - 关节内螺钉穿入，高达 23%。
  - 肱骨头 AVN，发生率达 16%（图 21.11A，B）。
    - 骨折脱位时 AVN 的风险更高。
  - 结节畸形愈合和肩峰撞击。
  - 感染。
  - 神经损伤。
  - 冻结肩。

- 加强对复位和固定的生物力学机制的理解，对更适合非手术治疗或关节成形术的患者进行适当筛选，降低并发症的发生率。
- 使用同种异体腓骨支架移植的并发症发生率低于标准锁定钢板植入。
  - 内翻塌陷 < 1%。
  - 关节内螺钉穿透 < 3.7%。
  - AVN < 1。

推荐阅读

[1] Garner MJ, Weil Y, Barker JU, et al. The importance of medial support in locked plating of proximal humerus fractures. J Orthop Trauma. 2007;21:185-191.

[2] Hardeman F, Bollars P, Donnelly M, et al. Predictive factors for functional outcome and failure in angular stable osteosynthesis of the proximal humerus. Injury. 2012;43:153-158.

[3] Hertel A, Hempfing A, Stiehler M, et al. Predictors of humeral head ischemia after intracapsular fracture of the proximal humerus. J Shoulder Elbow Surg. 2004;13(4):427-433.

[4] Neer CSII. Four-segment classification of proximal humeral fractures: purpose and reliable use. J Shoulder Elbow Surg. 2002;11:389-400.

[5] Nevaiser AS, Hettrich CM, Beamer BS, et al. Endosteal strut augment reduces complications associated with proximal humeral locking plates. Clin Orthop Relat Res. 2011;469(12):3300-3306.

参考文献

[1] Kocher T. Beitrage zur Kenntniss einiger praktisch wichtiger Fracturenformen. Basel, Switzerland: Carl Sollman; 1896.

[2] Codman EA. Rupture of the supraspinatus tendon and other lesions in or about the subacromial bursa in: Codman EA, ed. The Shoulder. Boston, MA: Thomas Todd Company; 1934:262-293.

[3] Launonen AP, Lepola V, Saranko A, et al. Epidemiology of proximal humerus fractures. Arch Osteoporos. 2015;10:209.

[4] Palvanen M, Kannus P, Niemi S, Parkkari J. Update in the epidemiology of proximal humeral fractures. Clin Orthop Relat Res. 2006; 442: 87-92.

[5] Fakler JK, Hogan C, Heyde CE, John T. Current concepts in

the treatment of proximal humeral fractures. Orthopedics. 2008;31(1):42-51.

[6]　Passaretti D, Cadela V, Sessa P, Gumina S. Epidemiology of proximal humeral fractures: a detailed survey of 711 patients in a metropolitan area. J Shoulder Elbow Surg. 2017;26(12):2117-2124.

[7]　Boileau P, Walch G. The three-dimensional geometry of the proximal humerus: implications for surgical technique and prosthetic design. J Bone Joint Surg Br. 1997;79:857-865.

[8]　Nepola JV. Proximal humerus fractures. Orthop Knowledge Online J. 2011;9(1). https://www.aaos.org/OKOJ/vol9/issue1/TRA033/?ssopc=1.

[9]　Gerber C, Schneeberger AG, Vinh T. The arterial vascularization of the humeral head. J Bone Joint Surg Am. 1990;72(10):1486-1494.

[10]　Coudane H, Fays J, De La Selle H, Nicoud C, Pilot L. Arteriography after complex fractures of the upper extremity of the humerus bone: a prospective study— preliminary results. J Shoulder Elbow Surg. 2000;9:548.

[11]　Hettrich CM, Boraiah S, Dyke JP, et al. Quantitative assessment of the vascularity of the proximal part of the humerus. J Bone Joint Surg Am. 2010;92:943-948.

[12]　Hertel A, Hempfing A, Stiehler M, et al. Predictors of humeral head ischemia after intracapsular fracture of the proximal humerus. J Shoulder Elbow Surg. 2004;13(4):427-433.

[13]　Traver JL, Guzman MA, Cannada LK, Kaar SG. Is the axillary nerve at risk during a deltoid-splitting approach for proximal humerus fractures? J Orthop Trauma. 2016;30(5):240-244.

[14]　Cetik O, Uslu M, Acar HI, et al. Is there a safe area for the axillary nerve in the deltoid muscle? J Bone Joint Surg Am. 2006;88(11):2395-2399.

[15]　Kontakis GM, Steriopoulos K, Damilakis J, Michalodimitrakis E. The position of the axillary nerve in the deltoid muscle. A cadaveric study. Acta Orthop Scand. 1999;70:9-11.

[16]　Stannard JP, ed. Surgical Treatment of Orthopaedic Trauma. 2007:239-262.

[17]　Visser CP, Coene LN, Brand R, Tavy DL. Nerve lesions in proximal humeral fractures. J Shoulder Elbow Surg. 2001;10(5):421-427.

[18]　Hawkins RJ, Neer CS II, Pianta RM, Mendoza FX. Locked posterior disloca¬tion of the shoulder. J Bone Joint Surg Am. 1987;69(1):9-18.

[19]　Neer CS II. Displaced proximal humeral fractures: I. Classification and evalu-ation. J Bone Joint Surg Am. 1970;52:1077-1089.

[20]　Carofino BC, Leopold SS. Classifications in brief: the Neer classification for proximal humerus fractures. Clin Orthop Relat Res. 2013;471:39-43.

[21]　Neer CS II. Four-segment classification of proximal humeral fractures: pur¬pose and reliable use. J Bone Joint Surg Am. 2002;11:389-400.

[22]　Stableforth PG. Four-part fractures of the neck of the humerus. J Bone Joint Surg Br. 1984;66(1):104-108.

[23]　Donovan DL, Sharp WW. Blunt trauma to the axillary artery. J Vasc Surg. 1984;3:681-683.

[24]　Gallo RA, Sciulli R, Daffner RH, et al. Defining the relationship between rotator cuff injury and proximal humerus fractures. Clin Orthop Relat Res. 2007;458:70-77.

[25]　Tingart MJ, Apreleva M, Stechow von D, et al. The cortical thickness of the proximal humeral diaphysis predicts bone density of the proximal humerus. J Bone Joint Surg Br. 2003;85(4):611-617.

[26]　Koval KJ, Gallagher MA, Marsicano JG, et al. Functional outcome after min¬imally displaced fractures of the proximal part of the humerus. J Bone Joint Surg Am. 1997;79:203-207.

[27]　Gaelber C, McQueen MM, Court-Brown CM. Minimally displaced proximal humerus fractures: epidemiology and outcome in 507 cases. Acta Orthop Scand. 2003;74(5):580-585.

[28]　Hanson B, Neidenbach P, de Boer P, et al. Functional outcomes after non-operative management of fractures of the proximal humerus. J Shoulder Elbow Surg. 2009;18(4):612-621.

[29]　Torrens C, Corrales M, Vilà G, et al. Functional and quality of life results of displaced and nondisplaced proximal humeral fractures treated conservatively. J Orthop Trauma. 2011;25(10):581-587.

[30]　Yüksel HY, Yimaz S, Aksahin E, et al. The results of nonoperative treatment for three-and four-part fractures of the proximal humerus in low-demand patients. J Orthop Trauma. 2011;25(10):588-589.

[31]　Iyengar JJ, Devcic Z, Sproul RC, et al. Nonoperative treatment of proximal humerus fractures: a systematic review. J Orthop Trauma. 2011;25(10):612-617.

[32]　Rangan A, Handoll H, Brealey S, et al. Surgical vs nonsurgical treatment of adults with displaced fractures of the proximal humerus: the PROFHER Randomized clinical trial. JAMA. 2015;313(10):1037-1047.

[33]　Rothberg D, Higgins T. Fractures of the proximal humerus. Orthop Clin North Am. 2013;44(1):9-19.

[34]　Panagopoulos AM, Dimakopoulos P, Tyllianakis M, et al. Valgus impacted proximal humerus fractures and their blood supply after transosseous suturing. Int Orthop. 2004;28(6):333-337.

[35]　Banco SP, Andrisani D, Ramsey M, Frieman B, Fenlin JM Jr. The parachute technique: valgus osteotomy for two-part fractures of the surgical neck of the humerus. J Bone Joint Surg Am. 2001;83-A (suppl 2, Pt 1):38-42.

[36]　Resch H, Povacz P, Frölich R, Wambacher M. Percutaneous fixation of three-and four-part fractures of the proximal humerus. J Bone Joint Surg Br. 1997;79(2):295-300.

[37]　Koval KJ, Blair B, Takei R, Kummer FJ, Zuckerman JD. Surgical neck frac¬tures of the proximal humerus. A laboratory analysis of ten fixation tech¬niques. J Trauma. 1996;40(5):778-783.

[38]　Gupta AK, Harris JD, Erickson BJ, et al. Surgical management of complex proximal humerus fractures-a systematic review of 92 studies including 4,500 patients. J Orthop Trauma. 2015;29:54-59.

[39]　Gardner MJ, Boraiah S, Helfet DL, Lorich DG. The anterolateral acro¬mial approach for fractures of the humerus. J Orthop Trauma. 2008;22(2):132-137.

[40]　Haasters F, Siebenbürger G, Helfen T, et al. Complications of locked plating for proximal humeral fractures – are we getting any better? J Shoulder Elbow Surg. 2016;25(10):295-303.

[41]　Tepass A, Blumenstock G, Weise K, et al. Current strategies for the treat¬ment of proximal humeral fractures: an analysis of a survey carried out at 348 hospitals in Germany, Austria, and Switzerland. J Shoulder Elbow Surg. 2013;22:e8-e14.

[42]　Kitson J, Booth G, Day R. A biomechanical comparison of locking plate and locking nail implants used for fractures of the proximal humerus. J Shoulder Elbow Surg. 2007;16(3):362-366.

[43]　Seide K, Triebe J, Faschingbauer M, et al. Locked vs. unlocked plate oste-osynthesis of the proximal humerus: a biomechanical study. Clin Biomech. 2007;22(2):176-182.

[44]　Saltzman BM, Erickson BJ, Harris JD, et al. Fibular strut graft augmentation for open reduction and internal fixation of proximal humerus fractures: a sys-tematic review and the authors' preferred surgical technique. Orthop J Sports Med. 2016;4(7):1-9.

[45]　Garner MJ, Weil Y, Barker JU, et al. The importance of medial support in locked plating of proximal humerus fractures. J Orthop Trauma. 2007;21:185-191.

[46]　Nevaiser AS, Hettrich CM, Beamer BS, et al. Endosteal strut augment reduces complications associated with proximal humeral locking plates. Clin Orthop Relat Res. 2011;469(12):3300-3306.

[47]　Gardner MJ, Boraiah S, Helfet DL, Lorich DG. Indirect medial reduction and strut support of proximal humerus fractures using an endosteal implant. J Orthop Trauma. 2008;22:195-200.

[48]　Duralde XA, Leddy LR. The results of ORIF of displaced unstable prox¬imal humeral fractures using a locking plate. J Shoulder Elbow Surg. 2010;19(4):480-488.

[49]　Owsley KC, Gorczyca JT. Fracture displacement and screw cutout after open reduction and locked plate fixation of proximal humeral fractures. J Bone Joint Surg Am. 2008;90(2):233-240.

[50]　Hardeman F, Bollars P, Donnelly M, et al. Predictive factors for functional outcome and failure in angular stable osteosynthesis of the proximal humerus. Injury. 2012;43:153-158.

[51]　Südkamp N, Bayer J, Hepp P, et al. Open reduction and internal fixation of proximal humeral fractures with use of the locking proximal humerus plate. Results of a prospective, multicenter, observational study. J Bone Joint Surg Am. 2009;91(6):1320-1328.

[52]　Thanasas C, Kontakin G, Angoules A, et al. Treatment of proximal humerus fractures with locking plates: a systematic review. J Shoulder Elbow Surg. 2009;18(6):837-844.

[53]　Solberg BD, Moon CN, Franco DP, Paiement GD. Surgical treatment of three and four-part proximal humeral fractures. J Bone Joint Surg Am. 2009;91(7):1689-1697.

[54]　Matassi F, Angeloni R, Carulli C, et al. Locking plate and fibular allo¬graft augmentation in unstable fractures of the proximal humerus. Injury. 2012;43:1939-1942.

肱骨近端骨折：半关节置换术、反肩关节置换术和关节成形术

JACOB M. KIRSCH, MD, MICHAEL T. FREEHILL, MD, FAOA

定义

- 肱骨近端骨折是常见的肩关节周围损伤，约占所有骨折的 5%。
  - 在老年患者中，大多数的伤害是由低能摔倒引起的。
    - 年龄在 65 岁以上的老人发生率位于第三。
    - 发病率在 60 岁以上显著增加，在 80~89 岁的老年妇女中的发病率与年龄的相关性最高。
    - Lauritzen 和她的同事们报告说，60 岁以上的女性一生中有 8% 的风险承受肱骨近端骨折。
- 到 2030 年，预计肱骨近端骨折的发生率将增加 2 倍。

解剖学

- 根据典型的骨折形态，肱骨近端分为 4 个主要部分。
  - 肱骨近端包括关节面、大结节、小结节和肱骨干。
- 肱二头肌腱的长头位于二头肌沟，二头肌沟位于大结节和小结节之间。
- 肱骨近端颈干为 130°~135°。
- 肱骨相对于肘关节髁上轴通常有 20°~30° 后倾角（平均 25°），标准偏差为 10°。
- 肱骨头上段的关节面大约比肱骨大结节高 8mm。
- 了解肱骨近端肌肉附着对于了解损伤后的变形力至关重要（图 22.1）。

- 上、后上肩袖由冈上肌、冈下肌和小圆肌组成，分别与大结节相连。
  - 这些肌肉的变形力通常导致大结节碎片的后上移位。
- 肩胛下肌与小粗隆相连。
  - 变形力导致这个碎片的内侧位移。
- 胸大肌在肱骨干的前方有一个强大而宽阔的附着点，就在肱二头肌腱和肱二头肌沟的外侧。
  - 继发于胸大肌的变形力，外科颈骨折常导致肱骨向近端和内侧移位。
- 三角肌与肱骨外侧相连。
  - 三角肌的强力牵拉可导致肱骨近端移位伴肱骨近端骨折
- 肱骨近端血管灌注来自腋动脉的分支。
  - 旋肱前动脉和弓状动脉的上行支由腋动脉发出，从内侧到外侧穿过肩胛下肌的下边界。
    - 旋肱前动脉有两条静脉，常称为"三姐妹"。
    - 旋肱前动脉绕至肱骨后外侧，与旋肱后动脉吻合。
  - 旋肱后动脉也从腋动脉分支出来，并与腋神经一起穿过肩部的四边孔。
    - Hettrich 和同事对肱骨头血供的 MRI 定量分析表明，旋肱后动脉供应肱骨头约 64% 的血供，是肱骨近端血供的主要来源。

重要治疗原则

- 确定肱骨近端骨折患者的最佳治疗策略可能具有挑战性，也是一个持续争议的领域。

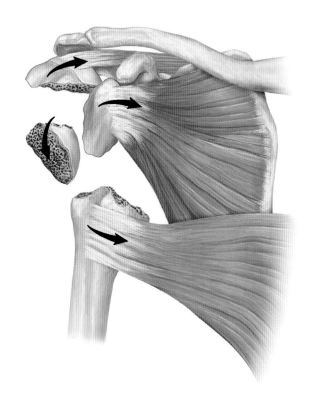

图 22.1　肱骨近端肌肉附着导致特征性的变形力

- 绝大多数肱骨近端骨折可以非手术治疗，并能取得满意的疗效。
  - 除了非移位或轻微移位骨折外，高龄患者的轻微移位的大结节外翻嵌插骨折和两部分外科颈骨折非手术治疗与手术治疗的疗效相似。
- 移位的三部分、四部分骨折，肱骨头劈裂骨折，骨折脱位采取非手术治疗意味着预后较差和高的并发症。
  - 老年患者降低的骨密度和较为普遍的肩袖病变，这使手术决策变得复杂。
  - 对于较年轻的患者，如果患者有外科解决的骨折，切开复位和内固定（ORIF）几乎总是需要的。
  - 对于骨质较差、功能需求较低的老年患者，ORIF 可能不是最佳选择。
    - Jost 及其同事报告了 121 例（平均年龄 59 岁）采用锁定钢板固定治疗肱骨近端骨折的患者。
      80% 的患者有三、四部分骨折。
      在随访中，57% 的三或四部分骨折的患者

显示螺钉切出，超过 50% 的患者需要进行人工关节置换。
- Owsley 和 Gorczyca 报道了 > 60 岁的 ORIF 患者中 43% 的螺钉切出。
- 最近的一项系统综述报告比较了 ORIF 治疗肱骨近端骨折与半关节成形术或反向肩关节成形术，前者有较高的再手术率。
- 如果要进行肱骨近端骨折的关节成形术，需要考虑几个因素。
  - 有较高生理需求的年轻患者或那些可能不符合要求的患者不适合进行反向肩关节成形术。
  - 患者的年龄也是至关重要的，因为老年患者更有可能发生退行性肩袖病变，这可能影响半关节置换术后的结果。
    - Robinson 和同事报道了一组 138 例肱骨近端骨折患者接受半关节置换术治疗的大数据，并注意到年龄 > 70 岁与 1 年随访的不良预后相关性最强。
    - 半人工关节置换术的所有成功的结果都需要重建解剖性假体的高度、版本以及解剖性的复位和结节的愈合。
    半人工关节置换术和反向肩关节置换术的相对适应证和禁忌证分别见**表 22.1** 和**表 22.2**。

发病机制
- 绝大多数肱骨近端骨折发生在老年妇女低能跌倒后。
  - 大约 50% 是无移位或轻度移位。
  - 低能地面坠落造成的骨折通常是由于力通过肱部传导到肩胛盂，或者是由于坠落时手臂伸直造成的，或者是由于直接撞击肩膀造成的。
- 年轻患者发生的肱骨近端骨折往往是高能量机制的结果，并伴有更显著的骨和软组织损伤。

病史 / 体格检查
- 在决定手术干预之前，全面的病史和体格检查总是必不可少的。

表 22.1
肱骨近端骨折半关节置换术的适应证及禁忌证

半关节置换术适应证
- 肱骨头劈裂骨折或肱骨头实质性粉碎性骨折不适合 ORIF
- 肱骨头嵌顿骨折或慢性锁定脱位伴关节受累 > 50%
- 无结节部粉碎
- 肩袖完好
- 一般在 50~70 岁之间

半关节置换术禁忌证
- 明显的结节部粉碎性骨折
- 年龄 < 50 岁
- 早期肩袖部病变

表 22.2
肱骨近端骨折反肩关节置换术的适应证及禁忌证

反肩关节置换术适应证
- 年龄 > 70 岁
- 三或四部分骨折
- 伴有大结节部粉碎性骨折
- 关节头的劈裂骨折
- 粉碎性骨折脱位

反肩关节置换术禁忌证
- 高的跌倒风险（痴呆、帕金森病等）
- 三角肌无功能
- 伴肩胛盂骨折，不能放置基板

- 确定损伤的机制以及患者的基本功能状态和内科基础疾病是非常重要的。
  - 有跌倒史或与高危跌倒有关的疾病，如帕金森病或痴呆，可能促使某些患者做出非手术治疗的选择。
- 之前存在的肩袖疾病可能会改变进行关节置换术的决策。
- 桡骨远端骨折或肘关节骨折等是肢体常见的伴随损伤，需要仔细检查。
- 详细的神经血管检查以评估神经状态和可能的血管损伤，虽然罕见，但有潜在的破坏性。
  - 如果考虑行反肩关节置换术，评估腋神经功能至关重要，可以通过检测肩部外侧的感觉和通过触诊评估前三角肌、内侧三角肌和后三角肌纤维的活动来评估。
    - 近端肱骨骨折后腋神经传导的所有肌电图改变可发生于高达 58% 的患者。

- 腋神经功能障碍不是反肩关节置换术的禁忌证，建议术后患者延长肩部功能时间是有好处的。

诊断性研究

- 对疑似肱骨近端骨折的评估始于肩部、肘部和手臂的平片。
  - 典型的肩关节系列片包括：肩关节真正前后位或盂肱关节前后位片（Grashey 位），AP、肩胛 "Y" 位和腋窝侧位（图 22.2）。
  - 腋窝视图对于评估大粗隆、肩胛盂关节面和肩胛盂关节脱位是至关重要的。
  - 在无法获得腋窝 X 线片的情况下，Velpeau 位也足以评估关节复位情况。
- 在需要手术干预的骨折中，通常采用计算机断层扫描（CT）来更好地描述骨折类型。
  - CT 可以更好地评估可疑的头部劈裂骨折和结节粉碎性骨折，这可能影响关节成形术的选择（图 22.3）。
  - 三维 CT 重建能提供额外关于骨折类型、大结节粉碎等的信息，可改善术前计划。

诊断

- 肱骨近端骨折的诊断通常是相对直接的，可以在平片上诊断。然而，CT 可以提供关于骨折的更可靠的信息，并有助于手术决策。
- 临床上，患者常有明显的肩痛、肿胀、瘀斑及不愿使用手臂。
- 肱骨近端骨折最常用的分型系统是 Neer 分型。
  - 基于肱骨近端移位碎片的识别，定义为移位 > 1cm 或角度 > 45°。
  - 使用该分类系统的观察者内部和观察者之间的可靠性报告良好。

手术治疗

反肩关节置换术

- 肩关节置换术的术前计划包括常规 X 线片和三维 CT 重建。
  - CT 有助于增强对结节、头部关节面以及肩胛

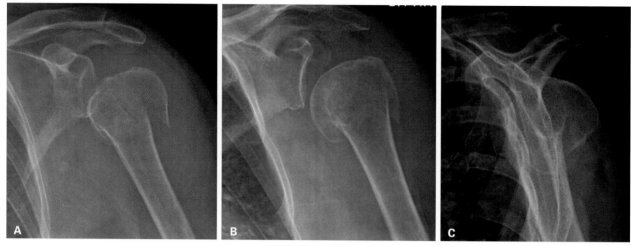

图 22.2 左侧肱骨近端骨折的前后位（A）、左右位（B）和肩胛"Y"位（C）X 线片

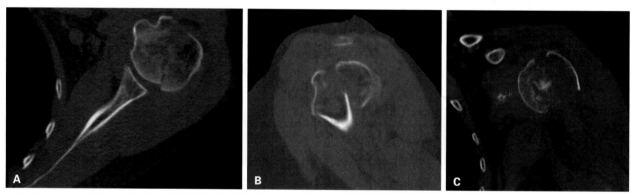

图 22.3 左侧肱骨近端骨折伴关节劈裂伴结节性粉碎性骨折的轴位（A）、矢状位（B）和冠状位（C）CT 图像

盂形态的认识。

- 结节粉碎的程度对手术重建很重要，但也决定了解剖复位和结节愈合的可能性。

- 三维 CT 重建已证明显著改善了 CT 对肩胛盂形态的评估，这是准确安置基板的必要条件。

半关节置换术

- 肱骨近端骨折半关节置换术的术前计划、手术入路、结节的处理和肱二头肌腱的处理与前面所述的反向肩关节置换术相似。

  - 半人工关节置换术的一个重要区别是保留了喙肩韧带以保护喙肩弓。

  - 半人工关节置换术治疗肱骨近端骨折的成功与肱骨结节的解剖复位和愈合密切相关。

  - 对肱骨头假体型号、植入高度和翻转的严格

精确以避免过度张力修复结节部和最大化的患者结果。

- 选择合适大小的肱骨头是半关节成形术治疗骨折的重要步骤。

  - 在肱骨结节动员和肱骨头提取后，我们使用天然关节节段根据深度、宽度和曲率半径来最佳匹配假体试验。

  - 除非有一个完美的大小匹配，否则最好是稍微缩小组件的大小。

    - 肱骨头过大会增加假体的偏移，可能迫使外科医生用过度的张力来修复结节，这可能影响愈合。

    - 此外，选择一个过大的肱骨头可能会导致关节过度填充，这可能会限制运动，长时间可能会导致渐进性的肩袖功能障碍（**图 22.4**）。

○ 如果术中使用透视法，Alolabi 和他的同事所描述的"最合适"圆形的方法可用以评估关节的过度填塞。

● 除了与关节节段特征最佳匹配外，重建正确的假体高度也至关重要。

◎ 手臂过长（＞10mm）会导致肩袖过度紧张，并危及结节部愈合。

◎ 一种常用的技术是"拼图"法，即将肱骨头暂时复位到干上，作为假体替换的模板。

◎ 这是一个可靠的方法，可以准确地评估原始高度，也可以从其他标志，如胸大肌腱测量。

◎ 有几位作者报道过，从肱骨头上侧面到胸大肌腱上缘的平均距离约为 5.6cm。

● 外科医生应该偏重于最大限度地实现解剖性的假体重建。

◎ 其他可以使用的标志是肱骨头下内侧距和结节的位置。

○ 如果内侧距完整，假体的内侧壁应与这段骨齐平。

○ 当内侧距发生粉碎性损伤，无法用拼图法精确重建时，相对于假体高度的结节部高度约为 10mm。

● 重建肱骨头的生理后倾是半关节成形术治疗肱骨近端骨折的重要步骤。

◎ 半关节置换术中肱骨头各组成部分的外翻对结节部愈合影响很大，而在反关节置换术中这个问题则是可以接受的，因为结节部愈合

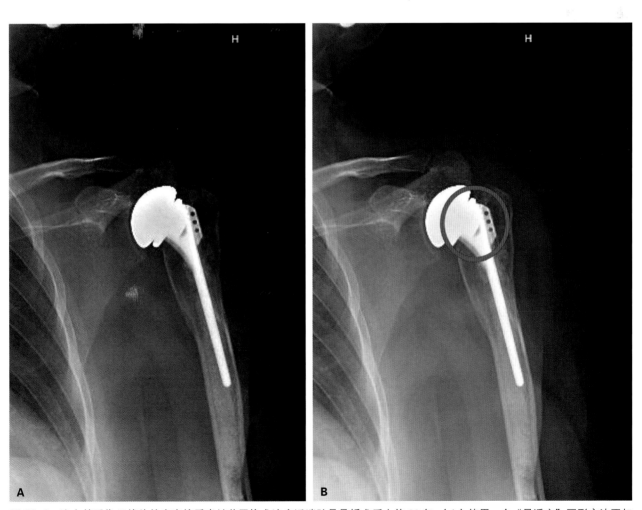

图 22.4　这个前后位 X 线片的患者接受半关节置换术治疗近端肱骨骨折术后大约 20 年。（A）使用一个"最适应"圆形方法正如 Alolabi 和他的同事所描述的，似乎植入了超大号的，导致了过度填充的关节。（B）在翻修手术时患者肩袖完全缺如，接受力反肩关节成形术

与否与术后效果关系不是那么大。

- 正常的肱骨头后倾角变化很大，为 0°~50°，因此，在进行半关节置换术时，参照患者的自然形态对于准确复位结节至关重要。
  - 作者更倾向于使用特定骨干的器械，将骨干置于 20° 的后倾位置。
- 上面描述的拼图方法通常可以帮助重建原有后倾角。
- 当种植体过度向后倾时，内旋位的大结节骨片张力过大，外旋位的小结节骨片张力过大。

手术技术

肩关节成形术

- 患者在全身麻醉诱导后，将背部抬高约 60°，置于沙滩椅位。
- 在大腿下放置一个楔形枕头有助于促进坐姿和提供稳定性。
- 手术侧肢体位于手术台的外侧，允许手臂无阻碍的内收和伸展。
  - 这点非常重要，尤其在术中肱骨髓腔的进入和固定时免受患者头部的干扰。
- 围手术期抗生素的管理。
  - 有些外科医生更喜欢在头孢唑啉之外使用万古霉素来帮助预防丙酸杆菌属感染；然而，目前没有足够的文献支持这种做法。
- 然后按照标准操作程序准备和覆盖手臂。
- 液压悬臂支架是首选，以帮助在手术全程维持肢体定位。
- 我们的首选使用胸三角肌入路，这种入路能可靠而且有效地暴露肩部。
- 上臂入路也可用于此手术；然而，我们倾向于不使用这种方法以避免三角肌肌纤维的劈裂。

手术路径

- 从喙突外侧向三角肌插入处切开长约 10cm。
- 更换刀片（避免深部伤口被皮肤角质层细菌污染），并在皮下组织中放置两个牵开器。
- 电刀可以切开但不可以进入胸三角肌筋膜。
- 小心鉴别保护头静脉，我们倾向于向外侧牵开，可以较少地干扰其分支。
- 钝性牵开、电凝止血，顺三角肌间隙进入。
- 识别胸大肌腱，1~2cm 的肌腱从胸大肌最上边缘移行出来。

- 可以识别肱二头肌腱的长头，软组织 - 肌腱固定术通常在这个水平上对胸大肌腱进行。
- 肱二头肌腱的近端是一个重要标志，因为大结节碎片往往在肱二头肌腱的后方，小结节在沟水平处位于肌腱的内侧。
- 松解胸大肌腱的近侧可以显露背阔肌腱的近端，这是肩胛下肌下段的一个很好的标志。
- 然后向内侧牵开胸大肌，向外侧牵开三角肌。
- 在喙肩韧带下放置一个钝性的 Hohmann 拉钩来帮助暴露。
- 将喙锁韧带从喙突外侧切除。
- 受伤后的肩部，三角肌下方经常粘连于肱骨近端的外侧面。
- 手指深入置于三角肌和肱骨外侧之间可以帮助松解这个组织间隙。
- 接下来，确定联合肌腱的外侧边界，并将胸锁筋膜外侧松解至联合肌腱，以便于活动。

结节部的松动

- 清理完断端血肿和局部组织，骨折片即可移动。
- 使用 Cobb 拉钩可以帮助大结节碎片移动，往往是后上移位。
- 在骨 - 腱连接处的大结节周围放置四组沉重的不可吸收缝线（2 个通过冈下肌腱，2 个通过小圆肌腱）和 1 个 5 号爱惜邦缝线在小结节周围。这些缝合线组作为牵引缝合线操作碎片和以后的修复（图 22.5）。
  - 其中 2 条缝线将用于固定假体上的结节部，而另外 2 条缝线将用于与小结节水平固定。
  - 结节部修复如图 22.6 和图 22.7 所示。
  - 我们发现在肱骨球头植入前穿入这些缝合线

更容易。

- 即使在结节粉碎的情况下，也应尽一切努力将粉碎的碎片纳入修复结构。
- 由于肱骨头的关节节段是一个很好的骨移植来源，因此可以将其取出并保存备用。

关节窝的准备

- 后牵开器位于肩胛盂后缘，向后牵开肱骨干和粗隆碎片。
- 在前肩胛盂边缘和下肩胛盂周围放置一个牵开器，有助于保护腋窝神经，同时使肩胛盂显露出来。
- 使用电灼法，整个唇和近端二头肌锚被移除。
- 前囊经常需要被释放以提供足够的关节盂暴露。
- 放置一个中央引导针，瞄准向下的关节盂穹顶中心。
- 针的定位应优化，使基板的位置在肩胛盂的最下侧，以避免肩胛骨开槽。
- 然后肩胛骨开孔，基板和球头依据每个制造商的规格定位。
  - 通常使用 36mm 或 39mm 的球头。
- 我们通常使用加压螺钉将至少两个锁定螺钉放入基板中，以达到足够的固定效果。

肱骨准备

- 在液压上肢支架的辅助下，使臂处于内收并外旋的位置。
- 然后按顺序对肱骨进行"手动"扩髓，直到获得足够的旋转稳定性。
- 如果能够获得足够的固定，我们建议使用非骨水泥型骨干假体。
  - 在大多数情况下，骨折发生在外科颈部位，需要使用骨水泥。根据假体骨干的深度设置水泥限制器。
- 通过肱骨夹具上的定位杆对患者前臂的评估，肱骨干大约位于 20° 后倾。应尽一切努力恢复肱骨解剖高度，因为这是避免不稳定的重要因素。
- 在内侧距部被保留的情况下，这是一个有助于评估最终种植体高度的标志。
- 我们将肱骨窝的下内侧定位在内侧肼胫体的正上方，以帮助建立正确的种植体高度。
- 一些作者提倡使用肱二头肌长头腱沟来引导适当的后倾；然而，当沟向肱骨远端发展时，沟变得更前，这可能导致骨干被放置在过多的前倾位。
- 放置一个定位杆和衬垫以模拟并评估运动范围和软组织张力，使用牵引缝线暂时复位结节。
- 撤除定位杆后，在外科颈远端约 1cm 处肱二头

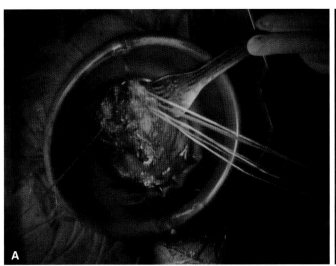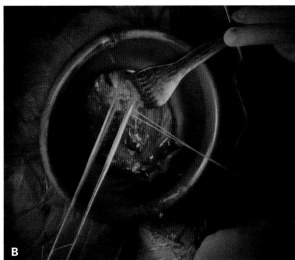

图 22.5 （A）分别在大粗隆周围、冈下肌和小圆肌周围放置两套缝线。（B）复位结节

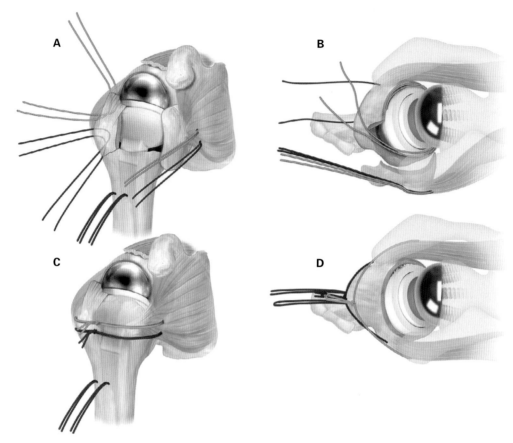

图 22.6 （A，B）分别通过冈下肌腱和小圆肌腱在大结节附着部附近放置两套缝线（两套为绿色，两套为红色）。在肩胛下肌和小结节交界处缝合以控制。一条缝在冈下肌周围，另一条在小圆肌周围，系在种植体周围。（C，D）剩下的两根缝线（一根在冈下肌周围，另一根在小圆肌周围）穿过肩胛下肌，并被固定在小结节上

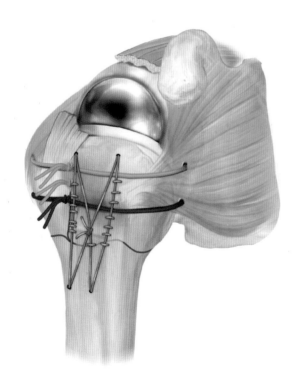

图 22.7　最后，缝线放置在手术颈远端（蓝色），通过大粗隆和小粗隆进行垂直固定

肌沟的两侧各钻两个钻孔，两根结实的不可吸收缝线分别穿过两个孔洞，用以将大结节垂直固定于肱骨干。

肱骨干假体植入和大结节的固定

- 来自肱骨头的自体骨植入可以确保干骺端的对位。
- 在将骨干假体向下敲击到合适的高度之前，两根结实的用以绕扎固定大结节碎片的不可吸收缝线（分别绕经冈下肌和小圆肌）已经预置于骨干周围。
- 另外，一些骨折型肱骨假体有带孔的鳍状突起，可以允许缝合线穿过进行缝合固定。
- 然后根据患者的解剖结构和软组织张力，将肱骨干向下压入到先前确定的适当高度（**图 22.8**）。
- 两条绕过肱骨大结节的缝线打结固定肱骨大结

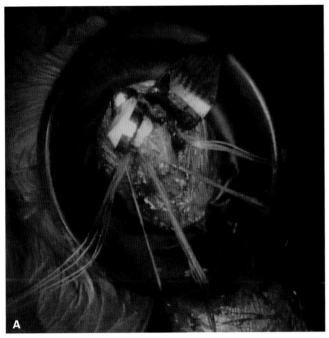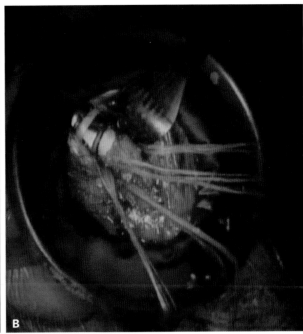

图 22.8　（A）用缝合线将肱骨柄固定。（B）肱骨假体复位至关节盂

节于骨干。来自肱骨头的自体骨移植于此以促进大结节愈合。

- 剩下的两个缝合四肢大结节周围片段（一个在冈下肌，一个来自小圆肌），然后通过小结节肩胛下肌腱接口再修改 Mason–Allen 配置和绑定到相对应的两个小结节缝合的四肢大结节。同样，肱骨头的骨移植物也被打包在这里以帮助结节愈合（图 22.9）。

- 在肱骨干的每个孔中先前放置的两条缝线通过冈下肌和肩胛下肌，以提供结构的垂直稳定性。因此，从每个孔的缝线提供了肱骨干的小结节和大结节的垂直稳定性（图 22.10）。

- 最后的结节复位和固定要仔细评估（图 22.11）。

- 然后充分冲洗伤口，分层缝合。

- 我们不会常规地使用术后引流管，即使是在骨折的反肩关节置换术中。

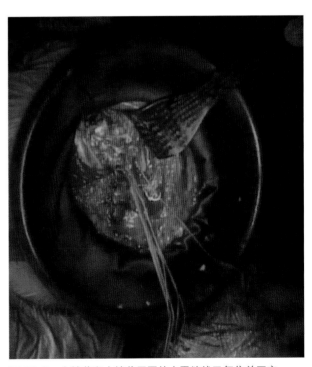

图 22.9　大结节和小结节周围的水平缝线已复位并固定

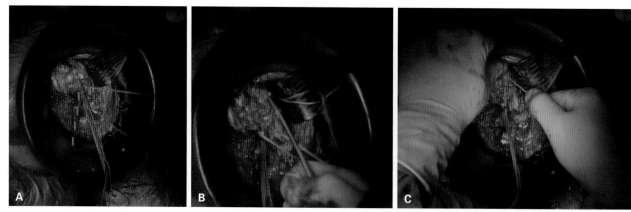

图 22.10 （A）在缝合大结节和小结节周围以提供水平稳定性后，通过肩胛下肌腱和冈下肌腱"穿过"肱骨干的下缝合肢体（蓝色虚线）提供垂直稳定性（B，C）

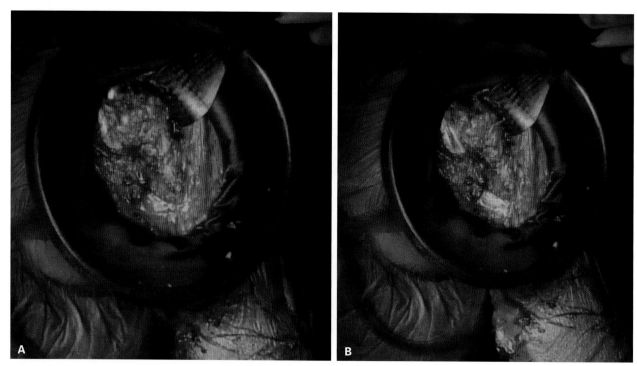

图 22.11　反肩关节置换术中大结节解剖复位后逆肩关节内旋（A）和外旋（B）的最终外观

要点

※ 对许多患者来说，反肩关节置换术是一种非常成功的手术，可以减轻患者的疼痛，改善患者的功能，恢复患者的独立性。

※ 尽管与半人工肩关节置换术相比，结节的愈合对于获得良好的结果来说并不是很重要，但有几项研究已经证明，当结节愈合时，尤其是向前提升和手臂内/外旋转时，其功能结果会得到显著改善（图 22.12）。

※ 重建肱骨长度和旋转是优化假肢稳定性和功能的关键。

　※ 内侧肱骨距部是保证合适高度的一个有用的参考点。

陷阱

✗ 在严重粉碎性骨折中，很难恢复原有的高度和形态。

　※ 不这样做将导致软组织张力改变，并可能导致假体撞击。

　※ 肱骨部分的错位加上改变的软组织张力可能导致肩膀不稳定。

　※ 出于对不稳定性的考虑或对于骨折错位的考虑而过度拉伸软组织可能导致肩峰应力性骨折，特别是在骨骼质量较差的老年患者。

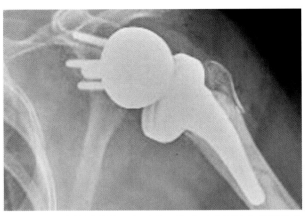

图 22.12 先前描述的反肩关节置换术后肱骨近端骨折的术后 X 线片

半关节置换术

请参阅前面的章节和关于半关节成形术的手术管理章节以了解更多细节。

要点

* 半人工关节置换术在肱骨近端骨折治疗中的效果与结节的解剖复位、重建解剖高度和后倾密切相关。
* 有许多方法可以提供患者的特制解剖模板。
* 术中使用透视也可以帮助确保解剖复位。
* 此外，使用 Alolabi 和同事们所描述的"最佳适合"圆圈的方法可以帮助避免过度填充关节。

陷阱

✕ 如果不能重建解剖高度和解剖形态，将导致结节复位和张力的不准确，增加失败的可能性。
✕ 由于没有正确匹配肱骨头解剖结构而使关节过度填充将导致结节处过度紧张，并可能导致肩袖功能受损。

术后管理

- 无论是反向肩关节置换术还是半关节置换术治疗骨折后，患者都被固定在一个外展吊索上。
- 我们倾向于使用外展带因为它可以缓解三角肌和修复的结节的张力。
- 我们鼓励患者每天做几次手腕和手的主动运动和肘部的被动运动，以避免僵硬和水肿。
- 嘱患者使用肩带 6 周，然后逐渐取下肩带，开始物理治疗。所有患者都要经历一个先被动活动后主动辅助再主动活动的过程。
- 强化训练直到大约 12 周的时间点才开始。
  - 在反向肩关节置换术后，患者终生有 6.8kg 的举重限制。

结果

半关节置换术

- 骨折半关节成形术后的偏差和不可预测的结果主要是取决于于结节部的状态。
  - 为了使结节部愈合，肱骨高度和后倾角的解剖修复是必要的，这在创伤后的情况下往往具有挑战性。

- 如果结节不能愈合或再吸收（图 22.13），患者就会出现肩关节肩袖功能障碍。这常常导致骨折半关节成形术后的高不满意率。
- 尽管半人工关节置换术的结果难以预测，有时甚至会导致较差的功能结果，但它确实能产生最小的疼痛。
- Kontakis 等发表了一篇系统综述，包括 16 项研究和 810 例肱骨近端骨折的半关节置换术。
  - 41.6% 的患者的结果不满意。
  - 平均恒定值仅为 56.6，平均活动范围限制在前屈 105.7°（10°~180°）和外展 92.4°（15°~170°）。
- 一些作者已经报道了结果，强调了对结节部愈合的高度依赖。
- Mighell 和他的同事报告说患者的满意度和功能非常依赖于结节的位置和愈合率。
  - 头距结节距离 < 20mm 时，与头距结节距离 > 20mm 时相比，运动功能明显改善。
- Smith 等报道了半关节置换术后一半的并发症是继发于结节的复位不良或不愈合。
- Boileau 等报道了 66 例患者在接受半关节置换术后，50% 的患者出现了结节部错位，这与不满意的结果有关。

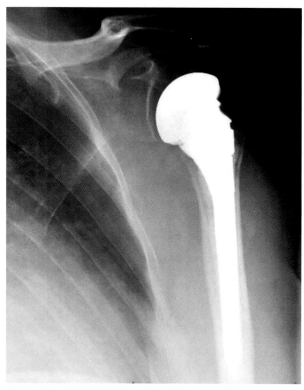

图 22.13　肱骨近端骨折半关节置换术后 X 线片显示大粗隆吸收

- Antuna 和他的同事们报道了 53% 的患者在接受半关节置换术后至少随访 5 年的不满意的结果。
- 一些前瞻性研究比较了半肩关节置换术与非手术方法治疗肱骨近端骨折。
  - Olerud 等对 55 例移位的四部分骨折患者随机分为半关节成形术和非手术治疗。
    - 所有患者平均年龄 77 岁（55~92 岁），86% 为女性。
    作者报告说，与健康相关的生活质量测量（HRQoL）在接受半关节置换术的患者中明显更好；两组间 DASH、VAS 评分差异无统计学意义。
  - Boons 和他的同事们随机选择了 57 例年龄＞65 岁的四部分骨折患者进行半关节成形术或非手术治疗。
    作者报告了两组之间在固定评分和简单肩关节测试方面没有显著差异。

反肩关节置换术

- 对于年龄较大、需求较低的肱骨近端骨折患者，

反向肩关节置换术是一种有吸引力的选择，因为它能够利用三角肌的大杠杆臂，而不考虑肩袖的完整性。

- 对三角肌的依赖可能会对骨折后结节的愈合减小的压力，并可能与半关节成形术相比，反向肩关节成形术后的结节愈合率更高。
- 虽然结节愈合对于肩关节置换术后良好的功能结果来说不是必需的，但是当结节愈合时，会有更好的结果。
  - Gallinet 等对 41 例采用反向肩关节成形术治疗骨折的患者进行了回顾性分析。
    - 27 例患者修复了结节，14 例患者完全切除。
    - 与未发生结节性愈合的患者相比，结节性愈合的患者前屈、侧手臂外旋、90° 外展、DASH 及常评分明显更好。
  - Bufquin 等的研究报告显示，尽管 43 名患有三或四部分反肩置换的患者的结节发生了移位，但患者的功能恢复情况令人满意。
- 对骨折患者行反向肩关节置换术也可获得更可预测的术后活动。
  - Lenzarz 等报道了 30 例平均年龄 77 岁的患者采用反向肩关节成形术治疗三和四部分骨折。
    - 术后平均主动前屈 139°，平均主动外旋 27°。
  - Klein 和同事报道术后平均前屈 123°，平均外展 113°。
- 在肱骨近端骨折的治疗中，比较半人工关节置换术和反肩关节置换术的研究普遍支持反肩关节置换术。
  - 最近的两项 Meta 分析显示，与半人工关节置换术相比，反向肩关节置换术的疗效更佳。
    - Wang 和同事评估了 8 项研究，包括 421 例半关节成形术和 160 例反向肩关节成形术。总体而言，与半人工关节置换术相比，反肩关节置换术的并发症发生率较低（8.5% 比 22.2%），ASES 评分较高，结节愈合率较高（83.7% 比 47.1%），抬高功能更好（128.8 比 95.3）。
    - Gallinet 等在他们的综述中共分析了 22 项研究，这些研究也表明反向肩关节置换术

具有更好的稳定评分和术后活动范围。

关节置换术不影响结节愈合率；然而，年龄的增长似乎对关节置换术后的结节愈合有不利影响。

- Cuff 和同事评估了 53 例连续三或四部分骨折患者采用半关节成形术或反向肩关节成形术治疗。
  - 反向肩关节置换术明显改善了以下方面的结果：前屈（139°比 100°）、ASES 评分（77 比 62）、SST 评分（7.4 比 5.8）和患者满意度（91% 比 61%）。
  - 91% 的患者接受了反向肩关节成形术，与之相比，只有 61% 的患者接受了半关节成形术。

  重要的是，在接受半关节置换术的结节没有愈合患者中，没有患者的前举角度 > 90°。

  作为对比，采用反向肩关节成形术的患者在结节未愈合的情况下，平均前屈仍为 132°。

- Sebastia-Forcada 等前瞻性评价 62 例年龄 > 70 岁的患者，随机分为两组：一组采用反向肩关节成形术，一组采用半关节成形术治疗骨折。
  - 行反向肩关节置换术的所有患者的均数（29.1 比 21.1）、常量（56.1 比 40.0）、前仰（120.3°比 79.8°）和外展（112.9°比 78.7°）明显更好。
  - 在接受半关节置换术治疗的患者中，有 56.6% 的患者的结节愈合，这些患者的功能结果明显较差。
  - 只有 64.5% 的反肩置换术患者的结节愈合；然而，作者报告说功能结果与结节的治疗无关。

- Chalmers 等也报道了反向肩关节成形术治疗骨折的明显经济效益。

并发症

- 半关节成形术后最值得关注的并发症是结节不愈合或畸形愈合。

- 没有结节愈合，患者实质上只有一个无功能的肩袖，导致不良的功能结果和高的不满意度。
  - 这些患者中有许多将表现出肱骨的逐渐向上迁移，这可能会变得疼痛，需要以反肩关节成形术进行翻修。
  - 半人工关节置换术失败后，需要进行反肩置换翻修的患者，其效果不如初次即进行反肩关节置换术。

- 反肩置换术后肩关节不稳通常是最值得关注的术后并发症，其发生率为 4%~5%。
  - 肱骨近端各组成部分的错位导致软组织张力改变或假体撞击可导致关节不稳定。
  - 在创伤后的情况下行关节置换术，通常比关节炎或肩袖损伤的关节置换术更具挑战性。
  - 大多数现代的关节置换术系统都有几种选择来调节软组织张力，以避免在反肩关节成形术后的不稳定性。
  - 使用一套具备翻修功能的工具系统是很重要的，它允许从半人工肩关节置换术到具有相同肱骨干平台的反向全肩关节置换术。

推荐阅读

[1] Boileau P, Krishnan SG, Tinsi L, Walch G, Coste JS, Mole D. Tuberosity malposition and migration: reasons for poor outcomes after hemiarthroplasty for displaced fractures of the proximal humerus. J Shoulder Elbow Surg. 2002;11(5):401-412.

[2] Cuff DJ, Pupello DR. Comparison of hemiarthroplasty and reverse shoulder arthroplasty for the treatment of proximal humeral fractures in elderly patients. J Bone Joint Surg Am. 2013;95(22):2050-2055.

[3] Gallinet D, Adam A, Gasse N, Rochet S, Obert L. Improvement in shoulder rotation in complex shoulder fractures treated by reverse shoulder arthroplasty. J Shoulder Elbow Surg. 2013;22(1):38-44.

[4] Gupta AK, Harris JD, Erickson BJ, et al. Surgical management of complex proximal humerus fractures-a systematic review of 92 studies including 4500 patients. J Orthop Trauma. 2015;29(1):54-59.

[5] Sebastia-Forcada E, Cebrian-Gomez R, Lizaur-Utrilla A, Gil-Guillen V. Reverse shoulder arthroplasty versus hemiarthroplasty for acute proximal humeral fractures. A blinded, randomized, controlled, prospective study. J Shoulder Elbow Surg. 2014;23(10):1419-1426.

参考文献

[1] Horak J, Nilsson BE. Epidemiology of fracture of the upper end of the humerus. Clin Orthop Relat Res. 1975;(112):250-253.

[2] Court-Brown CM, Caesar B. Epidemiology of adult fractures: a review. Injury. 2006;37(8):691-697. doi:10.1016/j.injury.2006.04.130.

[3] Court-Brown CM, Garg A, McQueen MM. The epidemiology of prox¬imal humeral fractures. Acta Orthop Scand.

2001;72(4):365-371. doi:10.1080/000164701753542023.

[4]　Kristiansen B, Barfod G, Bredesen J, et al. Epidemiology of proximal humeral fractures. Acta Orthop Scand. 1987;58(1):75-77.

[5]　Baron JA, Karagas M, Barrett J, et al. Basic epidemiology of fractures of the upper and lower limb among Americans over 65 years of age. Epidemiology. 1996;7(6):612-618.

[6]　Launonen AP, Lepola V, Saranko A, Flinkkila T, Laitinen M, Mattila VM. Epidemiology of proximal humerus fractures. Arch Osteoporos. 2015;10:209. doi:10.1007/s11657-015-0209-4.

[7]　Kim SH, Szabo RM, Marder RA. Epidemiology of humerus fractures in the United States: nationwide emergency department sample, 2008. Arthritis Care Res. 2012;64(3):407-414. doi:10.1002/acr.21563.

[8]　Lauritzen JB, Schwarz P, Lund B, McNair P, Transbol I. Changing inci¬dence and residual lifetime risk of common osteoporosis-related fractures. Osteoporos Int. 1993;3(3):127-132.

[9]　Palvanen M, Kannus P, Niemi S, Parkkari J. Update in the epidemiology of proximal humeral fractures. Clin Orthop Relat Res. 2006;442:87-92.

[10]　Neer CS II. Displaced proximal humeral fractures. I. Classification and evalu¬ation. J Bone Joint Surg Am. 1970;52(6):1077-1089.

[11]　Boileau P, Walch G. The three-dimensional geometry of the proximal humerus. Implications for surgical technique and prosthetic design. J Bone Joint Surg Br. 1997;79(5):857-865.

[12]　Iannotti JP, Gabriel JP, Schneck SL, Evans BG, Misra S. The normal gleno¬humeral relationships. An anatomical study of one hundred and forty shoul¬ders. J Bone Joint Surg Am. 1992;74(4):491-500.

[13]　Hettrich CM, Boraiah S, Dyke JP, Neviaser A, Helfet DL, Lorich DG. Quantitative assessment of the vascularity of the proximal part of the humerus. J Bone Joint Surg Am. 2010;92(4):943-948. doi:10.2106/JBJS.H.01144.

[14]　Iyengar JJ, Devcic Z, Sproul RC, Feeley BT. Nonoperative treatment of proximal humerus fractures: a systematic review. J Orthop Trauma. 2011;25(10):612-617. doi:10.1097/BOT.0b013e3182008df8.

[15]　Gaebler C, McQueen MM, Court-Brown CM. Minimally displaced proxi¬mal humeral fractures: epidemiology and outcome in 507 cases. Acta Orthop Scand. 2003;74(5):580-585. doi:10.1080/00016470310017992.

[16]　Court-Brown CM, Garg A, McQueen MM. The translated two-part fracture of the proximal humerus. Epidemiology and outcome in the older patient. J Bone Joint Surg Br. 2001;83(6):799-804.

[17]　Court-Brown CM, Cattermole H, McQueen MM. Impacted valgus fractures (B1.1) of the proximal humerus. The results of non-operative treatment. J Bone Joint Surg Br. 2002;84(4):504-508.

[18]　Hauschild O, Konrad G, Audige L, et al. Operative versus non-operative treat¬ment for two-part surgical neck fractures of the proximal humerus. Arch Orthop Trauma Surg. 2013;133(10):1385-1393. doi:10.1007/s00402-013-1798-2.

[19]　Robinson CM, Page RS. Severely impacted valgus proximal humeral fractures. Results of operative treatment. J Bone Joint Surg Am. 2003;85-A(9):1647-1655.

[20]　Robinson CM, Page RS. Severely impacted valgus proximal humeral frac¬tures. J Bone Joint Surg Am. 2004;86-A(suppl 1 Pt 2):143-155.

[21]　Edelson G, Safuri H, Salami J, Vigder F, Militianu D. Natural history of complex fractures of the proximal humerus using a three-dimensional classi¬fication system. J Shoulder Elbow Surg. 2008;17(3):399-409. doi:10.1016/j.jse.2007.08.014.

[22]　Saitoh S, Nakatsuchi Y, Latta L, Milne E. Distribution of bone mineral den¬sity and bone strength of the proximal humerus. J Shoulder Elbow Surg. 1994;3(4):234-242. doi:10.1016/S1058-2746(09)80041-4.

[23]　Yamaguchi K, Ditsios K, Middleton WD, Hildebolt CF, Galatz LM, Teefey SA. The demographic and morphological features of rotator cuff disease. A comparison of asymptomatic and symptomatic shoulders. J Bone Joint Surg Am. 2006;88(8):1699-1704. doi:10.2106/JBJS.E.00835.

[24]　Mall NA, Kim HM, Keener JD, et al. Symptomatic progression of asymptomatic rotator cuff tears: a prospective study of clinical and sonographic variables. J Bone Joint Surg Am. 2010;92(16):2623-2633. doi:10.2106/JBJS.I.00506.

[25]　Moosmayer S, Smith HJ, Tariq R, Larmo A. Prevalence and characteristics of asymptomatic tears of the rotator cuff: an ultrasonographic and clinical study. J Bone Joint Surg Br. 2009;91(2):196-200. doi:10.1302/0301-620X.91B2.21069.

[26]　Jost B, Spross C, Grehn H, Gerber C. Locking plate fixation of fractures of the proximal humerus: analysis of complications, revision strategies and outcome. J Shoulder Elbow Surg. 2013;22(4):542-549. doi:10.1016/j.jse.2012.06.008.

[27]　Owsley KC, Gorczyca JT. Fracture displacement and screw cutout after open reduction and locked plate fixation of proximal humeral fractures [corrected]. J Bone Joint Surg Am. 2008;90(2):233-240. doi:10.2106/JBJS.F.01351.

[28]　Gupta AK, Harris JD, Erickson BJ, et al. Surgical management of com¬plex proximal humerus fractures-a systematic review of 92 studies includ¬ing 4500 patients. J Orthop Trauma. 2015;29(1):54-59. doi:10.1097/BOT.0000000000000229.

[29]　Robinson CM, Page RS, Hill RM, Sanders DL, Court-Brown CM, Wakefield AE. Primary hemiarthroplasty for treatment of proximal humeral fractures. J Bone Joint Surg Am. 2003;85-A(7):1215-1223.

[30]　Lind T, Kroner K, Jensen J. The epidemiology of fractures of the proximal humerus. Arch Orthop Trauma Surg. 1989;108(5):285-287.

[31]　McLaughlin JA, Light R, Lustrin I. Axillary artery injury as a complication of proximal humerus fractures. J Shoulder Elbow Surg. 1998;7(3):292-294.

[32]　Visser CP, Coene LN, Brand R, Tavy DL. Nerve lesions in proximal humeral frac¬tures. J Shoulder Elbow Surg. 2001;10(5):421-427. doi:10.1067/mse.2001.118002.

[33]　Neer CS II. Displaced proximal humeral fractures. II. Treatment of three-part and four-part displacement. J Bone Joint Surg Am. 1970;52(6):1090-1103.

[34]　Sidor ML, Zuckerman JD, Lyon T, Koval K, Cuomo F, Schoenberg N. The Neer classification system for proximal humeral fractures. An assessment of interobserver reliability and intraobserver reproducibility. J Bone Joint Surg Am. 1993;75(12):1745-1750.

[35]　Bernstein J, Adler LM, Blank JE, Dalsey RM, Williams GR, Iannotti JP. Evaluation of the Neer system of classification of proximal humeral fractures with computerized tomographic scans and plain radiographs. J Bone Joint Surg Am. 1996;78(9):1371-1375.

[36]　Hoenecke HR Jr, Hermida JC, Flores-Hernandez C, D'Lima DD. Accuracy of CT-based measurements of glenoid version for total shoulder arthroplasty. J Shoulder Elbow Surg. 2010;19(2):166-171. doi:10.1016/j.jse.2009.08.009.

[37]　Scalise JJ, Codsi MJ, Bryan J, Brems JJ, Iannotti JP. The influence of three-dimensional computed tomography images of the shoulder in pre¬operative planning for total shoulder arthroplasty. J Bone Joint Surg Am. 2008;90(11):2438-2445. doi:10.2106/JBJS.G.01341.

[38]　Alolabi B, Youderian AR, Napolitano L, et al. Radiographic assessment of prosthetic humeral head size after anatomic shoulder arthroplasty. J Shoulder Elbow Surg. 2014;23(11):1740-1746. doi:10.1016/j.jse.2014.02.013.

[39]　Boileau P, Krishnan SG, Tinsi L, Walch G, Coste JS, Mole D. Tuberosity malposition and migration: reasons for poor outcomes after hemiarthroplasty for displaced fractures of the proximal humerus. J Shoulder Elbow Surg. 2002;11(5):401-412.

[40]　Neviaser RJ, Resch H, Neviaser AS, Crosby LA. Proximal humeral fractures: pin, plate, or replace. Instr Course Lect. 2015;64:203-214.

[41]　Murachovsky J, Ikemoto RY, Nascimento LG, Fujiki EN, Milani C, Warner JJ. Pectoralis major tendon reference (PMT): a new method for accurate restora¬tion of humeral length with hemiarthroplasty for fracture. J Shoulder Elbow Surg. 2006;15(6):675-678. doi:10.1016/j.jse.2005.12.011.

[42]　Ponce BA, Thompson KJ, Rosenzweig SD, et al. Re-evaluation of pectoralis major height as an anatomic reference for humeral height in fracture hemi¬arthroplasty. J Shoulder Elbow Surg.

2013;22(11):1567-1572. doi:10.1016/j.jse.2013.01.039.

[43] Mighell MA, Kolm GP, Collinge CA, Frankle MA. Outcomes of hemiar¬throplasty for fractures of the proximal humerus. J Shoulder Elbow Surg. 2003;12(6):569-577. doi:10.1016/S1058274603002131.

[44] Mole D, Wein F, Dezaly C, Valenti P, Sirveaux F. Surgical technique: the anterosuperior approach for reverse shoulder arthroplasty. Clin Orthop Relat Res. 2011;469(9):2461-2468. doi:10.1007/s11999-011-1861-7.

[45] Ladermann A, Walch G, Lubbeke A, et al. Influence of arm lengthening in reverse shoulder arthroplasty. J Shoulder Elbow Surg. 2012;21(3):336-341. doi:10.1016/j.jse.2011.04.020.

[46] Balg F, Boulianne M, Boileau P. Bicipital groove orientation: considerations for the retroversion of a prosthesis in fractures of the proximal humerus. J Shoulder Elbow Surg. 2006;15(2):195-198. doi:10.1016/j.jse.2005.08.014.

[47] Gallinet D, Ohl X, Decroocq L, et al. Is reverse total shoulder arthroplasty more effective than hemiarthroplasty for treating displaced proximal humerus fractures in older adults? A systematic review and meta-analysis. Orthop Traumatol Surg Res. 2018;104(6):759-766. doi:10.1016/j.otsr.2018.04.025.

[48] Sebastia-Forcada E, Cebrian-Gomez R, Lizaur-Utrilla A, Gil-Guillen V. Reverse shoulder arthroplasty versus hemiarthroplasty for acute proximal humeral fractures. A blinded, randomized, controlled, prospective study. J Shoulder Elbow Surg. 2014;23(10):1419-1426. doi:10.1016/j.jse.2014.06.035.

[49] Cuff DJ, Pupello DR. Comparison of hemiarthroplasty and reverse shoulder arthroplasty for the treatment of proximal humeral fractures in elderly patients. J Bone Joint Surg Am. 2013;95(22):2050-2055. doi:10.2106/JBJS.L.01637.

[50] Grubhofer F, Wieser K, Meyer DC, et al. Reverse total shoulder arthroplasty for acute head-splitting, 3-and 4-part fractures of the proximal humerus in the elderly. J Shoulder Elbow Surg. 2016;25(10):1690-1698. doi:10.1016/j.jse.2016.02.024.

[51] Gallinet D, Adam A, Gasse N, Rochet S, Obert L. Improvement in shoulder rotation in complex shoulder fractures treated by reverse shoulder arthroplasty. J Shoulder Elbow Surg. 2013;22(1):38-44. doi:10.1016/j.jse.2012.03.011.

[52] Kontakis G, Koutras C, Tosounidis T, Giannoudis P. Early management of proximal humeral fractures with hemiarthroplasty: a systematic review. J Bone Joint Surg Br. 2008;90(11):1407-1413. doi:10.1302/0301-620X.90B11.21070.

[53] Antuna SA, Sperling JW, Cofield RH. Shoulder hemiarthroplasty for acute fractures of the proximal humerus: a minimum five-year follow-up. J Shoulder Elbow Surg. 2008;17(2):202-209. doi:10.1016/j.jse.2007.06.025.

[54] Goldman RT, Koval KJ, Cuomo F, Gallagher MA, Zuckerman JD. Functional outcome after humeral head replacement for acute three-and four-part proxi¬mal humeral fractures. J Shoulder Elbow Surg. 1995;4(2):81-86.

[55] Smith AM, Mardones RM, Sperling JW, Cofield RH. Early complications of operatively treated proximal humeral fractures. J Shoulder Elbow Surg. 2007;16(1):14-24. doi:10.1016/j.jse.2006.05.008.

[56] Olerud P, Ahrengart L, Ponzer S, Saving J, Tidermark J. Hemiarthroplasty versus nonoperative treatment of displaced 4-part proximal humeral fractures in elderly patients: a randomized controlled trial. J Shoulder Elbow Surg. 2011;20(7):1025-1033. doi:10.1016/j.jse.2011.04.016.

[57] Boons HW, Goosen JH, van Grinsven S, van Susante JL, van Loon CJ. Hemiarthroplasty for humeral four-part fractures for patients 65 years and older: a randomized controlled trial. Clin Orthop Relat Res. 2012;470(12):3483-3491. doi:10.1007/s11999-012-2531-0.

[58] Bufquin T, Hersan A, Hubert L, Massin P. Reverse shoulder arthroplasty for the treatment of three-and four-part fractures of the proximal humerus in the elderly: a prospective review of 43 cases with a short-term follow-up. J Bone Joint Surg Br. 2007;89(4):516-520. doi:10.1302/0301-620X.89B4.18435.

[59] Lenarz C, Shishani Y, McCrum C, Nowinski RJ, Edwards TB, Gobezie R. Is reverse shoulder arthroplasty appropriate for the treatment of fractures in the older patient? Early observations. Clin Orthop Relat Res. 2011;469(12):3324-3331. doi:10.1007/s11999-011-2055-z.

[60] Klein M, Juschka M, Hinkenjann B, Scherger B, Ostermann PA. Treatment of comminuted fractures of the proximal humerus in elderly patients with the Delta III reverse shoulder prosthesis. J Orthop Trauma. 2008;22(10):698-704. doi:10.1097/BOT.0b013e31818afe40.

[61] Wang J, Zhu Y, Zhang F, Chen W, Tian Y, Zhang Y. Meta-analysis suggests that reverse shoulder arthroplasty in proximal humerus fractures is a better option than hemiarthroplasty in the elderly. Int Orthop. 2016;40(3):531-539. doi:10.1007/s00264-015-2811-x.

[62] Gallinet D, Clappaz P, Garbuio P, Tropet Y, Obert L. Three or four parts com¬plex proximal humerus fractures: hemiarthroplasty versus reverse prosthesis: a comparative study of 40 cases. Orthop Traumatol Surg Res. 2009;95(1):48-55. doi:10.1016/j.otsr.2008.09.002.

[63] Garrigues GE, Johnston PS, Pepe MD, Tucker BS, Ramsey ML, Austin LS. Hemiarthroplasty versus reverse total shoulder arthroplasty for acute proximal humerus fractures in elderly patients. Orthopedics. 2012;35(5):e703-e708. doi:10.3928/01477447-20120426-25.

[64] Chalmers PN, Slikker W III, Mall NA, et al. Reverse total shoulder arthroplasty for acute proximal humeral fracture: comparison to open reduction-internal fixation and hemiarthroplasty. J Shoulder Elbow Surg. 2014;23(2):197-204. doi:10.1016/j.jse.2013.07.044.

[65] Boyle MJ, Youn SM, Frampton CM, Ball CM. Functional outcomes of reverse shoulder arthroplasty compared with hemiarthroplasty for acute proximal humeral fractures. J Shoulder Elbow Surg. 2013;22(1):32-37. doi:10.1016/j.jse.2012.03.006.

[66] Levy JC, Virani N, Pupello D, Frankle M. Use of the reverse shoulder prosthe¬sis for the treatment of failed hemiarthroplasty in patients with glenohumeral arthritis and rotator cuff deficiency. J Bone Joint Surg Br. 2007;89(2):189-195. doi:10.1302/0301-620X.89B2.18161.

[67] Dezfuli B, King JJ, Farmer KW, Struk AM, Wright TW. Outcomes of reverse total shoulder arthroplasty as primary versus revision procedure for prox¬imal humerus fractures. J Shoulder Elbow Surg. 2016;25(7):1133-1137. doi:10.1016/j.jse.2015.12.002.

[68] Affonso J, Nicholson GP, Frankle MA, et al. Complications of the reverse prosthesis: prevention and treatment. Instr Course Lect. 2012;61:157-168.

[69] Zumstein MA, Pinedo M, Old J, Boileau P. Problems, complications, reopera¬tions, and revisions in reverse total shoulder arthroplasty: a systematic review. J Shoulder Elbow Surg. 2011;20(1):146-157. doi:10.1016/j.jse.2010.08.001.

第二十三章

大结节骨折

JACK W. WEICK, MD, BRUCE S. MILLER, MD

定义

- 据估计，单纯大结节骨折约占肱骨近端骨折的20%，与其他肱骨近端骨折相比，单纯大结节骨折的患者大多是年轻的男性，且并发症也更少。
- 大部分大结节骨折可以采取保守治疗。
- 一般来说，手术治疗单纯大结节骨折的适应证包括骨折移位＞5mm，但必须考虑患者的个体因素。
  - 手术治疗约占病例数的5%~15%。
- 其他肱骨近端骨折相比，虽然单纯大结节骨折的X线表现是轻的，但处理不当可能会导致严重的功能障碍。

解剖学

- 大结节是冈上肌、冈下肌和小圆肌的止点。
  - 因此骨折很容易产生移位，由于肌肉的牵拉，骨折块移位通常向近端和向后。
- 尸体研究表明，大结节由弓形动脉、旋肱后动脉、干骺端血管和大小结节间血管的骨间连接供应。
  - 与肱骨解剖颈的骨折不同，大结节骨折后的坏死率低，可能与其丰富的血管网有关。

重要治疗原则

- 手术治疗的指征通常包括：普通人＞5mm的向上移位，或向上移位＞3mm的运动员，或者需要经常上举的职业人员。

- 利用这些移位原则进行治疗，非手术和手术治疗都取得很好的疗效（见结果部分）。
- 与其他肱骨近端骨折一样，在决定手术与非手术治疗时，必须考虑患者的特定因素，例如职业、独立活动水平和功能恢复的最低标准。

发病机制

- 前期报告估计5%~30%的肩关节前脱位由于合并大结节骨折而更严重。
- Bahrs等的回顾性研究表明，大结节骨折中有57%是由于肩关节前脱位导致的。其余43%的病例是单纯骨折，没有明显的前脱位。
- 多数大结节骨折可能是由于多个因素造成的。然而，这些骨折通常归因于剪切力/撕脱骨折或撞击伤。
  - 撕脱型骨折很可能是由于肩袖肌群强有力的牵拉，半脱位或脱位的肱骨头强行收缩的结果。
  - 凹陷型骨折继发于盂肱关节脱位，原因可能是手臂过度外展将肱骨头抬到前脱位的位置，或者直接撞击关节盂下缘。

病史/体格检查

- 询问病史应包括盂肱关节脱位或半脱位的损伤机制。
  - 应询问患者有无麻木、刺痛或无力的症状，这些症状与神经血管损伤有关。
  - 如果是高度速创伤的，也应怀疑有相关损伤。
- 在评估大结节骨折时，还必须考虑患者的特定因素，如年龄、优势手、职业、活动水平、运动爱好者／专业运动员和合并症。

- 一般来说，如果患者的职业需要经常的上肢上举（如电工），或者他们频繁的活动，或者如果他们是职业运动员或竞技运动员，更检疫局行手术治疗大结节骨折。
- 在肩关节脱位相关的大结节骨折中，要重视是否有神经损伤。
  - Grag 等报道了 47 例大结节骨折脱位中 34% 合并神经损伤，以腋神经最为常见。
  - 这些患者的神经损伤预后良好。有研究表明，这些患者不需要常规行肌电图（EMG）检查。对于严重不完全性瘫痪或完全瘫痪的患者，建议在损伤后 3 周进行肌电图检查，以确定轴突损伤的程度。如果恢复缓慢，应在 3 个月后复查肌电图。
- 体格检查时应进行肩关节稳定性的评估，因为患者可能会有复发性肩关节半脱位或脱位的恐惧感。
  - 前不稳定可以用前恐惧试验和后移试验来检测。
  - 应评估肩袖的强度，并与对侧肢体进行比较。

诊断研究

- 放射线在大结节骨折的评价中具有重要作用。然而，由于骨折块尺寸小、无移位或轻度移位，且骨折块重叠在肱骨头上，因此对这些骨折通常很难进行准确的放射学评估。
  - 单纯肱骨大结节骨折经常移位很小，可以忽略。
  - 初始影像学评估应包括前后位（AP）、Grashey 位（后斜位）、肩胛骨"Y"位（冈上肌出口位）和腋位。值得注意的是，在 AP 位和 Grashey 位上常常很难发现后移位，使得腋位和肩胛骨"Y"位对骨折分类是很重要的。
- 如果 X 线片不清楚或可疑骨折，或者大结节边缘移位，则行 CT 或 MRI 等更高级检查。
  - CT 有助于确定移位的距离和骨折形态学特性。
  - 对于大结节骨折，MRI 检查并不是常规检查。但是，MRI 可能有助于识别隐匿性骨折或合

并损伤，例如肩袖撕裂或盂唇损伤。
- 当放射学愈合的大结节骨折患者出现持续疼痛也考虑 MRI 检查。

诊断

- 大结节骨折的诊断是根据病史和体格检查，并通过影像诊断学证实。
- 传统上，肱骨近端骨折常用 2 种分类方法：Neer 分型和 AO 分类系统。最近，Mutch 提出了一种单独适用于大结节骨折的分类系统。
  - Neer 分类是根据肱骨近端骨折 4 个部位的解剖关系：大结节、小结节、关节面和肱骨干。
    - 该分类旨在描述稳定和不稳定的部分，与其他部分相比，不稳定部分的定义为移位 > 1cm 或成角 > 45°。但是，对于单纯大结节骨折没有单独提及或特殊描述。
  - AO 分类方法中，大结节骨折（11A1.1）被定义为移位、无移位或与肩关节脱位相关。
    - 与 Neer 分类相比，AO 系统的好处是可以定义更多的肱骨近端骨折类型。
    - 仍不考虑单纯大结节骨折的大小或形态。
    - 组间及组内专家认为 neer 和 AO 分型不可靠。
  - Mutch 按形态将骨折分为：撕脱骨折、裂缝骨折和压缩骨折。
    - 撕脱骨折是一个小骨片的骨折，骨折线垂直肱骨干（图 23.1）。占大结节骨折的 40%。
    - 裂缝骨折的特点是较大骨折块，骨折线与肱骨干平行（图 23.2）。占大结节骨折的 40%。
    - 凹陷性骨折被描述为大结节的嵌卡性骨折，可能是由于盂肱关节半脱位或脱位后下盂缘压迫所致（图 23.3）。占大结节骨折的 20%。
    - 各骨折类型之间的临床结果无明显差异。

非手术治疗

- 手术治疗的指征通常认为是：普通人向上移位 > 5mm，运动员或需要经常上举上肢的职业的患

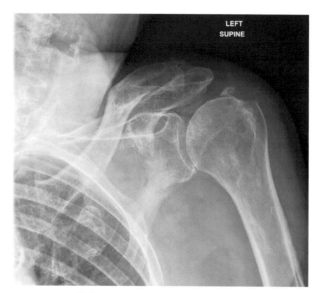

图 23.1 大结节撕脱骨折的 X 线片。骨折线垂直于肱骨干

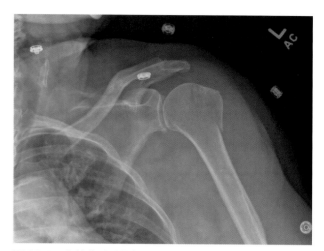

图 23.2 大结节裂缝骨折的 X 线片。骨折线平行于肱骨干

者向上移位＞3mm。

- 85%~95% 的大结节骨折移位很小，非手术治疗大部分取得良好疗效。
- 对于大结节性骨折的非手术治疗，尚无明确的治疗方案。
  - 通常，有制动周期。
  - 每周至每 2 周的放射线片，以评估可能的移位以及骨折愈合。
  - 固定一段时间（通常最少 2 周）后，可通过物理疗法开始逐渐进行轻柔的被动运动。
- 对这些骨折进行非手术治疗的关键是找到一种合适的方法，既不会因为长时间的固定而发生上肢僵硬，而又不会因为固定不牢固而使骨折发生再次移位的风险。外展架固定通常用于减少肩袖上部和后部（后上部）的张力，以避免再次移位。
- 如果伤后的 3 个月放射线愈合并且没有二次移位，患者持续疼痛或者肩部功能障碍和或活动范围减小，可考虑 MRI 检查以评估肩袖、肱二头肌腱或其他软组织病变。

手术治疗

术前计划

- 大结节骨折向上移位＞5mm 的普通人，运动

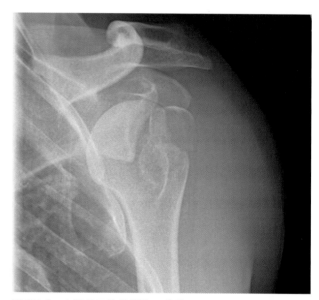

图 23.3 大结节压缩骨折的 X 线片

员或职业需要经常上举活动的患者向上移位＞3mm，通常需要进行手术内固定才能获得良好效果。

- 在以上移位情况下，如果不进行解剖复位和固定，骨折会有明显的上移愈合风险，这将导致肩部撞击、肩痛和活动范围减小（图23.4）。
- 大结节骨折的手术固定已有多种方法。
- 通常，手术可方式以采用切开手术或关节镜。
  - 切开方法包括胸三角肌入路和前外侧劈三角肌入路。
  - 胸三角肌入路可以显露大结节，而对三角肌损害小。

该入路不能很好地显露大结节后侧。然而，可以尝试通过线缝牵开肩袖来克服这一问题。

- 前外侧劈三角肌入路可很好的显露大结节的前部和后部。

  该入路受限于向下走行的腋神经。

- 腋神经从距肩峰外缘 5~7cm 的位置从后绕肱骨至前方。

- 将三角肌向远侧劈开太会大大增加腋神经损伤的机会。

- 关节镜优点是微创，但在技术上可能更具挑战性。

- 一种联合入路是小切口劈开三角肌入路。

  - 关节镜入口扩大 1~2cm，将三角肌切开一个小口。

  - 该技术可用于双排缝合技术。

  - 一些作者认可它可以加压骨折块。

体位

- 根据外科医生的习惯，切开手术和关节镜均可在侧卧位或沙滩椅位进行。

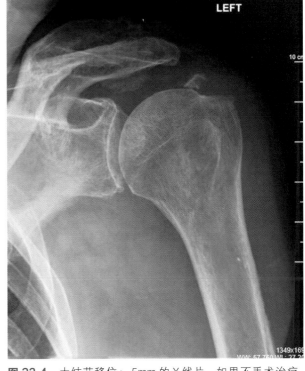

图 23.4 大结节移位 > 5mm 的 X 线片。如果不手术治疗，会增加肩部撞击、肩痛和活动范围减少的风险

手术方法

带线锚钉固定

要点

* 双股线锚钉固定技术可用于关节镜或小切口三角肌劈开入路。
* 近侧端用 2~3 枚骨锚钉，一般骨折块远端以远大约 5mm 处使用 2 枚骨锚钉（图 23.5）。
  * 根据骨折块的大小，使用不同数量的带线锚钉。
* 肩袖的前部和后部纤维可一起缝合在内固定上。
  * 近端缝线通常在骨折块的后面穿过。避免张力过大。
* 作者描述使用压力螺钉代替远端锚钉。

陷阱

✗ 骨质疏松症患者应谨慎使用此种手术方式。有可能因缝合失效而固定失败的风险。

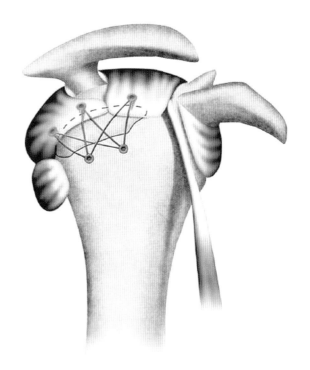

图 23.5 可以用于大结节骨折的外科手术固定的带线锚钉结构的图示

切开复位钢板内固定

要点

❋通常，这是使用一个小块板，如改良的跟骨板。Bamberg 板也获得很好疗效。
　❋该板以跟骨板为基础，塑形适合大结节外侧面。
　❋可以使用钢丝钳掐断钢板板以适合大结节。
　❋骨折复位后，用克氏针临时固定移位的骨块。
　❋钢板经过塑形后紧密对合骨折，用皮质和 / 或松质骨螺钉固定。
　❋将钢板缝到肩袖上可以增加稳定性。

陷阱

✕必须确保钢板放置在肱二头肌间沟后，来保护肱二头肌腱。
✕必须仔细设计钢板的形状，以更好的复位和固定骨折块。
✕钢板有时会引起刺激性反应，需要取出。

骨块螺钉固定

要点

❋单纯骨块螺钉用于大骨折块的裂缝骨折。
❋对于简单骨折，可以使用一到两个 4.5mm 的松质螺钉固定。
❋这种方式优点是便宜、有效。
❋骨折复位可以用克氏针固定。然后可以使用 4.5mm 空心螺钉固定骨折块。
❋如果担心骨质强度不够，可联合使用垫片。

陷阱

✕骨块螺钉不适合于粉碎性骨折。
　❋术后可能发生大结节碎裂或者移位。因此，对于单纯的裂缝骨折，应慎重选择使用该技术。
✕骨块螺钉可能导致异物反应和 / 或撞击综合征，需要取出内固定。

术后管理

●大结节骨折手术后康复与肩袖修复后的康复相似。
●通常根据外科医生习惯，给予患者前臂悬吊或头戴外展架。
●术后立即开始前后活动。
●术后还要进行腰部平面的前屈，内旋和外旋被动锻炼。
　○通常进行约 6 周。
●6~8 周开始主动锻炼和辅助主动运动范围锻炼。
●术后 3~6 个月开始等长肩袖力量练习。

结果

●移位< 5mm 的大结节骨折采取非手术治疗的效果研究表明，有 90% ~100% 大结节骨折获得满意效果。
　○这些研究使用了与上述相似的治疗方案，试图在保证骨折愈合的坚强固定与预防关节僵硬和功能障碍的早期活动联系之间找到平衡。
　○尽管很少有研究关注完全康复的时间，Rath 等在关于 69 例非手术治疗的研究中显示，平均完全康复时间为 8.1 个月。
●大结节骨折进行手术治疗的结果研究表明，使用各种手术方法和固定技术的患者中，有 80% ~100% 的患者获得满意效果。
　○需要注意的是，这些研究的样本量较小。
　○很少有大样本的研究来评估手术治疗单纯大结节骨折的疗效。
●生物力学研究表明，在循环载荷试验和最终失效载荷两种情况下，带线锚钉固定技术比拉力螺钉固定具有更强的固定效果。
●大多数早期研究采用切开手术方法，但近期的研究已采用关节镜技术。
　○Ji 等报告了 16 例关节镜下双边带线锚钉固定治疗的患者中 3 例优，11 例良，2 例差［基于加州大学洛杉矶分校（UCLA）肩部评分量表］。
　　○需要注意的是，骨折均为粉碎性骨折。
　○最近，Li 等报告 14 例使用关节镜固定的粉碎性大结节骨折，其中 2 例优，11 例良和 1 例失败。

- 关节镜双边缝合固定与切开复位内固定（ORIF）的近期比较。
  - 关节镜的手术时间平均要长 33min。
  - 术后，接受关节镜修复的患者的 ROM 和 ASES 评分明显改善。然而，绝对差异很小，临床差异不大。
  - 两者并发症发生率都不高。

并发症

- 大结节骨折的畸形愈合和不愈合相对较少见。
  - 通常，由于最初的诊断错误或低估了骨折块的移位程度，导致骨折畸形愈合或不愈合。
  - 非手术治疗后持续的疼痛提示应进行 CT 或 MRI 检查。
  - 畸形愈合或不愈合可能导致继发于疼痛和肩关节活动范围较小的功能受限。
  - 由于肩袖变形的张力，使得大结节在上后方畸形愈合。
- 已经提出了关于大结节骨折的畸形愈合和不愈合的几种治疗方法。
  - 在有限的一系列病例中，报道了肩袖修复后的关节镜下的肩峰固定（肩部成形）术，肩袖松解，大结节成形术。
  - 在有限的一系列病例中，也提出一种改良的截骨技术。
    - 该技术将移位的骨片取下，然后 8 条缝合线缝合固定，通过髓内腔穿过骨干骺端的孔，然后将取下的骨块固定在髓腔中。

推荐阅读

[1] Gruson KI, Ruchelsman DE, Tejwani NC. Isolated tuberosity fractures of the proximal humeral: current concepts. Injury. 2008;39(3):284- 298

[2] Liao W, Zhang H, Li Z, Li J. Is Arthroscopic technique superior to open reduc-tion internal fixation in the treatment of isolated displaced greater tuberosity fractures? Clin Orthop. 2016;474(5):1269- 1279

[3] Platzer P, Kutscha- Lissberg F, Lehr S, Vecsei V, Gaebler C. The influence of displacement on shoulder function in patients with minimally displaced frac-tures of the greater tuberosity. Injury. 2005;36(10):1185- 1189.

[4] Rath E, Alkrinawi N, Levy O, Debbi R, Amar E, Atoun

E. Minimally displaced fractures of the greater tuberosity: outcome of non- operative treatment. J Shoulder Elbow Surg. 2013;22(10):e8- e11.

[5] Rouleau DM, Mutch J, Laflamme G- Y. Surgical treatment of displaced greater tuberosity fractures of the humerus. J Am Acad Orthop Surg. 2016;24(1):46- 56.

参考文献

[1] Gruson KI, Ruchelsman DE, Tejwani NC. Isolated tuberosity fractures of the proximal humeral: current concepts. Injury. 2008;39(3):284- 298. doi:10.1016/j.injury.2007.09.022.

[2] Court- Brown CM, Garg A, McQueen MM. The epidemiology of prox-imal humeral fractures. Acta Orthop Scand. 2001;72(4):365- 371. doi:10.1080/000164701753542023.

[3] Kim E, Shin HK, Kim CH. Characteristics of an isolated greater tuberosity fracture of the humerus. J Orthop Sci. 2005;10(5):441- 444. doi:10.1007/ s00776- 005- 0924- 6.

[4] George MS. Fractures of the greater tuberosity of the humerus. J Am Acad Orthop Surg. 2007;15(10):607- 613.

[5] Rouleau DM, Mutch J, Laflamme G- Y. Surgical treatment of displaced greater tuberosity fractures of the humerus. J Am Acad Orthop Surg. 2016;24(1):46-56. doi:10.5435/JAAOS- D- 14- 00289.

[6] Brooks CH, Revell WJ, Heatley FW. Vascularity of the humeral head after proximal humeral fractures. An anatomical cadaver study. J Bone Joint Surg Br. 1993;75(1):132- 136.

[7] Hertel R, Hempfing A, Stiehler M, Leunig M. Predictors of humeral head ischemia after intracapsular fracture of the proximal humerus. J Shoulder Elb Surg. 2004;13(4):427- 433. doi:10.1016/S1058274604000795.

[8] Platzer P, Kutscha- Lissberg F, Lehr S, Vecsei V, Gaebler C. The influence of displacement on shoulder function in patients with minimally displaced frac-tures of the greater tuberosity. Injury. 2005;36(10):1185- 1189. doi:10.1016/j. injury.2005.02.018.

[9] Rath E, Alkrinawi N, Levy O, Debbi R, Amar E, Atoun E. Minimally dis-placed fractures of the greater tuberosity: outcome of non- operative treatment. J Shoulder Elb Surg. 2013;22(10):e8- e11. doi:10.1016/j.jse.2013.01.033.

[10] Kocher MS, Feagin JA. Shoulder injuries during alpine skiing. Am J Sports Med. 1996;24(5):665- 669. doi:10.1177/036354659602400517.

[11] Weaver JK. Skiing- related injuries to the shoulder. Clin Orthop. 1987;(216):24- 28.

[12] Robinson CM, Al- Hourani K, Malley TS, Murray IR. Anterior shoulder insta-bility associated with coracoid nonunion in patients with a seizure disorder. J Bone Joint Surg Am. 2012;94(7):e40. doi:10.2106/JBJS.K.00188.

[13] Bahrs C, Lingenfelter E, Fischer F, Walters EM, Schnabel M. Mechanism of injury and morphology of the greater tuberosity fracture. J Shoulder Elb Surg. 2006;15(2):140- 147. doi:10.1016/j.jse.2005.07.004.

[14] Green A, Izzi J. Isolated fractures of the greater tuberosity of the prox-imal humerus. J Shoulder Elb Surg. 2003;12(6):641- 649. doi:10.1016/S1058274602868112.

[15] Garg A, McQueen MM, Court- Brown CM. Nerve injury after greater tuberos-ity fracture dislocation. J Orthop Trauma. 2000;14(2):117.

[16] Visser CP, Coene LN, Brand R, Tavy DL. The incidence of nerve injury in anterior dislocation of the shoulder and its influence on functional recovery. A prospective clinical and EMG study. J Bone Joint Surg Br. 1999;81(4):679- 685.

[17] Visser CP, Coene LN, Brand R, Tavy DL. Nerve lesions in proximal humeral fractures. J Shoulder Elb Surg. 2001;10(5):421- 427. doi:10.1067/mse.2001.118002.

[18] Jobe FW, Kvitne RS, Giangarra CE. Shoulder pain in the overhand or throwing athlete. The relationship of anterior instability and rotator cuff impingement. Orthop Rev. 1989;18(9):963- 975.

[19] Castagno AA, Shuman WP, Kilcoyne RF, Haynor DR, Morris ME, Matsen FA. Complex fractures of the proximal humerus: role of CT in treatment. Radiology. 1987;165(3):759- 762. doi:10.1148/radiology.165.3.3685356.

[20] Wallace WA, Hellier M. Improving radiographs of the injured

shoulder. Radiography. 1983;49(586):229- 233.

[21] Parsons BO, Klepps SJ, Miller S, Bird J, Gladstone J, Flatow E. Reliability and reproducibility of radiographs of greater tuberosity displacement. A cadaveric study. J Bone Joint Surg Am. 2005;87(1):58- 65. doi:10.2106/JBJS.C.01576.

[22] Ogawa K, Yoshida A, Ikegami H. Isolated fractures of the greater tuberosity of the humerus: solutions to recognizing a frequently overlooked fracture. J Trauma. 2003;54(4):713- 717. doi:10.1097/01.TA.0000057230.30979.49.

[23] Edelson G, Saffuri H, Obid E, Vigder F. The three- dimensional anatomy of proximal humeral fractures. J Shoulder Elb Surg. 2009;18(4):535- 544. doi:10.1016/j.jse.2009.03.001.

[24] Mattyasovszky SG, Burkhart KJ, Ahlers C, et al. Isolated fractures of the greater tuberosity of the proximal humerus: a long- term retrospective study of 30 patients. Acta Orthop. 2011;82(6):714- 720. doi:10.3109/17453674.2011.618912.

[25] Neer CS. Displaced proximal humeral fractures. I. Classification and evalua-tion. J Bone Joint Surg Am. 1970;52(6):1077- 1089.

[26] Müller ME, Sledge C, Poss R, Schatzker J, Engel C, Paterson D. Report of the SICOT presidential commission on documentation and evaluation. Société Internationale de Chirurgie Orthopédique et de Traumatologie. Int Orthop. 1990;14(2):221- 229.

[27] Mutch J, Laflamme GY, Hagemeister N, Cikes A, Rouleau DM. A new morpho-logical classification for greater tuberosity fractures of the proximal humerus: validation and clinical implications. Bone Joint J. 2014;96- B(5):646- 651. doi:10.1302/0301- 620X.96B5.32362.

[28] Siebenrock KA, Gerber C. The reproducibility of classification of frac-tures of the proximal end of the humerus. J Bone Joint Surg Am. 1993;75(12):1751- 1755.

[29] Sjödén GO, Movin T, Güntner P, et al. Poor reproducibility of classification of proximal humeral fractures. Additional CT of minor value. Acta Orthop Scand. 1997;68(3):239- 242.

[30] Brunner A, Honigmann P, Treumann T, Babst R. The impact of stereo-visualisation of three- dimensional CT datasets on the inter- and intraobserver reliability of the AO/OTA and Neer classifications in the assessment of frac-tures of the proximal humerus. J Bone Joint Surg Br. 2009;91(6):766- 771. doi:10.1302/0301- 620X.91B6.22109.

[31] Williams GR, Wong KL. Two- part and three- part fractures: open reduction and internal fixation versus closed reduction and percutaneous pinning. Orthop Clin N Am. 2000;31(1):1- 21.

[32] Schöffl V, Popp D, Strecker W. A simple and effective implant for displaced fractures of the greater tuberosity: the "Bamberg" plate. Arch Orthop Trauma Surg. 2011;131(4):509- 512. doi:10.1007/s00402- 010- 1175- 3.

[33] Jellad A, Bouaziz MA, Boudokhane S, Aloui I, Ben Salah Z, Abid A. Isolated greater tuberosity fracture: short- term functional outcome following a spe-cific rehabilitation program. Ann Phys Rehabil Med. 2012;55(1):16-24.doi:10.1016/j.rehab.2011.10.007.

[34] Platzer P, Thalhammer G, Oberleitner G, et al. Displaced fractures of the greater tuberosity: a comparison of operative and nonoperative treatment. J Trauma. 2008;65(4):843- 848. doi:10.1097/01.ta.0000233710.42698.3f.

[35] Bhatia DN, van Rooyen KS, du Toit DF, de Beer JF. Surgical treatment of comminuted, displaced fractures of the greater tuberosity of the proximal humerus: a new technique of double-row suture- anchor fixation and long- term results. Injury. 2006;37(10):946- 952. doi:10.1016/j.injury.2006.06.009.

[36] Park MC, Murthi AM, Roth NS, Blaine TA, Levine WN, Bigliani LU. Two-part and three- part fractures of the proximal humerus treated with suture fixa-tion. J Orthop Trauma. 2003;17(5):319- 325.

[37] Dimakopoulos P, Panagopoulos A, Kasimatis G, Syggelos SA, Lambiris E. Anterior traumatic shoulder dislocation associated with displaced greater tuberosity fracture: the necessity of operative treatment. J Orthop Trauma. 2007;21(2):104- 112. doi:10.1097/BOT.0b013e3180316cda.

[38] Chen YF, Zhang W, Chen Q, Wei HF, Wang L, Zhang CQ. AO X- shaped midfoot locking plate to treat displaced isolated greater tuberosity fractures. Orthopedics. 2013;36(8):e995- 999. doi:10.3928/01477447- 20130724- 13.

[39] Flatow EL, Cuomo F, Maday MG, Miller SR, McIlveen SJ, Bigliani LU. Open reduction and internal fixation of two- part displaced fractures of the greater tuberosity of the proximal part of the humerus. J Bone Joint Surg Am. 1991;73(8):1213- 1218.

[40] Lin C- L, Hong C- K, Jou I- M, Lin C- J, Su F- C, Su W- R. Suture anchor versus screw fixation for greater tuberosity fractures of the humerus–a biomechanical study. J Orthop Res. 2012;30(3):423- 428. doi:10.1002/jor.21530.

[41] Ji J- H, Shafi M, Song I- S, Kim Y- Y, McFarland EG, Moon C- Y. Arthroscopic fixation technique for comminuted, displaced greater tuberosity fracture. Arthroscopy. 2010;26(5):600- 609. doi:10.1016/j.arthro.2009.09.011.

[42] Li R, Cai M, Tao K. Arthroscopic reduction and fixation for displaced greater tuberosity fractures using the modified suture- bridge technique. Int Orthop. 2017;41(6):1257- 1263. doi:10.1007/s00264- 017- 3461- y.

[43] Liao W, Zhang H, Li Z, Li J. Is arthroscopic technique superior to open reduction internal fixation in the treatment of isolated displaced greater tuberosity fractures? Clin Orthop. 2016;474(5):1269- 1279. doi:10.1007/s11999- 015- 4663- 5.

[44] Martinez AA, Calvo A, Domingo J, Cuenca J, Herrera A. Arthroscopic treat-ment for malunions of the proximal humeral greater tuberosity. Int Orthop. 2010;34(8):1207- 1211. doi:10.1007/s00264- 009- 0900- 4.

[45] Ogawa K, Matsumura N, Yoshida A. Modified osteotomy for symptomatic mal-union of the humeral greater tuberosity. J Orthop Trauma. 2014;28(12):e290-295. doi:10.1097/BOT.0000000000000093.

第二十四章

肩胛骨骨折

MANUEL F. SCHUBERT, MD, MS, MICHAEL T. FREEHILL, MD, FAOA

定义

- 肩胛骨骨折大致分为关节外和关节内骨折。肩胛骨的关节外部分包括肩胛体、肩胛冈、肩胛颈（也称为关节盂颈）、肩峰和喙突。关节内骨折包括盂关节面骨折。

- 肩胛骨的关节外骨折是本章的重点，约占肩胛骨骨折的90%。关节盂骨折见第二十五章。

- 肩胛骨骨折占肩部骨折总数的3%~5%。总的来说，肩胛骨骨折相当少见，占所有骨折的比例不到1%。

- 最近的两项研究报告了肩胛骨骨折患者的年龄为35~42岁。

- 肩胛骨骨折中有50%涉及肩胛体和肩胛冈。

解剖学

- 肩胛骨是三角形的扁骨，由一个内侧缘、一个沿内侧缘的下角和上角、一个斜向的外侧缘、一个沿上缘的肩胛冈以及沿外侧的3个突起组成，包括喙突、肩峰和肩胛盂。与肩胛体其他部分相比，起自肩胛下角止于肩胛颈的外侧缘含有相对更厚的骨质（**图24.1**）。

- 肩胛冈将冈上窝与冈下窝分隔开来。肩胛冈向外侧伸展形成肩峰，肩峰位于肱骨头上方。

- 喙突是位于肩胛颈前内侧的弯曲的骨突。喙突可作为喙锁韧带（上部）以及喙肩和喙肱韧带（外侧）的起点。

- 肩胛骨上有18块肌肉的起点和止点，为盂肱运动提供了稳定的基础。

- 肌肉附着：
  - 锁骨外侧段、肩胛冈和肩峰是三角肌的起点。
  - 肩峰和肩胛冈是斜方肌的部分止点。
  - 肩胛骨内侧缘是前锯肌和菱形肌的止点。
  - 肩胛骨的极内侧缘是肩胛提肌的止点。
  - 外侧缘是大圆肌和小圆肌的起点。
  - 肩胛颈的盂下结节是肱三头肌的长头的起点。
  - 肩胛骨的下角是部分背阔肌的起点。
  - 喙突是由喙肱肌和肱二头肌短头组成的联合腱的起点，是胸小肌的止点。
  - 肩胛骨前凹面，即肩胛下窝，是肩胛下肌的起点。

- 肩胛横韧带自肩胛上切迹穿过。肩胛上动脉位于韧带上方，而肩胛上神经则位于韧带下方（通常）。

- 冈盂切迹是肩胛骨外侧冈上窝和冈下窝之间的一个区域。肩胛上神经和动脉穿过这个切迹。

- 关节盂呈梨形，由关节盂窝、关节盂缘和关节盂颈组成。

- 上肩部悬吊复合体是一个概念，用来描述上肢近端的骨环和韧带环，以及肢体如何与躯干相连。这个复合体由关节盂、喙突、肩峰、喙锁韧带、锁骨远端和肩锁关节组成。上支柱由锁骨的中1/3组成，下支柱是肩胛体的外侧部分和肩胛颈的最内侧部分。这种复合体的原理是，两个支柱维持适当的肩部力学，并且使上肢和轴向骨架之间的保持正常的稳定关系。

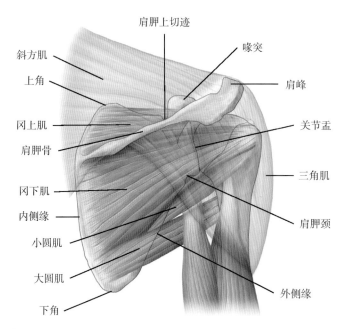

图 24.1　肩胛骨解剖概述，包括相关的骨和肌肉附着

手术方法

● 大多数肩胛骨骨折，包括肩胛体骨折和肩胛颈骨折，最好通过后入路手术治疗，可采用更具延展性的 Judet 入路或改良的 Judet 入路。喙突骨折可直接经前方入路，或通过胸三角肌入路，肩峰骨折在肩峰正后方入路。

后路（Judet）方法和改良的 Judet 方法

● 沿着肩峰的上外侧做一个可伸展的皮肤切口，然后沿着肩胛骨或肩胛骨远端 1cm 向内侧延伸至肩胛骨的上内侧角。接着做一个锐角，使切口沿肩胛骨内侧缘纵行向远端延伸至下角，或从肩胛骨内侧缘向外侧约 1cm 处延伸至下角。

● 锐性切开至深筋膜，将带有皮下脂肪的全厚皮肤瓣从筋膜上提起，暴露后方三角肌、冈下肌、小圆肌和大圆肌。

● 用弯曲的 Mayo 剪刀经深筋膜剥离皮瓣，向外侧延伸，穿支血管电凝止血。

● 进行钝性分离，如止血钳、剪刀或手指分离，可以在三角肌后部和冈下肌之间形成间隙。然后从肩胛冈上剥离三角肌后束筋膜，分离三角肌后束的一部分。用大量不可吸收的编织缝

线以 8 字形标记三角肌的筋膜起点，以保护三角肌的边缘，利于后期修复。三角肌向上外侧牵开。

● 然后可以制作各种入路用以进入肩胛骨的特定部分：

  ○ 肩峰边缘的肌平面位于原位斜方肌和剥离牵开的三角肌之间。在肩峰上缘附近或肩胛骨内侧缘，均可使用拉钩将冈下肌从冈下窝的起点牵开。

  ○ 通过冈下肌和菱形肌（保持原状）之间的间隙，可进入肩胛骨的内侧边缘。

  ○ 肩胛体和肩胛颈最重要的入路是在冈下肌和小圆肌之间，这是后入路的典型间隙。这个肌肉间隙可用来进入肩胛骨和肩胛颈的外侧缘。清除冈下肌和小圆肌上的筋膜，可以清楚地看见这两块肌肉之间的间隙。可以利用这两块肌肉走行方向不同的肌肉纤维形成的间隙。一旦确定了间隙，在冈下肌和小圆肌之间直接切开。旋肩胛动脉的升支可能沿着该间隙的外侧部分。应结扎该血管，因为无意中切断该血管可导致大量的出血。牵开冈下肌的内侧和上部以及小圆肌的外侧和下部，可以暴露肩胛骨的外侧缘。这可以用 Army-

Navy 或 Meyerding 牵开器来完成。Hohmann 牵开器也可以直接沿肩胛颈放置，以辅助牵开（图 24.2）。

- 以经典的 Judet 入路为特点的更具延展性的入路，可以沿着肩胛骨内侧缘将冈下肌从起点牵开。如果采用这种入路，务必在闭合时通过钻孔修复冈下肌内侧起点。

后方微创入路

- 一种更微创的治疗肩胛体和颈部骨折的方法已经被广泛应用，以便于进一步减少后入路的肌肉剥离，即利用沿着肩胛骨周围的直切口进入肩胛骨边界进行复位和固定。这样就可以在肩胛骨上直接切开，利于观察。

  - 沿着肩胛颈外侧缘 / 肩胛颈上方做一个直切口，可以进入肩胛颈。可以根据骨折的位置在肩胛骨内侧缘或沿着肩胛冈做额外的切口，用来治疗沿内侧缘或其他部位的骨折。这种方法类似于改良的 Judet 入路，但避免了该入路的皮肤大切口。

  - 沿着外侧切口，穿过皮下组织锐性向下解剖至三角肌筋膜，切开三角肌下缘肌纤维，使三角肌近端缩回。沿着肌间隙分开覆盖在上面的冈下肌和小圆肌筋膜，以便进行钝性分离，从而进入肩胛骨外侧缘和肩胛颈。在牵开冈下肌时要小心，避免对肩胛上神经造成过度牵拉。此外，结扎或烧灼旋肩胛动脉的升支也是很重要，沿肩胛骨外侧缘 5~6cm 处可发现该动脉。

  - 沿着肩胛骨内侧缘剥离至冈下筋膜，然后根据需要，沿冈下肌内侧缘进行骨膜下剥离，以接近内侧骨折。

  - 上述两个小入路可用于各种肩胛体和颈部骨折的复位和固定。

喙突骨折的前路入路

- 沿朗格线在喙突外侧 1cm 处做垂直切口。标准切口以肩关节为中心，从肱骨头的上缘延伸至下缘。然后利用胸三角肌间隙暴露喙突。或者可以直接在喙突上方沿三角肌纤维走行切开。为了充分暴露骨折部位，可能需要打开肩袖间隙。

- 或者初始切口可以位于喙突上方中心，与胸三角肌间隙的朗格线一致。这种方法的实用性在于，它可以延伸到正式的胸三角肌入路，以治疗合并的前关节盂或上关节盂骨折。切口通过皮下组织向下延伸至胸锁筋膜。触及喙突后，

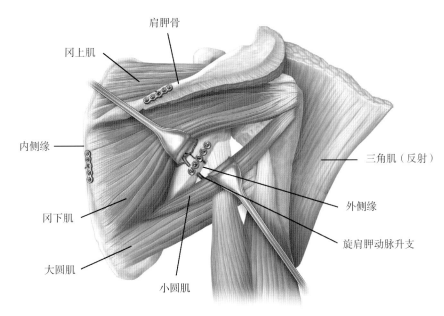

图 24.2 利用冈下肌和小圆肌间隙的改良 Judet 法。小钢板即可以复位骨折，还可以增强对剥离的冈下肌内侧缘以及剥离的肩胛冈处三角肌后束的修复

切开覆盖在喙突上的筋膜。在喙突的远端，形成胸三角肌间隙。在近端，切口可通过胸小肌延伸至锁骨，以治疗锁骨骨折。自喙突的上部直接剥离至基底部，直到骨折完全显露，可能需要牵开喙锁韧带。

肩峰骨折的手术入路

肩峰骨折采用后路手术。切开位于三角肌筋膜和斜方肌筋膜之间的肩峰后缘。然后将三角肌从肩胛冈 / 肩峰的后方牵开。骨膜下剥离是为了暴露肩峰上部。

重要治疗原则

- 了解肩胛骨骨折的手术治疗和非手术治疗的适应证。
- 无论是手术治疗还是非手术治疗，整体治疗的目的都是恢复上肢功能和活动范围。
- 获得足够的影像以正确识别各种骨折类型的移位程度，并更好地评估手术固定的潜在需要。
- 手术固定的目的包括复位移位的骨折碎片以及稳定肩胛骨，以恢复适当的肩部和肩胛骨的稳定性、运动和功能。
- 对非手术治疗的骨折进行密切随访，避免骨折逐渐出现移位，需要手术固定。
- 手术入路和固定取决于骨折的位置和骨折类型。

发生机制

- 肩胛骨骨折通常由高能量创伤引起，并与其他肌肉骨骼和胸部损伤密切相关。
- 对于发生肩胛骨骨折，产生的力必须足够强，以克服肩胛骨广泛的肌肉软组织包膜，克服肩胛骨在胸部和周围结构（包括韧带、关节和其他骨性结构）上的活动所产生的缓冲力。
- 受力的方向通常是由外向内。
- 喙突骨折可归因于联合肌腱和胸小肌附着点的突然收缩。此外，直接创伤也可导致喙突骨折。
- 肩峰骨折可能是直接创伤的结果，因为它的位置很表浅。

病史 / 体格检查

- 获取导致伤害的创伤或刺激事件的详细病史。
- 根据高级创伤生命支持方案评估创伤患者，并根据方案进行二级和三级检查，因为肩胛骨骨折与损伤严重程度评分的增加和伴随损伤相关。
  - 约 90% 的肩胛骨骨折患者发生合并损伤。
    - 肩胛骨骨折的患者通常有额外的合并症，包括同侧上肢损伤、肋骨骨折、头部损伤、骨盆环损伤、肺挫伤以及肺部并发症发生率增加。
    - 据报道，肋骨骨折是肩胛骨骨折最常见的合并损伤。
    - 约 50% 的患者合并同侧肢体损伤，80% 的肩胛骨骨折患者合并胸部损伤，48% 的患者合并头部损伤，26% 的患者合并脊柱骨折。
- 肩胛骨骨折患者的死亡率在 9.6%~14.3% 之间。
- 获取患者的基本功能状态和需求以及相关上肢的身体和功能需求信息，包括优势手、职业和训练活动 / 体育运动。这对于指导总体管理和符合患者的目标和期望是很重要的。
- 彻底的神经血管检查。
  - 7% 的肩胛骨骨折患者发生臂丛损伤。
  - 肩胛上神经和腋窝神经尤其危险，应记录沿外侧肩的腋窝神经感觉。然而，由于骨折移位和疼痛，这些神经的运动功能通常难以评估，因此使其成为体格检查中不太可靠的部分。
- 评估皮肤和软组织的创口，擦伤和肿胀。这对于排除开放性骨折很重要。此外，水泡和肿胀可能会延迟手术时间。
- 评估上肢和肩部的整体对应关系，包括评估上肢和肩部是否中立、下沉或前凸。

诊断分析

- 肩胛骨骨折的初步诊断通常是在创伤环境下拍摄的胸片上发现的。胸片对评估相关胸肺损伤（包括肋骨骨折和气胸）也很重要。
- 获得常规肩部系列影像，包括手臂处于中立位置的前后位（AP）、后斜位、肩关节腋下侧位，或专门的肩胛骨 X 线片［包括前后位和肩胛骨 Y 位（冈上肌出口位）］。
- 对侧肩关节的 X 线片有助于比较患者正常的肩胛骨解剖结构。
- CT 和三维重建有助于更好的识别和分类肩胛骨骨折的形态。
- 颈椎侧位片可以识别相关的脊柱骨折。
- 肩胛骨关节外骨折的各种放射学检测可以在平片或 CT 上进行评估，包括肩胛前后位的内侧 / 外侧移位、冈上肌出口位的骨折移位和侧位成角、盂极角（GPA）和肩胛盂形态。
  - 内侧 / 外侧移位是通过从近骨折断端（上）的最外侧和远骨折断端（下）的最外侧画一条垂直线来测量的。然后测量这两条线之间的距离，以确定内侧 / 外侧位移。
  - 角度是通过在中点绘制一条平行于近骨折断端前后皮质的线，以及以相同方式在远骨折断端上绘制第二条线来确定的。这些线之间形成角度称为成角畸形。
  - GPA 是通过在 AP 片或肩胛骨 3D CT 重建上，从关节盂窝的下极到上极绘制一条线来测量的。第二条线起于上极，终于肩胛下角的顶点。这两条线之间形成的角是 GPA。在平片上获得肩胛骨的标准前后位视图对于准确测量 GPA 是很重要的，因为成像时肩胛骨的旋转偏移会改变此角度，随着标准前后位视图旋转偏移的增加，GPA 减小。GPA 的正常范围是 30°~45°之间。
  - 关节盂扭转角可在二维 CT 轴位图像上测量。在关节面上画一条连接关节盂前后缘的线。最好在描绘盂最大直径的轴向图像上测量。绘制与第一条线垂直的第二条线。第三条线穿过移位的肩胛体中线。后两条线之间形成的角是关节盂扭转角。
- 如果发现神经血管损伤，可以根据需要通过血管造影、肌电图和神经传导分析进一步评估。

诊断
- 肩胛骨骨折可根据前一节所述的影像学进行诊断。

- 可大体诊断为关节内（关节盂）和关节外骨折。
- 关节外骨折可根据骨折部位进一步分类，包括肩胛体、肩胛冈、喙突、肩峰或肩胛骨 / 肩胛盂颈。
- 骨折的角度和移位程度对指导治疗有重要意义。
- 对于不同类型的肩胛骨和喙突骨折，已经提出了多种分类系统，但许多分类系统不能提供预后信息，也不一定能指导治疗。
- Ada、Miller 和 Hardegger 等对肩胛骨骨折的常见分类系统进行了全面的解剖学定义。
- 一些其他的综合分类系统，被用以改善肩胛骨骨折的标准化分类以及协助这些损伤的临床分类和研究，包括 AO 和骨科创伤协会的分类系统。
- 解剖颈骨折通常高度不稳定，起自于肩胛颈的肩胛外侧缘，沿肩胛骨上缘止于至喙突外侧。外科颈骨折是最常见的肩胛颈骨折类型，起自于肩胛颈的肩胛外侧缘，止于喙突内侧的上缘。第三种类型的肩胛颈骨折起自于下颈部，然后走行于肩胛冈下方，止于肩胛骨内侧缘。
- 肩胛颈骨折也可以根据移位程度进行分类。根据 Goss 分型，Ⅰ型骨折是无移位或无明显移位的，占肩胛颈骨折的90%以上。Ⅱ型骨折有明显的移位，定义为关节盂折片移位≥1cm，和 / 或折片在冠状面或矢状面成角≥40°。
- 喙突骨折分型。Eyres 等提出如下分型：1 型，尖端或骨骺骨折；2 型，中部骨折；3 型，基底部骨折；4 型，累及肩甲体上部；5 型，延伸至关节盂窝。Ogawa 等将喙突骨折分为：Ⅰ型，近端（靠近肩胛体）至喙锁韧带；Ⅱ型，远端至喙锁韧带（靠近尖端）。
- 肩峰骨折 Kuhn 分型：Ⅰ型：微小移位骨折，包括撕脱骨折（ⅠA 型）和真性骨折（ⅠB 型）；Ⅱ型：肩峰下间隙无缩小的外侧、上部或前部移位骨折；Ⅲ型：肩峰下间隙缩小的骨折，如肩峰下移骨折和肩峰骨折伴同侧关节盂颈上移骨折。
- 肩胛骨 / 关节盂颈骨折可以根据骨折与喙突的位置或移位程度进行分类。
- 上肩部悬吊复合体的双重破坏，通常被称为"浮动肩"或不稳定肩带，发生于肩胛颈骨折和同侧锁骨骨折，或较少见的同侧肩锁分离/脱位。

- 肩胛胸椎分离与上肢神经血管损伤发生率高相关，是评估肩胛骨骨折患者时需要考虑的另一项肩胛骨损伤。在这种情况下经常看到的x线表现包括受累肩胛骨与对侧肩胛骨相比大于1cm的侧向移位和/或合并锁骨骨折，特别注意是分离移位而不是缩短移位的骨折，以及鉴别肩锁分离。

非手术治疗

- 超过90%的肩胛骨骨折的对位对线是可以接受的，可以不经手术而进行保守治疗。
- 肩胛骨关节外骨折明显移位，无论是单独的，还是合并锁骨骨折、其他肩胛突骨折，或上肩悬吊复合体韧带断裂，都需要手术治疗。
- 肩胛骨骨折往往不需要手术就能迅速愈合，因为肩胛骨周围有丰富的血液供应，而且肩胛骨周围广泛的软组织和肌肉包裹本身就很稳定。
- 肩胛颈骨折在冠状面或矢状面的水平移位 < 1cm 或角度 < 40° 可采用非手术治疗。
- 单独的肩峰和喙突骨折通常移位极小，对位对线良好，无须手术治疗。
- 对于肩峰骨折，Kuhn Ⅰ型微小移位骨折，无论是撕脱性骨折还是微小移位的真性骨折，都可以非手术治疗。大多数无肩峰下间隙缩小的Ⅱ型移位骨折，可以非手术治疗。大多数人愈合良好，经过6周的非手术治疗后，患者往往没有疼痛，肩部活动范围完全恢复。

非手术治疗时间表

- 用吊带或吊带和绷带固定2~3周，并早期锻炼活动范围。
- 在吊带固定期间，患者应继续进行肘部、手腕和手指活动范围锻炼。
- 在固定后，疼痛通常开始缓解，表明骨折早期愈合。然后，患者可以在理疗师的指导监督下开始被动活动范围的锻炼，包括使用滑轮、陪护人员和/或使用对侧肢体的手持导杆。一旦患者开始四肢的活动范围锻炼，钟摆训练也是有帮助的。

- 大约在伤后4周，在随后的4周内可以开始进行完全主动活动范围锻炼（AROM）。此后，从8周开始进行抗阻训练，逐步加强。非手术治疗的目标是在3个月后去除固定，并允许恢复当时耐受的活动。
- 对于肩胛骨进行性畸形的评估，至少在受伤后2~3周内每周拍摄一次X线片是很重要的。那些发展为进行性移位的患者可能需要手术固定（图 24.3A~F）。
- 其他非手术治疗的适应证是患者过于虚弱或年老，不能进行手术。
- 非手术治疗效果好，骨不连发生率低。肩胛骨的成角畸形通常可以很好地耐受，这是因为肩关节和肩胸关节的广泛活动范围可以提供相应的代偿。

手术治疗

术前计划

- 手术适应证的考虑是肩胛骨骨折术前计划的一个重要方面。
- 关节内的关节盂窝骨折和关节盂边缘骨折可能需要手术治疗，我们将在第二十五章进行讨论。
- 大多数肩胛骨折的手术固定的适应证存在争议。具体来说，在文献记载和外科医生的治疗中，需要手术处理的移位和成角的程度各不相同。手术指征往往是基于既往病例和经验。
- 因此，所有的手术指征都应该被认为是相对的，因为缺乏明确的数据证明手术能带来更好的结果。
- 肩胛骨骨折是否考虑手术治疗时，重要的是要考虑患者的年龄、活动需求和四肢功能。
- 肩胛骨骨折手术包括切开复位钢板螺钉内固定、单纯螺钉内固定或肩峰外侧骨折张力带固定。
- 肩胛骨关节外骨折的严重移位，包括肩峰或喙突骨折，或合并肩带的其他骨骼和软组织损伤的骨折，可能需要手术固定。

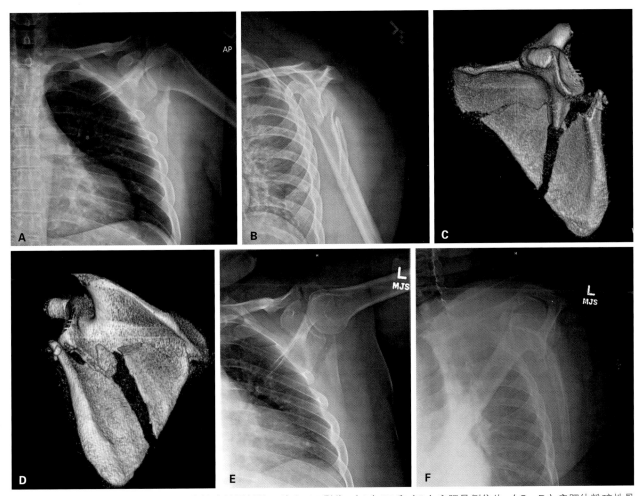

图 24.3　（A~F）非手术治疗的肩胛体粉碎性骨折的 X 线和 CT 影像。（A）AP 和（B）肩胛骨侧位片，（C，D）肩胛体粉碎性骨折的三维 CT 重建，观察前后，受伤后 3 个月的（E）AP 和（F）侧位片。患者继续以无痛的肩部活动范围愈合骨折

- 肩胛骨解剖颈骨折（位于喙突外侧）本质上是不稳定的，可能需要手术治疗。
- Jones 等报道的肩胛体和肩胛颈部骨折的手术指征包括肩胛骨外侧缘向内侧移位 > 25mm，骨折短缩 > 25mm，成角畸形 > 45°，上肩部悬吊复合体（包括锁骨、喙突或肩峰）的双重断裂，以及需要固定肩胛盂的肩胛盂关节内骨折。
- 对于 100% 移位的肩胛外侧缘骨折、肩胛盂或在冈上肌出口位成角畸形 25°、外侧缘成角畸形 25°或超过肩胛盂内侧 1.5cm 的关节外骨折推荐手术固定。
- 如果肩胛盂内侧移位 > 9mm，或者在矢状面或冠状面有 > 40°的成角畸形，有一些人建议切开复位内固定治疗。
- 肩胛颈骨折如果因移位或成角导致肩胛旁肌肉

功能失衡，应进行手术治疗。
- 移位的肩胛冈、喙突和肩峰骨折在非手术治疗时预后很差，易继发症状性骨不连风险，推荐手术固定。
- 肩胛突骨折，包括肩峰和喙突骨折，手术治疗的适应证通常包括症状性骨不连，伴发同侧肩胛体骨折，X 线片上有 ≥ 1cm 的移位，和 / 或上肩部悬吊复合体的多处损伤。
- Kuhn Ⅲ 型的肩峰突骨折建议早期手术治疗，这种骨折会缩小肩峰下间隙，除了引起疼痛外，通常还会导致肩部活动范围明显受限。
- 自从上肩部悬吊复合体双重断裂（浮肩损伤）这个概念被引入以来，是否需要手术治疗一直存在争议。最初认为，由于此类损伤理论上会导致关节不稳，因此，如果出现两处或多处损

伤，无论位移程度如何，都需要至少固定一组结构。人们认为，上肩部悬吊复合体完整性的修复可以恢复上肢与中轴骨骼之间的稳定，同时为肩关节软组织提供可靠的附着保障。然而，由于无移位的双重断裂是稳定的，现在越来越多的人只根据个体手术标准来处理每一处骨折。因此，如果符合孤立性骨折的手术适应证标准，建议通过固定锁骨或肩锁关节、肩胛骨或两者同时固定来修复双重断裂。

- 开放性骨折需要手术治疗。

体位

- 肩胛骨骨折的定位是根据肩胛骨需要固定的部分来确定的。
- 一般来说，在肩胛骨切开复位内固定的手术中，通常需要宽阔的肩带区入路。
- 侧卧位可用于肩胛体和肩胛颈的后上方入路。
  - 患者可以稍微前倾，以便更好地接近肩部后方。
  - 需要放置腋下垫。
  - 手臂应该自然地放置在臂架、毛巾或其他特别设计的定位垫上，以使肢体自然向前弯曲90°，并轻微外展。
- 体位也可选择俯卧位。
  - 同侧手臂自由下垂。
  - 放置胸下垫。
- 沙滩椅位可用于接近锁骨、肩峰和喙突。
  - 上肢可以固定在充气肢体垫或臂架上，也可以垂于体侧并由助手固定，或者用夹子、胶带将肢体悬于上方。
  - 手臂应内收并轻微内旋，以保护臂丛。在复位和固定时，确保在肩部和肩胛骨后方有足够的空间用于术中透视，以便获得术中 X 线片。
  - 可以在同侧肩下放一小卷毛巾，使肩胛骨和肩部位置更靠前。
- 肩带和肢体远端充分消毒并覆盖，以便于在术中操纵手臂和肩部，评估术中的活动范围。这种操作和活动可以帮助骨折复位，并在骨折稳定后形成粘连。这可以通过肢体远端或在沙滩椅位置时使用充气肢体垫来完成。
- 勾画出肩胛冈、肩峰和肩胛骨边缘的骨性标志对手术是有帮助的。

手术技术

- 肩胛骨骨折复位和固定的最终目的是获得能够耐受生理被动运动的稳定骨折固定。
- 显露肩胛体、肩胛冈或肩胛颈部骨折处后进行复位。复位时可将克氏针（K-wires）或 Schantz 针（如 2.5mm Schantz 针）置入肩胛颈后方、肩胛外侧缘或肩胛冈。这些可以作为操纵杆来调整骨折碎片，然后稳定复位。复位后，也可以在固定前用小型外固定器固定这些针。还可以用点式复位钳辅助复位。
- 骨折复位也可以通过对同侧手臂进行侧方牵引，然后对骨折部位进行操作。
- 在钢板和螺钉固定过程中，钢板的预弯有助于保持复位。将钢板夹持在边缘完整的一侧有助于骨折复位和稳定。
- 肩胛体和肩胛颈骨折通常导致骨折区域短缩、屈曲以及关节盂相对中位化。这种中位化碎片的复位通常需要将肩胛体向中央靠拢，而不是向外侧移位关节盂。
- 沿肩胛骨外侧缘前方放置钝性 Hohmann 牵开器，可以减少近端骨折碎片的屈曲畸形，有助于骨折复位，同时更好的显露骨折区域。
- 肩胛骨外侧缘可用 2.7mm 或 3.5mm 重建钢板或动力加压钢板和 2.7mm 或 3.5mm 皮质螺钉固定。关节周围螺钉也可以根据需要放置在关节盂附近（**图 24.4A~D**）。
- 锁定钢板螺钉有助于固定肩胛体，尤其是骨质较薄的内侧缘。锁定钢板螺钉可以在螺钉固定不良的区域提供更高的稳定性。
- 较长的螺钉（远端 20~24mm，近端 35~50mm）可以沿肩胛骨外侧缘从外向内插入。

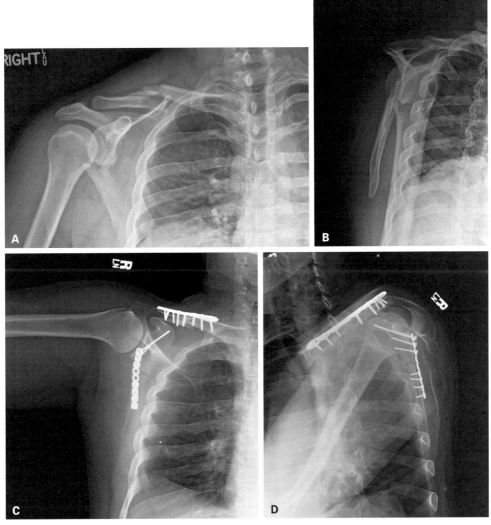

图24.4 （A~D）显示移位的肩胛体骨折用2.7mm重建钢板固定，移位的锁骨骨折用钢板和螺钉固定。（A）AP和（B）移位肩胛体和锁骨骨折的肩胛骨Y位（冈上肌出口位）片。（C，D）肩胛骨骨折用2.7mm重建钢板固定，锁骨用锁骨上钢板固定

- 肩胛冈或肩胛骨内侧缘骨折可以用1/3的管状钢板或重建钢板固定。
- 对于肩胛颈骨折，可以在骨折近端放置3枚螺钉，在远端放置4枚螺钉。
- 后入路的闭合包括用不可吸收缝线通过骨隧道或沿着肩胛冈留下的筋膜开口将三角肌后束修复回肩胛冈。逐层缝合切口。

喙突骨折

- 对于喙突骨折的复位，可以使用骨撬或点式复位钳来调整喙突。可通过远端插入2.0mm克氏针作为临时固定。
- 对于喙突骨折，如果骨量充足，可以放置一枚

2.7mm或3.5mm的空心螺钉。如果骨量不足，则可切除远端骨块，并将联合肌腱缝合回喙突的剩余部分。

- 对于喙突基部无粉碎的骨折，可放置一枚或两枚2.7mm或3.5mm的拉力螺钉，螺钉可以是空心的或实心的，这通常可以提供足够的稳定性。通常使用30~45mm的螺钉，内倾角为15°，后倾角为30°~40°，以确保良好的螺钉拉力以及确保螺钉留在骨内。建议使用X线透视来辅助放置螺钉（**图24.5**）。第二枚拉力螺钉可以沿着喙突近端斜行放置，如果需要提供额外的防旋和固定，可垂直于骨折再放置一枚螺钉。

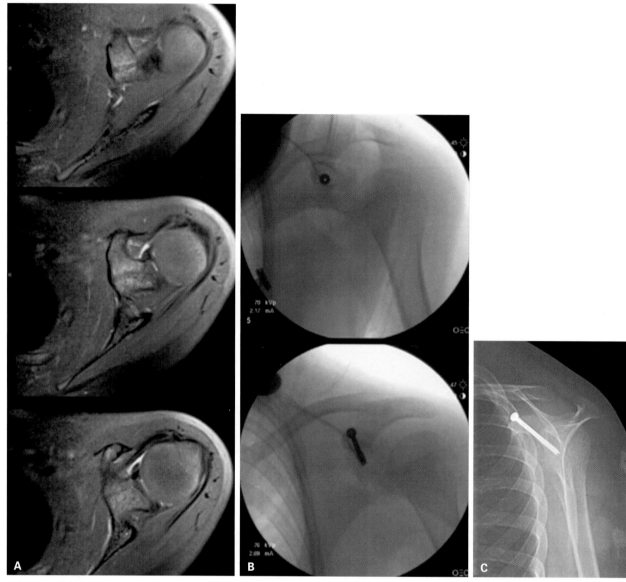

图 24.5 显示症状性喙突基底部骨不连，采用单枚空心螺钉治疗。（A）症状性左喙突骨折骨不连的轴位 MRI 成像。（B）术中 X 线下复位及螺钉置入（C）术后 3 个月的肩胛骨 Y 位（冈上肌出口位）片显示半螺纹空心螺钉置入

- 位于喙突底部内侧的肩胛上切迹的移位骨折有损伤肩胛上神经的风险。因此，考虑神经与喙突基底较近，在喙突基底骨折复位和固定时必须小心。如果拉力螺钉放置内倾角过大，可能会损伤肩胛上神经。
- 如果通过后入路治疗合并肩胛盂和 / 或肩胛颈或肩胛体骨折的喙突骨折，可通过复位上关节盂和附着的喙突来间接复位喙突。通常情况下，应用 2.7mm 重建钢板与皮质拉力螺钉穿过肩胛冈固定上关节盂骨折片，同时固定附着的喙突。

- 可以根据需要，在沿喙突近端的 1/4 处应用管状钢板。

肩峰骨折

- 对于简单的肩峰横行骨折，可以通过垂直于骨折线放置的点式复位钳来复位和加压。可以在骨折的两侧钻一些小孔，以帮助固定复位钳的尖头。
- 拉力螺钉如果位于浅表区域，应采用埋头螺钉，以减少硬性突出引起的刺激反应。

- 如果骨折线穿过肩峰的颈部或基底部，则可以使用 2.4mm 或 2.7mm 的重建钢板作为中和钢板。
- 如果骨折位于肩峰底部近端，且累及肩胛冈，则可将 3.5mm 拉力螺钉插入肩胛颈内固定。

- 对于肩峰远端骨折，由于骨质较薄，钢板螺钉固定效果差，易导致固定不牢。在这些情况下，可以使用张力带，也可以在肩峰上、前或后表面上使用锁定钢板。

要点

- ＊ CT 扫描对于更好地评估骨折类型、移位、关节内受累以及识别伴发损伤非常重要。
- ＊ 大多数肩胛骨关节外骨折，包括肩胛体和肩胛冈骨折，均采用非手术治疗。
- ＊ 术前计划和骨折类型的评估将有助于确定充分显露骨折的最佳入路以及固定方式。
- ＊ 三角肌的充分剥离和牵开可以更好地显露术区，但可能会影响三角肌的术后愈合。
- ＊ 骨折复位可以用克氏针或斯氏针作为操纵杆来操纵骨折碎片。
- ＊ 影像学检查应在术中作为参考。在手术过程中也应该进行术中透视检查。
- ＊ 因为肩胛骨的骨量最佳位置是肩胛骨和肩胛颈的外侧缘，所以复位和固定最好沿着肩胛骨的这两个区域进行。
- ＊ 根据骨折类型和位置，可以通过重建、动态加压或锁定钢板进行钢板和螺钉固定。通常使用 2.7mm 或 3.5mm 的钢板和螺钉。
- ＊ 钢板在放置前可以进行预弯，以辅助复位和固定。
- ＊ 术中需要通过骨隧道应用不可吸收缝合线修复三角肌与肩胛冈和肩峰之间的结构，骨隧道可以使用小型廉价钢板进行加固。
- ＊ 使用 2.0mm 的临时钢板和螺钉复位后，可以获得临时固定，钢板和螺钉通常沿着肩胛骨外侧缘或肩胛颈放置在比限制性固定位置稍内侧的位置。
- ＊ 对于肩峰和肩胛骨内侧缘骨折，不同角度的螺钉有助于提高螺钉在这些薄弱区域中的拉力。
- ＊ 骨折固定后，应操作同侧肢体，同时观察肩胛骨的运动，以确保骨折的稳定性。
- ＊ 去除任何可能限制肩胛运动的粘连，特别是在手术治疗延迟的情况下。

陷阱

- ✕ 在冈下肌和小圆肌间隙操作时，避免用力牵开冈下肌，以最大限度地减少肩胛上神经的牵拉或造成损伤，肩胛上神经走行于肩峰底部的冈盂切迹。
- ✕ 在可伸展的后路手术中注意不要过度牵拉冈下肌，这会危及肩胛上神经血管束。
- ✕ 在喙突基底部骨折复位固定时，应注意避免损伤肩胛上动脉和神经。

- ✕ 克氏针可以辅助骨折复位，也可以作为临时固定，但不能用于长期固定。
- ✕ 肩胛骨骨折的手术治疗可能会延迟，尤其是因为患者经常有其他更迫切需要治疗的伴随损伤。在受伤 6 周后仍可选择手术治疗，但术中需要去除大量骨痂，导致手术难度增加。因为疼痛的减轻，活动能力及外观的改善，使骨折即便延迟固定，患者的满意度也会很高。

术后管理

- 术后 48~72h 内局部麻醉神经阻滞并留置导管持续给药，适用于术后即刻疼痛控制。
- 持续肘部、手腕和手指活动范围的练习，以减少僵硬、肢体萎缩和水肿。
- 术后立即佩戴肘吊带、吊带和肩带，或使用肩部固定器。允许在术后的前两周内进行轻柔的钟摆练习。
- 骨折固定质量和软组织愈合程度常影响术后康复的积极性。
- 术后 2~6 周，开始进行性被动活动范围练习（PROM）和主动辅助活动范围练习（AAROM）。
- 另一些人建议术后立即开始 PROM，目标是治疗的前 4 周恢复和保持活动范围。总的来说，在术后的前 4 周内，患者应限制进行 AROM、不抬高、不负重。
- 一些外科医生会允许患者在 4 周时开始 AROM 训练，而另一些则要等到术后 6 周。
- 术后 6 周取消所有活动范围限制。
- 术后 6~8 周，在活动范围满意后，应从 3~5lb（1.36~2.27kg）开始进行阻力训练，并在可承受的范围内增加。

- 术后 3 个月解除所有限制。
- 患者通常会在术后 4~6 个月重新开始体育运动或体力劳动。
- 患者应在术后 2 周、6 周和 12 周左右进行临床随访。每次就诊时,应拍摄 AP、肩胛骨"Y"位(冈上肌出口位)片和腋窝侧位 X 线片。
- 肩胛下肌松解后需要修改并延迟康复方案约 3 周。

结果

- 评估肩胛骨骨折手术治疗效果的研究相对较少,因为大多数患者采用非手术治疗。
- 虽然大多数肩胛骨关节外骨折选择非手术治疗,但那些需要手术干预的骨折也获得了良好的治疗效果。
- 在损伤后 3 周以上进行延迟切开复位内固定可获得良好的临床结果,包括功能和影像学结果。即使延迟发现和 / 或延迟治疗,手术固定也可以防止畸形愈合。研究表明,肩胛骨骨折患者手术治疗后,可以恢复力量和对称性。
- Bozkurt 等发现,在 18 例非手术治疗的肩胛骨关节外骨折患者中,GPA 与常量评分呈高度正相关。
- Romero 等的研究显示在疼痛、日常生活能力和活动范围方面,当患者的 GPA < 20° 时,他们的骨折愈合效果较差。
- Kim 等发现 GPA > 30° 的患者与 GPA < 30° 的患者相比,其常量评分更高,具有统计学意义。
- Jones 等的研究发现 37 例肩胛体和颈部骨折患者切开复位内固定术后平均肩部前屈角度为 158°。
- Ada 和 Miller 研究显示,在至少 15 个月的随访中,16 例非手术治疗的肩胛颈骨折移位患者中,50% 有疼痛,40% 有疲劳性无力,20% 的患者活动能力下降。在这项研究中,8 例移位的肩胛骨移位骨折患者手术治疗后无明显活动性疼痛。
- Hardegger 等的一项研究发现,在 37 例接受手术治疗的患者中,尽管只有 5 例患者是严重移位或不稳定的肩胛颈骨折,但 79% 的患者获得了良好或优秀的结果。
- Nordqvist 和 Peterson 在一项对 68 例非手术治疗肩胛骨骨折患者平均随访 14 年的研究中证明,50% 的残余肩胛骨畸形患者有肩部症状。
- Armstrong 和 Van der Spuy 显示,11 例肩胛颈骨折移位患者中有 6 例在受伤后 6 个月出现残余僵硬。
- Lantry 等在一项系统评价手术固定治疗肩胛骨骨折的研究中,纳入了 17 项研究,共 243 例。他们发现总体并发症发生率较低,感染率为 4.2%,神经损伤发生率为 2.4%,固定失败发生率为 3.8%,而接受内固定去除的患者为 7.1%。大约 85% 的病例在术后平均 49.9 个月报告了从良好到优秀的功能结果。
- 关于上肩部悬吊复合体双重断裂的手术治疗,Hercovici 等发现,在 7 例锁骨骨折合并同侧肩胛颈骨折行切开复位内固定术的患者中,术后 48.5 个月均获得了良好的功能效果,无畸形。在同一组患者中,两名接受非手术治疗的患者出现肩部下垂和活动范围减少。Leung 和 Lam 证实,在 15 例肩胛颈骨折和合并的同侧锁骨骨折行切开复位内固定术的患者中,14 例术后平均 25 个月疗效良好或优秀。
- 另外,Ramos 等在评估上肩悬吊复合体双重断裂的非手术治疗时发现,在 16 例同侧肩胛骨和锁骨骨折的非手术治疗患者中,92% 的患者功能恢复良好或优秀,平均随访时间为 7.5 年。此外,Edwards 等发现,20 名患者中有 19 名在非手术治疗的情况下顺利愈合了同侧锁骨和肩胛骨骨折,并获得了极佳的活动范围和功能,而 1 名患者由于节段性骨丢失而发生锁骨骨不连。
- Jones 和 Sietsema 比较了肩胛骨移位骨折的手术治疗和非手术治疗。他们回顾性分析了 182 例患者,其中 31 例采用切开复位内固定。然后将其与非手术治疗的 31 名患者的配对队列进行比较。与非手术组相比,手术组术前平均骨折位移、缩短和成角更大。所有骨折在手术组和非手术组均愈合,在恢复工作、疼痛或并发症方面没有发现差异。他们得出结论,手术治疗和非手术治疗在愈合、恢复工作、疼痛和总体并发症方面相似，并建议对移位小于 20mm 的肩胛体或肩胛颈部骨折进行保守治疗。

● 在对 463 例肩胛颈骨折的手术与非手术治疗的荟萃分析中，234 例采用手术治疗。手术组的疼痛和影像学结果较好，而非手术组的活动范围明显改善。手术治疗并发症发生率约为 10%。

● Anavian 等对 26 例接受肩峰骨折、喙突骨折或两者均行手术固定的患者进行了终期随访，结果显示其在骨折愈合、活动范围完全恢复、无疼痛等方面具有良好的临床效果。

并发症

● 过度的牵拉、错误的外科解剖或固定物放置都可能导致神经损伤。

　○ 肌皮神经和腋神经在前入路易受损伤，肩胛上神经伴喙突基底部骨折，腋神经和肩胛上神经在后入路易受损伤

● 腋神经的后支毗邻关节盂和肩关节囊的下侧，在肩关节或肩胛骨的后入路中，腋神经的后支可能处于特别危险的位置。

● 肩峰下撞击综合征可发生在肩峰骨折后，肩胛上神经受压可发生在喙突骨折后。

● 肩峰和喙突的疼痛性骨不连也会发生，但很少发生。

● 肩胛骨骨折最严重的并发症通常由其伴随损伤引起。

● 肩胛骨骨折的并发症相当少见，但可能包括骨不连、畸形愈合、创伤性骨关节炎、关节盂颈成角引起的不稳定、肩关节僵硬和活动受限。

● 肩胛骨骨折手术治疗最常见的并发症包括感染、肩关节僵硬和固定失败。其他报道的术后并发症包括血肿，神经损伤，肩袖功能障碍，异位骨化，再次手术去除固定或非固定相关问题，创伤后关节炎，术后不稳定，以及需要在麻醉下操作。

推荐阅读

[1] Anavian J, Conflitti JM, Khanna G, Guthrie ST, Cole PA. A reliable radio-graphic measurement technique for extra- articular scapular fractures. Clin Orthop Relat Res. 2011;469(12):3371-3378.

[2] Cole PA, Gauger EM, Schroder LK. Management of scapular fractures. J Am Acad Orthop Surg. 2012;20(3):130- 141.

[3] Lantry JM, Roberts CS, Giannoudis PV. Operative treatment of scapular frac-tures: a systematic review. Injury. 2008;39(3):271-283.

[4] Obremskey WT, Lyman JR. A modified judet approach to the scapula. J Orthop Trauma. 2004;18(10):696- 699.

[5] Owens BD, Goss TP. The floating shoulder. J Bone Joint Surg Br. 2006;88(11):1419- 1424.

参考文献

[1] Owens BD, Goss TP. Open reduction and internal fixation of nonarticular scapular fractures. In: Wiesel SW, ed. Operative Techniques in Orthopaedic Surgery. 2nd ed. 2015:3799- 3804.

[2] Cole PA. Scapula fractures. Orthop Clin North Am. 2002;33(1):1- 18–vii.

[3] Ideberg R, Grevsten S, Larsson S. Epidemiology of scapular frac-tures. Incidence and classification of 338 fractures. Acta Orthop Scand. 1995;66(5):395- 397.

[4] McGahan JP, Rab GT, Dublin A. Fractures of the scapula. J Trauma. 1980;20(10):880- 883.

[5] Ada JR, Miller ME. Scapular fractures. Analysis of 113 cases. Clin Orthop Relat Res. 1991;(269):174- 180.

[6] Hardegger FH, Simpson LA, Weber BG. The operative treatment of scapular fractures. J Bone Joint Surg Br. 1984;66(5):725- 731.

[7] Wilson PD. Experience in the Management of Fractures and Dislocations (Based on an Analysis of 4390 Cases) by the Staff of the Fracture Service, Massachusetts General Hospital. Philadelphia: JB Lippincott; 1938.

[8] Tadros AMA, Lunsjo K, Czechowski J, Abu- Zidan FM. Multiple- region scap-ular fractures had more severe chest injury than single- region fractures: a pro-spective study of 107 blunt trauma patients. J Trauma. 2007;63(4):889- 893.

[9] Veysi VT, Mittal R, Agarwal S, Dosani A, Giannoudis PV. Multiple trauma and scapula fractures: so what? J Trauma. 2003;55(6):1145- 1147.

[10] Goss. Scapular fractures and dislocations: diagnosis and treatment. J Am Acad Orthop Surg. 1995;3(1):22- 33.

[11] Cole PA, Marek DJ. Shoulder girdle injuries. In: Stannard JP, Schmidt AH, Kregor PJ, eds. Surgical Treatment of Orthopaedic Trauma. New York: Thieme; 2007:212- 231.

[12] Miller MR, Ada JR. Injuries to the shoulder girdle. In: Browner BD, Jupiter JB, Levine AM, eds. Skeletal Trauma. Philadelphia; 1998:1657- 1670.

[13] van der Helm FC, Pronk GM. Three- dimensional recording and description of motions of the shoulder mechanism. J Biomech Eng. 1995;117(1):27- 40.

[14] Goss TP. Double disruptions of the superior shoulder suspensory complex. J Orthop Trauma. 1993;7(2):99- 106.

[15] Owens BD, Goss TP. The floating shoulder. J Bone Joint Surg Br. 2006;88(11):1419- 1424.

[16] Judet R. Surgical treatment of scapular fractures. Acta Orthop Belg. 1964;30:673- 678.

[17] Jones CB, Cornelius JP, Sietsema DL, Ringler JR, Endres TJ. Modified Judet approach and minifragment fixation of scapular body and glenoid neck frac-tures. J Orthop Trauma. 2009;23(8):558- 564.

[18] Obremskey WT, Lyman JR. A modified judet approach to the scapula. J Orthop Trauma. 2004;18(10):696- 699.

[19] Anavian J, Wijdicks CA, Schroder LK, Vang S, Cole PA. Surgery for scapula process fractures: good outcome in 26 patients. Acta Orthop. 2009;80(3):344- 350.

[20] Hill BW, Jacobson AR, Anavian J, Cole PA. Surgical management of cora-coid fractures: technical tricks and clinical experience. J Orthop Trauma. 2014;28(5):e114- e122.

[21] Cole PA, Gauger EM, Schroder LK. Management of scapular fractures. J Am Acad Orthop Surg. 2012;20(3):130- 141.

[22] Gauger EM, Cole PA. Surgical technique: a minimally invasive approach to scap-ula neck and body fractures. Clin Orthop Relat Res. 2011;469(12):3390- 3399.

[23] Wijdicks CA, Armitage BM, Anavian J, Schroder LK, Cole PA. Vulnerable neurovasculature with a posterior approach to the scapula. Clin Orthop Relat Res. 2009;467(8):2011- 2017.

[24] Anavian J, Khanna G, Plocher EK, Wijdicks CA, Cole PA. Progressive dis-placement of scapula fractures. J Trauma. 2010;69(1):156- 161.

[25] Goss TP. The scapula: coracoid, acromial, and avulsion fractures. Am J Orthop (Belle Mead NJ). 1996;25(2):106- 115.

[26] Baldwin KD, Ohman- Strickland P, Mehta S, Hume E. Scapula fractures: a marker for concomitant injury? A retrospective review of data in the National Trauma Database. J Trauma. 2008;65(2):430- 435.

[27] Brown CVR, Velmahos G, Wang D, Kennedy S, Demetriades D, Rhee P. Association of scapular fractures and blunt thoracic aortic injury: fact or fic-tion? Am Surg. 2005;71(1):54- 57.

[28] Weening B, Walton C, Cole PA, Alanezi K, Hanson BP, Bhandari M. Lower mortality in patients with scapular fractures. J Trauma. 2005;59(6):1477- 1481.

[29] Armstrong CP, Van der Spuy J. The fractured scapula: importance and man-agement based on a series of 62 patients. Injury. 1984;15(5):324- 329.

[30] Thompson DA, Flynn TC, Miller PW, Fischer RP. The significance of scapular fractures. J Trauma. 1985;25(10):974- 977.

[31] Mayo KA, Benirschke SK, Mast JW. Displaced fractures of the glenoid fossa. Results of open reduction and internal fixation. Clin Orthop Relat Res. 1998;(347):122- 130.

[32] Armitage BM, Wijdicks CA, Tarkin IS, et al. Mapping of scapular frac-tures with three- dimensional computed tomography. J Bone Joint Surg Am. 2009;91(9):2222- 2228.

[33] Anavian J, Conflitti JM, Khanna G, Guthrie ST, Cole PA. A reliable radio-graphic measurement technique for extra- articular scapular fractures. Clin Orthop Relat Res. 2011;469(12):3371- 3378.

[34] Bestard EA, Schvene HR, Bestard EH. Glenoplasty in the management of recurrent shoulder dislocation. Contemp Orthop. 1986;12:47- 55.

[35] Wijdicks CA, Anavian J, Hill BW, Armitage BM, Vang S, Cole PA. The assessment of scapular radiographs: analysis of anteroposterior radiographs of the shoulder and the effect of rotational offset on the glenopolar angle. Bone Joint J. 2013;95-B(8):1114-1120.

[36] Harvey E, Audige L, Herscovici DJ, et al. Development and validation of the new international classification for scapula fractures. J Orthop Trauma. 2012;26(6):364- 369. doi:10.1097/BOT.0b013e3182382625.

[37] Audige L, Kellam JF, Lambert S, et al. The AO Foundation and Orthopaedic Trauma Association (AO/OTA) scapula fracture classification system: focus on body involvement. J Shoulder Elbow Surg. 2014;23(2):189- 196.

[38] Goss TP. Fractures of the glenoid neck. J Shoulder Elbow Surg. 1994;3(1):42- 52.

[39] Eyres KS, Brooks A, Stanley D. Fractures of the coracoid process. J Bone Joint Surg Br. 1995;77(3):425- 428.

[40] Ogawa K, Yoshida A, Takahashi M, Ui M. Fractures of the coracoid process. J Bone Joint Surg Br. 1997;79(1):17- 19.

[41] Kuhn JE, Blasier RB, Carpenter JE. Fractures of the acromion process: a pro-posed classification system. J Orthop Trauma. 1994;8(1):6- 13.

[42] Kim K- C, Rhee K- J, Shin H- D, Yang J- Y. Can the glenopolar angle be used to predict outcome and treatment of the floating shoulder? J Trauma. 2008;64(1):174- 178.

[43] Althausen PL, Lee MA, Finkemeier CG. Scapulothoracic dissociation: diag-nosis and treatment. Clin Orthop Relat Res. 2003;(416):237- 244.

[44] Ebraheim NA, An HS, Jackson WT, et al. Scapulothoracic dissociation. J Bone Joint Surg Am. 1988;70(3):428- 432.

[45] van Noort A, van Kampen A. Fractures of the scapula surgical neck: out-come after conservative treatment in 13 cases. Arch Orthop Trauma Surg. 2005;125(10):696- 700.

[46] Nordqvist A, Petersson C. Fracture of the body, neck, or spine of the scapula. A long- term follow- up study. Clin Orthop Relat Res. 1992;(283):139- 144.

[47] Romero J, Schai P, Imhoff AB. Scapular neck fracture–the influence of per-manent malalignment of the glenoid neck on clinical outcome. Arch Orthop Trauma Surg. 2001;121(6):313- 316.

[48] Owens B, Goss TP. Surgical approaches for glenoid fractures. J Shoulder Elbow Surg. 2004;5:103- 115.

[49] Ogawa K, Naniwa T. Fractures of the acromion and the lateral scapular spine. J Shoulder Elbow Surg. 1997;6(6):544- 548.

[50] Ogawa K, Yoshida A. Fracture of the superior border of the scapula. Int Orthop. 1997;21(6):371- 373.

[51] Herscovici DJ, Fiennes AG, Allgower M, Ruedi TP. The floating shoul-der: ipsilateral clavicle and scapular neck fractures. J Bone Joint Surg Br. 1992;74(3):362- 364.

[52] Edwards SG, Whittle AP, Wood GW II. Nonoperative treatment of ipsi-lateral fractures of the scapula and clavicle. J Bone Joint Surg Am. 2000;82(6):774- 780.

[53] Lantry JM, Roberts CS, Giannoudis PV. Operative treatment of scapular frac-tures: a systematic review. Injury. 2008;39(3):271- 283.

[54] Herrera DA, Anavian J, Tarkin IS, Armitage BA, Schroder LK, Cole PA. Delayed operative management of fractures of the scapula. J Bone Joint Surg Br. 2009;91(5):619- 626.

[55] Bozkurt M, Can F, Kirdemir V, Erden Z, Demirkale I, Basbozkurt M. Conservative treatment of scapular neck fracture: the effect of stability and glenopolar angle on clinical outcome. Injury. 2005;36(10):1176- 1181.

[56] Leung KS, Lam TP. Open reduction and internal fixation of ipsilateral fractures of the scapular neck and clavicle. J Bone Joint Surg Am. 1993;75(7):1015- 1018.

[57] Ramos L, Mencia R, Alonso A, Ferrandez L. Conservative treatment of ipsi-lateral fractures of the scapula and clavicle. J Trauma. 1997;42(2):239- 242.

[58] Jones CB, Sietsema DL. Analysis of operative versus nonoperative treatment of displaced scapular fractures. Clin Orthop Relat Res. 2011;469(12):3379-3389. doi:10.1007/s11999- 011- 2016- 6.

[59] Dienstknecht T, Horst K, Pishnamaz M, Sellei RM, Kobbe P, Berner A. A meta- analysis of operative versus nonoperative treatment in 463 scapular neck fractures. Scand J Surg. 2013;102(2):69- 76.

[60] Ball CM, Steger T, Galatz LM, Yamaguchi K. The posterior branch of the axillary nerve: an anatomic study. J Bone Joint SurgAm. 2003;85- A(8): 1497- 1501.

第二十五章

肩胛盂骨折

SIMON LEE, MD, MPH, MICHAEL T . FREEHILL, MD, FAOA

定义

- 肩胛盂骨折是一种罕见的损伤，对于其骨折方式、损伤机制和适当的处理策略的认识在不断发展。
- 分型系统侧重于位置、严重程度、移位程度以及损伤是否是关节外损伤还是关节内损伤。
- 在肩胛盂骨折的适当处理方面存在重大争议，文献中支持手术处理的主要证据很少，因为大多数研究都呈现出显著的可变性。
- 尽管如此，大多数作者建议对明显移位的大型关节内骨折进行手术治疗。
- 是否是对肩胛盂边缘骨折还是骨撕脱进行手术，取决于患者的症状和任何与其相关的肩关节不稳。

解剖学

- 由于相对较小和平坦的肩胛骨关节表面，肩胛骨关节具有最小的骨稳定性。
- 关节窝的前后方通常被描述为梨形或椭圆形，下半部分的宽度比上半部分大。
- 肩胛盂表面几乎垂直于肩胛骨体。
- Iannotti 等测量了肩胛盂的平均尺寸：
  - 上下方向为 39 ± 3.5mm（范围：30~48mm）。
  - 下半部分前后方向为 29 ± 3.2mm（范围：21~35mm）。
  - 下半部分与上半部分的比例为 1 : 0.80 ± 0.01。
- 肩胛骨的曲率半径：
  - 比肱骨头大 2.3mm。
    - 显示了肩胛骨关节的相对不协调，这部分地被覆盖的关节软骨和纤维状肩胛骨所补偿。

- 垂直平面的倾斜范围为 0° ~5°。
- 关节窝由相对较厚的软骨下骨板组成，它将肩胛骨关节负荷传递到相对少量的下层松质骨上。
- 与更薄、更陡的前穹隆相比，肩胛骨后穹隆更加坚固。

重要治疗原则

发病机制

- 肩胛骨骨折占所有骨折的 0.4%~1%，其中多达 20% 的骨折涉及肩胛盂。
  - 约 10% 的所有肩胛盂骨折都有明显的移位。
- 关节内肩胛盂骨折一般包括撕脱骨折、关节缘骨折和关节窝骨折。
- 前部撕脱和边缘骨折占骨折的绝大多数，占总数的 75%~85%。
- 肩关节脱位可能导致肩胛盂边缘骨折和骨性撕脱，这可能导致持续的肩关节不稳定。
  - 发生在运动或其他低能量创伤期间。在这两种情况下，韧带复合体的连续性仍然存在。
  - 肩胛盂前缘骨折与大约 8% 的肩关节脱位相关。
  - 4%~11% 的急性后方脱位患者发生肩胛盂后缘骨折，如果继发于癫痫发作，其发生率会增加。
- 撕脱骨折继发于肩关节脱位或过度外展 – 外旋运动时囊 – 唇 – 韧带复合体的过度牵引。
  - 下部撕脱是由于强力运动时肱三头肌收缩所致。
  - 边缘骨折是由于从肱骨头到肩胛骨周边的直接剪切力所致。
  - Maquieira 等证明，如果肩关节同心复位，肩胛盂表面的某些不相称仍然可以很好地耐受，但其他作者报告了这些损伤的复发性脱位的担忧。

- 关节窝骨折通常发生在高能量创伤后。
  - ○ 肱骨头直接撞击肩胛骨可导致窝骨折。
  - ○ 肱骨头在施加力的方向上产生骨折线。
  - ○ 这经常导致通过外侧 – 下关节盂的横向骨折。
    - ○ 肱三头肌拉力引起向下移位。
  - ○ 通过包括喙突在内的上关节突。
    - ○ 由于肱二头肌长头和联合肌腱的力量而引起的前下移位。
  - ○ 这些骨折也可能通过肩胛体延伸到其内侧边界。
  - ○ 由于典型的高能量机制，这些骨折经常伴随着上肢、胸部和头部的损伤，潜在地分散了对肩胛盂骨折的注意力，并导致诊断或治疗的延迟。
- 虽然一些骨折可能适合保守治疗，但未经治疗的移位性肩胛盂骨折可能导致畸形愈合、持续疼痛、慢性肩关节不稳定和加速盂肱关节退变。因此，正确的认识、诊断和管理是获得良好结果的关键。本章将重点介绍肩胛盂骨折。

病史 / 体格检查

- 肩胛盂骨折患者的病史通常包括以下两种情况之一：
  - ○ 肩关节脱位或被动的外展运动后的 – 外旋或其他低能量导致的撕脱和边缘骨折。
  - ○ 高能量机制用于关节窝骨折，如机动车事故。
- 如果患者出现肩关节脱位，应尽可能通过关节内麻醉或清醒镇静完成紧急闭合复位。
- 体格检查应包括皮肤检查以评估开放性骨折和神经血管检查以排除相关损伤。在急性环境中，活动范围常常受到继发性疼痛的限制。在急性期之外，伴有不稳定的前撕脱或边缘骨折的患者可能有前方应力 – 移位试验、恐惧征、复位征和沟槽征阳性。后缘骨折患者可能有后方应力 – 移位试验、牵拉试验、Kim 试验和后方应力试验阳性。

诊断研究

- 应获得完整系列的肩部 X 线片。
- Grashey 位（肩胛面真正的前后视图）和腋位片可以最好地评估肩胛窝中断和相关的关节不协调。
- 腋位片（或 Velpeau 片，如果患者不能耐受）也允许对肩胛骨半脱位或脱位进行最佳评估。
- 尖斜位和西点位可使特殊的边缘骨折可视化。
- 计算机断层扫描（CT）通常被推荐用来全面评估肩胛盂骨折，因为当仅用 X 线片观察时，肩胛骨关节的复杂骨性解剖遮蔽了许多结构和微妙的发现。
  - ○ 这种方式还允许准确量化骨折碎片的数量、位移、角度和肱骨头的中心。与周围结构相比，三维 CT 重建也可以帮助评估碎片方向。
  - ○ 除去肱骨和锁骨也是有用的，以便更好地显示肩胛骨损伤，特别是关节内结构。

诊断

- 直到最近，1995 年公布的 Ideberg 等的分型是使用最频繁的。这个关节内骨折的分型是基于放射学发现的，后来被 Goss 和 Mayo 等修改（图 25.1）。
  - ○ Ⅰa 和 Ⅰb 型：肩胛盂边缘损伤分为 Ⅰa 亚型（前缘骨折）和 Ⅰb 亚型（后缘骨折）。
  - ○ Ⅱ 型：下盂骨折——由于肱骨头被推入下盂，由此产生的剪切骨折与下盂碎片。
  - ○ Ⅲ 型：上肩胛盂骨折——由于肱骨头被推入上肩胛骨，由此产生的剪切性骨折与上肩胛盂碎片。
  - ○ Ⅳ 型、Ⅴ 型：较复杂的骨折类型，累及肩胛盂并延伸至椎体边缘。
  - ○ Ⅵ 型：高度粉碎。
- 然而，这个系统是有缺陷的，因为 X 线片在评估关节窝移位的程度方面很差。
- CT 的加入从根本上改变了评估肩胛盂骨折的能力，并已证明在确定损伤严重程度以及骨折与肱骨头的关系方面是非常有价值的。定量三维（3D）CT 分析的发展继续创新了精确评估这些

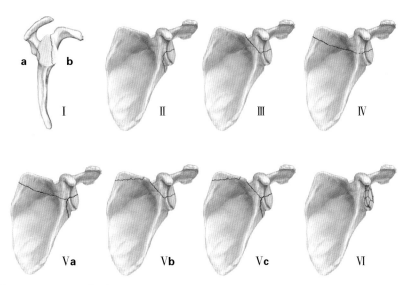

图 25.1　肩胛盂骨折的 Ideberg-Goss 分型

骨折的能力。

- Bigliani 等在 1998 年对孤立的肩胛窝骨折进行了分类，根据碎片大小和与关节囊的连接情况确定了 4 种类型。
  - Ⅰ型：损伤包括移位的撕脱骨折与附着囊。
  - Ⅱ型：损伤包括内侧移位的碎片错位连着肩胛盂边缘。
  - Ⅲ型：损伤表现为肩胛盂边缘的压缩。
    - ⅢA 型：< 25%。
    - ⅢB 型：> 25%。
- Bartoníček 等最近建议根据撕脱的碎片大小、骨折线的过程和碎片的位置对系统进行修改。
- 2012 年，Arbeitsgemeinschaft für Ostesyntheefragen（AO）组织开发了肩胛骨骨折综合分类，根据解剖位置分为 3 组。
  - 关节盂被描述为关节外骨折和关节内骨折。最初描述了损伤的基本特征，包括它是关节外还是关节内，以及模式是简单的还是多碎片的。其次，关节内骨折根据其在关节窝 4 个象限内的位置进行分类。Harvey 等验证了这种分类系统，发现它对于平片是可靠的，当使用 CT 时甚至更可靠。

非手术治疗

- 对关节窝骨折进行非手术干预还是手术干预的决策要考虑不稳定性、关节表面碎片大小和移

位程度。

- 大多数肩胛盂骨折都是小的或最小的移位，通常可以非手术治疗。
- < 5mm 的小撕脱骨折在保守治疗下通常耐受性良好。
- 肩胛盂边缘和肩胛盂骨折移位 0~5mm 可用短期固定治疗。
  - 然而，建议进行临床和影像学随访，以评估骨折移位的任何进行性不稳定性。

手术治疗

- 虽然大多数肩胛体骨折是典型的保守治疗，但作者对肩胛窝骨折更常推荐手术治疗。
- 手术治疗的主要参数是不稳定，关节碎片大小，以及在一定程度上的移位程度。
- 即使有了现代的成像方式，这种损伤的识别和分类仍然很困难。
- ≥ 5mm 的关节内盂内骨折和 / 或 ≥ 5mm 的骨折间隙的显著移位可能导致骨不连、畸形愈合、创伤后关节炎以及随后的不良临床结果。
- Yamamoto 和 Itoi 在一项生物力学研究中显示，肩胛盂前部骨丢失 21% 是显著增加肩胛骨不稳定发生率的临界尺寸。
- 虽然解剖和同心圆恢复肩胛盂关节面的原则是手术干预的目标，以获得最佳的功能结果，但

Maquieira 等证明，如果肩胛骨关节同心复位，肩胛盂表面的某些不匹配仍然可以很好地耐受。

- Constant 评分 98%，主观肩值 97%，无脱位或半脱位，恐惧试验阴性。所有碎片均以平均 3.0mm 的关节内台阶愈合。
- 前撕脱骨折病例的治疗以持续不稳定或年龄和性别为指导。
  - 年轻（＜30 岁）男性患者复发不稳定的风险高，关节镜下重建经常被推荐。
- 对于涉及小于临界尺寸（21%）的前盂骨折，利用缝合锚或经皮螺钉的关节镜技术已经被发表。
  - 对于较大或多个碎片的损伤，胸三角入路提供了更好的可视化和解剖复位骨折碎片的可能。
  - 对于慢性病例或晚期后遗症，自体移植或同种异体植骨移植以及喙突移植技术被认为是处理大型肩胛盂边缘缺陷的可行治疗选择。
  - 移位的前缘骨折＞关节表面的 25% 或后关节表面的 ＞ 33% 存在明显的不稳定风险。
  - 如果移位超过 5mm 应考虑手术治疗，如果移位超过 10mm 则建议手术治疗。
- 对于肩胛窝骨折，手术治疗的适应证包括持续不稳定，肱骨头不同心，骨折间隙超过 5mm，关节面台阶 2mm。
- 对于延伸到内侧肩胛体的复杂关节内盂骨折，Nork 等描述了肩胛骨的完全重建，这已被描述为恢复解剖的最佳方式，也是肩胛骨重建的基础。

体位

- 侧位。
  - 更常用于基于关节镜的手术。
- 沙滩椅位。
  - 可用于关节镜检查，开放手术首选侧卧位。
- 侧位摆放。
  - 优势：
    - 允许使用适当的牵引装置进行肩关节分离，而不需要助手的手动牵引。
    - 允许改善对肩胛盂下侧，特别是后下侧的可视化和仪器化。

- 注意事项：
  - 神经痛——术中二次牵引。
    10%~30% 归因于臂丛神经损伤。
    45° 前屈，外展 0° 或 90°，可以在臂丛上以最小的应变获得最大的视觉效果。
    持续性临床神经性失用症相对罕见（占所有神经性失用症的 2.5%）。
    肌腱神经损伤的风险（5 点钟入路）（罕见）。
- 沙滩椅位。
  - 优势：
    - 如有需要，可随时从关节镜下转换为开放的三角胸入路。
    - 肩膀是位于解剖位。
    - 静脉压降低和出血。
  - 注意事项：
    - 神经传导阻滞：继发于不良的体位和衬垫。
      股外侧皮神经：侧腹支撑。
    - 大腿前外侧感觉异常。
    - 由于压迫血管，肥胖患者有更高的风险。
      眶上神经：面罩太紧或额头垫得不好。
    - 前额和头皮前部感觉异常。
      耳大神经：面罩戴太紧或乳突垫枕不佳。
    - 耳、耳后区和下颌角感觉异常。
    - 颈部体位：
      过度伸展：中风和颅神经麻痹的风险增加（CN12 舌下神经）。
      过度屈曲：增加脊髓缺血和由此产生的截瘫的风险。
    - 与侧卧位相比，脑灌注不足的风险增加。
      低血压心动过缓发作是肩关节镜检查中相对常见的事件（据报道发生率约为 30%）；然而，仅报告了 1 例停搏性心脏骤停。

手术入路

关节镜下入路治疗肩胛盂边缘撕脱骨折

- 采取沙滩椅或侧卧位取决于手术医生。
- 在麻醉下进行检查，以评估不稳定的程度和方向。
- 标记位置。

○ 勾勒出肩峰，锁骨远端，喙突和最初后入路位置。

● 建立后观察窗入路。

　○ 标出入路，位于肩峰后外侧角下方 1~3cm 和内侧 1~2cm。

　　○ 肩峰后外侧角下 2 指宽和内侧 1~2 指宽也被用到。

　　○ 如果后方结构反常，没有内侧定位。就在肩峰后外侧角直下方 1~3cm 标记，以便有足够的轨迹到达后肩胛骨。

　○ 是否关节扩张取决于手术医生，最多使用 60mL 生理盐水或乳酸林格。

　　○ 用于扩张的腰穿针植入术的额外好处确保了入路的适当位置。

　○ 11 号刀片切开皮肤。

　○ 插入 30° 关节镜进行初始评估。

● 建立下前路工作通路。

　○ 位于肩胛下肌腱上缘水平。

　○ 使用外向内技术放置，并使用腰穿针进行精确定位。

　　○ 使用针头确认位置恰好在肩胛下和侧方的位置上，以便合适的轨迹到达肩胛骨前部。

　○ 套管放置在开关上面，以方便操作和缝合。

● 对肩关节进行标准 15 个点的关节镜检查。

● 关节松动及清创。

　○ 使用关节镜抓钳和刨削刀清除介于骨折碎片和完整的肩胛骨之间的血块和瘢痕组织。

　　○ 这种骨折线很难一次确认。

　○ 使用剥离子将骨碎片从完整的肩胛盂上松解出来。

　　○ 继续进行，直到肩胛下纤维显影，骨碎片可以很容易地操作到最小张力的解剖位置。

　○ 骨折边缘完全清创，无软组织介入以便解剖复位。

　○ 用锉刀或剃刀轻轻剥下肩胛盂。

　　○ 不要移除骨质。

● 建立前上工作通路。

　○ 使用外向内技术放置，并使用腰穿针进行精确定位。

○ 腰穿针应该在肱二头肌腱的后方。

　○ 套管放置在开关上面，以方便操作和缝合。

　　○ 从前上入路观察，由于修复是由术者进行的，因此套管的常规放置被放置在开关的后方而不是前上方。

　○ 重复骨折碎片的清创和松解。

关节镜下关节镜下缝合锚定治疗肩胛盂边缘和撕脱骨折

● 目的通过在直视下复位 Bankart 骨折，同时恢复 IGHL 复合体的张力，恢复肩胛盂间隙。

● 经典的情况是，唇和下盂肱骨韧带（IGHL）复合体附着在骨碎片上。这些附件应该保留。

● 同时通过前下、后两个入口处放置器械，来促使骨性 Bankart 和整个 IGHL 作为袖状的连续组织，拉下至 6 点钟位置。

● 肩胛盂边缘和颈和骨折块的骨表面如之前所述的清创好。

● 第一个单一锚钉被放置在肩胛盂颈部的内侧。

　○ 这将形成如 Millet 和 Braun 所描述的 Bankart 桥的内侧固定点。

　○ 根据骨折块的大小，可以使用一个或两个锚钉。

　○ 如果使用一个锚钉，则将其放置在肩胛盂颈部供区的内侧（轴面）和骨折的中段（矢状面）。

● 用 45° 弧形缝合钩或较厚的穿骨缝合装置将缝合锚的线引入损伤的骨性盂唇两侧。

　○ 从技术上讲，这是一个困难的步骤。应注意不要进一步损坏骨折碎片。

● 然后将缝合线停在后部套管外面。

● 下一步是在肩胛盂边缘上放置骨性骨折片下方的缝合锚。

　○ 根据手术医生的喜好，放置单颗或者双颗锚钉。

　○ 这个锚点将固定关节囊复合体，要低于骨碎片。

● 缝合通道和构造技术取决于手术医生。

● 这些包括：

　○ 垂直褥式。

　○ 水平褥式。

　○ 混合了垂直和水平褥式。

　○ 从盂唇下穿线之前夹和卷住关节囊。

- 然后用关节镜下的打结技术将缝合线捆扎起来。切掉游离的多的线。
  - 在固定结之前，在前上通路用夹钳将组织向上向内拉出，有助于控制移位的大小。
  - 通常，一个锚钉放置在骨块的下方；然而，根据骨块的大小及其在肩胛盂上的位置，有时可能会使用两个锚钉。
  - 此外，根据骨折碎片下方的程度，锚钉可以从后方（7点钟方向）通道放置。
  - 一些外科医生喜欢非打结的缝合系统。
- Bankart 骨块现在已经用桥技术修复。缝合线将包围骨碎片并提供碎片的两点固定。
- 将内侧锚的缝合线从前下套管取出，并可评估张力以测试骨折复位和评估在肩胛盂上锚定的最佳位置。
  - 这个锚是一个不打结的系统
- 钻孔应在关节面软骨骨折边缘。
  - 环形刮匙用于去除少量软骨以帮助促进愈合。
- 将内侧缝合锚的两根线送入缝合锚，然后将缝合锚推入关节面上的钻孔中（**图 25.2**）。
  - 缝线在锚钉最终固定之前被拉紧。
- 通过这些方法，骨碎片被复位并压回其供区，并实现关节镜下的接骨术（**图 25.3**）。
- 可以用探针测试结构的安全性。多余的缝线被切到与锚钉平齐。

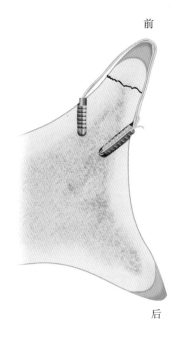

图 25.3　Bankart 桥可以在不倾斜骨碎片的情况下，提供安全的两点固定和骨折压缩

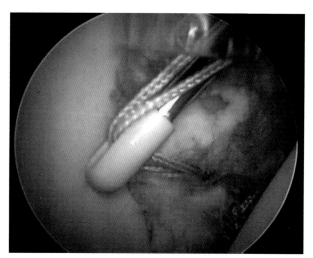

图 25.2　关节镜下从后方标准入路观察左肩。关节面上的锚钉通过前入路套管放置，以修复 Bankart 骨块。锚钉带有两根线，之前已经放置在盂唇颈部内侧

- 随后，囊唇复合体应该修复至在 Bankart 桥上。
  - 我们建议至少放置一个锚钉在 Bankart 桥上，因为这将提供额外的旋转稳定性。
  - 根据骨性 Bankart 病变的大小，可以使用一个或多个骨性 Bankart 桥来固定碎片。
- 在急性病例中或当 X 线片和关节镜评估显示可移动的骨性 Bankart 碎片时，所提出的技术可用于关节镜下治疗这些病变。
- 对于年龄较大的骨折或伴有无法复位的碎片的骨丢失，或当存在骨碎片的吸收时，应考虑其他技术，例如开放或关节镜下 Latarjet 手术或髂嵴植骨重建。
- 放置在 Bankart 桥上方和下方的锚钉提供了额外的抗旋，而 Bankart 桥本身通过两点固定将骨折向下压缩到肩胛盂上，为骨愈合创造了较大的表面积。

关节镜下 Endobutton 修复盂唇与撕脱骨折

- Taverna 等最初描述了穿骨技术。
- 该技术的优点包括将缝线固定在关节表面深处，而软组织修复接近唇部，恢复前囊韧带的张力，并为骨碎片提供额外的稳定性。

- 一般情况是，唇和下盂肱骨韧带复合体（IGHL）附着在骨碎片上。这些附件应该保留。
- 同时通过前下、后两个入口处放置器械，来促使骨性 Bankart 和整个 IGHL 作为袖状的连续组织，拉下至 6 点钟位置。
- 如上所述制备盂唇缘和颈以及骨碎片的表面。
- 使用双关节盂导向器（Smith&Nephew，Andover，Massachusetts，United States）的钩子通过后入路实现关节盂骨折碎片的解剖复位。
  - 钩子沿着肩胛盂平行于肩胛盂表面通过，以避免损伤关节面，然后，用钩子穿过骨折碎片，将其还复位到肩胛盂。
- 一旦导向器定位，子弹就被放置在导向器的下部孔中。
  - 做一个小的皮肤切口，子弹向前推进，直到它牢固地接触到肩胛盂颈的后方。
  - 对于高级子弹重复该过程。
  - 关节导向器允许将两个平行的钻花套筒（通过子弹）放置在彼此相距 10mm 且距关节表面 5mm 的位置。
  - 钻花套筒的方向垂直于骨折线。
  - 根据骨骼碎片的大小，可以选择是放置一对还是两对圆形 Endobutton（双圆 Endobutton；Smith & Nephew，Andover，Massachusetts，United States）。
- 在每个子弹中放置一个 2.8mm 的套筒钻头，并在动力作用下前进，直到从肩胛盂骨折碎片的前部退出。
  - 移除内钻，留下空心的外钻。
  - 关节镜下液体从空心外钻向后排出确认关节内定位。
- 一旦钻孔完成，子弹和导向器可以在这个阶段被移除。
  - 应注意确保套筒牢牢定位在肩胛盂颈部。
- 然后用标准技术通过钻孔放置双圆 Endobutton 系统。
  - 然后，通过将一根导线从后到前穿过每个套筒，将柔性环状导丝引入关节。
  - 每根导丝是使用环状夹持器取回的，环状夹持器通过旋转器间隔引入的 10mm 套管。
- 通过导丝从肩胛盂前部到后部取出上圆 Endobutton 缝合端，拉紧缝合线，直到 Endobutton 平放在肩胛盂前表面。
- 将缝合线穿过后圆 Endobutton，推进内植物，直到它们在后部肩胛盂上齐平。
- 推结器用于固定后圆 Endobutton，当后圆 Endobutton 位置正确时，推结器将提供触觉反馈。
- 用 Endobutton 缝合线形成一个 Nice 结，并将 Nice 结推进到后圆 Endobutton 的表面。
- 缝合张力器被用来固定植入物并在骨折处提供强大的压缩。
- 如果使用了次级双 Endobutton，请重复此操作。
- 其余的前唇，包膜和韧带被用锚钉使用标准关节镜下软组织修复技术重新固定到肩胛盂边缘。我们将缝合锚钉的钻孔放置在中空套管仍在的位置，因为在移除套管的较晚阶段钻孔会危及 Endobutton 的缝合（**图 25.4**）。

关节镜辅助下经皮肩胛盂窝复位术

- 当断裂碎片＞ 20% 时使用此技术。
- 透视机应在病床头端方向进入。
- 建立后侧工作入路，前下工作入路和前上观察入路。
  - 如上所述使用腰穿针和转换棒来创建入路。
- 松解和清理
  - 使用关节镜夹持器和骨刀清除骨折碎片和完整的肩胛骨之间的血块和瘢痕组织。
    - 这种骨折线很难和最初描述的外形一样。
  - 使用解放器将骨碎片从完整的肩胛盂上释放出来。
    - 继续，直到肩胛下纤维被可视化，骨碎片可以很容易地以一个最小张力操作到解剖位置。
  - 对骨折边缘进行完全而温和的清理，以允许无软组织介入的解剖复位。
  - 用骨锉或骨刀轻轻拨关节盂。
    - 别去除骨质。

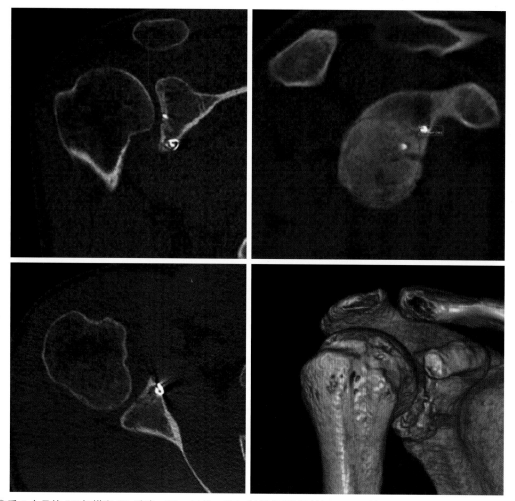

图 25.4　术后 6 个月的 CT 扫描和 3D 重建。3D, 三维；CT, 计算机断层骨性 Bankart 的 Endobutton 内固定

● 用关节镜器械解剖复位骨折碎片。

● 在直接关节镜下经皮应用克氏针以稳定骨折碎片，在垂直于骨折线的方向上插入钢丝。

　○ 保持喙突外侧和肩胛下中线赤道以上将避免前部骨折对腋神经和旋肱血管的损伤。

　○ 可根据骨折类型 / 方向进行各种经皮穿刺。

　○ 确保导线不侵犯关节面。

　○ 探查关节面以评估是否有任何退行、不稳定或间隙。

　○ 可利用透视对解剖复位进行评价。

● Marsland 和 Ahmed 在尸体模型中评估了经皮植入钢丝的神经血管风险（**图 25.5，表 25.1**）。

● 一旦骨折稳定性得到确认，就在导针上钻 4.0mm 或 4.5mm 空心螺钉。

● 半螺纹螺钉为最终的加压愈合提供拉力固定。

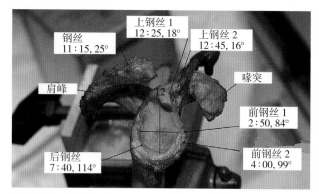

图 25.5　显示前、上、Neviaser 和后导线位置的平均值。黑色箭头和线条表示根据关节盂钟面入路的平均值，以及相对于关节盂的垂直轴的平均切入角度

● 前后方向的螺钉长度约为 35mm；但是，根据骨折类型和螺钉复位的方向，这可能会有所不同。

表 25.1

危险的最近解剖结构和与上述参考导线的平均距离

导线	危险的解剖结构	距导线的平均（中值）距离（mm）	范围（mm）[a]	SD	伤及频率（n = 18）
前方 1					
	头静脉	7.3（6.5）	0~18	6.4	6
	MSC 神经	21.3（20.5）	8~40	9.2	0
	SSC 神经前支	7.1（8）	0~13	4.3	3
前方 2					
	头静脉	9.4（10）	0~28	8.6	6
	MSC 神经	12.5（13）	0~24	7.8	1[b]
	SSC 神经前支	2.3（0）	0~8	3.4	11
锁骨前上					
	SSC 神经	24.3（24）	16~33	5.3	0
	SSC 动脉	23.7（24）	16~34	5.1	0
Neviaser					
	SSC 神经	19.9（19）	7~29	4.9	0
	SSC 动脉	22.7（23）	7~33	6.6	0
后方					
	腋神经	32（32）	24~41	6.0	0
	SSC 神经前支	19.2（19.5）	14~28	5.3	0

[a]：0 = 直接伤害。
[b]：这根导针也穿透腋动脉。
MSC，肌皮；SD，标准差；SSC，肩胛上。

三角肌入路开放固定治疗前关节盂骨折

- 把患者放在沙滩椅上。
  - 透视机应在病床头端方向进入。
- 在喙突近端切开皮肤，沿胸三角肌沟向远侧延伸 10~15cm。
- 确定三角肌筋膜下的头静脉，找出三角肌间隔。
- 切开上覆的胸三角筋膜，拉开头静脉。静脉通常向外侧拉开，但我们建议允许组织在对静脉可能产生最小张力的方向上牵动。
- 三角肌向外侧牵开，而胸大肌在内侧牵开。
- 切开胸锁筋膜。
- 切开联合肌腱并向内侧牵开。
  - 肌皮神经在喙突远端 5~8cm 处进入肱二头肌；牵开联合肌腱必须小心。
- 切开联合肌腱外侧的筋膜以显示肩胛下肌。
  - 向外旋转肩关节，使肩胛下肌腱处于张力状态。
- 然后肩胛下肌腱可以通过切断，剥离或劈开肩胛下肌而从小结节上松开，这取决于手术医生的喜好。
  - 肩胛下肌腱的下缘与旋肱前血管相邻。如果需要，可以结扎血管以防止牵拉肩胛下肌过程中的过度出血。
- 用一把长柄 15 号刀片切开下方的关节囊，通过垂直的关节囊切开进入关节，刚好片碰到肩胛盂唇的边缘。
  - 注意保护沿关节囊下表面运行的腋神经。
- 肱骨头牵开器横向牵开肱骨头以提供肩胛骨的暴露。
- 在直接可视化下，清除介于骨折碎片和完整的肩胛盂之间的血块和瘢痕组织。使用剥离子将骨碎片从完整的肩胛盂上释放出来。
  - 解剖复位骨折碎片，并通过胸三角间隙用克氏针固定。
- 保护盂唇附着在骨折碎片上。
- 如有必要，如果骨折方向要求螺钉固定角度在胸三角间隙外，则在直接可视化下经皮应用克氏针固定骨折碎片。
  - 钻钢针时应采取与关节镜辅助经皮固定术相同的预防措施（见上文）。
  - 确保钢针不会与关节表面发生冲突。

- 探测关节表面以评估是否有任何跳跃、不稳定或间隙。
  - 可以透视来评估解剖复位。
- 一旦确认骨折稳定性，就在导针上钻 4.0mm 或 4.5mm 空心螺钉。
- 半螺纹螺钉为最终的加压愈合提供拉力固定。
- 如果骨折是粉碎性的，考虑使用支撑钢板（**图 25.6**）。

后路有限切开固定治疗肩胛盂后部骨折

- 由 van Root A 等描述，这种有限的肩关节后方入路是对 Brodsky 等的改进。
  - 提示当存在不能通过标准的三角胸入路的关节镜下可到达的后部肩胛盂骨折时。
  - 仅提供到外侧肩胛骨和肩胛盂的通路，如果骨折向内侧延伸，则使用标准的 Judet 入路。
- 侧位，同侧手臂自由下垂，如果使用透视，可以从患者的另一侧进入。
- 确定肩胛冈、肩峰后外侧角、三角肌后缘。
- 从肩胛骨内侧缘至肩峰后缘外侧约 1/3 宽度的角度开始切口，然后向尾端弯曲，并延伸此第二段约 10cm。
- 正如 Brodsky 所描述的，三角肌和冈下肌之间的平面是通过钝性分离形成的，没有打开筋膜。
  - 通过外展手臂 90°，三角肌的下缘被抬高，这使得通过冈下肌（肩胛上神经）和小圆肌（腋神经）的肌肉间隔很容易拉开并容易到达肩关节和肩胛骨外侧缘（**图 25.7A，B**）。
    - 与肌肉纤维同方向相分离来扩大冈下肌和小圆肌之间的界面以避免损伤腋神经和肩胛上神经。
  - 三角肌的内侧附着从肩峰脊的最小限度地分离可能是必要的，以允许暴露肩胛骨关节。
  - 应注意避免损伤旋肩胛动脉，它直接位于肱三头肌长头插入口的内侧。
- 利用肱骨头牵开器，从侧面牵开肱骨头以提供对肩胛盂的暴露。
- 在直接可视化下，清除介于骨折碎片和完整的肩胛盂之间的血块和纤维组织。使用剥离子将骨碎片从完整的肩胛盂上释放出来。
- 解剖复位骨折碎片，并通过手术切口用克氏针固定。
- 如有必要，在直接可视化下经皮应用克氏针以稳定骨折碎片，在垂直于骨折线的方向上插入克氏针。
  - 插入克氏针时应采取与关节镜辅助经皮固定技术相同的预防措施（见上文）。
    - 确保钢丝不会与干扰关节表面。
    - 探查关节表面以评估是否有任何突起、不稳定或间隙。
    - 使用透视评估解剖复位。
- 一旦确认了骨折稳定性，在空心半螺纹螺钉的导针上进行钻孔。
- 然后拧入空心半螺纹螺钉。
  - 半螺纹螺钉为最终的加压愈合提供拉力固定。
  - 如果骨折是粉碎性的，考虑使用支撑钢板。
- 根据 Burkhead 等的研究，这种方法的缺点当手臂外展 90° 时腋神经接近手术部位。
  - 当手臂处于这个位置时，后肩峰和腋神经之间的距离减少了 30%。然而，在 Brodsky 和 Leung 等的临床研究中，没有腋神经损伤的报道。

术后管理

- 第一阶段——术后即刻阶段（第 1~21 天）：
  - 目标：保护手术修复，减轻疼痛和炎症，增强肩胛骨功能，实现适当的活动范围（ROM）
  - 注意事项：
    - 保持悬吊，仅在淋浴和肘部/手腕活动时取出。
    - 避免外展/外旋活动以避免前下关节囊受压的患者教育。
    - 无肩关节被动活动范围（PROM）/主动活动范围（AROM）。
    - 术侧肩膀禁止提物。
    - 保持切口清洁干燥。
  - 术后 1~3 周：

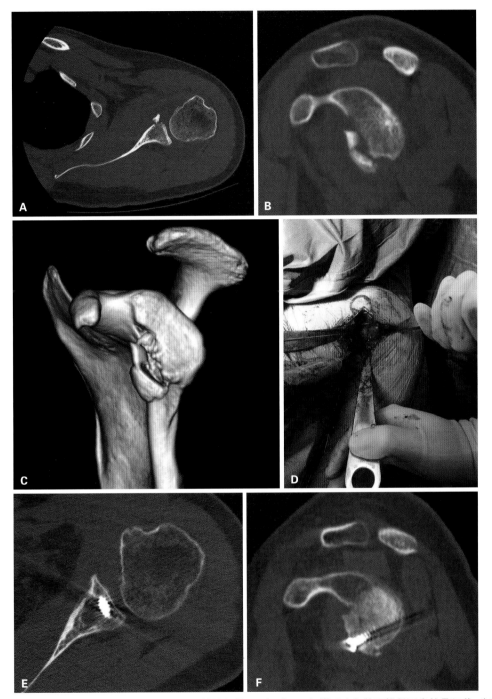

图 25.6 （A）肩胛盂前部骨折的轴位图。（B）同一骨折的矢状面。（C）CT 扫描重建矢状面提供更多的骨细节。（D）开放入路，显示克氏针固定肩胛骨前部骨折碎片的临时固定。（E，F）手术结束后 4 个月的 CT，显示单螺钉固定与骨愈合以及轴位和矢状面上的适当的对位

○除上述情况外，任何时候都应使用吊索。

○仅限肘部、手腕和手的 PROM/AROM 活动。

○使肩胛位置、活动能力和稳定性正常化。

○抓球挤压。

○睡觉时用吊带支撑手术肩。

○洗澡时胳膊放在旁边。

○冰冻治疗疼痛和炎症。

○患者教育：姿势、关节保护、体位、卫生等。

○第三周开始静态肌力训练。

●第二阶段——保护阶段 / PROM（第 4 周和第 5 周）：

　◎目标：逐渐恢复肩关节 PROM 运动；不给正在愈合的组织过度压力。

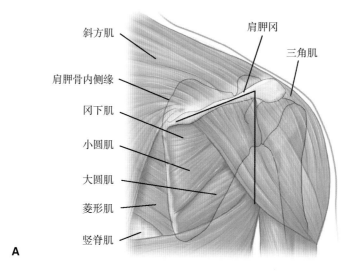

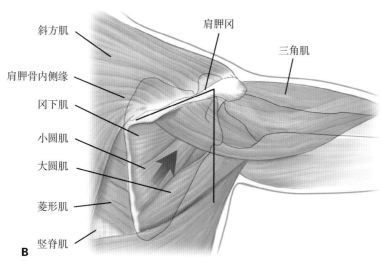

图 25.7 （A）肩关节后入路。（B）通过外展手臂90°，三角肌的下缘被抬高，这使得通过冈下肌（肩胛上神经）和小圆肌（腋神经）容易被牵开和到达肩关节和肩胛骨外侧缘

- 注意事项：遵循手术医生明确的 PROM 限制——主要是外旋，不允许肩 AROM 运动或提物。
- 进入下一阶段的标准：
  ○ 完全屈曲和内旋转 PROM。
  ○ 次侧 PROM 外旋 30°。
  ○ 可以在 90/90 位置开始柔和的外部旋转拉伸。
- 术后 4~5 周：
  ○ 继续使用吊索。
  ○ PROM（温和），除非手术医生另有说明。
    肩胛骨平面内的完全弯曲和抬高。
    完全外旋。
    在外展 20° 时外旋至 30°，在外展 90° 时外

  旋至 30°。
  ○ 钟摆运动。
  ○ 在中立位进行接近最大限度的无痛肩袖静态肌力训练。
  ○ 根据需要继续冷冻治疗。
  ○ 继续所有预防措施和关节保护。
- 第三阶段——中间阶段 / AROM（第 6 周和第 7 周）：
  ○ 目标：继续逐步增加外转 PROM，完全 AROM，自主 ADL，增强力量和耐力，不用悬吊。
  ○ 预防措施：没有激进的 ROM/ 拉伸，不用患肢提物，禁止在外旋外展位于肩前部施加大量压力的运动，在外旋的外展位置上施加大量压力（例如：禁止俯卧撑、飞鸟等）。

○ 术后 6~7 周：

  ○ PROM（温和），除非手术医生另有说明。
    在外展 20° 时外旋至 30° ~50°，在外展 90°
    时外旋至 45°。
    开始肩部 AROM。
    在抗重力达到完全 AROM。

  ○ 开始实施更积极的后关节囊拉伸。
    横臂伸展。
    侧卧内旋转拉伸。
    后 / 下肩关节运动。

  ○ 增强胸小肌长度。

  ○ 肩胛拉伸强化。

  ○ 开始温和的等张和有节奏的肩袖稳定技术。

  ○ 肌肉强化（开链和闭链）。

  ○ 必要时继续冷冻治疗。

● 第四阶段——强化阶段（第 8~12 周）

  ◉ 目标：继续逐渐增加外旋 PROM，保持完全
    无损伤的 AROM，恢复肌肉力量、稳定性和
    耐力，逐步进行活动，最终恢复到完全功能
    性活动。

  ◉ 注意事项：不要激进的对前关节囊施压，避
    免接触性运动 / 活动。

  ◉ 术后 8~10 周：

    ○ 继续拉伸和 PROM。
      在外展 20° 时外旋至 65°，在外展 90° 时外
      旋至 75°，除非手术医生另有说明。

    ○ 强化上述的进阶方案。

  ◉ 术后 10~12 周：

    ○ 继续拉伸并对所有平面进行能耐受的
      PROM。

    ○ 继续强化进阶方案。

● 第五阶段——回归活动阶段（第 12~20 周）

  ◉ 目标：逐步回归繁重的工作活动、娱乐活动、
    体育活动。

  ◉ 注意事项：术后 4 个月后，方可开始投掷或
    高空运动。避免宽柄卧推；禁止杠铃推举或
    高位下拉。确保 "总是看到你的手肘"。

  ◉ 术后 12~16 周：

    ○ 继续进行伸展和加强训练。

○ 可以开始打高尔夫球、网球（4 个月后才能
  发球）等。

○ 可以开始低重量、高重复的广义上肢举重，
  并遵循上述举重注意事项。

◉ 术后 16~20 周：

  ○ 如果合适的话，可以开始间歇运动计划。

● 回归体育和娱乐活动的标准。

  ◉ 手术医生允许。

  ◉ 肩部无痛，无不稳定迹象。

  ◉ 恢复足够的活动空间。

  ◉ 相比非手术的肩膀有充分的力量。

结果

● Godin 等提出的治疗骨性 Bandkart 损伤的骨
  Bandkart 桥技术的中期随访结果，平均随访 6.7 年。

  ◉ 平均关节盂骨丢失 22.5%（范围：9.1%~38.6%）。

  ◉ 平均 SF-12 评分从术前的 45.8（标准差，9.7）
    明显改善到 55.1（标准差：5.9）。

  ◉ 最终随访时患者报告的结果评分：

    ○ American Shoulder 和 Elbow Surgeons 评分：
      从术前的 78.8（范围：45~98.3）改善到术
      后的 93.1（范围：50~100）（$P = 0.686$）。

    ○ SF-12 Physical Component Summary 评分：
      从 45.8（范围：32.2~57.6）提高到 55.1
      （范围：38.6~61.8；$P = 0.028$）。

    ○ QuickDASH 评分：6.2（范围：0~25）。

    ○ Single Assessment Numeric Evaluation 评分：
      92.8（范围：69~99）。

    ○ 13 例患者中有 3 例（23%）报告了主观复
      发性不稳定，但没有一例患者进展到进一
      步的肩部手术。

    ○ 12 名患者中有 9 名（75%）表示他们的运
      动参与水平与受伤前水平相同。

    ○ 最终随访中，患者满意度平均为 10（范围：
      3~10）。

● Plath 等报道的关节镜下骨板缝合固定的临床结
  果：磁共振成像结果，及回归运动中，平均随
  访 82 个月。

  ◉ 81 例患者在我科接受了前路骨性 Bankart 修

复术（50 例关节镜下缝合锚钉修复，5 例关节镜下螺钉固定，26 例开放修复）。

● 患者在最终随访时报告的结果评分：

○ Rowe 评分：（85.9 ± 20.5）分。

○ Western Ontario Shoulder Instability Index 评分：89.4% ± 14.7%

○ Oxford Instability 评分：（13.6 ± 5.4）分。

○ 与对侧肩相比，所有评分均显示出明显降低的结果（分别为 $P < 0.001$，$P < 0.001$ 和 $P < 0.001$）。

○ 再脱位率：6.6%。

○ 满意度：35 患者（78%）非常满意，9 患者（20%）满意，1 患者较满意。

○ 95% 的患者术后恢复体育活动。

运动学科的数量（$P < 0.001$）、持续时间（$P = 0.005$）、水平（$P = 0.02$）和风险类别（$P = 0.013$）与创伤前相比明显减少。

报道只有 19% 的患者说肩部不适是活动减少的原因。

骨不连发生率为 16.6%，在慢性病变患者中发生率较高（$P = 0.031$）。

解剖复位 72%。

○ 非解剖复位患者的内侧台阶平均为（1.8 ± 0.9）mm。

○ 仍剩余关节缺损大小平均为 6.8% ± 7.3%。

○ 70% 的患者发现有关节盂前方关节全层软骨缺损。

并发症

● 内植物疼痛
● 内植物失败
● 反复不稳
● 感染
● 异位骨化
● 冈下神经麻痹或臂丛神经麻痹

推荐阅读

[1] Anavian J, Gauger EM, Schroder LK, Wijdicks CA, Cole PA. Surgical and functional outcomes after operative management of complex and displaced intra-articular glenoid fractures. J Bone Joint Surg Am. 2012;94(7):645-653.

[2] Marsland D, Ahmed HA. Arthroscopically assisted fixation of glenoid fractures: a cadaver study to show potential applications of percutaneous screw insertion and anatomic risks. J Shoulder Elbow Surg. 2011;20(3):481-490.

[3] Millett PJ, Braun S. The "bony bankart bridge" procedure: a new arthro-scopic technique for reduction and internal fixation of a bony bankart lesion. Arthroscopy. 2009;25(1):102-105.

[4] Taverna E, Guarrella V, Freehill MT, Garavaglia G. Arthroscopic reduction with endobutton fixation for glenoid fracture. Joints. 2017;5(2):127-130.

[5] van Noort A, van Loon CJM, Rijnberg WJ. Limited posterior approach for internal fixation of a glenoid fracture. Arch Orthop Trauma Surg. 2004;124(2):140-144.

参考文献

[1] Zlowodzki M, Bhandari M, Zelle BA, Kregor PJ, Cole PA. Treatment of scap-ula fractures: systematic review of 520 fractures in 22 case series. J Orthop Trauma. 2006;20(3):230-233.

[2] Tauber M, Moursy M, Eppel M, Koller H, Resch H. Arthroscopic screw fixa-tion of large anterior glenoid fractures. Knee Surg Sports Traumatol Arthrosc. 2008;16(3):326-332. doi:10.1007/s00167-007-0437-2.

[3] Cameron SE. Arthroscopic reduction and internal fixation of an anterior glenoid fracture. Arthroscopy. 1998;14(7):743-746.

[4] Königshausen M, Coulibaly MO, Nicolas V, Schildhauer TA, Seybold D. Results of non-operative treatment of fractures of the glenoid fossa. Bone Joint J. 2016;98-B(8):1074-1079. doi:10.1302/0301-620X.98B8.35687.

[5] Anavian J, Gauger EM, Schroder LK, Wijdicks CA, Cole PA. Surgical and functional outcomes after operative management of complex and displaced intra-articular glenoid fractures. J Bone Joint Surg Am. 2012;94(7):645-653. doi:10.2106/JBJS.J.00896.

[6] Scheibel M, Magosch P, Lichtenberg S, Habermeyer P. Open reconstruction of anterior glenoid rim fractures. Knee Surg Sports Traumatol Arthrosc. 2004;12(6):568-573. doi:10.1007/s00167-004-0495-7.

[7] Iannotti JP, Gabriel JP, Schneck SL, Evans BG, Misra S. The normal glenohumeral relationships. An anatomical study of one hundred and forty shoulders. J Bone Joint Surg Am. 1992;74(4):491-500.

[8] Lewis GS, Armstrong AD. Glenoid spherical orientation and version. J Shoulder Elbow Surg. 2011;20(1):3-11. doi:10.1016/j.jse.2010.05.012.

[9] Soslowsky LJ, Flatow EL, Bigliani LU, Mow VC. Articular geometry of the glenohumeral joint. Clin Orthop. 1992;(285):181-190.

[10] Frich LH, Jensen NC, Odgaard A, Pedersen CM, Søjbjerg JO, Dalstra M. Bone strength and material properties of the glenoid. J Shoulder Elbow Surg. 1997;6(2):97-104.

[11] Adam FF. Surgical treatment of displaced fractures of the glenoid cavity. Int Orthop. 2002;26(3):150-153. doi:10.1007/s00264-002-0342-8.

[12] Goss TP. Fractures of the glenoid cavity. J Bone Joint Surg Am. 1992;74(2):299-305.

[13] Papagelopoulos PJ, Koundis GL, Kateros KT, Babis GC, Nikolopoulos KE, Fragiadakis EG. Fractures of the glenoid cavity: assessment and management. Orthopedics. 1999;22(10):956-961; 963.

[14] Hardegger FH, Simpson LA, Weber BG. The operative treatment of scapular fractures. J Bone Joint Surg Br. 1984;66(5):725-731.

[15] Ideberg R, Grevsten S, Larsson S. Epidemiology of scapular fractures. Incidence and classification of 338 fractures. Acta Orthop Scand. 1995;66(5):395-397.

[16] Schandelmaier P, Blauth M, Schneider C, Krettek C. Fractures of the glenoid treated by operation. A 5- to 23-year follow-up of 22 cases. J Bone Joint Surg Br. 2002;84(2):173-177.

[17] Sugaya H, Moriishi J, Kanisawa I, Tsuchiya A. Arthroscopic

osseous Bankart repair for chronic recurrent traumatic anterior glenohumeral instability. J Bone Joint Surg Am. 2005;87(8):1752-1760. doi:10.2106/JBJS.D.02204.

[18] Maquieira GJ, Espinosa N, Gerber C, Eid K. Non-operative treatment of large anterior glenoid rim fractures after traumatic anterior dislocation of the shoulder. J Bone Joint Surg Br. 2007;89(10):1347-1351. doi:10.1302/0301-620X.89B10.19273.

[19] Hovelius L. Anterior dislocation of the shoulder in teen-agers and young adults. Five-year prognosis. J Bone Joint Surg Am. 1987;69(3):393-399.

[20] Goebel M, Seebauer L. Open operative treatment of acute glenoid fractures following anterior and posterior shoulder dislocation. Operat Orthop Traumatol. 2008;20(3):228-238. doi:10.1007/s00064-008-1305-z.

[21] Wiedemann E. Fractures of the scapula. Unfallchirurg. 2004;107(12):1124-1133. doi:10.1007/s00113-004-0892-x.

[22] Aulicino PL, Reinert C, Kornberg M, Williamson S. Displaced intra-articular glenoid fractures treated by open reduction and internal fixation. J Trauma. 1986;26(12):1137-1141.

[23] Mayo KA, Benirschke SK, Mast JW. Displaced fractures of the glenoid fossa. Results of open reduction and internal fixation. Clin Orthop. 1998;(347):122-130.

[24] Bigliani LU, Newton PM, Steinmann SP, Connor PM, Mcllveen SJ. Glenoid rim lesions associated with recurrent anterior dislocation of the shoulder. Am J Sports Med. 1998;26(1):41-45. doi:10.1177/03635465980260012301.

[25] Bartoníček J, Kozánek M, Jupiter JB. Early history of scapular fractures. Int Orthop. 2016;40(1):213-222. doi:10.1007/s00264-015-2821-8.

[26] Jaeger M, Lambert S, Südkamp NP, et al. The AO Foundation and Orthopaedic Trauma Association (AO/OTA) scapula fracture classification system: focus on glenoid fossa involvement. J Shoulder Elbow Surg. 2013;22(4):512-520. doi:10.1016/j.jse.2012.08.003.

[27] Harvey E, Audigé L, Herscovici D, et al. Development and validation of the new international classification for scapula fractures. J Orthop Trauma. 2012;26(6):364-369. doi:10.1097/BOT.0b013e3182382625.

[28] Yamamoto N, Itoi E, Abe H, et al. Effect of an anterior glenoid defect on anterior shoulder stability: a cadaveric study. Am J Sports Med. 2009;37(5):949-954. doi:10.1177/0363546508330139.

[29] Salomonsson B, von Heine A, Dahlborn M, et al. Bony Bankart is a positive predictive factor after primary shoulder dislocation. Knee Surg Sports Traumatol Arthrosc. 2010;18(10):1425-1431. doi:10.1007/s00167-009-0998-3

[30] van Oostveen DPH, Temmerman OPP, Burger BJ, van Noort A, Robinson M. Glenoid fractures: a review of pathology, classification, treatment and results. Acta Orthop Belg. 2014;80(1):88-98.

[31] Lewis S, Argintar E, Jahn R, Zusmanovich M, Itamura J, Rick Hatch GF. Intra-articular scapular fractures: outcomes after internal fixation. J Orthop. 2013;10(4):188-192. doi:10.1016/j.jor.2013.09.002.

[32] Raiss P, Baumann F, Akbar M, Rickert M, Loew M. Open screw fixation of large anterior glenoid rim fractures: mid- and long-term results in 29 patients. Knee Surg Sports Traumatol Arthrosc. 2009;17(2):195-203. doi:10.1007/s00167-008-0677-9.

[33] Yamamoto N, Itoi E. Osseous defects seen in patients with anterior shoulder instability. Clin Orthop Surg. 2015;7(4):425-429. doi:10.4055/cios.2015.7.4.425.

[34] Jones CB, Cornelius JP, Sietsema DL, Ringler JR, Endres TJ. Modified Judet approach and minifragment fixation of scapular body and glenoid neck fractures. J Orthop Trauma. 2009;23(8):558-564. doi:10.1097/BOT.0b013e3181a18216.

[35] Robinson CM, Howes J, Murdoch H, Will E, Graham C. Functional outcome and risk of recurrent instability after primary traumatic anterior shoulder dislocation in young patients. J Bone Joint Surg Am. 2006;88(11):2326-2336. doi:10.2106/JBJS.E.01327.

[36] Bauer T, Abadie O, Hardy P. Arthroscopic treatment of glenoid fractures. Arthroscopy. 2006;22(5):569.e1-569.e6.doi:10.1016/j.arthro.2006.01.003.

[37] Yang H, Wang D, He X. Arthroscopic-assisted reduction

[38] Provencher MT, Ghodadra N, LeClere L, Solomon DJ, Romeo AA. Anatomic osteochondral glenoid reconstruction for recurrent glenohumeral instability with glenoid deficiency using a distal tibia allograft. Arthroscopy. 2009;25(4):446-452. doi:10.1016/j.arthro.2008.10.017.

[39] Boileau P, Thélu C-É, Mercier N, et al. Arthroscopic Bristow-Latarjet combined with bankart repair restores shoulder stability in patients with glenoid bone loss. Clin Orthop. 2014;472(8):2413-2424. doi:10.1007/s11999-014-3691-x.

[40] Itoi E, Lee SB, Berglund LJ, Berge LL, An KN. The effect of a glenoid defect on anteroinferior stability of the shoulder after Bankart repair: a cadaveric study. J Bone Joint Surg Am. 2000;82(1):35-46.

[41] Nork SE, Barei DP, Gardner MJ, Schildhauer TA, Mayo KA, Benirschke SK. Surgical exposure and fixation of displaced type IV, V, and VI glenoid fractures. J Orthop Trauma. 2008;22(7):487-493. doi:10.1097/BOT.0b013e31817d5356.

[42] Rains DD, Rooke GA, Wahl CJ. Pathomechanisms and complications related to patient positioning and anesthesia during shoulder arthroscopy. Arthroscopy. 2011;27(4):532-541. doi:10.1016/j.arthro.2010.09.008.

[43] Li X, Eichinger JK, Hartshorn T, Zhou H, Matzkin EG, Warner JP. A comparison of the lateral decubitus and beach-chair positions for shoulder surgery: advantages and complications. J Am Acad Orthop Surg. 2015;23(1):18-28. doi:10.5435/JAAOS-23-01-18.

[44] de SAD, Sheean AJ, Morales-Restrepo A, Dombrowski M, Kay J, Vyas D. Patient positioning in arthroscopic management of posterior-inferior shoulder instability: a systematic review comparing beach chair and lateral decubitus approaches. Arthroscopy. 2019;35(1):214-224.e3. doi:10.1016/j.arthro.2018.06.057.

[45] Millett PJ, Braun S. The "bony bankart bridge" procedure: a new arthroscopic technique for reduction and internal fixation of a bony bankart lesion. Arthroscopy. 2009;25(1):102-105. doi:10.1016/j.arthro.2008.07.005.

[46] Taverna E, Guarrella V, Freehill MT, Garavaglia G. Arthroscopic reduction with endobutton fixation for glenoid fracture. Joints. 2017;5(2):127-130. doi:10.1055/s-0037-1603675.

[47] Marsland D, Ahmed HA. Arthroscopically assisted fixation of glenoid fractures: a cadaver study to show potential applications of percutaneous screw insertion and anatomic risks. J Shoulder Elbow Surg. 2011;20(3):481-490. doi:10.1016/j.jse.2010.08.003.

[48] van Noort A, van Loon CJM, Rijnberg WJ. Limited posterior approach for internal fixation of a glenoid fracture. Arch Orthop Trauma Surg. 2004;124(2):140-144. doi:10.1007/s00402-003-0604-y.

[49] Brodsky JW, Tullos HS, Gartsman GM. Simplified posterior approach to the shoulder joint. A technical note. J Bone Joint Surg Am. 1987;69(5):773-774.

[50] Burkhead WZ, Scheinberg RR, Box G. Surgical anatomy of the axillary nerve. J Shoulder Elbow Surg. 1992;1(1):31-36. doi:10.1016/S1058-2746(09)80014-1.

[51] Leung KS, Lam TP, Poon KM. Operative treatment of displaced intra-articular glenoid fractures. Injury. 1993;24(5):324-328.

[52] Godin JA, Altintas B, Horan MP, et al. Midterm results of the bony bankart bridge technique for the treatment of bony bankart lesions. Am J Sports Med. 2019;47(1):158-164. doi:10.1177/0363546518808495.

[53] Plath JE, Feucht MJ, Bangoj R, et al. Arthroscopic suture anchor fixation of bony bankart lesions: clinical outcome, magnetic resonance imaging results, and return to sports. Arthroscopy. 2015;31(8):1472-1481. doi:10.1016/j.arthro.2015.03.005.

[54] Kavanagh BF, Bradway JK, Cofield RH. Open reduction and internal fixation of displaced intra-articular fractures of the glenoid fossa. J Bone Joint Surg Am. 1993;75(4):479-484

第二十六章

锁骨骨折

MAX E. DAVIS, MD, MARK E. HAKE, MD

定义

- 锁骨骨折是肩部最常见的骨折。
- 占所有成人骨折的 4%（50/100 000）。
  - 中段骨折为 80%，远端骨折为 15%，近端骨折为 5%。
- 平均年龄 33 岁
- 男：女为 2.6：1。

解剖学

- 锁骨是唯一一块将上肢和躯干相连的骨骼。
- 近端及远端均有韧带附着的"S"形结构。
  - 内侧骨段向前弯曲，外侧骨段向后弯曲（图 26.1）。
  - 由内向外，锁骨从管状变为扁平状。
  - 在生物力学上，它沿曲线力学强度是最弱的。
    - 中外 1/3 连接处。
    - 管状和扁平的过渡点。
- 内侧与胸骨柄、外侧与肩峰相连。
- 关键韧带结构为胸锁后韧带、喙锁韧带、肩锁韧带。
- 锁骨上神经穿过锁骨表面。
  - 发出多个分支用于支配皮肤感觉。
- 锁骨表面覆盖颈阔肌，下方为锁骨下肌。
- 锁骨下动脉，静脉和臂丛神经紧密相连，它们沿着锁骨向下延伸。
  - 由内向外依次为静脉、动脉、臂丛神经。
  - 锁骨下静脉与锁骨最接近，距离锁骨内侧 1/3 下缘处仅 5mm。
  - 锁骨中 1/3 下缘 15mm 处为臂丛神经。
  - 锁骨外侧 1/3 下缘 48mm 处为臂丛神经。
  - 神经血管束经锁骨下缘向外延伸至手臂。

重要治疗原则

- 参与构成上肩部悬吊复合体。
  - 合并其他伤损伤时，便会成为浮肩的一部分。
- 骨质周围较少的肌肉包裹。
  - 骨膜破坏会增加骨不连的风险。
- 必须评估患者是否适合非手术或手术治疗。
  - 与患者讨论这两种治疗方案的潜在风险很重要。

发病机制

- 锁骨骨折常见于年轻患者。
  - 中、高能量击打肩部外侧。
  - 多见于运动伤或机动车事故伤的青年男性。
- 如果损伤为直接暴力，更可能为开放性骨折或伴有有神经血管的损伤。
- 老年患者，多为平地跌倒，摔伤肩部外侧。
  - 总的来说，发病率随年龄增长而下降。
- 锁骨中外侧 1/3 处为最薄弱点，软组织附着最少。
  - 这是管状面与扁平面在解剖学上的交汇点。
- 胸锁乳突肌向上、后牵拉近折端，导致畸形。
  - 由于手臂的重量和胸大肌的牵拉，远折端向下移位并向前旋转。

病史 / 体格检查

- 患者通常伤后即刻就诊。
- 患者表现为患处明显畸形、骨擦感、伴上肢活动疼痛。

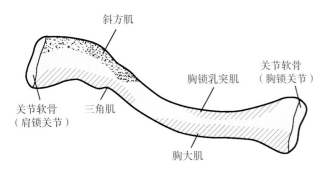

图 26.1 显示了锁骨上面观的"S"形，内、外侧关节以及肌肉附件

- 锁骨下神经血管损伤的情况是罕见的。
  - 如果担心臂丛神经损伤，可以拍摄高清的 CTA 或 MRI 影像。

诊断研究

- 放射影像是重要诊断方法。
- 最初常用的影像为胸部正位和肩部系列影像。
- 与仰卧位相比，站立位的影像可能更准确地显示骨折端短缩和移位（**图 26.2A，B**）。
- 如果考虑到隐匿损伤或可能与内外侧韧带损伤有关，可以拍摄双侧锁骨正位片进行对比。
- 一般来说，当考虑伴有神经血管损伤时，应进一步行相关的影像学检查。

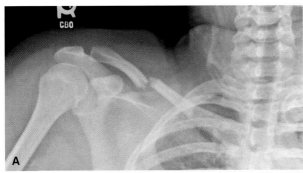

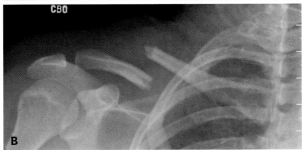

图 26.2 仰卧（A）和站立前后位（B）X 线平片显示：站立前后位影像用于确定骨折位移的方向是非常重要的

诊断

- 物理检查和影像学检查组成。
- Allman 分型（**表 26.1** 和 **图 26.3**）。
- 锁骨外侧 1/3 的骨折分类依据骨折部位与肩锁关节的距离（**表 26.1**）。
  - 锥状韧带和斜方韧带距离分别为 4cm 和 3cm。

非手术治疗

- 既往多为保守治疗。
- 对于非完全移位骨折或不能耐受手术高风险的老年患者，非手术治疗是一种非常好的治疗选择（**图 26.4A，B**）。
- Neer 的早期研究，报告了在 2000 例患者中，不

表 26.1

Allman 分类

组 1	80% 中间 1/3	手术治疗和非手术治疗依据骨折移位程度和软组织损伤程度
组 2	15% 外侧 1/3	位置和移位程度决定治疗方法
Ⅰ 型		轻度移位骨折（韧带间骨折）稳定，可采用非手术治疗
ⅡA 型		喙锁韧带内侧骨折，锥形韧带和斜方韧带均完整，附着远侧骨折端，稳定或内侧不稳定，可选择非手术或手术治疗
ⅡB 型		锥形韧带断裂，斜方韧带附着于远侧骨折端，不稳定，采用手术治疗
Ⅲ 型		锁骨远端关节面骨折稳定选择非手术治疗
组 3	内 1/3 骨折占锁骨骨折的 5%	涉及胸锁关节的向后位移骨折，需要行胸外科手术，胸外科医生随时待命

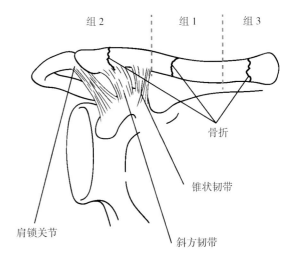

图 26.3 图像显示了 Allman 分型的位置，以及喙锁韧带和肩锁关节

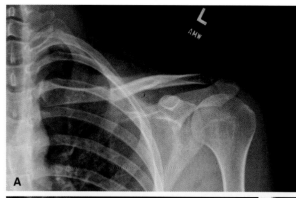

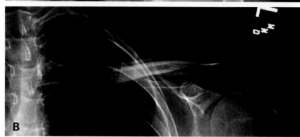

图 26.4 （A）18 岁男性患者，在一次低速运动中受伤（摩托车碰撞）。显示锁骨中段骨折，无移位。（B）显示骨折骨痂塑形，对位良好，非手术治疗后锁骨愈合良好

到 1% 的骨不连发生率。

- 最近，在一篇文献的 Meta 分析中，锁骨中段骨折（短缩 2cm 或完全移位）骨不连发生率高达 16.5%。
- 闭合复位无效且疼痛，一般不应行闭合复位。
  - 没有真正的固定方法。
- "8" 字形绷带与常规悬吊的疗效无差异。
  - "8" 字形绷带导致更多的疼痛和不适。
- 建议：
  - 不负重，舒适悬吊。
  - 受伤 1~2 周后，开始摆锤运动。
  - 在疼痛耐受的情况下，活动范围可以扩大。
  - 如果 X 线片显示有愈合的迹象，在 6 周后，负重可以增加到 5~10ibs（2.27~4.54kg），并在 3 个月时完全负重。
- 患者常对非手术治疗后的外观不满意。

锁骨外侧 1/3 骨折

- 骨不连率更高，文献报道为 10%~30% 的骨折不愈合率。
- 骨折处不涉及喙锁韧带。2 组：Ⅰ 型、Ⅱ A 型、Ⅲ 型。

- 如果斜方韧带止点外侧骨折和 / 或轻微移位，可安全地行非手术治疗。
- 骨折移位程度是导致骨不连的一个独立因素。
- 虽然这些骨折在影像学上，具有较高的骨不连发生率，但其通常是无症状的，对肩关节功能没有影响。
- 治疗建议：
  - 非负重和舒适的悬吊。
  - 伤后 1~2 周开始做钟摆运动。
  - 疼痛可耐受的情况下，活动范围可以扩大。
  - 6 周后可增加到 5~10ibs（2.27~4.54kg）。如果在 3 个月时，X 线片显示愈合的迹象，开始负重。

手术治疗

锁骨干骨折

- 手术适应证一直存在争议。
- 目前内固定手术的绝对适应证：
  - 开放骨折。
  - 骨折移位，易刺破皮肤。
  - 需要手术治疗的神经血管损伤。
  - 导致 "浮肩" 的相关损伤。
- 笔者认为切开复位内固定的指征：
  - 短缩 2cm。
  - 100% 的骨折移位。
  - 合并下肢损伤。
- 内固定方式包括上方、前方的内固定钢板以及髓内钉。
- 髓内钉内固定有多种选择；该技术强调其微创特点，相对于钢板最主要的优势为髓内钉无骨外金属凸起。
- 解剖型锁定钢板适应证：
  - 适合不同轮廓。
  - 典型的钢板放置位置包括上方、前方、外侧钢板。
- 前方和上方钢板存在微小的生物力学差异。
  - 上方钢板强度更高，以及具有更高的失效载荷。
- 获得良好的内固定和正确的钢板位置，两种方

法在治疗结果方面没有太大的区别。

- 上方钢板内固定中常导致异物感，以至于内固定物取出率更高。

Ⅱ型或锁骨外侧 1/3 骨折

- 手术治疗的指征包括：骨折明显移位，锥状韧带、斜方韧带断裂，或二者同时断裂。

- 远端骨块较小时，内固定更为困难。
- 临床上描述较多的为经肩峰的钢丝固定法，改良 Weaver-Dunn 技术，喙锁韧带修复重建术，锁骨钩钢板或锁骨远端钢板切开复位内固定术。
- 目前没有相关研究比较各固定方法的疗效。
- 术者偏好和特定的骨折类型在选择治疗方法上具有重要作用。

手术技术

锁骨干骨折切开复位内固定术

- 全麻，将气管内插管固定在健侧。
- 在手术操作区为有机玻璃板，是可透视的 Jackson 桌板。
- 用一张折叠中单保持手臂与床平齐。
- 术者通常将床放在标准的位置，但旋转 90° 有助于成像。
- 术中在健侧透视。
- 防水袋覆盖肘关节，手臂放入术区。
  - 胸骨切迹显露清晰。
  - 牵引至关重要，因为它能够提供更大的术野显露，并有利于手术操作。
- 切口以骨折处为中心，直接切到锁骨前表面。
  - 尽可能找到并保护锁骨上神经。
- 当植入内固定完成时，应将颈阔肌作为皮瓣向上提起，以确保在钢板上，逐层闭合切口。
- 适当清理骨折断端，直视下复位骨折。
- 用克氏针或复位钳临时固定。
  - 争取骨面与钢板顶端的接触。
  - 许多骨折处有蝶形骨片。这种骨块应该完成解剖复位，但通常粉碎的骨块不需要大量剥离软组织去完成。在这种情况下，桥接固定骨折两端，而不固定到蝶形碎片是最佳的选择。
- 使用预先塑形的钢板可能需要轻微弯折以确保正确的放置。根据钢板的放置情况，螺钉可能需要由前向后成角植入，以确保双皮质固定。
- 当确定钢板规格时，需要至少在骨折的两端植入 3 枚双皮质螺钉完成固定。

  - 如果骨折是存在冠状位骨折，在解剖复位后，可植入一枚 2.7mm 的拉力螺钉对骨折端进行加压固定。
- 可吸收线逐层缝合皮肤（图 26.5A~E）。

切开复位内固定术联合钩钢板治疗锁骨远端骨折

- 对于累及喙锁韧带的骨折被认为是不稳定的，需要手术治疗。
- 尽管有多种选择，笔者通常更喜欢采用钩板治疗锁骨远端骨折（图 26.6A，B）
  - 这类钢板有较深的钩，这使得获得更好的骨折复位及更好的钢板贴附。
- 全身麻醉时，将气管导管固定于健侧。
- 手术操作区为玻璃板，是可透视的 Jackson 桌板。
- 用一张折叠中单保持手臂与床平齐。
- 术中 C 臂机置于健侧透视。
- 防水袋覆盖肘关节，手臂放入术区。
  - 可以清晰见到胸骨切迹。
  - 牵引至关重要，因为它能够提供更大的暴露范围和为术中操作提供方便。
- 沿锁骨上缘横向切口，偏向肩锁关节。
  - 保证骨折区暴露充分以便于正确放置锁骨钩钢板。
- 切口区为全厚皮瓣。
  - 颈阔肌和三角筋膜应与切口平行。
- 暴露骨折端，清除骨折端的软组织和血肿。
- 注意保护肩锁关节的关节囊防止医源性的关节不稳定是很关键的。
- 此时可以使用点式复位钳或复位器进行骨折复位。

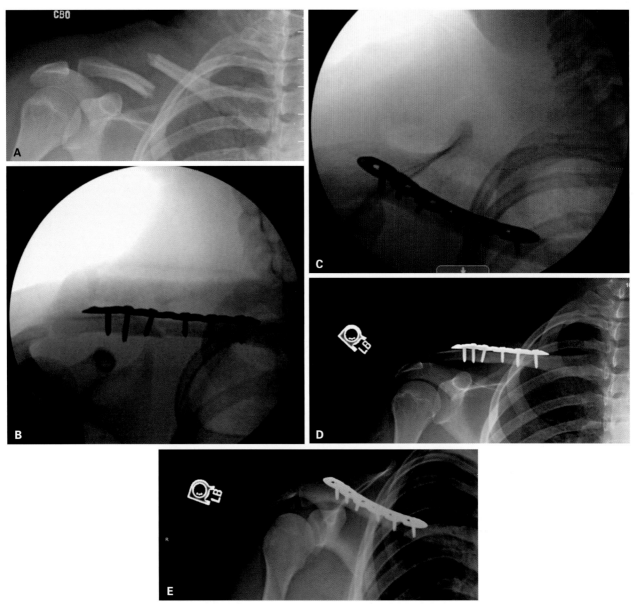

图 26.5 （A）17 岁女性车祸伤患者，站立位锁骨正位 X 线片显示：> 100% 的移位，短缩。患者也合并 LC-2 的骨盆环损伤。术中影像:（B）仰卧位和（C）斜位显示骨折对线良好，骨折两端各 3 枚皮质骨螺钉。这两张 X 线片为了确认螺钉的长度适宜，而且沿锁骨贴附的钢板长度适中。患者也有 LC-2 骨盆环损伤。术中成像（B）仰卧位和（C）斜位，显示骨折复位良好，骨折两侧各有 3 枚双皮质螺钉。这两张 X 线片的拍摄是为了确保螺钉的长度是合适的，并且钢板的轮廓是适合锁骨的长度的。术后 12 周站立位锁骨正位（D）和斜位（E）X 线片显示锁骨中段骨折愈合良好

- 如果复位不需要很大的力，那么钩板完全可以完成间接复位。
- 然而，我们更倾向于使用临时克氏针，以经皮方式从外侧穿过肩峰、关节和骨折端（图 26.7）。
- 大多数 II 型锁骨外侧骨折可用四孔或五孔钢板固定。
  - 钩钢板的大小和长度在透视下进行测量。
- 将锁骨钩板钢板垂直插入肩峰的下方，肩锁关节后方。

- 将钢板与锁骨上缘平齐，可间接复位骨折。
- 在钻孔和植入螺钉时，神经血管损伤的风险比较低，因为神经血管远离锁骨的外侧缘。
- 用可吸收线逐层缝合切口。
- 一旦获得愈合的影像学证据，笔者倾向于在术后 4~5 个月取出钢板。
  - 锁骨钩钢板会将肩锁关节固定在特定位置。钢板通常需要取出，可以解除关节的固定（图 26.8）。

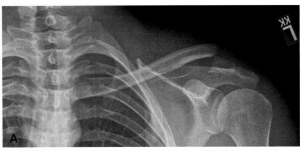

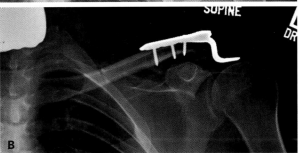

图 26.6 （A）站立位锁骨正位片示 II A 型外侧 1/3 锁骨骨折，外侧骨块长度约 2.5cm，含有斜方撕脱骨块，近端骨块上位移 > 100%。（B）术后 12 周骨折愈合

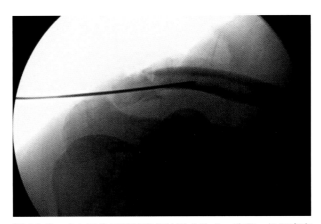

图 26.7 术中图像显示了我们的手术技术，使用一根经皮克氏针维持骨折复位，同时试用各种锁骨钩钢板

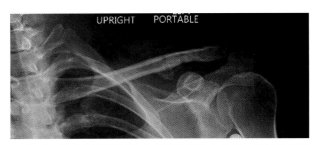

图 26.8 取出钢板后正位片显示骨折愈合良好，维持已复位的喙锁关节和肩锁关节间隙

要点及陷阱

* 如果钢板过度复位骨折或钢板不能与锁骨平齐，则表明锁骨钩太短，应更换较深的锁骨钩钢板（图 26.9A，B）。
* 值得注意的是，钩板本身也可以用标准的折弯器进行塑形，以更好地使钩的直边与肩峰的底面保持一致。
* 相反，如果钢板没有充分复位骨折，则应替换更短的钩。
  * 此外，理论上深度过大会增加肩峰撞击症的风险。

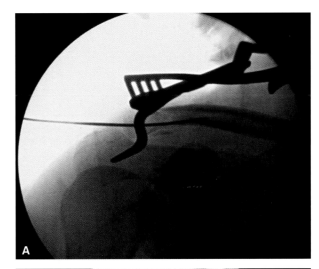

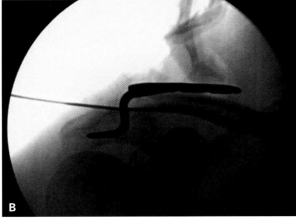

图 26.9 （A）术中影像，显示一个试用的钩板，不能平齐锁骨上表面；这表示钩板的深度比要求的要短。（B）术中显示钩板，钩板深度较长，较好地与锁骨上表面齐平

术后管理

- 建议：
  - 舒适悬吊。
  - 在第一周内，允许摘掉悬吊进行钟摆运动。主动地进行肘部和手部运动。
  - 术后 6 周拍摄站立位锁骨正位片。
  - 4 周时活动范围锻炼。
- 对于钩状钢板，一旦有影像学愈合迹象，我们建议在 4~5 个月时将其取出。

结果

- 对于非手术治疗，早期研究显示骨不连率 < 1%。
- 对于无移位的锁骨中段骨折或不符合手术标准的骨折：
  - 良好的疼痛缓解和功能恢复为优良的结果。
- 最近的研究表明骨不连和畸形愈合的比例高达 16.5%。
  - 移位的锁骨骨折的特定患者群体。
- 手术内固定结果显示不愈合率为 1.9%。
  - 在相同移位骨折的患者中。
- 有大量的研究报告显示，2cm 的缩短或 > 100% 的骨折移位（没有皮质接触），内固定的愈合率更好。
- 也有关于功能性的研究显示，与非手术治疗相比，采用切开复位内固定，并且主动运动的年轻患者，肩部的力量和功能更好一些。
- 当骨折愈合时，没有明显的差异。
  - 回到工作或恢复运动。
  - 及时地主动锻炼。
- 吸烟是导致手术和非手术的患者骨不连的首要因素。

并发症

- 非手术治疗的并发症：
  - 畸形愈合。
  - 骨不连。
  - 针对有症状的骨不连行二次手术。

- 目前的文献显示非手术治疗移位的锁骨骨折有 16.5% 的骨不连发生率。
- 手术治疗导致的并发症种类更多：
  - 骨不连发生率更低，约 2%。
  - 感染。
  - 切口愈合情况。
  - 神经血管损伤。
- 即使保留了锁骨上神经，但由于术中牵拉，锁骨上神经的损伤导致切口局部麻木是很常见的。
  - 术前需要跟患者沟通。
  - 目前没有研究表述这种并发症的发病率或后果。
- 钩板特有的并发症是肩峰撞击症，钩板底部的肌腱激惹症。
- 钩形钢板通常需要被取出，所以二次手术取出钢板不被认为是一种并发症。
- 此外，在中段锁骨骨折采用 ORIF，术后再次手术取出内植物是常见的，有研究显示 16.6% 的患者需要再次手术取出内植物。

推荐阅读

[1] Bhardwaj A, Sharma G, Patil A, Rahate V. Comparison of plate osteosynthesisversus non- operative management for mid- shaft clavicle fractures- A prospective study. Injury. 2018;49(6):1104-1107.

[2] Lenza M, Buchbinder R, Johnston RV, Belloti JC, Faloppa F. Surgical versus conservative interventions for treating fractures of the middle third of the clavicle. Cochrane Database Syst Rev. 2013(6):CD009363.

[3] Napora JK, Grimberg D, Childs BR, Vallier HA. Factors affecting functional outcomes after clavicle fracture. J Am Acad Orthop Sur. 2016;24(10):721- 727.

[4] Robinson L, Persico F, Lorenz E, Seligson D. Clavicular caution: an anatomic study of neurovascular structures. Injury. 2014;45(12):1867- 1869.

[5] Woltz S, Krijnen P, Schipper IB. Plate fixation versus nonoperative treatment for displaced midshaft clavicular fractures: a meta- analysis of randomized controlled trials. J Bone Joint Surg Am. 2017;99(12):1051- 1057.

参考文献

[1] Lenza M, Buchbinder R, Johnston RV, Belloti JC, Faloppa F. Surgical versus conservative interventions for treating fractures of the middle third of the clavicle. Cochrane Database Syst Rev. 2013(6):CD009363.

[2] Robinson CM. Fractures of the clavicle in the adult. Epidemiology and classification. J Bone Joint Surg Br. 1998;80(3):476- 484.

[3] Nowak J, Mallmin H, Larsson S. The aetiology and epidemiology of clavicular fractures. A prospective study during a two- year period in Uppsala, Sweden. Injury. 2000;31(5):353-358.

[4] Jeon A, Seo CM, Lee JH, Han SH. The distributed pattern of the neurovascular structures around clavicle to minimize structural injury in clinical field: anatomical study. Surg Radiol Anat.

2018;40(11):1261- 1265.

[5] Robinson L, Persico F, Lorenz E, Seligson D. Clavicular caution: an anatomic study of neurovascular structures. Injury. 2014;45(12):1867- 1869.

[6] Neer CS II. Nonunion of the clavicle. J Am Med Assoc. 1960;172:1006- 1011.

[7] Woltz S, Krijnen P, Schipper IB. Plate fixation versus nonoperative treatment for displaced midshaft clavicular fractures: a meta- analysis of randomized controlled trials. J Bone Joint Surg Am. 2017;99(12):1051- 1057.

[8] Lenza M, Faloppa F. Conservative interventions for treating middle third clavicle fractures in adolescents and adults. Cochrane Database Syst Rev. 2016;12:CD007121.

[9] Robinson CM, Goudie EB, Murray IR, et al. Open reduction and plate fixation versus nonoperative treatment for displaced midshaft clavicular fractures: a multicenter, randomized, controlled trial. J Bone Joint Surg Am.2013;95(17):1576- 1584.

[10] Banerjee R, Waterman B, Padalecki J, Robertson W. Management of distal clavicle fractures. J Am Acad Orthop Surg. 2011;19(7):392- 401.

[11] Robinson CM, Court- Brown CM, McQueen MM, Wakefield AE. Estimating the risk of nonunion following nonoperative treatment of a clavicular fracture.J Bone Joint Surg Am. 2004;86- A(7):1359- 1365.

[12] Jeray KJ. Acute midshaft clavicular fracture. J Am Acad Orthop Surg.2007;15(4):239- 248.

[13] Hulsmans MH, van Heijl M, Houwert RM, et al. Surgical fixation of midshaft clavicle fractures: a systematic review of biomechanical studies. Injury. 2018;49(4):753- 765.Copyright © 2019 Wolters Kluwer, Inc. Unauthorized reproduction of the content is prohibited.294 SECTION 3 SHOULDER FRACTURES

[14] Nourian A, Dhaliwal S, Vangala S, Vezeridis PS. Midshaft fractures of the clavicle: a meta- analysis comparing surgical fixation using anteroinferior plating versus superior plating. J Orthop Trauma. 2017;31(9):461- 467.

[15] Waldmann S, Benninger E, Meier C. Nonoperative treatment of midshaft clavicle fractures in adults. Open Orthop J. 2018;12:1- 6.

[16] Bhardwaj A, Sharma G, Patil A, Rahate V. Comparison of plate osteosynthesis versus non- operative management for mid- shaft clavicle fractures- A prospective study. Injury. 2018;49(6):1104- 1107.

[17] Napora JK, Grimberg D, Childs BR, Vallier HA. Factors affecting functional outcomes after clavicle fracture. J Am Acad Orthop Sur. 2016;24(10):721- 727.

[18] Jarvis NE, Halliday L, Sinnott M, Mackenzie T, Funk L, Monga P. Surgery for the fractured clavicle: factors predicting nonunion. J Shoulder Elb Surg. 2018;27(5):e155- e159.

第二十七章

肩锁关节 / 胸锁关节骨折和脱位

NEIL K. BAKSHI, MD, JAMES E. CARPENTER, MD

定义

肩锁关节损伤

- 肩锁（AC）关节损伤是急性肩部创伤后的常见诊断。肩锁关节损伤约占所有肩胛带损伤的 9%。
- 肩锁关节的损伤可导致关节不稳定，引起明显的疼痛和活动障碍，这些表现在运动员和活动少的患者中均会出现。
- 肩锁关节不稳定的诊断可依据病史发现疑似病例，并通过体格检查和影像学结果加以确认，根据其严重程度可选择多种治疗方法。

胸锁关节损伤

- 胸锁（SC）关节脱位是比较少见的损伤，在肩胛带周围的损伤中不足 3%。由于较低的发生率，这种损伤可能在最初的临床和影像学检查中易被忽略。然而，由于重要的神经血管结构位于胸锁关节后方，及时的诊断和适当的治疗对于避免显著的发病率和死亡率至关重要。

解剖学

肩锁关节

- 肩锁关节是一种滑动关节，包括关节内滑膜和关节软骨界面。
- 在 17 岁时，这种透明关节软骨在关节的肩峰侧变成了更多的纤维软骨，在 24 岁时，在锁骨侧变成纤维软骨。在肩锁关节中还有一个纤维软骨盘，大小和形状各不相同。肩锁关节的显著退化开始于第二个 10 年。

- 肩锁关节通过其关节囊以及囊外的静态和动态稳定结构来维持稳定。关节囊稳定结构（也称肩锁韧带）包括 4 个区域，分别位于前、后、上、下。然而，这些通常不是离散的结构。肩锁韧带是水平和前后运动的主要限制结构，最重要的是后上部分的关节囊韧带。
- 垂直稳定性主要由喙锁韧带复合体提供。喙锁韧带复合体由后方的锥状韧带和前方的斜方韧带组成。通常，这些韧带在长度、宽度和锁骨起点方面有所不同。尸体研究显示，在离锁骨远端 4.6cm 处是锥状韧带中心，在离锁骨远端 2.5cm 是斜方韧带中心。

胸锁关节

- 胸锁关节被划分为鞍状的微动关节，由锁骨柄的锁骨切迹和锁骨的内侧端组成。
- 锁骨内侧骨端是最后一个闭合的长骨端（25 岁），这意味着在 18 到 25 岁的人群中，这一区域的损伤可能是韧带结构完整的骨骺损伤，而不是真正的关节损伤。
- 两个关节面是相对不协调的，< 50% 的锁骨头与胸骨切迹相接触。
- 虽然这种骨性不协调关节几乎不能保证胸锁关节的固有稳定性，但胸锁关节的周围软组织结构弥补了这一点，从而形成稳定的具有较低的脱位率的关节结构。
- 这些软组织结构包括关节内盘、前后关节囊韧带复合体、锁间韧带和肋锁（菱形）韧带，它弥补了这种固有的不稳定性。
- 后方关节囊已被证明是防止锁骨近端前、后移位最重要的结构。

- 锁骨韧带（菱形韧带）由前后束与第一肋骨相连，已被证明可以限制胸锁关节的旋转并提供内、外侧稳定性（**图 27.1**）。
- 胸锁关节损伤的后果与它接近胸廓出口有关。胸廓出口位于胸锁关节后方，包含几个重要的结构，包括上纵隔大血管、气管、食道和迷走神经 / 膈神经。
- 胸锁关节后脱位时，以及发生与手术相关的胸锁关节前方或后方的损伤时，这些结构特别危险。

重要治疗原则

发病机制

肩锁关节损伤
- 肩锁关节损伤可以通过直接损伤或间接损伤发生。
- 最常见的损伤机制是直接外力作用于肩部外侧。这种直接的损伤发生于跌倒时肩部外侧着地，上臂处于内收位。这种情况通常发生在竞技的运动员在运动碰撞过程中，如足球、冰球和长曲棍球。

  肩锁关节也会发生间接的损伤，通常由于手和肘部伸展时摔倒造成的。由于这种机制，从肱

骨头到肩峰的轴向载荷会破坏肩锁关节复合体，导致肩锁和喙锁韧带的损伤。

胸锁关节损伤
- 由于胸锁关节周围软组织结构的结构稳定，关节脱位通常需要高能量创伤机制。
- 这些损伤通常发生在机动车事故中，以及在接触性运动的直接压力中。
- 胸锁关节前脱位是由于肩关节前方的力直接作用引起的，而直接作用于肩关节的后方力则会导致胸锁关节后脱位。
  - 胸锁关节前脱位相比后脱位，显著多见（90%）。
- 虽然大多数这些损伤发生在高能量损伤中，基于异常的软组织约束所缺乏的稳定性，全身松弛症患者可能会出现胸锁关节不稳定 / 轻微创伤或没有创伤因素情况下的关节损伤。

病史 / 体格检查

肩锁关节损伤
- 在直接或间接损伤后，肩锁关节损伤的患者出现肩部上方的疼痛。
- 经查体，这些患者可能表现为肩部上房的肿胀和 / 或不对称畸形。疑似肩锁关节损伤的患者应

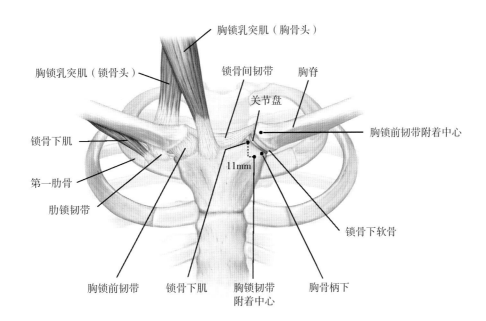

图 27.1　胸锁关节解剖

在坐位或站立位的姿势检查，而不是仰卧的姿势，这样重力作用使畸形更加明显。

- 此外，肩锁关节及周围区域通常为触诊点，通常可触到斜方肌。

- 这些畸形可能会减少，也可能不会减少，这取决于是否有软组织嵌入。

  - 评估时轻轻向下推锁骨外侧端，手臂放一边，同时向上推弯曲的肘部。

- 考虑到损伤的性质，重要的是评估患侧手臂的肘部和腕部，以及胸锁关节，并对其他肢体进行彻底检查。

- 虽然，肩锁关节损伤中神经血管损伤相对少见，但对这些患者应评估感觉/运动功能障碍（臂丛神经功能障碍），以及患肢灌注是否受损的各种迹象（脉搏不对称或踝/肱指数不对称）。

胸锁关节损伤

- 胸锁关节损伤的患者通常在高能量创伤后表现为锁骨内侧端疼痛、肿胀和畸形（图 27.2）。然而，在临床评估中很难确定脱位的方向。

- 最重要的是评估被破坏的纵隔结构。

  - 颈部或同侧手臂静脉充血、动脉血流减少（脉搏改变、踝肱指数不对称）、声音嘶哑、咳嗽、吞咽困难和/或对侧肢体感觉异常可能提示纵隔受压。

- 此外，考虑到胸锁关节脱位是高能量损伤，应该对头部、胸腔、脊柱和其他四肢的复合损伤进行彻底的评估。

诊断研究

肩锁关节损伤

- 应做标准的肩关节 X 线片（前后位、肩胛侧位、腋窝位）评估肩锁关节，以及伴随的肩关节病变。

- 腋窝位影像是诊断关节水平脱位的重要依据，其中，锁骨远端后脱位是手术的适应证。

- 以 1/3 标准的外显率获得肩锁关节的双侧前后位（AP）影像，以便于直接比较喙锁（CC）间距（图 27.3）。

  - 有时，完全的肩锁关节脱位看起来是正常的喙锁间距，这提示可能有喙突骨折。

- 当然，评价肩锁关节的最佳视角是 Zanca 视角。Zanca 视图采用 X 线束向头部倾斜的 10°~15°，使用标准外显率的一半获得。

  - 双侧 Zanca 视图可在单个 X 线片上比较患侧关节与健侧关节。

- 双侧肩锁关节应力位影像，虽然不是常规检查，但可以获取以增强轻度肩锁关节畸形的识别，并区分 II 级和 III 级损伤。

  - 获取这些视图时，患者每只手拿着 5~7lb 的重量。

- 简单的肩锁关节分离通常不需要行 CT 扫描，如果怀疑有喙突或锁骨远端骨折，可以行 CT 扫描。

  - 此外，CT 扫描可以更好地阐明锁骨远端移位的程度和方向，这对于 IV 型、V 型和 VI 型关节损伤的鉴别是有用的。

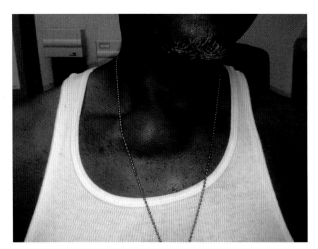

图 27.2　一例有症状的胸锁关节右前脱位的临床表现

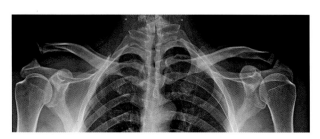

图 27.3　双侧肩锁关节 X 线片显示右侧 III 度肩锁关节分离

胸锁关节损伤

- 拍摄标准的影像学图像用于评估胸锁关节、锁骨和同侧肩膀。

- 在前后位影像或胸片上的不对称表现可能是行进一步影像检查的重要线索。

- 巧合位片通过对损伤侧的胸锁关节与健侧的对比，以评估可能的脱位。

  - 此视图是用激光束瞄准双侧锁骨头侧倾斜 40° 拍摄的。

- 如果担心胸锁关节损伤，应立即进行 CT 扫描。

  - 三维 CT 重建影像（**图 27.4**）提供胸锁关节的多平面评估，可区分锁骨内侧端骨折、骨骺分离和胸锁关节脱位。

- 在 CT 影像中，包括双侧胸锁关节以作对比是比较重要的。

- 对于怀疑后脱位和有相关症状的患者，可以进行 CT 血管造影，以评估邻近胸锁关节的血管结构是否受到压迫或损伤。

分型

肩锁关节损伤

　　Rockwood 分型是描述肩锁关节分离最常用的方法（**表 27.1**）。

- I 型：在 X 线片上没有明显的移位，通常根据临床检查诊断。这型患者只有肩锁韧带扭伤，而喙锁韧带没有损伤。

- II 型：出现喙锁距离增加，程度 < 25%。这型患者中，肩锁韧带撕裂，合并肩锁韧带部分撕裂。

- III 型：与对侧相比，喙锁距离增加程度 25%~100%，肩锁关节全脱位。III 型关节损伤时，肩锁和喙锁韧带均撕裂。

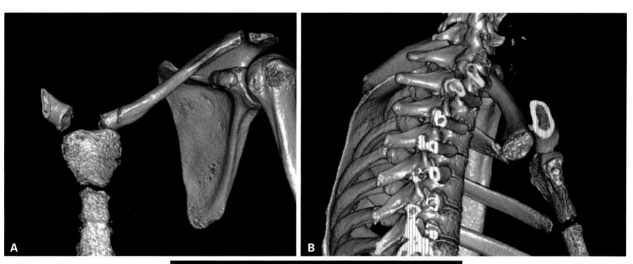

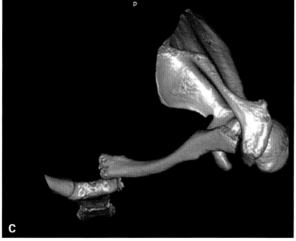

图 27.4　三维 CT 重建影像显示左侧胸锁关节后侧冠状面（A）、矢状面（B）和轴向面（C）脱位。对侧胸锁关节在视图中以供比较

表 27.1

肩锁关节分离的 Rockwood 分型

类型	肩锁韧带	喙锁韧带	三角肌筋膜	喙锁距增加程度
Ⅰ	损伤	完整	完整	正常（8.1mm）
Ⅱ	撕裂	损伤	完整	< 25%
Ⅲ	撕裂	撕裂	断裂	25%~100%
Ⅳ	撕裂	撕裂	断裂	增加
Ⅴ	撕裂	撕裂	断裂	> 100%
Ⅵ	撕裂	撕裂	断裂	减少

AC，肩锁韧带；CC，喙锁韧带

- Ⅳ型：在患侧肩部的腋窝位可以很好地观察到后脱位的锁骨远端。Ⅳ型损伤时，肩锁和喙锁韧带撕裂，锁骨远端经斜方肌筋膜突出。
- Ⅴ型：患侧喙锁距离较对侧增加，程度 > 100%。在Ⅴ型关节分离中，锁骨远端经三角肌筋膜突出。
- Ⅵ型锁骨向下移位，位于喙突和联合肌腱的后方。

非手术治疗

肩锁关节损伤

- 急性肩锁关节分离的治疗依据移位 / 损伤的严重程度而有所不同。
- Ⅰ型和Ⅱ型肩锁关节损伤因固有稳定性，可采用非手术治疗。这类关节损伤的患者可以用吊带固定，并通过局部治疗、对乙酰氨基酚、非甾体抗炎药（NSAIDs）和类固醇注射来缓解症状。
- 经过短时间的固定和冷敷后，开始鼓励患者增加被动和主动活动范围。
- 如果出现明显的肩关节僵硬或无力，也可以开始物理治疗，使患者的力量和活动范围恢复到损伤前的水平。
  - 然而，如果盂肱关节活动度得以保留，自我指导的渐进性恢复计划通常就足够了。
- Ⅲ型肩锁关节损伤的治疗是有争议的。虽然大多数研究支持初始的非手术处理，参考Ⅰ型和Ⅱ型损伤的处理，但是有些患者可能需要早期手术。
  - 一项关于肩锁关节损伤的 Meta 分析建议对急性Ⅲ型肩锁关节损伤采取非手术治疗。
  - Wojtys 等评估了 22 例非手术治疗的 AC 关节损伤患者，平均随访 2.6 年。他们比较了患侧和对侧肢体的峰值扭矩强度，发现无统计学差异。
  - Press 等进行了一项回顾性对照研究，评估了 26 例Ⅲ型 AC 关节损伤的手术和非手术治疗。他们发现非手术治疗患者在恢复工作时间（0.8 月比 2.6 月）、恢复运动时间（3.5 月比 6.4 月）和固定时间（2.7 周比 6.2 周）方面优于手术治疗。然而，在获得无痛状态的时间、患者对疼痛的主观印象、活动范围、功能限制、外观和长期满意度方面，手术治疗优于非手术治疗。
- 根据这些结果，对手术治疗的决定应逐案进行评估。需要考虑的重要因素包括非手术治疗失败的风险，以及受伤患者的症状和目标。

胸锁关节损伤

- 非创伤性前胸锁关节不稳定和亚急性或慢性胸锁关节前脱位（超过 3 周）的患者可以通过保守治疗、休息、调整活动、冰敷和非甾体类抗炎药来对症治疗。
- 最初，悬吊是为了舒适，增加运动范围和加强物理治疗。
- 大多数患者在受伤 3 个月后可以不受限制地恢复娱乐活动。
- 急性前、后脱位（< 3 周）的患者应立即行闭合复位。如果可能，复位应在受伤后 48h 内进行，因为闭合性复位的成功率在此之后会降低。
- 对于后脱位，由于靠近纵隔结构，在复位时应安排胸外科医生协助。

- 虽然，闭合复位通常在的手术室全麻进行，但仅在前脱位病例中，也可尝试在急诊室采用有意识的镇静。
- 为了复位，患者仰卧于手术台上进行麻醉。患侧肢体应靠近床缘。在肩胛骨之间放置一个大的衣服包／毛巾包，以允许肩胛的收缩和肩部的外展。
- 最初，上臂外展至 90°，肩关节外展 10°~15°。
- 随后，轻柔的牵引患侧肢体，同时助手反向牵引，使患者固定在桌子上。
- 对于胸锁关节前脱位，应在锁骨内侧端施加向后压力。
- 对于 SC 关节后脱位，应在锁骨内侧端施加向前压力。
  - 由于后脱位时很难抓住锁骨内侧端，可用点状钳（布巾夹或钳子）全力抓住内侧锁骨，并施加向前的力。常常可以听到或触及复位。
- 轻柔的手法用来评估复位后的稳定性。
- 如果达到稳定的复位，应通过 X 线片和／或 CT 证实。
- 使用"8"字绷带维持 4~6 周的复位，其间定期复查影像。
- 在"8"字绷带拆除后，无须物理治疗，但可以开始以更快速和可预测的方式恢复活动范围和力量。
- 对胸锁关节前脱位的患者宣教是很重要的，这些损伤在复位后通常是不稳定的，外观畸形是进行复位的主要原因之一。然而，这种不稳定引起的远期功能限制是很小的，因为在斜方肌、胸锁乳突肌和胸大肌等肌群的作用下，上肢的活动是稳定的。

手术治疗

肩锁关节损伤

Ⅳ型、Ⅴ型和Ⅵ型 AC 关节损伤需要手术干预。

- 对于这些损伤，常常遇到一个复位障碍（斜方筋膜、三角肌筋膜、喙突），需要切开治疗。
- 基于患者需求的选择性Ⅲ型损伤，锁骨远端不

能复位，可能有斜方筋膜嵌顿需外科干预的，以及有症状的慢性损伤，也是手术指征。
- 肩锁关节损伤已有各种开放性的外科手术和关节镜治疗，包括：
  - 缝线或螺钉固定修复韧带。
  - Weaver-Dunn 术式。
  - 用带或不带软组织移植物的缝合线重建韧带。
    - 缝合吊带和纽扣。
    - 缝合锚钉吊带和纽扣。
  - 用钩板进行内固定。
  - 动力肌转移术。
- Weaver-Dunn 术式是一种复位／固定肩锁关节的方法，在此过程中，从肩峰上取下喙肩韧带，转移到锁骨上，非解剖重建喙锁韧带。
- 还可采用关节镜下应用悬吊式缝线固定装置复位和稳定肩锁关节的方法（图 27.5）。
- 我们首选的手术方法是用软组织移植重建韧带，通常是半腱膜（自体或异体）。
  - 采用这种方法，在解剖复位完成后，半腱肌同种异体移植物于喙突基底下穿过，然后固定在靠近喙突和斜方韧带的锁骨上。
- 有几种方法可以将移植物附着于锁骨上，包括钻洞或环绕锁骨。

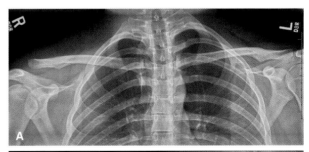
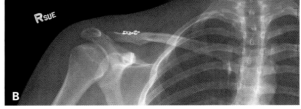

图 27.5 （A）术前 X 线片示右侧的Ⅲ型肩锁关节分离。（B）术后 X 线片示关节镜下肩锁关节分离内固定术后影像，使用双排缝合锚钉固定于喙突上，悬吊缝线穿过锁骨上的钻孔，并使用纽扣固定，重建斜方和锥状韧带

- 穿骨方法增加了后续骨折的风险，环绕技术能避免钻孔，但这些技术可能不是解剖复位。
- 我们建议选用足够长度的移植组织，这样可以跨越肩锁关节延伸至肩峰。

胸锁关节损伤

- 虽然，胸锁关节前脱位的手术治疗不常见，但明显的关节不稳定导致无法使用肩胛带是一个手术指征。因此，对于创伤性脱位后复发性胸锁关节前向不稳定，手术治疗仅考虑保守治疗失败的有症状患者，或存在明显美观问题的患者。
- 对于不能复位或闭合复位不稳定的急性胸锁关节后脱位，以及慢性后脱位，需要手术治疗。
- 由于未复位的胸锁关节后脱位与许多并发症相关，因此需要手术治疗，包括胸廓出口综合征、血管损伤、内侧端锁骨对重要的后方结构的侵蚀。这些潜在危及生命的并发症可能是急发的，也可能是由慢性后侧脱位引起的。
- 由于邻近重要的神经血管结构，胸锁关节切开复位和内固定术应在胸外科 / 血管外科医生的协助下进行。

体位

肩锁关节损伤

- 我们采用沙滩椅位对患者行肩锁关节重建术，患侧上肢自由悬吊或放置在支撑臂架上。
- 如果术前发现患者在沙滩椅位有低血压和脑灌注不足的情况，患者也可以取仰卧位。

诊断性关节镜和清理术

- 在行肩锁关节切开重建术之前，可考虑通过诊断性关节镜检查肱盂关节和肩峰下间隙，评估伴随的病理改变如上盂唇损伤等。
  - Brady 等发现这些患者中有高达 40% 的人有伴随的病理改变。

移植物准备

- 利用同种异体或自体移植半腱肌重建肩锁关节和胸锁关节。

- 在备用手术台上，用高强度的缝线锁边缝合移植物的两端。
- 随后，较厚的一端被折叠起来，形成一个环。这个圆环由多个间断的 "8" 字缝合线固定（图 27.6）。该环应足够大，使另一端的移植物能顺利地通过它。这种技术除了端对端的固定外，还增加了套索环向下固定的好处，而单独的端对端固定则没有这种优势。
- 应测量移植物的另一端，以确定在肩峰处钻孔的最合适的大小，以便对肩锁关节进行复位（通常为 5mm）。

胸锁关节损伤

- 对于胸锁关节重建术，我们通常采用沙滩椅位，如果术前考虑到患者在沙滩椅位有低血压和脑灌注不足的情况，也可以在患者仰卧下进行。

移植物准备

- 在某些情况特别是紧急情况下，胸锁关节囊的开放修复术可以提供足够的稳定性。
- 然而，对于慢性损伤和较差的软组织患者，应该用软组织移植来加强稳定性。
- 通常采用半腱肌自体移植或同种异体移植来完成手术。5mm 半腱肌移植物长度约为 30cm，用高强度缝线在移植物一端（较窄的一端）锁边缝合约 5cm。
- 这一侧用来通过在锁骨内侧端和胸骨上的钻孔。
  - 重要的是要确认整个移植物可以通过一个 5mm 大小的通道，以确保移植物在随后的手术中顺利进行。

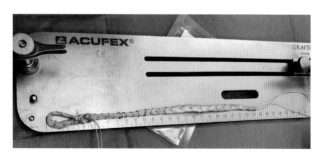

图 27.6　准备好的同种异体移植物半腱肌

手术技术

肩锁关节损伤

- 沿皮纹从喙突外侧到肩锁关节后方做 8~10cm 的弧形切口。
- 牵开皮瓣用于显露从肩峰到锁骨中部的三角肌筋膜。由内向外切开筋膜，直接向下到锁骨上表面，跨过肩锁关节，到达肩峰。将筋膜小心剥离骨表面，暴露出整个锁骨远端宽度。保留全厚瓣的前方和后方，用于随后的筋膜关闭，这一点很重要。建议用缝线标记这些筋膜瓣。
- 一旦肩锁关节完全暴露，清除关节中残留的碎片 / 瘢痕组织。
- 斜方筋膜复位，将提高胸锁关节的复位能力。
- 对于陈旧脱位的病例，为了解剖复位关节，深达锁骨底部的瘢痕组织必须小心切开。
  - 如果关节表面有损伤，可以切除 6~7mm 的锁骨远端。
- 随后，着重暴露喙突。三角肌下平面的向前触摸，直到容易触及喙突。
- 取下直接覆盖于喙突的锁胸筋膜来暴露喙突的上表面，需保留联合肌腱的附着。
- 一旦骨性上表面显露出来，使用一个弯曲的过线器围绕喙突由内向外放置缝合线。
  - 先用软而灵活的引流管或导管扩张，可使移植物在喙状突下通过。
- 然后半腱肌移植物穿过喙突下。环端在外侧，自由端在内侧。
- 高强度的缝合带与半腱肌移植物一起传递，这将有助于暂时地维持胸锁关节的复位。
- 从后往前，沿着锁骨的下面，放置一个角度夹钳，以避开附近的神经血管结构。将移植物环状端上的缝合线，连同与之相连的缝合带，置于角度夹钳中，将移植物的环状端拉至锁骨后方（**图 27.7**）。
- 随后，移植物的单支端穿过移植物的环端（**图 27.8**）。当助手维持肩锁关节的复位时，首先将缝合带系紧以保持复位。
- 当移植物的单支穿过环端后，移植物被带到肩

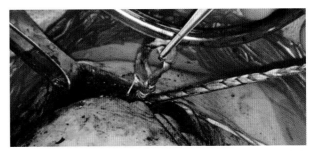

图 27.7　同种异体移植物半腱肌于适当位置，环状末端从喙突外侧延伸至锁骨后方

峰。在肩峰处进行缝合（使用或不使用锚钉）或通过钻孔放置（我们的首选技术）。
- 如果选择了穿骨技术，则在肩峰的前内侧钻一个适当大小的孔（一般不大于 5mm）。
  - 重要的是要确保这是一个包含良好的钻孔，不会有穿透前侧骨皮质的危险。
- 然后，移植物的单支端由下向上穿过钻孔，辅助维持复位。
- 从肩峰的上表面退出去的移植物的末端被取出来，然后缝回移植物上，单支沿着移植物返回的地方（**图 27.9**）。
- 以间断的"8"字方式，采用 2 号高强度缝合线缝合固定。
- 然后，采用 0 号或 1 号不可吸收缝线完成整个重建，安全地关闭三角肌筋膜，随后常规关闭皮下和皮肤。
- 采用特殊的吊带 / 支具维持复位是成功的关键，并可从主要的支具制造商获取。

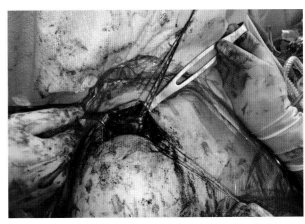

图 27.8　半腱肌移植物单侧一端在复位和固定前需通过环状端

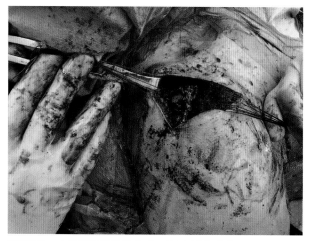

图 27.9 应用半腱肌移植完成 AC/CC 关节重建

要点和陷阱

＊ 清理喙突和锁骨周围的软组织，确保移植物和器械顺利通过。
＊ 对于关节复位困难的慢性病例，可以切除 6~7mm 锁骨远端，使复位更容易。对于有肩锁关节表面损伤的情况，这也可能是有益的。
＊ 肩锁关节重建前的肩关节镜检查有助于伴随病变的诊断。
＊ 避免在喙突和锁骨处钻洞可以减少应力增加的风险和骨折的风险。

胸锁关节损伤

- 从胸骨到锁骨中沿皮纹做 6~7cm 的曲线切口。在颈阔肌和皮下组织中仔细地剥离软组织形成全厚的皮瓣，并用缝线标记。尽可能在内侧进行剥离，以便触诊 / 观察胸骨上切迹。
- 随后，触摸胸骨柄和锁骨，在锁骨的皮下边缘将筋膜层直接切开。切口向内侧延伸跨越胸锁关节到胸骨柄。
- 行骨膜下剥离，暴露整个锁骨宽度、胸锁关节和一部分胸骨柄，并小心保留全厚标记的皮瓣以辅助闭合切口。
  - 尽可能保留胸锁前方关节囊是很重要的（不影响视野的情况下），因为这有助于维持稳定的复位。
- 在关节脱位处，通常有纤维组织 / 瘢痕组织和 / 或异位骨化，应将其去除，以使胸锁关节可视化和可活动。

- 然后在锁骨内侧进行骨膜下剥离，保留内侧（从前方）后方关节囊组织。用一个宽而钝的牵开器轻轻从胸骨和胸骨柄处牵开后方神经血管。
  - 这个步骤可以在胸外科 / 血管外科医生的帮助下进行。
- 用骨钳夹住暴露在外的锁骨，助手轻轻地向前拉锁骨，使其远离神经血管结构。附着在锁骨后、下侧面和胸骨柄上的软组织被反弹回去，使关节复位。
- 一旦能够复位，在钻孔和移植物通过时，通常需留有足够的空间放置牵开器和保护关键结构。
  - 如果胸锁关节存在关节炎，可以行小的内侧锁骨切除。
  - 在后脱位的病例中，胸外科 / 血管外科医生的帮助是有必要的，因为胸锁关节复位时可能会出血，可能需要填塞止血。
  - 尽管为了安全起见，牵引器放置在后方，但在钻孔过程中，胸外科医生的协助也是有益的。
- 胸锁关节的固定是通过半腱肌移植来完成的，如上所述。
- 移植物的布局和通道，可根据 Spencer 和 Kuhn 所描述的"8"字缝合技术来进行。在比较移植物的完整性、负载与破坏以及内侧锁骨的移位时，这种方法在生物力学上优于其他方法。
  - 也可以行第一肋骨的固定（不是作者的常规操作）。
- 由上向下钻骨道，骨道之间留出 1.0~1.5cm 的骨桥（很容易把它们靠得太近），通过锁骨内侧端和胸骨柄（共 4 个骨道）进行规划。钻孔用于移植物通道（通常为 5mm）。在钻孔过程中，为了保护关键的神经血管结构，在锁骨和胸骨柄后方放置一个可伸展的牵开器是非常重要的。
- 使用贯通线，半腱肌移植物以"8"字穿过钻孔完成缝合。平行的两条移植物应在后方，交叉支在前方（**图 27.10**）。平行支是结构中最强壮的部分，因此，在后胸锁关节脱位的情况下，应该放置在后方。尽管可以按任何顺序传递移植物以创建此结构，但我们将按以下顺序传递移植物以实现此目标。

- ○ 由前到后通过锁骨上孔。
- ○ 从后往前通过胸骨柄上孔。
- ○ 由前到后通过锁骨下孔。
- ○ 从后往前通过胸骨柄下孔。
- 当移植物通过 4 个钻孔后，胸锁关节被固定在一个稳定的复位位置。移植物的两个出口端，用 2 号不可吸收高强度缝合线紧紧缝合在一起，以维持胸锁关节的复位。
- 彻底冲洗手术切口，用 0 号 Vicryl 缝线重新缝合筋膜层，然后用 2-0 Vicryl 缝线，再用 3-0 Monocryl 缝线缝合皮肤。

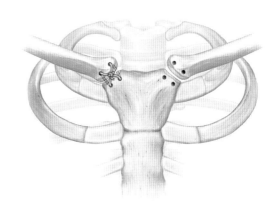

图 27.10　同种异体移植物采用 "8" 字形结构完成胸锁关节的重建

> **要点和陷阱**
>
> ＊ 在血管外科的辅助下，剥离锁骨周围组织，保护大血管，避免灾难性的血管损伤。

> ＊ 锁骨内侧端骨骺是人体最后闭合的，这意味着 18~25 岁的损伤可能是锁骨内侧端骨骺骨折，而不是真正的 SC 关节脱位。
> ＊ 如果 SC 关节出现关节炎，可以切除锁骨内侧端预防术后疼痛并有助于 SC 关节的复位。

术后处理

肩锁关节损伤

- 术后，接受胸锁关节重建术的患者通常可以在手术当天出院回家。
- 术后定期复查的 X 线片有助于记录和维持复位的程度（**图 27.11**）。
- 患者使用肩关节固定器到术后 6~8 周。
- 从术后 6 周开始，患者可以在理疗师的指导下，仰卧位一定范围被动活动。
- 术后 8 周左右，直立位一定范围开始被动活动，逐渐过渡到主动辅助和一定范围主动活动。
- 术后 12 周左右将进行肩胛稳定性的强化训练，术后 4~5 个月将进行肩袖旋转和三角肌强化训练。
- 手术后约 6 个月可重返运动和高强度娱乐活动。

胸锁关节损伤

- 术后，由于手术部位临近关键的神经血管结构，行胸锁关节重建术的患者通常住院观察 24h。
- 术后 6~8 周内，用肩关节固定支具强化固定（采用外旋支具维持胸锁关节后脱位复位位置）或采用 "8" 字支具固定。
- 在前 6 周，他们可以进行手指和腕关节主动活动，以及在一定范围肘关节被动活动。
- 前 6 周不允许肩关节活动，但可以接受盂肱关节的支撑性被动运动。
- 从术后 6 周开始，患者可以在理疗师的指导下，开始仰卧位下在一定范围内被动活动盂肱关节。
- 术后 8 周左右，开始向上的被动活动，并逐渐过渡到主动辅助和主动运动。
- 肩胛骨稳定肌强化训练将在术后 12 周开始进行，并在术后 4~5 个月进行肩袖旋转运动和三角肌强化锻炼。
- 手术后 6 个月允许恢复运动和高强度娱乐活动。

结果

肩锁关节损伤

- 多个研究讨论了 AC/CC 关节软组织移植重建的结果。
  - Tauber 等对 24 例患者平均随访 37 个月的

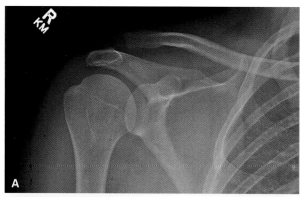

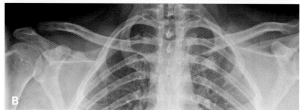

图 27.11　术前 X 线片（A）显示右侧慢性 Ⅲ 型肩锁关节分离。术后影像图（B）显示了用半腱移植重建右侧关节。观察到右侧关节间隔了 3 个月复位

前瞻性比较研究中发现，与改良的 Weaver-Dunn 方法相比，解剖型半腱喙锁韧带重建的临床和影像学结果明显优于后者。半腱肌喙锁韧带重建组的 ASES 评分显著高于对照组（96 比 86，$P < 0.001$），固定评分显著高于对照组（93 比 81，$P < 0.001$），应力状态下喙锁间隙宽度明显减小（$P = 0.027$）。

- Millett 等报道了 31 个行喙锁韧带解剖重建的两年肩部随访结果，发现术后平均 ASES 评分（58.9 比 93.8，$P < 0.001$）和 SF-12 PCS 评分（45.3 比 54.4，$P = 0.007$）与基线相比有显著改善。SANE 评分为 89.1 分，Quick DASH 评分为 5.6 分。然而，作者也报道了 22.6% 的并发症发生率，包括 2 例移植物断裂或变细、2 例锁骨骨折、2 例锁骨远端肥大、1 例粘连性关节囊炎。

并发症

肩锁关节损伤

- AC/CC 关节重建的手术治疗可导致严重的并发症。据报道，AC/CC 关节软组织移植重建的并

发症发生率在 27.1%~80% 之间。这些并发症包括移植物失败、内固定并发症、锁骨远端 / 喙突骨折等。

- Martetschlager 等计算了 59 例解剖学上 CC 韧带重建的存活率，1 年为 86.2%，2 年为 83.2%，并发症发生率为 27.1%。包括 2 例锁骨骨折和 1 例喙突骨折，均与骨隧道有关。

- Milewski 等研究了 27 例接受 AC/CC 关节重建的患者，10 例采用喙突骨道重建，17 例采用喙突环绕重建。喙突骨道组的并发症发生率为 80%，喙突破裂数量明显增加，复位失败。喙突环绕组的并发症发生率明显较低，为 35%，但锁骨骨道处的锁骨骨折数量增加。

- 由于喙骨和锁骨远端骨折常与使用骨道固定有关，因此人们开发了各种技术来避免使用骨道（如上所述的技术所示）。

  - 喙突基底环绕技术避免了骨隧道，导致更少的并发症，但一直被认为是不太符合解剖，潜在地造成锁骨前移。

  - 其他，除了包括我们上面讨论的，还包括一个双环技术，通过在喙突和锁骨周围的移植物来避免骨道的破裂。

- 虽然，使用双环技术，临床上还没有研究来评估喙突 / 锁骨骨折的减少率，但是避免使用喙骨和锁骨处的骨隧道，理论上应该可以降低这些部位的应力集中，从而降低骨折率。

胸锁关节损伤

- 考虑到这种损伤的相对罕见性，很少有关同种异体肌腱移植重建胸锁关节的研究。

  - Petri 等利用上述技术和自体腘绳肌腱移植评估了 21 例胸锁关节重建患者。在平均 2 年后，他们报告了显著改善的临床结果，如活动范围和力量，患者满意度高，没有手术中、术后并发症。

  - Sabatini 等报道了 10 例接受同种异体肌腱移植重建 SC 关节的病例。他们平均随访 38 个月（范围：11.6~66.8 个月）。术前，ASES 平均评分为 35.3 分（范围：21.7~55 分），术后

平均评分为84.7分（范围：66.6~95分）。术后随访中，平均的VAS评分从术前7.0（范围：5~10）提高到术后1.15（范围：0~3）。10例患者中有2例出现轻微的术后并发症（血肿形成、缝合处脓肿形成）。

- Singer等采用自体腘绳肌腱移植术在6例患者中进行了SC关节重建，技术方法为"8"字缝合技术。对这些患者进行了至少14个月的随访，结果显示DASH评分显著提高（术前54.3分，术后28.8分）。在最后的术后随访中，与未受影响的一侧相比，肌力和活动范围不受限制。此外，所有患者都恢复了正常活动，包括同等水平的竞技性接触运动。本队列中只有一例术中/术后并发症，即浅表软组织感染，通过冲洗、清创和术后口服抗生素得以解决。

- Willinger等对81例SC关节移植重建的结果和并发症进行了系统的回顾。他们报告了8/81（10%）的优秀结果、72/81（89%）的良好结果，以及1/81（1.2%）的合理结果。

- 关于并发症

  - Willinger等报道了8例（10%）复发或持续性不稳定。4例（4.9%）因持续不稳定性疼痛（3例，4%）或SC关节关节炎性疼痛（1例，1.2%）而需要翻修手术。围手术期不良事件包括1例（1.2%）尺神经炎，1例（1.2%）深静脉血栓形成，2例（2.5%）暂时性瘢痕敏感。10名患者（12.3%）使用自体移植物，自述供体部位不舒服。

推荐阅读

[1] Cook JB, Krul KP. Challenges in treating acromioclavicular separations: current concepts. J Am Acad Orthop Surg. 2018;26(19):669- 677.
[2] Gowd AK, Liu JN, Cabarcas BC, et al. Current concepts in the operative management of acromioclavicular dislocations: a systematic review and meta- analysis of operative techniques. Am J Sports Med. 2018:363546518795147.
[3] Rockwood CAJr, Williams GR, Young D. Disorders of the acromioclavicular joint. In: Rockwood CAJr, Matsen F, eds. The Shoulder. Philadelphia:Saunders; 1998:483- 553.
[4] Spencer EEJr, Kuhn JE: Biomechanical analysis of reconstructions for sternoclavicular joint instability. J Bone Joint Surg Am. 2004;86(1):98- 105.
[5] Willinger L, Schanda J, Herbst E, Imhoff AB, Martetschläger

F. Outcomes and complications following graft reconstruction for anterior sternoclavicular joint instability. Knee Surg Sports Traumatol Arthrosc. 2016;24(12): 3863- 3869.

参考文献

[1] Mazzocca AD, Arciero RA, Bicos J. Evaluation and treatment of acromioclavicular joint injuries. Am J Sports Med. 2007;35(2):316- 329.
[2] Bae D. Traumatic sternoclavicular joint injuries. J Pediatr Orthop.2010;30(2):63- 68.
[3] Van Lancker HP, Martineau PA. The diagnosis and treatment of shoulder injuries in contact and collision athletes. J Orthop Trauma. 2012;26(1):1- 11.
[4] Rockwood CA Jr, Williams GR, Young D. Disorders of the acromioclavicular joint. In: Rockwood CA Jr, Matsen F, eds. The Shoulder. Philadelphia:Saunders; 1998:483- 553.
[5] Bontempo NA, Mazzocca AD. Biomechanics and treatment of acromioclavicular and sternoclavicular joint injuries. Br J Sports Med. 2010;44:361- 369.
[6] Renfree KJ, Wright TW. Anatomy and biomechanics of the acromioclavicular and sternoclavicular joints. Clin Sports Med. 2003;22:219- 237.
[7] Robinson CM, Jenkins PJ, Markham PE, Beggs I. Disorders of the sternoclavicular joint. J Bone Joint Surg Br. 2008;90(6):685- 696.
[8] Webb PA, Suchey JM. Epiphyseal union of the anterior iliac crest and medial clavicle in a modern multiracial sample of American males and females. Am J Phys Anthropol. 1985;68(4):457- 466.
[9] Bearn JG. Direct observations on the function of the capsule of the sternoclavicular joint in clavicular support. J Anat. 1967;101:159- 170.
[10] Spencer EE, Kuhn JE, Huston LJ, Carpenter JE, Hughes RE. Ligamentous restraints to anterior and posterior translation of the sternoclavicular joint. J Shoulder Elbow Surg. 2002;11:43- 47.
[11] Nettles JL, Linscheid RL. Sternoclavicular dislocations. J Trauma.1968;8:158- 164.
[12] Van Tongel A, De Wilde L. Sternoclavicular joint injuries: a literature review.Muscles Ligaments Tendons J. 2011;1(3):100- 105. PMID:23738255.
[13] Finsterbush A, Pogrund H. The hypermobility syndrome. Musculoskeletal complaints in 100 consecutive cases of generalized joint hypermobility. Clin Orthop Relat Res. 1982;(168):124- 127.
[14] Saccomanno MF, DE Ieso C, Milano G. Acromioclavicular joint instability:anatomy, biomechanics and evaluation. Joints. 2014;2(2):87- 92. eCollection 2014 April- June.
[15] Wirth MA, Rockwood CA. Disorders of the sternoclavicular joint. In:Rockwood CA Jr, Matsen FA III, Wirth MA, Lippitt SB, eds. The Shoulder.4th ed. Philadelphia, PA: Saunders; 2009:527- 560.
[16] Deutsch AL, Resnick D, Mink JH. Computed tomography of the glenohumeral and sternoclavicular joints. Orthop Clin N Am. 1985;16:497- 511.
[17] Ernberg LA, Potter HG. Radiographic evaluation of the acromioclavicular and sternoclavicular joints. Clin Sports Med. 2003;22(2):255- 275.
[18] Rockwood CA Jr. Fractures and dislocations of the shoulder. In: Rockwood CA Jr, Green DP, eds. Fractures in Adults. Philadelphia, PA: Lippincott; 1984:860- 910.
[19] Gladstone J, Wilk K, Andrews J. Nonoperative treatment of acromioclavicular joint injuries. Operat Tech Sports Med. 1997;5:78- 87.
[20] Phillips AM, Smart C, Groom AF. Acromioclavicular dislocation. Conservative or surgical therapy. Clin Orthop Relat Res. 1998;(353):10- 17.
[21] Wojtys EM, Nelson G. Conservative treatment of Grade III acromioclavicular dislocations. Clin Orthop Relat Res. 1991;(268):112- 119.
[22] Press J, Zuckerman JD, Gallagher M, Cuomo F. Treatment of grade III acromioclavicular separations. Operative versus

nonoperative management. Bull Hosp Jt Dis. 1997;56(2):77- 83.

[23] Rockwood CA, Wirth MA. Injuries to the sternoclavicular joint. In: Rockwood CA, Green DP, Bucholz RW, et al, eds. Rockwood and Green's Fractures in Adults. 4th ed. Philadelphia: Lippincott- Raven; 1996:1434- 1471.

[24] Miller ME, Ada JR. Injuries to the shoulder girdle. Part I: fractures of the scapula, clavicle, and glenoid. In: Browner BD, Jupiter JB, Levine AM, et al,eds. Skeletal Trauma: Fractures, Dislocations, Ligamentous Injuries. 2nd ed.Vol 2. Philadelphia: WB Saunders; 1992:1667- 1669.

[25] Milewski MD, Tompkins M, Giugale JM, Carson EW, Miller MD, Diduch DR. Complications related to anatomic reconstruction of the coracoclavicular ligaments. Am J Sports Med. 2012;40:1628- 1634.

[26] Millett PJ, Horan MP, Warth RJ. Two- year outcomes after primary anatomic coracoclavicular ligament reconstruction. Arthroscopy. 2015;31:1962- 1973.

[27] Arrigoni P, Brady PC, Zottarelli L, et al. Associated lesions requiring additional surgical treatment in grade 3 acromioclavicular joint dislocations.Arthroscopy. 2014;30(1):6- 10.

[28] Spencer EE Jr, Kuhn JE. Biomechanical analysis of reconstructions for sternoclavicular joint instability. J Bone Joint Surg Am. 2004;86(1):98- 105.

[29] Tauber M, Gordon K, Koller H, Fox M, Resch H. Semitendinosus tendon graft versus a modified Weaver- Dunn procedure for acromioclavicular joint reconstruction in chronic cases a prospective comparative study. Am J Sports Med.2009;37:181- 190.

[30] Martetschläger F, Horan MP, Warth RJ, Millett PJ. Complications after anatomic fixation and reconstruction of the coracoclavicular ligaments. Am J Sports Med. 2013;41:2896- 2903. doi:10.1177/0363546513502459.

[31] Millett PJ, Warth RJ, Greenspoon JA, Horan MP. Arthroscopically assisted anatomic coracoclavicular ligament reconstruction technique using coracoclavicular fixation and soft- tissue grafts. Arthrosc Tech. 2015;4:e583- e587.

[32] Warth RJ, Lee JT, Millett PJ. Arthroscopically- assisted anatomic coracoclavicular ligament reconstruction with tendon grafts: biomechanical rationale,surgical technique, and a review of clinical outcomes. Operat Tech Sports Med. 2014;22:234- 247.

[33] Petri M, Greenspoon JA, Horan MP, Martetschlager F, Warth RJ, Millett PJ.Clinical outcomes after autograft reconstruction for sternoclavicular joint instability. J Shoulder Elbow Surg. 2016;25(3):435- 441.

[34] Sabatini JB, Shung JR, Clay TB, et al. Outcomes of augmented allograft figure- of- eight sternoclavicular joint reconstruction. J Shoulder Elbow Surg.2015;24:902- 907.

[35] Singer G, Ferlic P, Kraus T, Eberl R. Reconstruction of the sternoclavicular joint in active patients with the figure- of- eight technique using hamstrings. J Shoulder Elbow Surg. 2013;22:64- 69.

[36] Willinger L, Schanda J, Herbst E, Imhoff AB, Martetschläger F. Outcomes and complications following graft reconstruction for anterior sternoclavicular joint instability. Knee Surg Sports Traumatol Arthrosc. 2016;24(12):3863- 3869.